DOR

ALBERT EINSTEIN
SOCIEDADE BENEFICENTE ISRAELITA BRASILEIRA

10 MANUAIS DE ESPECIALIZAÇÃO

DOR

2ª EDIÇÃO
REVISADA E ATUALIZADA

COORDENADORES
Fabíola Peixoto Minson
Carlos Marcelo de Barros
Paulo Renato Barreiros da Fonseca
Camila Squarzoni Dale

EDITORAS DA SÉRIE
Renata Dejtiar Waksman
Olga Guilhermina Dias Farah

manole
editora

Produção editorial: Rosana Arruda da Silva
Projeto gráfico: Departamento de Arte da Editora Manole
Diagramação e ilustrações: Estúdio Castellani
Capa: Ricardo Yoshiaki Nitta Rodrigues

CIP-BRASIL. CATALOGAÇÃO NA PUBLICAÇÃO
SINDICATO NACIONAL DOS EDITORES DE LIVROS, RJ

M251
2. ed.

Manual de especialização : dor / coordenação Fabíola Peixoto Minson ... [et al.] ; editoras da série: Renata Dejtiar Waksman, Olga Guilhermina Dias Farah. – 2. ed., rev. e atual. – Santana de Parnaíba [SP] : Manole, 2024.
480 p. ; (Manuais de especialização ; 10)

ISBN 9788520461525

1. Dor crônica – Diagnóstico. 2. Dor crônica – Tratamento. 3. Dor – Medição. I. Minson, Fabíola Peixoto. II. Waksman, Renata Dejtiar. III. Farah, Olga Guilhermina Dias. IV. Série.

23-87306 CDD: 616.0472
CDU: 616.8-009.7

Gabriela Faray Ferreira Lopes – Bibliotecária – CRB-7/6643

1ª edição – 2014
2ª edição – 2024

Editora Manole Ltda.
Alameda América, 876
06543-315 – Santana de Parnaíba – SP – Brasil
Tel.: (11) 4196-6000
www.manole.com.br
https://atendimento.manole.com.br

Impresso no Brasil
Printed in Brazil

Dedicatória

Dedicamos este Manual a todos os alunos do Curso de Especialização em Dor do Hospital Albert Einstein que desde 2009 vêm se empenhando no aprimoramento do tratamento da dor.

Agradecimentos

Agradecemos à Diretoria do Instituto Albert Einstein de Ensino e Pesquisa pelo incentivo constante no desenvolvimento deste Curso de Especialização em Dor, fazendo dele um grande exemplo de sucesso na formação de especialistas em Dor em todo o Brasil nos últimos 14 anos. Agradecemos especialmente à doutora Olga Farah, por todo o apoio e por estar sempre atenta às novidades e mudanças ligadas a este curso e, mais recentemente, pelo apoio à realização deste Manual, que será uma ferramenta de grande importância para a formação de nossos alunos pelos próximos anos.

Sobre a Série "Manuais de Especialização"

O Instituto Israelita de Ensino e Pesquisa Albert Einstein oferece cursos de especialização *lato sensu* para diversas áreas da medicina, biomedicina, enfermagem, fisioterapia e psicologia, entre outras, ampliando o diferencial competitivo do hospital no quadro das instituições de saúde de vanguarda no Brasil e no exterior.

A série Manuais de Especialização, destinada a graduandos e pós-graduandos, traz a experiência acumulada de profissionais e especialistas das diferentes áreas, interfaces e disciplinas que compõem os cursos de especialização e de instituições renomadas no país.

Editoras da Série

Renata Dejtiar Waksman
Médica do Departamento Materno-infantil do Hospital Israelita Albert Einstein (HIAE). Doutora em Pediatria pela Faculdade de Medicina da Universidade de São Paulo (FMUSP).

Olga Guilhermina Dias Farah
Mestre e Doutora pela Universidade de São Paulo (USP). Diretora de Pós-Graduação e de Consultoria do Instituto Israelita de Ensino e Pesquisa Albert Einstein.

Coordenadores

Fabíola Peixoto Minson

Médica anestesiologista. Especialista em Dor pela Associação Médica Brasileira (AMB). Coordenadora do Centro Integrado de Tratamento da Dor – SP. Coordenadora do Curso de Especialização em Dor do Instituto Israelita de Ensino e Pesquisa Albert Einstein (IIEPAE). Médica de Dor do Instituto Cohen de Ortopedia. Diretora da Sociedade Brasileira para o Estudo da Dor (SBED) – gestão 2009/2012. Autora do livro *Ufa! Chega de dor*.

Carlos Marcelo de Barros

Anestesiologista com atuação em Medicina da Dor e Medicina Paliativa. Doutor em Ciências Farmacêuticas pela Universidade Federal de Alfenas (Unifal-MG). Presidente da Sociedade Brasileira para Estudos da Dor (SBED), 2024-2025. Diretor científico da Faculdade sinpain. Fellow of Interventional Pain Practice (FIPP) pela World Institute of Pain (WIP). Editor-chefe do *Tratado de Dor Oncológica* e coeditor do *Tratado de Dor Neuropática*, ambos da Editora Atheneu. Professor Anestesiologia, Dor e Cuidados Paliativos da Faculdade de Medicina da Unifal. Ex-coordenador da Pós-Graduação em Dor Instituto Israelita de Ensino e Pesquisa Albert Einstein (IIEPAE) (2018-2021).

Paulo Renato Barreiros da Fonseca

Médico anestesiologista com área de atuação em Dor pela Associação Médica Brasileira/Sociedade Brasileira de Anestesiologia (AMB/SBA). Graduado pela Universidade Federal do Estado do Rio de Janeiro (Unirio) e ex-professor concursado da cadeira de Anestesiologia da Unirio. Formação em Dor pelo Departamento de Anestesiologia, Dor e Terapia Intensiva da Universidade Federal de São Paulo (Unifesp). Fellow Interventional Pain Practice (FIPP) pelo World Institute of Pain (WIP-USA). Excellence Pain Practice Award pelo WIP-USA. Professor e examinador do WIP-USA. Professor e diretor coordenador da Faculdade sinpain dos cursos de Medicina Clínica e Intervencionista da Dor (São Paulo e Rio de Janeiro). Diretor do Curso de Intervenção da Dor do Instituto de Treinamento em Cirurgias Minimamente Invasivas (Ircad – Rio de Janeiro). Ex-presidente da Sociedade Brasileira para o Estudo da Dor (SBED) (Brazilian Chapter International Association for the Study of Pain) e ex-presidente da Sociedade Brasileira de Médicos Intervencionistas em Dor (Sobramid). MBA em Gestão da Saúde pela Fundação Getulio Vargas (FGV – Rio de Janeiro). Coordenador da Clínica de Dor do Américas Oncologia (Rio de Janeiro). Diretor comercial da Faculdade sinpain.

Camila Squarzoni Dale
Professora associada do Departamento de Anatomia do Instituto de Ciências Biomédicas da Universidade de São Paulo (ICB-USP), responsável pelo Laboratório de Neuromodulação da Dor (LaNED). Coordenadora do Comitê de Ética em pesquisa em seres humanos do ICB-USP e vice-coordenadora da Câmara de Pesquisa do Hospital Universitário da USP.

Autores

Alexandre Massao Yoshizumi
Ex-presidente e atual diretor de ensino do Colégio Médico de Acupuntura de São Paulo (CMAESP). Mestre pela Faculdade de Saúde Pública da Universidade de São Paulo. Médico acupunturista da Medicina Integrativa do Hospital Israelita Albert Einstein (HIAE). Docente dos cursos de Pós-graduação de Dor e Medicina Integrativa do HIAE. Diretor e docente do curso de especialização da Associação Médica Brasileira de Acupuntura (AMBA).

Benedito Domingos Amorim Filho
Neurocirurgião funcional pelo Grupo de Dor do Hospital Israelita Albert Einstein (HIAE). Professor do curso de Pós-Graduação em Dor pelo HIAE. Pesquisador na área de Neuromodulação e Imagem no HIAE. Research fellow pelo National Institutes of Health (EUA). Visiting fellow pela Cleveland Clinic (EUA). Visiting fellow em Microneurocirurgia pela Florida University (EUA). Vice-presidente da ONG Aprisco e coordenador médico do Projeto Servir.

Caio Fábio Schlechta Portella
Naturólogo. Mestre em Ciências pela Faculdade de Saúde Pública e doutorando pela Faculdade de Medicina da Universidade de São Paulo. Membro da Diretoria do Consórcio Acadêmico Brasileiro de Saúde Integrativa (Cabsin). Vice-presidente da World Naturopathic Federation. Diretor na Base de Cooperação China-Brasil para a Medicina Chinesa.

Camila Cohen Kaleka
Médica ortopedista, especialista em Cirurgia do Joelho pela Santa Casa de São Paulo. Mestrado em Ciências da Saúde pela Faculdade de Ciências Médicas da Santa Casa de São Paulo (FCMSCSP). Doutorado em Ciências da Saúde pela

Faculdade Israelita de Ciências da Saúde Albert Einstein. Corpo clínico do Hospital Israelita Albert Einstein. Membro do Instituto Cohen. Sócia-fundadora da Stem – ortopedia biológica.

Camila Squarzoni Dale
Professora associada do Departamento de Anatomia do Instituto de Ciências Biomédicas da Universidade de São Paulo (ICB-USP), responsável pelo Laboratório de Neuromodulação da Dor (LaNED). Coordenadora do Comitê de Ética em pesquisa em seres humanos do ICB-USP e vice-coordenadora da Câmara de Pesquisa do Hospital Universitário da USP.

Carlos Marcelo de Barros
Anestesiologista com atuação em Medicina da Dor e Medicina Paliativa. Doutor em Ciências Farmacêuticas pela Universidade Federal de Alfenas (Unifal-MG). Presidente da Sociedade Brasileira para Estudos da Dor (SBED), 2024-2025. Diretor científico da Faculdade sinpain. Fellow of Interventional Pain Practice (FIPP) pela World Institute of Pain (WIP). Editor-chefe do *Tratado de Dor Oncológica* e coeditor do *Tratado de Dor Neuropática*, ambos da Editora Atheneu. Professor Anestesiologia, Dor e Cuidados Paliativos da Faculdade de Medicina da Unifal. Ex-coordenador da Pós-Graduação em Dor do Instituto Israelita de Ensino e Pesquisa Albert Einstein (IIEPAE) (2018-2021).

Carolina Barbosa Trindade
Especialista em Geriatria pela Sociedade Brasileira de Geriatria e Gerontologia da Associação Médica Brasileira (SBGG/AMB). Médica assistente do Serviço de Geriatria do Hospital das Clínicas da Faculdade de Medicina da Universidade de São Paulo (HCFMUSP).

Catarina Letícia Rodrigues Barbalho
Formada em Medicina pelo Centro Universitário do Estado do Pará (Cesupa). Anestesiologista formada pela Universidade Estadual do Pará (Uepa). Fellow em Terapia Antálgica e Cuidados Paliativos (TACP), subespecialização em Terapias da Dor, no Departamento de Anestesiologia da Faculdade de Medicina de Botucatu da Universidade Estadual Paulista (Unesp). Pós-graduação em Medicina Intervencionista da Dor e em USG pela Singular. Atua na área de Dor no Hospital Israelita Albert Einstein (HIAE). Médica da equipe de Dor da Rede D'Or São Luiz. Professora da Pós-graduação em Dor do HIAE. Membro da Equipe do Centro Integrado de Tratamento. Membro da Sociedade Brasileira para Estudo da Dor (SBED).

Claudia Vasco de Paula Misorelli
Médica acupunturista com área de atuação em Dor. Coordenadora técnica de acupuntura médica da Prefeitura Municipal de Santana de Parnaíba (SP). Presidente da Comissão de Dor da Associação Médica Brasileira (AMB).

Daniel Benzecry Almeida
Neurocirurgião funcional – Instituto de Neurologia de Curitiba (INC). Coordenador do Grupo de Tratamento da Dor do INC. Graduação em Medicina pela Universidade Federal do Pará. Residência médica e mestrado em Neurocirurgia pela Universidade Federal de São Paulo (Unifesp). Diretor da International Neuromodulation Society para a América Latina.

Deise Daniele Dick
Fisioterapeuta clínica na cidade de Bento Gonçalves (RS). Especialista em Ortopedia e Traumatologia e pós-graduada em Dor pelo Instituto Israelita de Ensino e Pesquisa Albert Einstein (IIEPAE). Possui formação em Terapia Manual pelo Manual Concepts Institute (Austrália), atualização em Neurociência Moderna da Dor e Terapia Cognitivo-funcional. Professora da pós-graduação em dor do IIEPAE, onde também coordena o estágio em Psicoeducação.

Denise Varella Katz
Graduação em Medicina pela Universidade Federal de São Paulo (Unifesp). Mestrado em Medicina pela Faculdade de Medicina da Universidade de São Paulo (FMUSP). Título de especialista em Pediatria pela Sociedade Brasileira de Pediatria (SBP) e em Terapia Intensiva Pediátrica pela Associação de Medicina Intensiva Brasileira (Amib). Área de atuação em dor pela Sociedade Brasileira para o Estudo da Dor/Associação Médica Brasileira (SBED/AMB). Pós-graduação em Cuidados Paliativos pelo Instituto Israelita de Ensino e Pesquisa Albert Einstein (IIEPAE).

Durval Campos Kraychete
Professor associado do Departamento de Anestesiologia e Cirurgia da Universidade Federal da Bahia (UFBA).

Heloísa Alonso Matielo
Graduada em Ciências Biomédicas pela Universidade de São Paulo. Mestrado sanduíche na University of Calgary (Canadá), com título de mestre em Ciências-Biologia Morfofuncional pelo Instituto de Ciências Biomédicas da Universidade de São Paulo (ICB-USP). Doutoranda no Laboratório de Neuromodulação da Dor no ICB-USP, com experiência na área de Neurociências.

Iasmin Sindeaux
Graduada em Medicina pela Universidade Federal de Roraima (UFRR). Residência médica em Anestesiologia no Hospital de Base de Brasília. Pós-graduação em Dor no Instituto Israelita de Ensino e Pesquisa Albert Einstein (HIAE). Fellowship de Intervenção em Dor pelo sinpain (Rio de Janeiro). Coordenadora do Serviço de Dor da Unidade de Alta Complexidade em Oncologia (Unacon – RR). Membro da Sociedade Brasileira para o Estudo da Dor (SBED), da Latin American Pain Society (LAPS) e da New York Society of Interventional Pain Physicians (NYSIPP).

Isadora Orlando de Oliveira
Fisioterapeuta da Equipe CineticsPhysio (Campinas-SP). Mestre em Reabilitação e Desempenho Funcional pela Faculdade de Medicina de Ribeirão Preto da Universidade de São Paulo (FMRP-USP). Doutora em Ciências da Saúde pelo Instituto Israelita de Ensino e Pesquisa Albert Einstein (IIEPAE). Docente convidada de cursos de pós-graduação *lato sensu* e produtora de conteúdo do Portal Fisio em Ortopedia.

Jamir Sardá Jr.
Psicólogo. Mestre e doutor em Medicina pela Universidade de Sydney (Austrália). Professor do curso de Psicologia e do Programa de Pós-graduação em Psicologia da Universidade do Vale do Itajaí (Univali). Membro do Special Interest Group (SIG) em Educação da International Association for the Study of Pain (IASP). Psicólogo clínico da Neuron Dor. Conselheiro do Conselho Regional de Psicologia (CRP) de Santa Catarina (gestão 2019-2022).

João Ignácio Ferrara Júnior
Mestre em Ciências Morfofuncionais pelo Instituto de Ciências Biomédicas da Universidade de São Paulo (ICB-USP). Especialista em Dor Orofacial pela Escola Paulista de Medicina da Universidade Federal de São Paulo (EPM-Unifesp). Graduado em Odontologia pela Universidade Metodista de São Paulo (Umesp).

João Nathanael Lima Torres
Residência médica em Anestesiologia pelo Hospital das Clínicas da Faculdade de Medicina da Universidade de São Paulo (HCFMUSP). Residência médica em Dor pelo HCFMUSP. Doutorando em Anestesiologia na FMUSP. Médico da Takaoka Anestesia. Instrutor corresponsável do Centro de Ensino e Treinamento da Residência de Anestesiologia do Hospital Israelita Albert Einstein. Anestesiologia do Hospital Instituto Dr. José Frota IJF-CE. Área de Atuação em dor -AMB. Doutorado em Ciências pela FMUSP – pesquisa em dor aguda experimental.

José Luiz Dias Siqueira
Psicólogo clínico. Mestre em Psicobiologia pela Universidade Federal de São Paulo (Unifesp). Especialização em Dor pelo Instituto Israelita de Ensino e Pesquisa Albert Einstein e em Medicina Comportamental pela Unifesp.

Juliany Carvalho
Médica graduada pela Universidade Federal de Santa Maria (UFSM). Ortopedista e traumatologista graduada pelo Serviço de Ortopedia e Traumatologia do Hospital Universitário de Santa Maria (SOT-HUSM). Cirurgiã de joelho e videoartroscopia – fellow no Instituto de Ortopedia e Traumatologia de Passo Fundo (IOT-PF). Título de especialista em Ortopedia e Traumatologia pela Sociedade Brasileira de Ortopedia e Traumatologia (SBOT). Título de especialista em Cirurgia do Joelho pela Sociedade Brasileira de Cirurgia do Joelho (SBCJ).

Keity Nascimento de Sá Monte Veloso Fernandes
Médica e fisioterapeuta. Experiência em Reabilitação (Associação de Assistência à Criança Deficiente, Lar Escola São Francisco e Centro de Atendimento Multiprofissional à Pessoa com Deficiência). Neurologista da rede Centro Especializado em Reabilitação (CER) Atenção Primária à Saúde (APS) Santa Marcelina. Docente da Pós-graduação em Dor do Instituto Israelita de Ensino e Pesquisa Albert Einstein (IIEPAE). Mestre em Neurologia/Neurocirurgia pela Escola Paulista de Medicina da Universidade Federal de São Paulo (EPM-Unifesp). Pós-graduada em Neurologia pelo Instituto de Pesquisa e Ensino Médico (Ipemed-SP). Pós-graduada em Dor pelo IIEPAE. Formação em terapias manuais: Maitland, Mulligan, Mobilização neural, Facilitação neuromuscular proprioceptiva, Método Bobath (adulto e infantil/baby – básico e avançado), Osteopatia e Reequilíbrio Toracoabdominal. Docente do ensino superior e pós-graduação em cursos de fisioterapia e medicina nos últimos 27 anos.

Leonardo Avila
Doutor em Neurociências pela Universidade Federal de Santa Catarina (UFSC). Graduado e mestre em Fisioterapia pela Universidade do Estado de Santa Catarina (Udesc). Clínico da Dor.

Levi Higino Jales Neto
Graduado em Medicina pela Universidade Federal do Rio Grande do Norte (UFRN). Residência médica em Reumatologia na Faculdade de Medicina da Universidade de São Paulo (FMUSP). Doutorado e pós-doutorado pela Universidade de São Paulo (USP).

Marcelo Antonio Duva Borgheresi
Neurocirurgião do Hospital do Servidor Público de São Paulo (Iamspe). Mestrado em Ciências Médicas pelo Centro Universitário Lusíada (Unilus). Especialista em Dor pelo Instituto Israelita de Ensino e Pesquisa Albert Einstein (IIEPAE).

Marcia Morete
Doutora pela Faculdade de Medicina da Universidade de São Paulo (FMUSP). Especialista em Dor e Cuidados Paliativos. Certificada em *Muldisciplinary Pain Management* pela University of Sidney (Austrália). Certificada em *Evaluating and Treatment Pain* pela Harvard Medical School (Boston, EUA). Membro da International Association for the Study of Pain (IASP). Membro da Sociedade Brasileira para Estudo da Dor (SBED). Membro da American Society Pain Management Nursing. Sócia da Clínica Tidor. Sócia da ADOR – Ensino em Dor.

Márcio José Leão Nunes
Acadêmico de Medicina da Universidade Federal da Bahia (UFBA).

Marco Antonio Nihi
Graduado em Medicina pela Faculdade Evangélica Mackenzie do Paraná. Residência médica em Neurologia pelo Instituto de Neurologia de Curitiba (INC). Fellowship em Medicina da Dor e Neurocirurgia Funcional pelo INC. Pós-graduado em Dor pelo Instituto Israelita de Ensino e Pesquisa Albert Einstein (IIEPAE). Área de atuação em Dor pela Associação Médica Brasileira (AMB). Membro titular da Academia Brasileira de Neurologia (ABN). Membro da Sociedade Brasileira para o Estudo da Dor (SBED). Membro da Comissão de Dor da AMB. Coordenador da Residência Médica de Neurologia do INC. Preceptor do Ambulatório de Tratamento da Dor do INC.

Michel Elyas Jung Haziot
Médico neurologista do Hospital Israelita Albert Einstein (HIAE). Docente da Pós-graduação em Dor do Instituto Israelita de Ensino e Pesquisa Albert Einstein (IIEPAE). Neurologista do Instituto de Infectologia Emílio Ribas. Professor assistente do curso de Medicina da Faculdade de Ciências Médicas da Santa Casa de São Paulo (FCMSCSP). Preceptor do Ambulatório de Neuroinfectologia e neurologista do Setor de Emergências da Santa Casa de São Paulo. Membro titular da Sociedade Brasileira de Cefaleia (SBCe).

Moisés Cohen
Professor titular do Departamento de Ortopedia, Traumatologia e Medicina Esportiva da Universidade Federal de São Paulo (Unifesp). Professor do Programa

de Pós-graduação em Cirurgia Translacional da Unifesp (Medicina III, Capes grau 6). Professor orientador do Programa de Pós-graduação em Ciências da Saúde do Instituto Israelita de Ensino e Pesquisa Albert Einstein (IIEPAE). Coordenador do Programa de Pós-graduação em Medicina Esportiva e Atividade Física – modalidade mestrado profissional. Presidente da Sociedade Brasileira de Joelho (1997-1998); Medicina Esportiva Ortopédica Brasileira (2003-2004); Sociedad Latinoamericana de Artroscopia, Rodilla y Deporte (2005-2006); International Society of Arthroscopy, Knee Surgery and Orthopaedic Sports Medicine (2011-2013); Sociedade Brasileira de Ortopedia (2019).

Patricia Andrade de Macedo Melo
Reumatologista pela Faculdade de Medicina da Universidade de São Paulo (FMUSP). Doutorado em Ciências Médicas pela USP. Professora Adjunta da Universidade Federal do Cariri (CE).

Paulo Renato Barreiros da Fonseca
Médico anestesiologista com área de atuação em Dor pela Associação Médica Brasileira/Sociedade Brasileira de Anestesiologia (AMB/SBA). Graduado pela Universidade Federal do Estado do Rio de Janeiro (Unirio) e ex-professor concursado da cadeira de Anestesiologia da Unirio. Formação em Dor pelo Departamento de Anestesiologia, Dor e Terapia Intensiva da Universidade Federal de São Paulo (Unifesp). Fellow Interventional Pain Practice (FIPP) pelo World Institute of Pain (WIP-USA). Excellence Pain Practice Award pelo WIP-USA. Professor e examinador do WIP-USA. Professor e diretor coordenador da Faculdade sinpain dos cursos de Medicina Clínica e Intervencionista da Dor (São Paulo e Rio de Janeiro). Diretor do Curso de Intervenção da Dor do Instituto de Treinamento em Cirurgias Minimamente Invasivas (Ircad – Rio de Janeiro). Ex-presidente da Sociedade Brasileira para o Estudo da Dor (SBED) (Brazilian chapter International Association for the Study of Pain) e ex-presidente da Sociedade Brasileira de Médicos Intervencionistas em Dor (Sobramid). MBA em Gestão da Saúde pela Fundação Getulio Vargas (FGV – Rio de Janeiro). Coordenador da Clínica de Dor do Américas Oncologia (Rio de Janeiro). Diretor comercial da Faculdade sinpain.

Pedro Debieux
Médico pela Faculdade de Medicina de Ribeirão Preto da Universidade de São Paulo (FMRP USP). Especialista em ortopedia e cirurgia do joelho. Doutorado e pós-doutorado pela Universidade Federal de São Paulo (Unifesp). Pesquisador e corpo clínico do Hospital Israelita Albert Einstein (HIAE).

Ricardo Ghelman
Consultor da Organização Mundial da Saúde (OMS) em Medicina Tradicional, Complementar e Integrativa (MTCI). Professor do Departamento de Medicina em Atenção Primária da Universidade Federal do Rio de Janeiro (UFRJ). Embaixador para o Brasil da Society of Integrative Oncology (SIO). Médico pediatra e clínico geral pela UFRJ. Especialista em Oncologia Pediátrica pela Universidade Estadual de Campinas (Unicamp). Pós-doutorado em Neurociências, na área de Dor e Medicina Antroposófica pela Universidade Federal de São Paulo (Unifesp). Presidente fundador e vice-presidente do Consórcio Acadêmico Brasileiro de Saúde Integrativa (Cabsin). Presidente do Núcleo de Pediatria Integrativa da Sociedade de Pediatria de São Paulo (SPSP). Coordenador do Grupo de Pesquisa de MTCI em Saúde Pública do CNPq pelo Cabsin.

Silvia Regina Dowgan Tesseroli de Siqueira
Cirurgiã-dentista especialista em Disfunção Temporomandibular e Dor Orofacial. Doutora pelo Departamento de Neurologia da Faculdade de Medicina da Universidade de São Paulo (FMUSP) e livre-docente da FMUSP.

Simone Gladys Getz
Nutricionista pela Universidade de São Paulo (USP). Especialista em Fitoterapia pela Associação Brasileira de Nutrição (Asbran). Especialização em Saúde da Mulher no Climatério pela USP. Especialização em Nutrição Clínica e Ortomolecular pela Faculdade de Ciências da Saúde de São Paulo/Fundação de Apoio à Pesquisa e Estudo na Área de Saúde (Facis/Fapes). Docente do Curso de Especialização em Dor do Instituto Israelita de Ensino e Pesquisa Albert Einstein (IIEPAE).

Tainá Melo Vieira Motta Pereira
Médica anestesiologista pelo Hospital das Clínicas da Universidade Federal de Goiás (UFG). Título de especialista em anestesiologia pela Sociedade Brasileira de Anestesiologia (SBA). Médica especialista em Dor pela Santa Casa de Alfenas. Fellow of Interventional Pain Practice pelo World Institute of Pain (WIP).

Victhor Oliveira
Bacharel em Odontologia pelo Centro Universitário do Estado do Pará (Cesupa). Mestre e atualmente doutorando em Ciências pela Universidade de São Paulo (USP). Em seu doutorado, sob orientação da Profa. Dra. Camila Squarzoni Dale, estuda o efeito antinociceptivo de peptídeos endocanabinoides sobre a dor central causada pela doença de Alzheimer.

Victor Frandoloso
Médico pela Universidade do Planalto Catarinense (Uniplac). Residência médica em Neurocirurgia pelo Instituto de Neurologia de Curitiba (INC).

Victória Regina da Silva Oliveira
Bacharel em Farmácia e Bioquímica pela Universidade Nove de Julho. Estágio na Brock University, Canadá (2013-2014) pelo Programa Ciências sem Fronteiras. Mestre e doutora em Ciências pelo Instituto de Ciências Biomédicas da Universidade de São Paulo (ICB-USP), com estágio na University at Buffalo, EUA (2022-2023). Áreas de atuação: Neurociências, Laserterapia e Diabetes.

Virgílio Augusto Deodato Gonçalves
Médico pela Universidade Federal do Tocantins (UFT). Residência em Clínica Médica pela Faculdade de Medicina de São José do Rio Preto (Famerp). Residência em Geriatria no Hospital das Clínicas da Faculdade de Medicina da Universidade de São Paulo (HCFMUSP). Pós-graduação em Oncogeriatria pelo Hospital Sírio-Libanês.

Walter Viterbo da Silva Neto
Graduado em Medicina pela Escola Baiana de Medicina e Saúde Pública. Atende nas unidades da Clínica Viterbo. Tem experiência na área de Medicina, com ênfase em Anestesiologia, Acupuntura e Algologia (clínica da dor). Pós-doutorado (2012-2015). Doutorado em Medicina e Saúde Humana (2009-2013). Mestrado profissional em Medicina e Saúde Humana (2004-2006). Especialização em Algologia (2004-2006).

Sumário

Carta do Presidente

Hipócrates, o médico grego que estabeleceu importantes alicerces da medicina ocidental, considerava que "aliviar a dor é uma obra divina". Felizmente, os avanços da ciência têm permitido aprimorar essa "obra", com um melhor entendimento sobre a ampla diversidade de causas e manifestações da dor e o desenvolvimento de abordagens para eliminar o problema ou, pelo menos, minimizá-lo. No Brasil, estima-se que cerca de 75% das pessoas que procuram atendimento no sistema de saúde têm a dor como queixa. Globalmente, de acordo com a Organização Mundial da Saúde (OMS), 30% da população sofre com dores crônicas. No Brasil, segundo a Sociedade Brasileira de Estudos da Dor (SBED), esse índice chega a 37%.

De forma geral, a dor é um alarme do organismo. Nesse sentido, pode ter uma face positiva, indicando que há algo errado que precisa ser tratado e levando a pessoa a buscar cuidados médicos. Para o indivíduo, porém, a dor, principalmente a crônica, está repleta de faces negativas: além do sofrimento, tem impactos negativos sobre sua qualidade de vida, atrapalha ou impede atividades rotineiras, afeta as relações sociais e familiares e gera reflexos na produtividade, sendo uma das mais importantes razões de absenteísmo e de aposentadorias precoces.

A dor é multifatorial, com uma teia de fatores biológicos, psicológicos e sociais que precisam ser considerados de maneira holística e tratados como tal. Ou seja, com uma abordagem multiprofissional em que médicos, fisioterapeutas, psicólogos e outros profissionais de saúde aportam seus conhecimentos para avaliar e identificar os caminhos que podem ser seguidos visando livrar o paciente da indesejável companhia da dor ou, nos casos em que isso não é possível, proporcionando alívio e controle.

Como uma espécie de doença invisível, a dor nem sempre merece a ênfase necessária na formação de médicos e outros profissionais de saúde. No entanto, no atendimento de seus pacientes, com frequência eles ouvirão queixas sobre sintomas dolorosos. O fato é que em nosso país ainda faltam profissionais e centros especializados capazes de assegurar essa interdisciplinaridade e o cuidado adequado da dor.

Desde 2009, quando criou o curso de especialização *lato sensu* em Dor, o Hospital Israelita Albert Einstein tem contribuído para suprir esse déficit, com uma formação que propicia um aprofundamento no tema para uma assistência integral e efetiva aos pacientes com dores agudas e crônicas.

Este livro, agora em sua segunda edição, reúne conteúdos abrangentes para profissionais que buscam se aprofundar e especializar-se nessa área e para aqueles que, independentemente da área de especialidade ou atuação, querem enriquecer seus conhecimentos sobre um tema que está fortemente presente na rotina de quase todos os que se dedicam aos cuidados de saúde.

Os coordenadores e autores desta obra, profissionais de diferentes disciplinas e com sólida bagagem teórica e prática, proporcionam ao leitor um mergulho nas múltiplas dimensões da dor – dos aspectos fisiopatológicos e principais síndromes dolorosas agudas e crônicas às diferentes técnicas farmacológicas e não farmacológicas para tratamento.

A geração e a disseminação de conhecimento compõem uma das frentes por meio das quais o Einstein contribui para promover transformações positivas no mundo da saúde. Revisada e atualizada, esta nova edição da série *Manuais de especialização – Dor* é parte desse esforço. Assim, nosso desejo é que ele contribua para seu aprimoramento profissional, agregando valor às suas atividades e proporcionando benefícios a seus pacientes.

Boa leitura!

Sidney Klajner
Presidente da Sociedade Beneficente Israelita Brasileira Albert Einstein

Palavra do Vice-Presidente

Abordar temas complexos do universo da saúde a partir de uma visão multidisciplinar, alicerçada em evidências científicas e sintonizada com a intensa dinâmica de geração de novos conhecimentos em saúde são atributos presentes em todas as obras da coleção *Manuais de Especialização do Einstein*. E a dor é, sem dúvida, um desses temas complexos.

Por afetar uma enorme parcela da população mundial, a ponto de alguns se referirem a ela como uma "pandemia" e por abranger pessoas independentemente de sexo, raça, idade, condições socioeconômicas ou qualquer outro fator de diferenciação dos seres humanos, a dor pode ser considerada "democrática". Ao mesmo tempo, é uma experiência extremamente subjetiva. Além do aspecto neurofisiológico, também estão envolvidas condições psicológicas, emocionais e socioculturais. É um mosaico de componentes que faz com que nenhuma área do conhecimento sozinha consiga atender às necessidades de um paciente com dor, proporcionando o cuidado adequado e com os indispensáveis requisitos técnicos, de humanização, empatia e compaixão. Recursos para isso não faltam, mas é fundamental que sejam articulados de maneira interdisciplinar, convergindo competências.

Este livro é ele próprio uma convergência de competências. Seus autores são profissionais de formações e experiências diversas, referências em suas áreas, que compartilham seus conhecimentos formando um todo abrangente sobre o cuidar da dor.

Ao longo de 28 capítulos, exploram as múltiplas vertentes do tema. É um campo geralmente dividido em dois eixos – dor aguda e dor crônica –, mas que se subdivide em vários tipos de dores. Das cefaleias e dores lombares, que são as mais prevalentes na população brasileira, às dores do câncer, que costumam ser as mais intensas, nesta obra são detalhados os principais tipos de síndromes dolorosas.

Dois capítulos são dedicados à avaliação da dor, um focando exames (físico e complementares) e outro, a abordagem da dor como quinto elemento vital, que se disseminou pelos hospitais mundo afora desde que a ideia foi lançada em 1995 por James Campbell, então presidente da American Pain Society. Os resultados mostram que ele estava certo quando dizia que, se a dor fosse mensurada e gerenciada com o mesmo zelo dedicado aos outros sinais vitais, haveria uma melhor chance de promover tratamento adequado. Em 2000, essa abordagem passou a fazer parte dos requisitos da The Joint Commission para a acreditação das organizações de saúde.

Os tratamentos farmacológicos, incluindo analgésicos, opiodes, canabinoides e novos fármacos, além da medicina intervencionista, são outros temas relevantes abordados em capítulos específicos, assim como demais elementos que integram a teia multiprofissional de cuidados, como fisioterapia, nutrição, acupuntura, psicologia e psicoeducação.

O cuidado integrado da dor faz parte das práticas de excelência do Einstein, que procura multiplicá-las extramuros por meio de suas atividades de ensino, levando a *expertise* da organização e de profissionais altamente gabaritados ao curso de especialização *lato sensu* nessa área, além da organização de eventos de atualização, como o Simpósio Internacional Einstein do Tratamento Integrado da Dor.

Transportar essa *expertise* para as páginas deste livro é mais uma forma de o Einstein insuflar os ventos do conhecimento para quem quer aprender mais sobre dor e se aprimorar no exercício dessa desafiadora e fascinante área de cuidados da saúde.

Sérgio Podgaec
Vice-Presidente da Sociedade Beneficente Israelita Brasileira Albert Einstein

Apresentação

A segunda edição do volume *Dor*, da série *Manuais de Especialização Einstein* é um compilado de mecanismos, causas e abordagens terapêuticas que envolvem pacientes com dores agudas e crônicas. O objetivo principal deste livro é trazer conhecimentos teóricos e práticos que sirvam como uma ferramenta de consulta e apoio para profissionais da área da saúde interessados no manejo da dor.

O conteúdo abrange desde os mecanismos básicos de transmissão sensorial até os processos de sensibilização envolvidos nas dores crônicas. Transita pelas alterações afetivo-motivacionais que estão presentes nos casos mais persistentes e aborda, nesse contexto, o modelo biopsicossocial da dor e sua relevância para os pacientes e profissionais da saúde. Entre as síndromes dolorosas, foram destacadas as mais relevantes e impactantes no contexto da dor crônica. Procuramos discorrer sobre as formas mais adequadas de avaliar o paciente, diagnosticá-lo e, dessa forma, melhorar seu tratamento e desfecho. O tratamento de dor foi apresentado de forma multidisciplinar, concentrando-se não apenas nas terapias farmacológicas descritas em sua forma mais completa, mas também nas terapias não farmacológicas, reconhecidamente uma parte muito importante desse tratamento.

Esperamos que este livro auxilie profissionais das diferentes áreas da saúde a modificar a qualidade de vida de seus pacientes no que se refere ao tratamento da dor.

Prefácio

Em 2020, a Associação Mundial para o Estudo da Dor (International Association for the Study of Pain – IASP) revisitou a definição de dor para "uma experiência sensitiva e emocional desagradável associada, ou semelhante àquela associada, a uma lesão tecidual real ou potencial". A dor envolve aspectos discriminativos das sensibilidades, mas envolve, na mesma proporção, aspectos afetivo-motivacionais de características particulares da vida de cada indivíduo. É uma experiência subjetiva que, ao se tornar crônica, envolve uma série de mecanismos moleculares que transforma de forma drástica a percepção discriminativa do paciente, gerando uma enorme perda de qualidade de vida. Acredita-se que 20% da população mundial adulta sofra com algum tipo de dor crônica. A dor está entre as principais doenças que afetam o homem moderno. Estudá-la não se refere apenas a tratar sintomas, mas se refere a observar um paciente de forma multidisciplinar e abrangente, com dedicação suficiente para modificar a qualidade de vida de cada um desses indivíduos. Esperamos que o *Manual de Especialização Einstein – Dor* seja uma ferramenta de apoio a todos os profissionais da área da saúde que pretendem se dedicar a este trabalho tão importante que é parar a dor.

Fabíola Peixoto Minson
Camila Squarzoni Dale

Seção 1

Ciências básicas em dor

1
Anatomofisiologia da dor

Camila Squarzoni Dale
Heloísa Alonso Matielo

Uma breve introdução sobre o sistema sensorial nociceptivo: anatomia e fisiologia da dor.

DOR E NOCICEPÇÃO

A International Association for the Study of Pain (IASP) define dor como "Uma experiência sensitiva e emocional desagradável, associada ou semelhante àquela relacionada a uma lesão tecidual real ou potencial".[1] Uma das funções do sistema nervoso é enviar informações sobre a ocorrência ou perigo de lesão aos nossos órgãos e tecidos. A sensação de dor, considerada um comportamento primitivo e essencial da evolução, contribui para essa função, relacionando-se com estruturas dos sistemas nervosos periférico e central, sendo formada pelo conjunto de informações que são transmitidas pelos componentes discriminativo, afetivo-motivacional, cognitivo-avaliativo e locomotor.

A dor é um produto da nocicepção, que se refere à manifestação fisiológica gerada por estímulos nocivos de codificação e transmissão da informação nociceptiva através das vias neurais. Portanto, a nocicepção pode (mas nem sempre irá) gerar dor.[2] Enquanto isso, a dor também envolve a percepção do estímulo aversivo, frequentemente gerando sofrimento, parte de uma reação afetiva negativa elaborada no encéfalo diante da ocorrência da dor, que pode ou não estar associada a sensações de medo, ansiedade e depressão. O conjunto dessas informações e o recrutamento de resposta motora compõem o comportamento doloroso propriamente dito.

Dor é, portanto, fruto subjetivo da interpretação de um estímulo nocivo e, para tanto, requer que o indivíduo aprenda ao longo da vida o que, para si, cada um desses termos representa. Atreladas aos conceitos de dor e nocicepção da IASP, são designadas seis outras notas que conferem ao indivíduo a garantia de que sua dor deve e será entendida e respeitada, bem como indicam a existência de efeitos adversos, biológicos, de bem-estar social e psicológicos que a dor pode.[1,2]

No que se refere à expressão da dor, a inexistência de capacidade comunicativa não extingue a possibilidade da ocorrência de dor, e muitas são as maneiras, verbais e não verbais, que possibilitam essa comunicação. Neste caso, um ponto relevante emerge em ressaltar que desde primatas humanos a animais não humanos têm a capacidade de experenciar dor.[2]

CLASSIFICAÇÃO DA DOR

Dor aguda e dor crônica

A dor pode ser classificada, quanto ao seu tempo de duração, como dor aguda e dor crônica. A primeira é essencial à manutenção da vida e possui os aspectos clássicos de função de proteção e alerta, sendo autolimitada após uma lesão. É aquela dor que se resolve após a cura de um processo patológico, perdurando somente enquanto a lesão ocorre, podendo durar apenas algumas horas, e não deve ultrapassar três meses. Seu diagnóstico é fácil e, na maioria das vezes, há bom prognóstico e controle.[3] Já a dor crônica torna-se uma doença independente,[4] de função mal adaptativa, que gera estresse em âmbitos biológico, socioeconômico e emocional, e que, por outro lado, apresenta difícil tratamento ou consenso diagnóstico.[3] É a dor que excede o tempo de cura da lesão, ou ainda, que se associa a condições patológicas crônicas, ocorrendo de forma contínua e recorrente. O período superior a três meses é temporalmente marcante como critério classificatório da dor crônica.

Dores nociceptiva, inflamatória e patológica

A dor também é dividida, quanto à sua fisiopatologia, em fisiológica ou nociceptiva e dor patológica. A dor fisiológica ou nociceptiva tem primordialmente a função de alerta ao perigo de uma lesão tecidual, enquanto a dor patológica é reflexo dessa lesão tecidual ou do sistema nervoso. As dores patológicas são ainda subdivididas em dor inflamatória, neuropática e nociplástica. A dor inflamatória desencadeia o processo de inflamação propriamente dito, gerando a produção de mediadores químicos da resposta inflamatória, pelas células do tecido lesado, células da resposta inflamatória, vasos sanguíneos e nervos. Nesse caso, essas substâncias atuam ativando os receptores de dor (i.e., nociceptores), bem como os mecanismos de reparo e cicatrização do organismo. Quando ativam os receptores de dor, tem-se a geração da chamada hiperalgesia, uma sensação de dor aumentada em resposta a um estímulo que já era doloroso. Nessa situação, a sensação de dor termina com a resolução do processo inflamatório ou a cura da doença.

A dor neuropática está associada a lesões no sistema nervoso periférico ou central, sendo caracterizada, na maior parte das vezes, por manter as sensações dolorosas mesmo após o tratamento da lesão inicial. Isso acontece porque ocorre uma série de modificações morfológicas e metabólicas irreversíveis nas estruturas do sistema nociceptivo que mantêm a sensação dolorosa, mesmo após a cura da lesão ou condição inicial. Essa dor é considerada patológica, pois perde a função de alerta e leva a mudanças de comportamento e ao comprometimento de outras funções do organismo, gerando sensação de medo, ansiedade e diminuição da qualidade de vida do indivíduo. Outro tipo de dor patológica descrita é a dor nociplástica, que, de forma semelhante à dor neuropática, gera mudanças morfológicas, metabólicas e emocionais sem que seja conhecida a causa inicial da dor, sendo caracterizada como uma disfunção do sistema nociceptivo[5] (Figura 1).

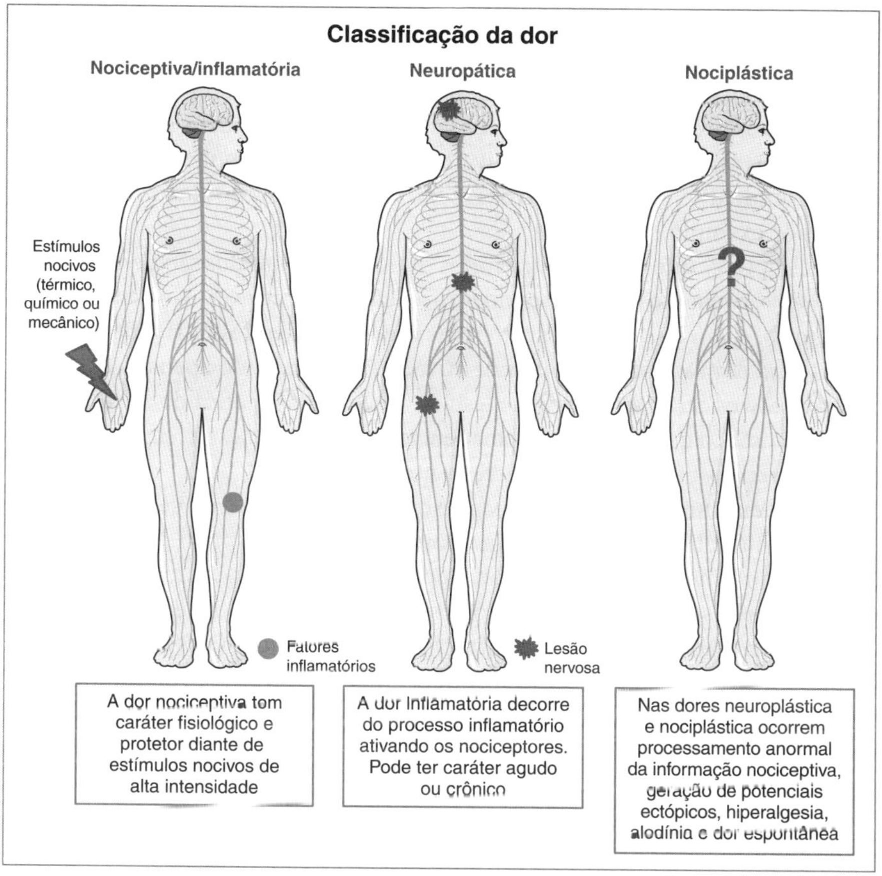

Figura 1 Ilustração esquemática da classificação fisiopatológica dos tipos de dor e de suas principais características relacionadas ao desencadeador, substratos envolvidos e respostas.

NEUROANATOMIA E NEUROFISIOLOGIA DA DOR

Codificação e transmissão do impulso nocivo

A transdução (i.e., codificação) do estímulo nocivo e transmissão da informação nociceptiva até sua percepção como dor envolvem estruturas dos sistemas nervosos periférico e central responsáveis por: a) receber e interpretar os estímulos do ambiente; b) transmitir esses estímulos até as estruturas centrais do sistema nervoso; c) interpretar a informação nociceptiva como informação dolorosa; e d) elaborar uma reposta eferente de proteção.

Fisiologicamente, a propagação da dor começa com a geração de potenciais de ação em fibras aferentes primárias, dos nervos periféricos, denominadas fibras C, não mielinizadas, de pequeno diâmetro e fibras A delta, de médio diâmetro, pouco mielinizadas. Estas fibras apresentam terminações periféricas sensoriais livres, chamadas de nociceptores, que são receptores específicos para a dor espalhados em nossos órgãos e tecidos. Esses receptores são caracterizados por responderem a estímulos de origem mecânica, térmica e química de alto limiar de ativação, sendo ativados apenas por estímulos de intensidade nociva, sendo diferentes dos outros receptores sensoriais de tato, pressão, calor e frio, por exemplo.

Nociceptores que respondem a todos os tipos de estímulos são denominados polimodais, enquanto os que respondem a apenas uma categoria são denominados unimodais. Além disso, duas características importantes desses receptores específicos para dor são seu alto limiar de ativação, respondendo apenas a estímulos de fatos lesivos ou potencialmente lesivos, e sua lenta cinética de adaptação ou não adaptação, o que confere a permanência da resposta mesmo em situações de estímulo recorrente e intensidade crescente.

Esses neurônios aferentes primários que constituem o nociceptor possuem o corpo celular localizado na coluna dorsal da medula espinal. São classificados estruturalmente como pseudounipolares, apresentando uma terminação periférica que se projeta nos tecidos como as terminações nervosas livres, e uma terminação central que adentra a medula espinal, na região da coluna dorsal, onde farão sinapse com um neurônio de segunda ordem ou neurônio de projeção. Este neurônio levará a informação nociceptiva, por meio de tratos de projeção específicos, até os centros superiores do sistema nervoso central (SNC).

Esses neurônios contêm vários neurotransmissores que atuam como mediadores químicos nas suas terminações tanto centrais quanto periféricas, desempenhando papel importante na resposta nociceptiva. Como exemplo temos a substância P, um neuropeptídeo liberado nas terminações periféricas que atua nos vasos sanguíneos e células inflamatórias, exercendo efeitos pró-inflamatórios nos tecidos periféricos, gerando a chamada inflamação neurogênica. Na medula espinal, temos neurotransmissores excitatórios como o glutamato, que vão auxiliar na transmissão do impulso nociceptivo para o SNC.

Dos neurônios sensoriais periféricos, a informação nociceptiva segue tanto por neurônios do trato ascendente quanto por interneurônios que fazem parte das vias de reflexos medulares, como reflexos polissinápticos de retirada. Estes, por característica própria, exibem uma resposta motora inconsciente em nível medular diante do estímulo sensitivo, permitem o movimento da área estimulada a fim de proteção do tecido ou membro.[6]

Da transmissão à percepção da dor: vias ascendentes e tratos de projeção rostral

Os neurônios de segunda ordem ou neurônios de projeção transmitem a informação nociceptiva, por diferentes vias ascendentes, para estruturas do tronco encefálico e diencéfalo.

A mais proeminente das projeções supraespinhais da via nociceptiva compõe o sistema anterolateral da medula, denominando-se via espinotalâmica, que compreende as vias neo e paleoespinotalâmica. Como o próprio nome diz, tais vias partem da medula espinal (espino) diretamente ao tálamo, adentrando esta estrutura por núcleos talâmicos específicos: ventral posterolateral (VPL) e ventral posteromedial (VPM), envolvidos com os componentes discriminativos da sensibilidade dolorosa, que permitem a identificação de sua localização e intensidade; e para os núcleos talâmicos inespecíficos: núcleo lateral central e complexo intralaminar, relacionados com os componentes afetivos da dor.[7]

São descritas, ainda, quatro vias ascendentes não discriminativas da sensibilidade, a incluir as vias espinorreticulotalâmica, espinomesencefálica e espinoamigdaliana, que transmitem informações nociceptivas que alertam o encéfalo diante do estímulo e permitem reações neurovegetativas. Além disso, a via pós-sináptica do funículo posterior informa sobre estímulos dolorosos viscerais.

No tálamo ocorrem então a recepção, integração e transferência da informação nociceptiva para amplos territórios do córtex cerebral. Em especial no córtex sensitivo e no córtex motor, a informação dolorosa é somatotopicamente organizada, ou seja, existe uma organização anatômica e funcional de correspondência com todas as áreas do nosso corpo; assim, é possível que o indivíduo possa discriminar e diferenciar o local exato do estímulo nocivo. Dessa forma, ocorre a ativação de um sistema talamocortical que vai produzir efetivamente a consciência da sensação de dor.

Nota: anatomicamente, o tálamo é considerado um relé da transmissão sensorial do nosso organismo. É no tálamo que as informações são inicialmente processadas e distribuídas a outras estruturas cerebrais para a elaboração de todas as nossas atividades fisiológicas. A partir disso, se inicia o processo de percepção da informação nociceptiva como uma informação dolorosa.

Baseando-se em critérios funcionais, as principais regiões corticais envolvidas no processamento, percepção e resposta dolorosa são: córtex somatossensorial primário (S-I), córtex somatossensorial secundário (S-II), córtex motor, córtex insular e córtex do cíngulo anterior (Figura 2).

Assim, uma vez gerada, a sensação de dor ativa ainda uma série de sistemas interdependentes e interferentes que constituem a chamada "matriz de dor".[8] Essas estruturas envolvem, além das já citadas, áreas do chamado sistema límbico, como o córtex insular e o córtex do cíngulo, que geram respostas afetivo-motivacionais; córtex pré-frontal, lobo temporal, núcleo *accumbens* e o hipocampo, que possuem funções cognitivas de aprendizado da dor; e ainda regiões modulatórias como a substância cinzenta periaqueductal no mesencéfalo, o núcleo magno da rafe e o *locus coeruleus*. Juntas, essas estruturas produzem a sensação de dor propriamente dita (Figura 3).

MODULAÇÃO: VIA INIBITÓRIA DESCENDENTE DE DOR E TEORIA DA COMPORTA

Acredita-se que o sistema supressor de dor tem função de modular nossas respostas dolorosas, no sentido de discriminar a intensidade do estímulo que deve ser percebido em cada situação específica do nosso organismo.

O conceito de modulação ou supressão de dor por mecanismos endógenos foi inicialmente sugerido observando-se indivíduos ou animais que em situações de "luta ou fuga" aparentavam não sentir dor, mesmo quando ocorriam lesões teciduais importantes. As primeiras evidências concretas sobre a existência de sistemas supraespinhais controladores das vias sensitivas foram apresentadas na década de 1960, com a descrição da "teoria de comporta" por Melzack e Wall,[9] um marco importante na conceituação sobre a existência de sistemas moduladores específicos na medula espinal. Segundo esses autores, interneurônios inibitórios presentes na substância gelatinosa da coluna posterior da medula espinal realizam a inibição pré-sináptica dos neurônios nociceptivos na medula espinal mediante sua ativação por mecanoceptores. Os potenciais gerados por esses interneurônios são negativos e se somam aos potenciais positivos das fibras aferentes primárias, modulando o potencial nociceptivo que ascende para os centros superiores.[9]

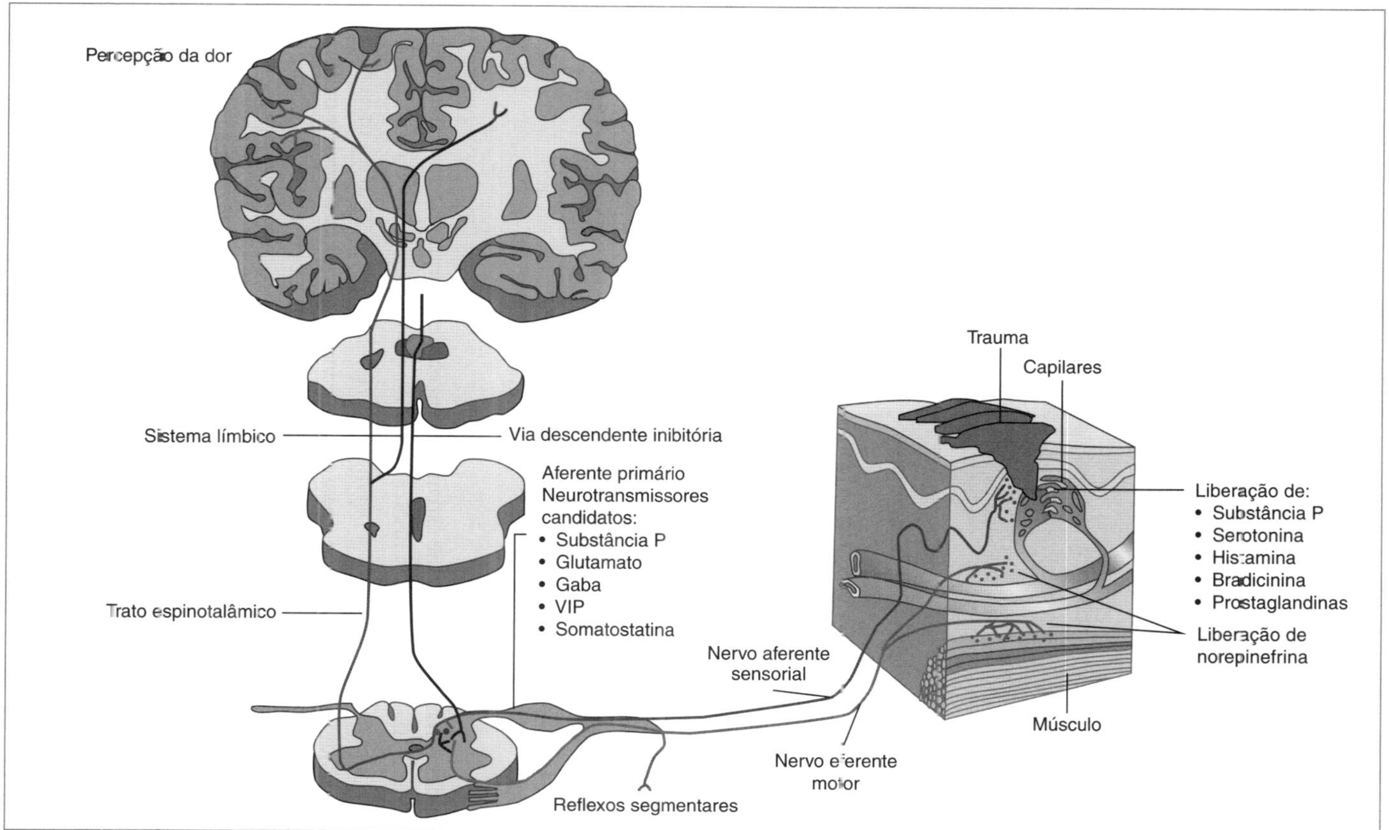

Figura 2 Esquema representativo das vias ascendente e descendente inibitória nociceptiva.

Fonte: adaptada de Jessel e Kelly et al., 1991.[7]

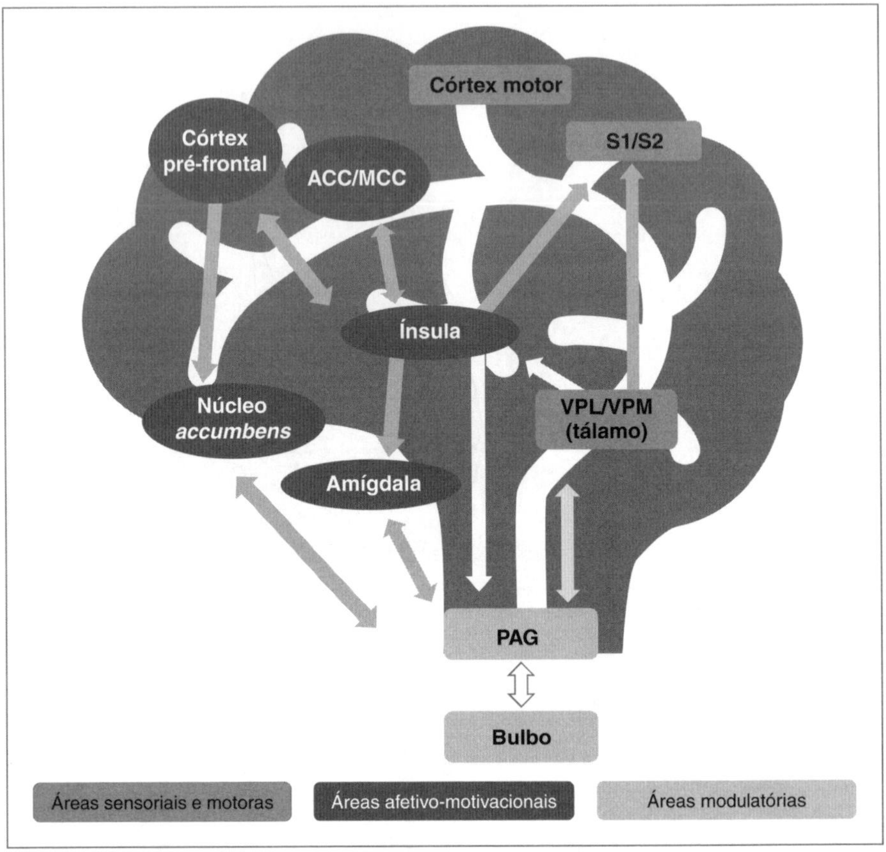

Figura 3 Representação esquemática da matriz de dor.

Foi demonstrado ainda que estruturas encefálicas também exercem atividade inibitória sobre os neurônios nociceptivos da coluna posterior da medula espinal. Nesse caso, sabe-se que a substância cinzenta periaquedutal do mesencéfalo possui projeções inibitórias que passam pelo *locus coeruleus* e núcleo magno da rafe, ativando neurônios ricos em encefalinas na coluna posterior da medula espinal, os quais inibirão neurônios de projeção e assim modularão a transmissão nociceptiva.

SENSIBILIZAÇÃO PERIFÉRICA E CENTRAL E DOR

Os estímulos nocivos que geralmente resultam em lesão tecidual acabam por gerar um aumento na resposta a estímulos dolorosos, processo conhecido como hiperalgesia, isto é, uma sensibilidade aumentada à dor.[5]

Após tal lesão tecidual, desenvolve-se uma resposta inflamatória que tem como principal função a cura e regeneração do tecido lesado. Nesse processo, particularmente fibras C, mas também as fibras A beta (Aβ), são ativadas em resposta à ação de mediadores químicos liberados pelo tecido lesado, pelas células recrutadas na resposta inflamatória, pelas próprias células endoteliais ou ainda por substâncias sintetizadas durante os eventos que se seguem após a lesão do tecido. Esses mediadores podem agir direta ou indiretamente sobre os nociceptores, o que também contribuirá para o processo doloroso, conjuntamente com a formação de edema local, lesão dos feixes nervosos periféricos sensitivos e outras alterações, como aumento de fluxo sanguíneo, aumento na permeabilidade vascular, ativação e migração de células imunes e mudanças na liberação de fatores tróficos e de crescimento dos tecidos adjacentes.

Os mediadores químicos produzidos durante a inflamação diminuem o limiar de ativação dos nociceptores, sensibilizando-os (a chamada sensibilização periférica) e gerando o fenômeno de hiperalgesia periférica. Este fenômeno pode se dar em um estágio primário, limitada à região estimulada em razão dos mecanismos intrínsecos de sensibilização do nociceptor, e em um estágio secundário, que se estende para locais mais distantes da área estimulada, em razão do processo de sensibilização que ocorre centralmente, na medula espinal, a ser detalhadamente discutido neste capítulo.

Dentre os mediadores envolvidos no processo de sensibilização periférica, podemos citar a serotonina, a histamina, o fator de crescimento neural (NGF), a noradrenalina, a bradicinina, as interleucinas e o fator de necrose tumoral alfa (TNF-alfa). As substâncias que medeiam o fenômeno de dor durante o processo inflamatório são liberadas por leucócitos circulantes e plaquetas, células endoteliais, células residentes (incluindo mastócitos), neurônios sensitivos primários e fibras sensoriais e simpáticas, as quais induzirão um aumento da atividade dos nociceptores, o que se traduz em hiperalgesia e, consequentemente, em dor inflamatória. Nos processos agudos, uma vez eliminada a causa inicial da lesão, os mediadores são fisiologicamente removidos e o limiar de reposta dos nociceptores volta aos níveis fisiológicos. Nos processos crônicos dos tecidos periféricos, tanto em nível somático quanto visceral, o processo inflamatório se mantém, intermediando e causando alterações funcionais e dor persistente, contínua ou recorrente, que reduz a capacidade de realizar tarefas cotidianas e, portanto, a qualidade de vida dos indivíduos.

Por outro lado, o aumento exacerbado da transmissão sináptica para a coluna dorsal da medula espinal leva a transformações nas propriedades neuronais, moleculares, estruturais e funcionais ao longo das vias nociceptivas no SNC, que também gerarão dor. Dá-se o nome de sensibilização central a esse processo, que se inicia quase que imediatamente como resultado da atividade aumentada de receptores ou canais iônicos. Essa sensibilização central pode ser sustentada por aumento da eficiência sináptica excitatória nas vias de projeção ascendente e por redução dos mecanismos inibitórios da dor, contribuindo assim para o desenvolvimento dos fenômenos de hiperalgesia, dor espontânea e alodínia.

A alodínia é fenômeno marcante do processo de sensibilização central, que decorre da degeneração e perda da funcionalidade das fibras aferentes nociceptivas C e A delta. Esse processo leva a um brotamento das fibras mielinizadas largas, do tipo A beta, normalmente envolvidas na transmissão dos impulsos não nocivos de mecanoceptores, para as lâminas mais superficiais da coluna dorsal da medula espinal. Tal fato, associado à sensibilização central, marca o desenvolvimento de alodínia e a geração de dor espontânea.

A sensibilização central pode ser temporária ou permanente, dependendo das alterações neuroplásticas que ocorrem nos neurônios. Estímulos intensos, repetidos e sustentados nos receptores periféricos geram, como descrito anteriormente, o processo de sensibilização periférica. Este, por sua vez, leva a um aumento na excitabilidade dos neurônios das vias nociceptivas centrais, gerando os processos de hiperalgesia secundária e alodínia. Essas alterações são resultado de um aumento reversível na excitabilidade dos neurônios centrais. No entanto, nos casos em que o estímulo periférico se torna persistente, as alterações neoplásticas podem se tornar permanentes, resultando no fenômeno de dor crônica.

A sensibilização central é, portanto, uma modificação do estado de funcionamento dos neurônios de toda a via de dor, por aumento da expressão dos canais de cálcio na medula espinal, aumento na liberação de neurotransmissores excitatórios como o glutamato, levando a maior excitabilidade da membrana neuronal, e maior facilidade de despolarização e geração de potenciais e transmissão sináptica da informação nociceptiva nas vias de projeção ascendente. Esse processo se traduz ainda na perda de interneurônios inibitórios, diminuição do nível de neurotransmissores inibitórios como ácido gama-aminobutírico (Gaba) e disfunção das vias descendentes inibitórias para controle da dor, com diminuição da liberação de serotonina e noradrenalina pelos neurônios inibitórios descendentes centrais, impedindo a correta modulação da informação nociceptiva na coluna posterior da medula espinal.

A sensibilização central pode, então, tornar-se patológica em situações em que se torna permanente e sustentada, mesmo na ausência do evento periférico inicial, representando um estado em que a dor pode ser desencadeada por estímulos não nocivos (i.e., alodínia). Isso é observado em muitos casos de dores patológicas, como a dor neuropática e a dor nociplástica (Figura 4).

Nota: Para que o fenômeno de alodínia se desenvolva, algumas mudanças devem ocorrer ao longo de toda a via nociceptiva, como a reorganização central das vias aferentes e a perda dos mecanismos inibitórios.

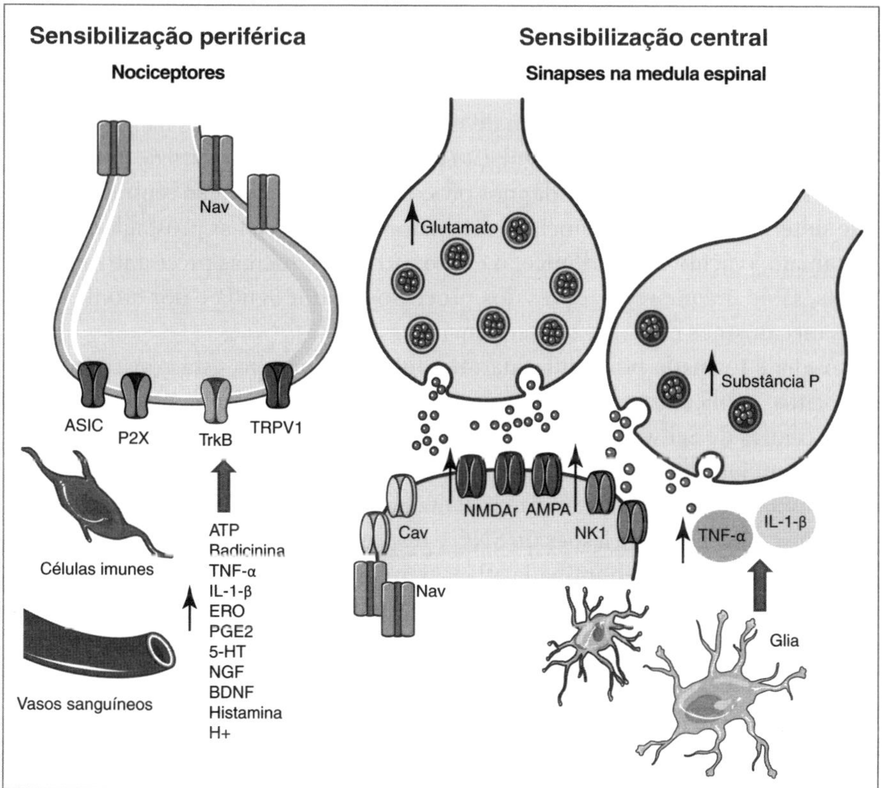

Figura 4 Esquematização dos processos de sensibilização periférica e central.

Outro fenômeno observado na sensibilização central denomina-se *wind-up* ou "facilitação sináptica", no qual potenciais elétricos decorrentes de descargas ectópicas ativam receptores específicos na coluna dorsal da medula espinal, aumentando a liberação de neurotransmissores excitatórios, contribuindo assim para o aumento da resposta dolorosa.

Por fim, deve-se ressaltar o papel da glia na manutenção desse estado de dor. A ativação das células gliais, principalmente astrócitos e micróglias, leva à liberação de uma série de neurotransmissores excitatórios, como glutamato e substância P, citocinas pró-inflamatórias, como IL-1-beta, IL-6, TNF-alfa, e fatores neurotróficos, como o fator de crescimento do nervo (NGF, do inglês *nerve growth factor*), que perpetuam o processo de inflamação neurogênica, mantendo o estado de sensibilização central. A infiltração de células imunes como linfócitos T e B, e a liberação dos mesmos fatores inflamatórios por células dendríticas e células-satélite em gânglios periféricos, também fazem parte desse cenário e afetam a saúde do neurônio primário, que pode se desmielinizar e degenerar.

CÉLULAS DA GLIA

A glia representa a mais abundante população de células do sistema nervoso, superando amplamente o número de neurônios. São implicadas na manutenção da homeostase neuronal e na regulação das sinapses. No contexto de dor, sabe-se que essas células estão envolvidas nos processos de sensibilização central, uma vez que sintetizam várias substâncias e mediadores, dentre elas as prostaglandinas, o glutamato, o ácido araquidônico, o óxido nítrico e citocinas pró e anti-inflamatórias, sabidamente reguladores dos processos de dor aguda e dor crônica, e de seus mecanismos causais e consequências associadas.

A glia é formada por células da microglia e macroglia, esta constituída por astrócitos, implicados nos processos nociceptivos, mas também por oligodendrócitos, células de Schwann e células ependimárias. Sob condições normais, a microglia funciona como macrófagos residentes no SNC, estando homogeneamente distribuída dentro da substância cinzenta da medula espinal. Desempenha um papel protetor diante de lesões do SNC e responde a qualquer espécie de patologia com uma reação denominada ativação microglial.

Já os astrócitos são as células responsáveis por auxiliar em muitos dos aspectos do metabolismo e funcionamento de neurônios e do SNC em geral, como controlar a permeabilidade e o fluxo de substâncias pela barreira hematoencefálica, liberar e (re)captar neurotransmissores, e regular a transmissão sináptica, dado que constituirá a sinapse tripartida, por definição constituída de uma célula astrocitária, uma terminação pré e outra pós-sináptica.

Essas células, assim como as células microgliais, são ativadas diante de diferentes estímulos, inclusive estímulos nociceptivos e em casos de dor crônica. Assim, a glia age dinamicamente para regular a comunicação sináptica neuronal e pode levar à dor patológica via liberação de uma variedade de neurotransmissores, neuromoduladores, citocinas pró-inflamatórias e quimiocinas. Ativação glial pode ser iniciada por neurotransmissores liberados por nervos periféricos sensibilizados que levam à produção e disponibilização de fatores que ativam os neurônios e a glia adjacente.

Na dor patológica, incluindo a do tipo neuropática, a ativação de células da glia inclui alterações de fenótipo celular glial em diferentes regiões da via nociceptiva, em decorrência de sinais neuronais mediados por glutamato e substância P, sendo essa ativação necessária para indução e manutenção da dor crônica.

COMO A DOR SE TORNA CRÔNICA? PROCESSO DE CRONIFICAÇÃO DA DOR E SEU MANEJO CLÍNICO

Os processos de sensibilização periférica e central são processos fisiológicos e adaptativos dos sistemas nervosos periférico e central contra lesões. Na prática, todo indivíduo estaria preparado para tão logo ativar os processos regenerativos. Então por que em alguns indivíduos a dor se resolve após a remoção da lesão inicial e, em outros, a dor se torna crônica? Essa resposta ainda está longe de ser completamente respondida, no entanto, a ciência tem tentado entender quais os estressores biológicos, sociais e ambientais envolvidos no desenvolvimento de dores crônicas, resistentes e refratárias à terapêutica convencional.

Influências afetivo-motivacionais e cognitivas

O medo e o comportamento de evitação estão implicados no comportamento de dor crônica repetitiva, pelo menos em indivíduos que apresentam dor crônica, assim como a avaliação da dor e suas consequências como inevitavelmente catastróficas. Assim, com um enfrentamento bem-sucedido, indivíduos resilientes e positivos têm menos chances de desenvolver dores crônicas que os indivíduos catastróficos. Nesse sentido, o enfrentamento positivo é um componente crucial na resposta dos sistemas biológicos a ameaças externas.

Influências sociodemográficas e econômicas

Fatores sociais e demográficos, incluindo sexo, gênero, idade, estado civil, relações familiares ou *status* socioeconômico (SSE), são todos elementos importantes do contexto para a experiência de dor. Os efeitos do SSE sobre a dor são relatados para outras condições de dor comuns, como cefaleia ou dor crônica após um acidente de trânsito. Além dos fatores biológicos mais bem definidos, a multiplicidade de influências na dor de um indivíduo é complexa e inclui fatores socioeconômicos (pobreza, acesso a cuidados de saúde, incluindo acessibilidade de medicamentos, tipo de ocupação), demográficas (p. ex., idade, sexo, educação) e fatores específicos da dor (p. ex., resultados do tratamento cirúrgico). Por exemplo, o nível socioeconômico individual e comunitário mais baixo está associado a pior função e dor entre adultos com artrite reumatoide de joelho, ou o baixo nível socioeconômico pode contribuir para o aumento da dor. Como tal, os efeitos da pobreza estão associados ao acúmulo de estressores ameaçando a homeostase fisiológica. Além disso, as comorbidades na dor crônica estão descritas em diversas condições, incluindo ansiedade e depressão, transtorno de estresse pós-traumático, sensibilidade à dor em pacientes dependentes de opioides e transtornos bipolares.

Genética e epigenética – predisposição e resiliência

A contribuição genética para a resiliência ou vulnerabilidade para o desenvolvimento da dor crônica parece ser o caminho mais certo nas relações entre genes e ocorrência de dores crônicas. Nesse sentido, alguns genes que modulam as repostas não inflamatórias ao estresse poderiam proteger os indivíduos do desenvolvimento das dores crônicas, principalmente os genes que modulam a produção de corticosteroides nos indivíduos em geral. Genes que possam sensibilizar o sistema nervoso também têm sido estudados para explicar o desenvolvimento de dores crônicas. Nesse sentido, já foi demonstrado que uma série de genes pode contribuir para a piora da dor como no caso de dor pós-cirúrgica e de alguns pacientes com dores lombares crônicas. Por fim, genes que estejam envolvidos nas respostas neuroimunes podem contribuir para a suscetibilidade ou resiliência à dor.

Além disso, genes relacionados com a produção de fatores inflamatórios como citocinas e fatores neurotróficos, atividade de canais iônicos, liberação de neurotransmissores, receptores periféricos em nociceptores e ativação glial (ver Tabela 1 para exemplos) estariam diretamente relacionados à capacidade do indivíduo em perceber e modular a informação dolorosa.

Tabela 1 Os genes da dor

Processo	Genes associados
Transdução	TRPV1/2/3/4, P2XR3, TRPM8, TRPA1, P2RY, BDKRN1/2, Htr3a, ACCNs, TRPV4, TRPC/P, ACCN1/2
Condução	SCN10A, SCN11A, SCN1,3,8A, SCN9A, KCNQ
Eficácia sináptica	NR1/2, GRIA1-4, GRIC1-5, NK1R, CACNA1A-S, CACNA2D1
Modulação	*BDNF, OPRD1/K1/M1, CNR1, GABR, TNF, PLA2, IL1/6/12/18, COX-2, NTRK1, NGF, GDNF, TNF-ALFA,, LIF, CCL2, CNR2, TLR2, P2RX4/7, CCL2, CX3CR1*

Fonte: adaptada de Foulkes e Wood, 2008.[10]

Fatores epigenéticos também estão relacionados à maior incidência de dor crônica. O fenômeno de epigenética consiste no processo em que alterações dos genes ocorrem por meio de mecanismos não genéticos, os quais podem alterar a resiliência dos indivíduos por estressores ambientais, fenômeno que deve estar diretamente relacionado com os níveis de dor suportados pelo indivíduo diante de um determinado estímulo em determinada situação. Esses mecanismos estão sendo conhecidos apenas recentemente e incluem metilação de DNA, metilação, acetilação, fosforilação e ribosilação de histonas em regiões genômicas especialmente de genes associados ao funcionamento das vias nociceptivas e processos inflamatórios, e expressão e controle de microRNA.[11] Por consequência, a epigenética na dor promoverá alterações na atividade e função das vias nociceptivas e percepção dolorosa, na memória da dor, em ansiedade e depressão, na vulnerabilidade à dor, na persistência de dor e em respostas analgésicas endógenas e diante de terapias.

REFRATARIEDADE

A refratariedade é considerada um grave problema de saúde no contexto clínico do manejo da dor. A maioria das pessoas que experimenta um episódio de dor aguda causada por trauma deliberado, acidental ou relacionado a uma doença não desenvolve dor crônica. Para quem desenvolve, a extensão da dor, incapacidade e angústia são altamente variáveis, influenciadas pelo contexto afetivo-motivacional, social, econômico e demográfico em que estão inseridas naquele momento, e algumas síndromes de dor são mais graves e mais permanentes do que outras. As síndromes de dor neuropática central associadas a derrame ou lesão da medula espinal, por exemplo, são exemplos de dores crônicas cujo tratamento é extremamente desafiador, e na maior parte das vezes elas nunca remitem. Para aqueles indivíduos nos quais a dor e o enfrentamento mal adaptativo se tornam rigidamente fixos ou "presos", uma série de fatores parece contribuir para essa rigidez, e incluem todos aqueles descritos anteriormente.

EFICÁCIA DOS ANALGÉSICOS E TERAPIAS ALTERNATIVAS

A maioria dos analgésicos tem efeitos que giram em torno de 50% para a dor crônica. No entanto, a literatura demonstra que a maioria das pessoas tratadas com intervenções farmacológicas não experimenta o efeito desejado e acaba por recorrer à "polifarmácia", podendo ainda sofrer com efeitos colaterais abundantes e igualmente debilitantes, como sonolência, lentidão, complicações cardiovasculares, distúrbios de memória, atenção e motores, sedação, distúrbios de visão e muitos outros. Uma razão para a ineficácia poderia estar relacionada à forma como os medicamentos, quando usados cronicamente, podem aumentar a dor. Um exemplo é o uso crônico de opioides, que embora tenha mecanismos ainda pouco compreendidos, está associado ao aumento dos níveis de dor clínica caracterizada como hiperalgesia induzida por opioides. Nesse sentido, já foi demonstrado que pacientes que fazem uso crônico de metadona apresentam aumento da sensibilidade à dor, que se mantém por anos após a retirada do medicamento, reforçando a hipótese de que o uso crônico de opioides pode afetar circuitos, caso importante de se relatar diante da amplamente divulgada crise dos opioides que afeta a América do Norte e amplia a necessidade de maiores discussões sobre o assunto, bem como o maior estudo sobre terapias analgésicas e seu potencial de aplicação clínico.

Outros medicamentos podem também contribuir para a cronificação da dor. Já foi demonstrado, por exemplo, que o uso indevido de triptanos, opioides, barbitúricos e anti-inflamatórios não esteroides pode induzir a cronificação da dor aguda ou da enxaqueca, por exemplo. Esses dados são reforçados pelo fato de que, em muitos pacientes, a cronificação é revertida ou pelo menos diminuída com a retirada do medicamento. Esses dados reforçam a ideia de que o uso prolongado de medicamentos para a dor pode interferir nos circuitos neurais envolvidos com o processamento de dor e com o correto funcionamento das vias inibitórias endógenas.

As alternativas ao tratamento farmacológico são abundantes: repouso, acompanhamento e suplementação nutricional, prática de exercícios, fisioterapia, terapia cognitivo-comportamental, neuroestimulação por estimulação cerebral profunda, por corrente contínua ou magnética transcraniana, fotobiomodulação e outros. Contudo, ainda assim indivíduos submetidos a quaisquer das terapias mencionadas apresentam refratariedade ao tratamento e requerem repetição ou prescrição farmacológica associada.

Independentemente do completo entendimento dos mecanismos pelos quais um indivíduo desenvolve dor crônica e outro não, ou porque um paciente torna-se refratário a um determinado tipo de tratamento ou a uma combinação de diferentes tratamentos, devemos sempre ter em mente que a dor crônica é um processo mal adaptativo do sistema somatossensorial, cujos mecanismos precisam ser ainda mais bem detalhados e compreendidos, o que torna seu tratamento complexo e difícil, devendo ser abordada de maneira individual, personalizada e multidisciplinar para que se possa atingir os melhores resultados para cada paciente.

CONSIDERAÇÕES FINAIS

No que se refere ao termo dor, cabe sempre lembrar que se trata de uma experiência subjetiva, que difere e não se resume ao processo da nocicepção, esta definida como a codificação neural de um estímulo de alta intensidade e potencialmente lesivo (i.e., nocivo). Nocicepção pode, mas nem sempre irá levar à dor, a qual é comportamento fundamental para a sobrevivência do animal humano e não humano e que, em casos específicos, pode se tornar doença crônica, de caráter patológico e que abrange uma série de classificações.[1,4]

A via espinotalâmica constitui a principal via ascendente que transmite a informação codificada do estímulo nociceptivo até que seja percebido como dor em regiões supraespinais, enquanto a modulação descendente depende tanto das vias de projeção cortical quanto de um sistema elaborado que inibe a informação ascendente através de interneurônios a partir de estimulação mecânica.

Sensibilização periférica e central são mecanismos associados ao processo de cronificação da dor, no qual se observam alterações de atividade, função e estrutura das vias nociceptivas, que passam a gerar comportamentos dolorosos continuamente e de forma recorrente, dando origem à dor crônica e à dor patológica. Neste processo, células da glia são, hoje, reconhecidamente reguladores cruciais do desenvolvimento e manutenção da dor crônica e patológica, especialmente pela sinalização promovida por fatores pró e anti-inflamatórios liberados por elas. Não entanto, cabe lembrar que fatores afetivo-motivacionais, socioculturais, econômicos, estressores, genéticos e epigenéticos, bem como o uso de terapias específicas, influenciarão a forma como a dor se desenvolverá, persistirá ou encerrará, intensificará ou terá sua intensidade reduzida em cada indivíduo.

O tratamento da dor, apesar de vasto e amplamente estudado, promove analgesia para apenas uma parte dos indivíduos que sofrem com dor crônica na clínica, além de causar efeitos adversos que devem ser acompanhados. Alternativas terapêuticas não farmacológicas são essenciais, ainda que adjuvantes e complementares, e devem ter indicação personalizada e assistida por um profissional habilitado.

REFERÊNCIAS BIBLIOGRÁFICAS

1. IASPPAIN.org. Terminology [citado em 10 jun. 2022]. Disponível em: http://www.iasppain.org/terminology.
2. Raja SN, Carr DB, Cohen M, Finnerup NB, Flor H, Gibson S, et al. The revised International Association for the Study of Pain definition of pain: concepts, challenges, and compromises. Pain. 2020;161(9):1976-82.
3. Teixeira MJ, Correa CF, Pimenta CA. Dor: conceitos gerais. São Paulo: Limay; 1994. p.94.
4. Treede RD, Rief W, Barke A, Aziz Q, Bennett MI, Benoliel R, et al. A classification of chronic pain for ICD-11. Pain. 2015;156(6):1003.
5. Woolf CJ. What is this thing called pain? J Clin Invest. 2010;120(11):3742-4.
6. Bear MF, Connors BW, Paradiso MA. Neurociências: desvendando o sistema nervoso. Porto Alegre: Artmed; 2002.
7. Jessell TM, Kelly DD. Pain and analgesia. In: Kandel ER, Schwartz JH, Jessell TM, editors. Principles of neural science. London: Prentice Hall; 1991. p.385-99.
8. Garcia-Larrea L, Peyron R. Pain matrices and neuropathic pain matrices: a review. Pain. 2013;154: S29-S43.
9. Melzack R, Wall PD. Pain mechanisms: a new theory. Science. 1965;150(3699):971-9.
10. Foulkes T, Wood JN. Pain genes. PLoS Genetics. 2008;4(7):e1000086.
11. Descalzi G, Ikegami D, Ushijima T, Nestler EJ, Zachariou V, Narita M. Epigenetic mechanisms of chronic pain. Trends Neurosci. 2015;38(4):237-46.

2
Tipos de dor, dor crônica e subcategorias

Leonardo Avila

INTRODUÇÃO

Uma parcela significativa dos profissionais da saúde possui pouca intenção de aceitar e entender a contemporânea ciência da dor, principalmente em decorrência de sua linguagem, de árdua compreensão, que transcende o raciocínio cartesiano (p. ex., termos como patoanatômico e cinesiopatológico) proposto em suas formações acadêmicas.

Apesar disso, não se pode negar que o entendimento sobre o assunto é imprescindível a todos os profissionais das mais variadas áreas da saúde.

Para mais, aponta-se que as terminologias usadas em pesquisas de dor podem apresentar fortes implicações em relação à condução da ciência, bem como o modo como os cientistas, pesquisadores, clínicos e sociedade (não especializada) interpretam essas descobertas.[1]

Assim, o presente capítulo objetiva apresentar os principais termos contemporâneos sobre dor para um subsequente melhoramento no que tange ao entendimento, à avaliação e ao tratamento da dor.

DEFINIÇÃO DE DOR

A International Association for the Study of Pain (IASP), em sua revisão de definição e notas de dor, descreve a dor como: "Uma experiência sensorial e emocional desagradável, associada ou semelhante a uma lesão tecidual real ou potencial". Essas notas que seguem a definição revisada de dor foram amplamente reformuladas e, no momento presente, estão em concordância com as evidências científicas atuais, nas quais fica notório o caráter multidimensional e multidisciplinar da dor (Quadro 1).[2]

Quadro 1 Seis notas que seguem a definição revisada de dor

Notas revisadas de dor (IASP, 2020)
A dor sempre é uma experiência pessoal que é influenciada, em graus variáveis, por fatores biológicos, psicológicos e sociais.
Dor e nocicepção são fenômenos diferentes. A dor não pode ser determinada exclusivamente pela atividade dos neurônios sensoriais.
Por meio das suas experiências de vida, as pessoas aprendem o conceito de dor.
O relato de uma pessoa sobre uma experiência de dor deve ser respeitado.
Embora a dor geralmente cumpra um papel adaptativo, ela pode ter efeitos adversos na função e no bem-estar social e psicológico.
A descrição verbal é apenas um dos vários comportamentos para expressar a dor. A incapacidade de comunicação não invalida a possibilidade de um ser humano ou um animal sentir dor.

IASP: International Association for the Study of Pain.
Fonte: Raja et al., 2020.[2]

MECANISMOS NEUROFISIOLÓGICOS DA DOR: TIPOS DE DOR

Mecanismo de dor é um termo que concebe fatores que podem contribuir para seu desenvolvimento, manutenção e intensificação.[3] A seguir, encontram-se exclusivamente os três mecanismos neurofisiológicos da dor, reconhecidos pela IASP, associados ao desenvolvimento da dor: (i) dor nociplástica; (ii) dor neuropática; e (iii) dor nociceptiva (Quadro 2).[4]

Dor nociplástica

Até o ano de 2016, apenas as dores neuropática e nociceptiva eram mecanismos neurofisiológicos da dor reconhecidos. Contudo, a partir do referido ano, a IASP reconheceu a existência de um terceiro mecanismo neurofisiológico da dor, sendo ela a dor predominantemente nociplástica. Esta consiste em uma disfunção insuficientemente tecidual e mais processual do sistema nervoso e foi definida como uma dor que surge da nocicepção alterada, apesar de não haver evidência clara de dano tecidual real ou potencial, causando a ativação de nociceptores periféricos ou evidência de doença ou lesão do sistema somatossensorial que causa a dor (os pacientes podem ter uma combinação de dor nociceptiva e nociplástica).[4]

É importante destacar que há duas subcategorias de dor nociplástica. A primeira é a dor nociplástica verdadeira, uma subcategoria de dor nociplástica em que a dor surge da nocicepção alterada, apesar de não haver evidência clara de dano tecidual real ou potencial.

A segunda subcategoria é a dor nociplástica aumentada ou sobreposta, que se refere às apresentações nociceptivas ou neuropáticas nas quais a dor e os comportamentos relacionados à dor são claramente desproporcionais às contribuições dos estímulos periféricos.[5]

Quadro 2 Três tipos de dor reconhecidos pela IASP e suas definições

Tipos de dor	Definição (IASP)
Nociplástica	Dor que surge da nocicepção alterada, apesar de não haver evidência clara de dano tecidual real ou potencial causando a ativação de nociceptores periféricos ou evidência de doença ou lesão do sistema somatossensorial que causa a dor (verdadeira ou aumentada/sobreposta).
Neuropática	Dor causada por uma lesão ou doença do sistema nervoso somatossensorial (periférico ou central).
Nociceptiva	Dor que surge de dano real ou potencial ao tecido não neural e é decorrente da ativação de nociceptores. Há três subcategorias não reconhecidas comumente citadas na literatura: deformidade/manutenção tecidual (mecânica), química não inflamatória (isquêmica) e química (inflamatória).

IASP: International Association for the Study of Pain.
Fonte: Kosek et al., 2016.[4]

Dor neuropática

A dor neuropática, bem como a dor nociceptiva, também apresentam subcategorias. A dor neuropática central é uma subcategoria que decorre de uma lesão ou doença do sistema nervoso somatossensorial central. Por outro lado, a dor neuropática periférica é uma subcategoria que advém de lesão ou doença do sistema nervoso somatossensorial periférico.[4,6]

A dor neuropática é uma descrição clínica (e não um diagnóstico) que requer uma lesão demonstrável ou uma doença que satisfaça os critérios de diagnóstico neurológico estabelecidos.

O termo lesão é comumente usado quando investigações de diagnóstico (p. ex., imaginologia, neurofisiologia, biópsias, testes de laboratório) revelam uma anormalidade ou quando houve trauma óbvio. Já o termo doença é comumente usado quando a causa subjacente da lesão é conhecida (p. ex., acidente vascular cerebral, vasculite, *diabetes mellitus*, anormalidade genética).

Por sua vez, somatossensorial refere-se a informações sobre o corpo em si, incluindo órgãos viscerais, em vez de informações sobre o mundo externo (p. ex., visão, audição ou olfação).

A presença de sintomas ou sinais (p. ex., dor evocada pelo toque) por si só não justifica o uso do termo neuropático. Algumas entidades patológicas, como neuralgia do trigêmeo, são atualmente definidas por sua apresentação clínica e não por testes diagnósticos objetivos. Outros diagnósticos, como neuralgia pós-herpética, são normalmente baseados na história.

Ao investigar a dor neuropática, é comum que o teste diagnóstico produza dados inconclusivos ou mesmo inconsistentes. Nesses casos, é necessário julgamento clínico para reduzir a totalidade dos achados em um diagnóstico putativo ou em um grupo conciso de diagnósticos.[7]

Nota: Para melhor entendimento, seguem exemplos de dores neuropáticas central e periférica:

- Central: traumático (lesão da medula espinal), vascular (acidente vascular cerebral), neurodegenerativo (doença de Parkinson), autoimune (esclerose múltipla) e inflamatório (mielite transversa).
- Periférica: infecções (HIV, herpes-zóster agudo ou neuralgia pós-herpética), compressão nervosa (síndrome do túnel do carpo), metabólico (amiloidose, deficiências nutricionais), isquêmico (doença vascular periférica induzida por quimioterapia), tóxico (neuropatia periférica induzida por quimioterapia), autoimune (síndrome de Guillain-Barré) e genético (neuropatia hereditária).

Dor nociceptiva

Do mesmo modo que as dores nociplástica e neuropática, a dor nociceptiva apresenta subcategorias.[8] Em primeiro lugar, a dor nociceptiva é aquela que surge de dano real ou potencial ao tecido não neural e é devida à ativação de nociceptores.[4] A dor nociceptiva pode afetar o sistema somático, bem como o sistema visceral.[6]

São três as subcategorias de dor nociceptiva comumente citadas na literatura científica atual, mas ainda não reconhecidas pela IASP, que podem afetar o sistema somático. A primeira é a dor nociceptiva por deformidade/manutenção tecidual ("mecânica"), na qual o simples ato de manter um posicionamento, pressionar, estirar ou dobrar a membrana do nociceptor pode ativar canais iônicos mecanossensíveis que levam à despolarização do nociceptor e ao disparo de potenciais de ação, sendo eventualmente capaz de ser percebido como dor.[8-10]

A segunda subcategoria de dor nociceptiva é a química não inflamatória ("isquêmica"), em que ocasiões nas quais os níveis de oxigênio dos tecidos são inferiores à demanda de oxigênio, resultando na utilização de metabolismo anaeróbio pelas células para gerar adenosina trifosfato (ATP). Uma consequência do metabolismo anaeróbio é a liberação de ácido láctico, o qual, em acúmulo, pode levar ao excesso de hidrogênio (H^+) no líquido extracelular. Esses íons ativam canais tônicos dependentes de H^+ dos nociceptores. Esse mecanismo pode estar associado à dor relacionada ao exercício ou, por exemplo, a co-contração de pacientes com dor, principalmente crônica, com padrões mal adaptativos no sistema de movimento.[10]

Por fim, a terceira subcategoria de dor nociceptiva é a química inflamatória, na qual a dor pode surgir de dano real ao tecido não neural e é devida à ativação de nociceptores mediante a liberação de mediadores inflamatórios.[8,10]

Convém evidenciar que a dor mista é um termo habitual na literatura científica da dor, mas não é oficial. Apesar disso, pelo elevado número de citações, admite-se destacá-la. Assim, a dor mista é entendida como uma sobreposição complexa dos diferentes mecanismos neurofisiológicos conhecidos de dor (neuropática, nociceptiva e nociplástica) em qualquer combinação, agindo simultaneamente para causar dor na mesma área do corpo.

Qualquer um dos mecanismos pode ser mais predominante clinicamente em qualquer ponto do tempo. A dor mista pode ser aguda ou crônica (exceto as dores nociplásticas, que são obrigatoriamente crônicas segundo o primeiro e único fluxograma para identificar a dor nociplástica que acomete o sistema somático).[5,11]

Nota: Exemplos de dor nociceptiva que afeta o sistema somático: ossos (fratura óssea, metástases), músculos (distonia, espasmo muscular), articulações (osteoartrite) e pele (dor pós-operatória, queimaduras). Exemplos de dor nociceptiva que afeta o sistema visceral: lesão de mucosa (úlcera péptica), obstrução ou distensão capsular (cálculos biliares, cálculos renais), isquemia (angina, isquemia mesentérica) e lesão do tecido (câncer, cirrose).

DOR AGUDA, CRÔNICA E SUBCATEGORIAS TEMPORAIS

No que se refere ao tempo, a dor pode ser aguda ou crônica. A modalidade aguda é aquela que dura ou se repete por menos de três meses. A dor crônica é aquela que dura ou se repete por mais de três meses.[12]

Todavia, cabe apontar que uma pessoa ter dor crônica não significa que ela sinta dor diariamente. Dessa forma, há três subcategorias temporais de dor crônica: (i) contínua (dor presente diariamente); (ii) recorrente (intervalos sem dor com *flare-up*); e (iii) contínua associada a *flare-up* (dor presente diariamente com *flare-up*) (Quadro 3).[12]

Flare-up é um escape de dor de causa e duração variáveis. Ou seja, pacientes com dor crônica recorrente ou contínua (duas subcategorias temporais de dor crônica) podem apresentar escapes de dor (variação, para mais, na intensidade da dor ao longo do tempo por fatores detectáveis ou não detectáveis, bem como fatores modificáveis e não modificáveis).

Cabe salientar que as subcategorias temporais de dor crônica são oriundas da 11ª revisão da Classificação Internacional de Doenças (CID-11), na qual, pela primeira vez na história, está a dor crônica, resultando, por consequência, em seu entendimento e aceitação como doença.

Assim, a dor crônica deixou de ser aceita como sintoma e passou a ser mais bem entendida como doença propriamente dita.[12]

Quadro 3 Três características temporais da dor crônica

Característica temporal da dor crônica	Definição
Dor crônica contínua	Dor presente diariamente
Dor crônica recorrente + *flare-up*	Intervalos sem dor com *flare-up*
Dor crônica contínua + *flare-up*	Dor presente diariamente com *flare-up*

Fonte: Treede et al., 2019.[12]

Dor crônica primária e secundária

A dor não é um marcador preciso do estado do tecido onde dói. Consequentemente, o fato de uma pessoa ter dor crônica não necessariamente se traduz na presença de um evento ou condição prévia detectável que melhor explique sua condição.[13,14] Mediante o exposto, a dor crônica é categorizada em: dor com causa e/ou evento prévio detectável e dor sem agente causal ou evento prévio detectável. Assim, respectivamente, reconhecemos as dores crônicas primárias e secundárias.[15,16]

A dor crônica primária é uma subcategoria de dor crônica associada à origem, definida como dor em uma ou mais regiões anatômicas que persiste ou se repete por mais de três meses, associada a sofrimento emocional significativo ou incapacidade funcional e que não pode ser explicada por outra condição de dor crônica (existem cinco subcategorias de dor crônica primária); seu mecanismo neurofisiológico predominante é o nociplástico.[15]

Em relação às cinco subcategorias de dor crônica primária, temos como exemplos: dor generalizada (p. ex., fibromialgia); síndrome dolorosa regional complexa (p. ex., tipo I e II); dor de cabeça ou orofacial (p. ex., migrânea); dor visceral (p. ex., síndrome do intestino irritável); e dor musculoesquelética (p. ex., dor lombar).

Em contrapartida, a dor crônica secundária é uma subcategoria de dor crônica associada à origem, na qual há associação a outras doenças como causa subjacente, para as quais a dor pode inicialmente ser considerada um sintoma. Em síntese, há um evento/condição desencadeador e, mesmo após a cura da condição prévia, a dor persiste (existem seis subcategorias de dor crônica secundária) e o mecanismo neurofisiológico predominante é nociceptivo ou neuropático.[16]

Em relação às seis subcategorias de dor crônica secundária, temos como exemplos: dor pós-câncer (p. ex., metástase óssea, radioterapia); dor pós-trauma ou cirurgia (p. ex., *whiplash*, síndrome da falha cirúrgica de coluna); dor visceral (p. ex., doença de Crohn, endometriose, gastrite); dor musculoesquelética (p. ex., dor lombar), dor de cabeça ou orofacial (p. ex., dor de cabeça cervicogênica); e dor neuropática (p. ex., neuralgia pós-herpética, dor associada à esclerose múltipla).

CONSIDERAÇÕES FINAIS

É preciso saber que, em se tratando dos termos contemporâneos relativos aos tipos de dor (por meio dos mecanismos neurofisiológicos da dor), da dor crônica e suas subcategorias, ainda que insuficientemente utilizados, existem termos reconhecidos que podem proporcionar um melhor entendimento, avaliação e tratamento adequados da dor. Isso significa favorecer a prática clínica dos profissionais das mais variadas áreas da saúde, haja vista que o entendimento, a avaliação e o tratamento da dor, sobretudo da modalidade crônica, não se concentram em uma área da saúde.

REFERÊNCIAS BIBLIOGRÁFICAS

1. Apkarian AV. Definitions of nociception, pain, and chronic pain with implications regarding science and society. Neurosci Lett. 2019;702:1-2.
2. Raja SN, Carr DB, Cohen M, Finnerup NB, Flor H, Gibson S, et al. The revised International Association for the Study of Pain definition of pain: concepts, challenges, and compromises. Pain. 2020;161(9):1976-82.
3. Chimenti RL, Frey-Law LA, Sluka KA. A mechanism-based approach to physical therapist management of pain. Phys Ther. 2018;98(5):302-14.
4. Kosek E, Cohen M, Baron R, Gebhart GF, Mico JA, Rice ASC, et al. Do we need a third mechanistic descriptor for chronic pain states? Pain. 2016;157:1382-6.
5. Kosek E, Clauw D, Nijs J, Baron R, Gilron I, Harris RE, et al. Chronic nociplastic pain affecting the musculoskeletal system: clinical criteria and grading system. Pain. 2021;162:2629-34.
6. Cohen SP, Vase L, Hooten WM. Chronic pain: an update on burden, best practices, and new advances. Lancet. 2021;397:2082-97.
7. International Association for the Study of Pain (IASP). IASP Terminology Background [Internet] [citado em 26 out. 2023]. Disponível em: https://www.iasp-pain.org/resources/terminology/.
8. Shraim MA, Massé-Alarie H, Hall LM, Hodges PW. Systematic review and synthesis of mechanism-based classification systems for pain experienced in the musculoskeletal system. Clin J Pain. 2020;36:793-812.
9. Hodges PW, Smeets RJ. Interaction between pain, movement, and physical activity: short-term benefits, long-term consequences, and targets for treatment. Clin J Pain. 2015;31:97-107.
10. Merkle SL, Sluka KA, Frey-Law LA. The interaction between pain and movement. J Hand Ther. 2020;33:60-6.
11. Freynhagen R, Parada HA, Calderon-Ospina CA, Chen J, Rakhmawati Emril D, Fernández-Villacorta FJ, et al. Current understanding of the mixed pain concept: a brief narrative review. Curr Med Res Opin. 2019;35(6):1011-8.
12. Treede RD, Rief W, Barke A, Aziz Q, Bennett MI, Benoliel R, et al. Chronic pain as a symptom or a disease: the IASP Classification of Chronic Pain for the International Classification of Diseases (ICD-11). Pain. 2019;160(1):19-27.
13. Melzack R. From the gate to the neuromatrix. Pain. 1999;Suppl 6:S121-S126.
14. Moseley GL. Reconceptualising pain according to modern pain science. Phys Ther Rev. 2007;12:169-78.
15. Nicholas M, Vlaeyen JWS, Rief W, Barke A, Aziz Q, Benoliel R, et al. The IASP classification of chronic pain for ICD-11: chronic primary pain. Pain. 2019;160(1):28-37.
16. Perrot S, Cohen M, Barke A, Korwisi B, Rief W, Treede RD. The IASP classification of chronic pain for ICD-11: chronic secondary musculoskeletal pain. Pain. 2019;160(1):77-82.

3
Gerenciamento da dor: papel da dor como o quinto sinal vital

Marcia Morete

INTRODUÇÃO

A dor é uma das principais causas do sofrimento humano, suscitando incapacidades, comprometimento da qualidade de vida e imensuráveis repercussões psicossociais e econômicas, o que a torna um problema de saúde pública.

Estudos epidemiológicos nacionais e internacionais demonstram que aproximadamente 80% da procura das pessoas pelos serviços de saúde é motivada pela dor.

A dor crônica acomete 30 a 40% dos brasileiros e constitui a principal causa de absenteísmo, licenças médicas, aposentadorias por doença, indenizações trabalhistas e baixa produtividade no trabalho.[1]

A dor é um fenômeno multidimensional e caracterizá-la como tal significa observar e avaliar a experiência nas suas várias dimensões, quais sejam:

- **Neurofisiológica:** envolve mecanismos de ativação dos receptores periféricos.
- **Psicossocial:** considera a influência emocional sobre o indivíduo.
- **Cognitivo-cultural:** relacionada a crenças, significados e comportamentos prévios à dor.
- **Comportamental:** relacionada a estressores situacionais, de desenvolvimento profissional e pessoal, que podem exercer influência sobre a dor.
- **Sensorial:** relativa a suas características semiológicas.[2]

Assim, a importância da avaliação acurada da dor, independentemente do local de atendimento do paciente, pode nos proporcionar um pouco de clareza para que possamos, enquanto profissionais de saúde, embasar nossas intervenções para seu alívio e/ou controle.

É importante esclarecer que a forma de implantação da avaliação sistemática da dor é considerada, hoje em dia, o ponto de partida para seu início e/ou controle como o quinto sinal vital.

AVALIAÇÃO DA DOR COMO O QUINTO SINAL VITAL

A Agency for Healthcare Research and Quality e a American Pain Society descrevem a dor como o quinto sinal vital, devendo ser avaliado e registrado com os outros sinais: temperatura, pulso, respiração e pressão arterial. Em decorrência dessa ênfase, instituições de saúde têm atualmente introduzido a avaliação da dor como quinto sinal vital.[3-6]

Desde janeiro de 2000, a Joint Comission on Accreditation on Heathcare Organizations (JCAHO), entidade norte-americana de avaliação de hospitais, publicou uma norma que descreve a dor como o quinto sinal vital.[7] Portanto, ela deve ser sempre avaliada e registrada com o mesmo rigor e seriedade que pressão arterial, frequência cardíaca, frequência respiratória e temperatura, no intuito de conhecer sua causa, adotar condutas e avaliar seus resultados. Coloca-se ainda que a queixa de dor deve ser sempre valorizada e respeitada, em razão do desconforto que pode manifestar.[8]

A mensuração da dor é provavelmente um dos pontos mais importantes dentro do campo de seu estudo. Os métodos atuais utilizados para a mensuração e avaliação da dor têm raízes históricas na psicofísica, um campo da psicologia experimental que, de longa data, se preocupa com as relações entre as propriedades dos estímulos e as respostas, reações comportamentais ou percepções sensoriais.[9]

É essencial uma avaliação completa para que sejam identificadas intervenções apropriadas para cada episódio específico de dor. A avaliação da dor envolve a coleta de dados subjetivos e objetivos. Uma rápida avaliação inicial do paciente com dor consiste na identificação de tipo, gravidade (ou intensidade), surgimento, duração, localização e história pregressa da dor. Sinais e sintomas fisiológicos, sinais vitais, história clínica e avaliação de fatores psicossociais e culturais são dados adicionais em uma avaliação abrangente da dor.[10]

Esses registros deverão conter os seguintes descritivos para melhor identificar as características da dor do paciente:[11,12]

- Localização da dor.
- Intensidade: usando escalas da dor, avaliando qual a escala que melhor se adéqua ao perfil do paciente.
- Frequência.
- Temporalidade da dor, podendo usar a pergunta: "Há quanto tempo dói?".

- Descrição da dor, usando: "Como é a dor?" (peso, aperto, pontada, fisgada, queimação, cólica).
- Fatores de alívio e exacerbação da dor.
- Experiências prévias.
- Tratamentos anteriores e atual.
- Perguntar se a dor altera atividades diárias: sono, apetite, atividade física, concentração, emoção e/ou relações sociais.
- Verificar se há emergência relacionada à dor.
- Causalidade: motivo do aparecimento da dor.

A correta avaliação da dor objetiva estabelecer sua causa e mecanismo fisiopatológico que possibilite um melhor tratamento. Além disso, é de suma importância um registro adequado, devendo ser feito em todos os pacientes, cabendo ao profissional que está na "ponta do atendimento" fazer uma busca ativa desse sintoma.[13]

COMPONENTES DA AVALIAÇÃO DOLOROSA

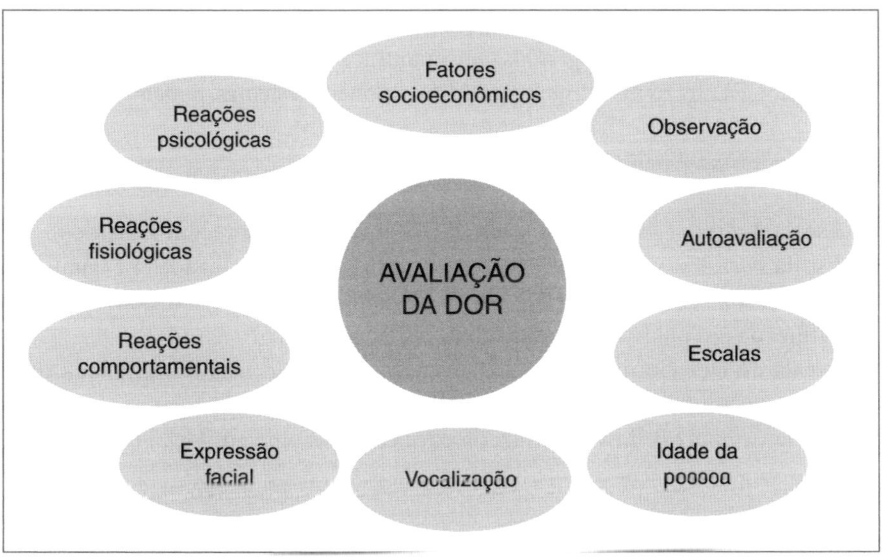

Instrumentos para avaliação da dor[9,10]

O instrumento ideal para avaliação da dor deve incluir a identificação de sua presença, bem como seu progresso com o tempo ou em função do tratamento. Esse instrumento deve ser aplicável a qualquer indivíduo, independentemente de suas características fisiológicas, emocionais ou culturais.

Vários métodos têm sido utilizados para mensurar a percepção/sensação de dor. Alguns consideram a dor uma qualidade simples, única e unidimensional que varia apenas de intensidade; outros a consideram uma experiência multidimensional composta também por fatores afetivo-emocionais.[11]

Assim, a dor deve ser avaliada e tratada, levando em conta a faixa etária e o desenvolvimento cognitivo do paciente, sendo necessário conhecer e saber aplicar os instrumentos adequados de avaliação da dor.

Atualmente há vários instrumentos que, se usados concomitantemente na avaliação da dor, podem favorecer um cuidado e resultado mais eficazes. Esses instrumentos (escalas) são caracterizados como unidimensionais e multidimensionais e devem ser adequados conforme a idade e o tipo de paciente ao qual será dispensado o cuidado.

As escalas unidimensionais avaliam apenas o aspecto da intensidade da dor e são utilizadas para avaliar a dor aguda. Já as multidimensionais avaliam diversos aspectos da dor (afetivo-emocionais), sendo comumente aplicadas em pacientes com dor crônica.

Tipos de instrumentos

Escalas unidimensionais

Os instrumentos são designados para quantificar apenas a severidade ou intensidade da dor. Dentre os instrumentos unidimensionais existentes, podem-se destacar:

- Escala Visual Analógica (EVA).
- Escala Visual Numérica (EVN).
- Escala *Neonatal Infant Pain Scale* (NIPS, utilizada para recém-nascidos).
- Escala *Face, Leg, Activity, Cry, Consolability* (FLACC, utilizada em crianças).
- Escala *Pain Assessment in Advanced Dementia* (PAINAD) ou escala PNAID (utilizada em pacientes adultos com déficit cognitivo).
- Escala de Dor Comportamental – *Behavior Pain Scale* (BPS, utilizada para pacientes adultos em ventilação mecânica).
- Escala *Comfort Behavior* (utilizada para crianças em ventilação mecânica).

Escala Visual Analógica

A EVA é, atualmente, um dos instrumentos mais amplamente utilizados para mensurar a dor. Ela consiste em uma linha que representa uma qualidade continua de intensidade e dados verbais – nenhuma dor ou dor máxima (Figura 1). O tamanho da linha pode variar, mas é frequentemente de 10 cm onde em uma extremidade é colocado o descritor "Nenhuma dor" e, na outra extremidade, o descritor verbal "A pior dor possível ou a pior dor imaginável" ou similares. Uma régua é usada para quantificar a mensuração em uma escala de 0 a 100 mm. A linha pode ser horizontal ou vertical. Tem sido considerada a mais sensível, simples e reprodutível, bem como a mais universal das escalas de mensuração da magnitude da intensidade de dor. Ela pode ser facilmente entendida em muitas situações em que existem diferenças econômicas, sociais, culturais e educacionais, ou mesmo de linguagem entre o avaliado e avaliador (clínico, examinador).[9]

Sem dor ——————————————————— Dor máxima

Figura 1 Escala Visual Analógica.

Escala Visual Numérica

A EVN é uma das escalas mais utilizadas para a mensuração da intensidade da dor em contextos clínicos. A tarefa é bem simples: o paciente estima sua dor em uma escala de 0 a 10 ou em uma escala de 0 a 5 categorias, com 0 representando "Nenhuma dor" e 5 ou 10, "A pior dor imaginável" (Figura 2). Tem como vantagem permitir uma pontuação precisa, sendo de fácil e rápida aplicação. Como desvantagens destacam-se a dificuldade em aplicá-la na população de idosos, analfabetos e pacientes com déficits cognitivos ou compreensão insuficiente da linguagem.[1]

0	1	2	3	4	5	6	7	8	9	10
Sem dor										Dor máxima

Figura 2 Escala Visual Numérica.

Escala *Neonatal Infant Pain Scale*

Medir a dor em bebês baseia-se na observação de seus comportamentos (expressão facial, postura, vocalização ou verbalização). O desconforto refere-se às respostas emocionais negativas desencadeadas pelas experiências sensoriais da dor. Utilizada em recém-nascidos: recém nascidos a termo e pré-termo (Tabela 1).

Tabela 1 Escala de Dor no Recém-nascido e no Lactente

NIPS	0 ponto	1 ponto	2 pontos
Expressão facial	Relaxada	Contraída	–
Choro	Ausente	Resmungos	Vigoroso
Respiração	Relaxada	Diferente do basal	–
Braços	Relaxados	Fletidos/estendidos	
Pernas	Relaxados	Fletidos/estendidos	–
Estado de consciência	Dormindo/calmo	Desconfortável	–

Pontuação máxima de 7 pontos, considerando dor ≥ 4.
NIPS: *Neonatal Infant Pain Scale.*
Fonte: Motta, 2013.[13]

Escala *Face, Leg, Activity, Cry, Consolability*

Escala comportamental utilizada em crianças de 2 meses a 7 anos de idade, considerada um método simples para a identificação e avaliação do fenômeno doloroso.[14]

Na prática clínica, também é utilizada em crianças com déficit cognitivo (Tabela 2).

Tabela 2 Versão final da Escala FLACC

	Pontuação		
Categorias	**0**	**1**	**2**
Face	Nenhuma expressão especial ou sorriso	Caretas ou sobrancelhas franzidas de vez em quando, introversão, desinteresse	Tremor frequente do queixo, mandíbulas cerradas
Pernas	Normais ou relaxadas	Inquietas, agitadas, tensas	Chutando ou esticadas
Atividade	Quieta, na posição normal, movendo-se facilmente	Contorcendo-se, movendo-se para frente e para trás, tensa	Curvada, rígidas ou com movimentos bruscos
Choro	Sem choro (acordada ou dormindo)	Gemidos ou choramingos; queixa ocasional	Choro continuado, grito ou soluço; queixa com frequência
Consolabilidade	Satisfeita, relaxada	Tranquilizada por toques, abraços ou conversas ocasionais; pode ser distraída	Difícil de consolar ou confortar

Fonte: Von et al., 2007.[14]

Escala *Pain Assessment in Advanced Dementia* ou escala PNAID

A escala PAINAD foi validada em pessoas idosas com déficit cognitivo em cuidados agudos e de longa duração (Tabela 3). A escala é composta pelos indicadores "Respiração independente de vocalização", "Vocalização negativa", "Expressão facial", "Linguagem corporal" e "Consolo", cada um valendo de 0 a 2 pontos.[15]

Escala de Dor Comportamental – *Behavior Pain Scale*

A BPS é usada para avaliar a dor em pacientes adultos sedados e inconscientes em ventilação mecânica (Tabela 4). Ela consiste na avaliação de três aspectos: expressão facial, movimentos corporais e tolerância à ventilação mecânica. A BPS permite definir a intensidade da dor entre 3 (nenhuma dor) e 12 (a maior intensidade de dor) pontos.[16]

Tabela 3 Escala *Pain Assessment in Advanced Dementia*

Itens	0	1	2
Respiração independente de vocalização	Normal	Respiração com dificuldade ocasional Período curto de hiperventilação	Respiração ruidosa com dificuldade Período longo de hiperventilação Respirações de Cheyne-Stoke
Vocalização negativa	Nenhuma	Gemido ou suspiro ocasional Fala em baixo volume com característica negativa ou desaprovativa	Chama repetidamente de forma perturbada Queixas ou gemidos altos Grito
Expressão facial	Sorri ou inexpressivo	Triste Assustado Preocupado	Caretas
Linguagem corporal	Relaxado	Tenso Estimulado e aflito Inquieto	Rígido Punhos cerrados Joelhos para cima Aproximação ou afastamento Agressão
Consolabilidade	Sem necessidade de consolo	Distraído ou tranquilizado por voz ou toque	Incapaz de ser consolado, distraído ou tranquilizado

Fonte: Morete et al., 2014.[15]

Tabela 4 Escala de Dor Comportamental

Item	Descrição	Escore
Expressão facial	Relaxada	1
	Parcialmente tensa (p. ex., abaixa as sobrancelhas)	2
	Totalmente tensa (p. ex., fecha os olhos)	3
	Faz careta: presença de sulco perilabial, testa franzida e pálpebras ocluídas	4
Membros superiores	Sem movimento	1
	Com flexão parcial	2
	Com flexão total e flexão de dedos	3
	Com retração permanente: totalmente contraídos	4
Adaptação à ventilação mecânica	Tolera movimentos	1
	Tosse com movimentos	2
	Briga com o ventilador	3
	Incapaz de controlar a ventilação mecânica	4

Fonte: Morete et al., 2015.[16]

Escala *Comfort Behavior*

Essa escala foi validada para pacientes pediátricos criticamente doentes, inconscientes e em ventilação mecânica (Tabela 5). Seu uso tem aumentado progressivamente nas Unidades de Terapia Intensiva Pediátricas (UTIP), inclusive para avaliação do grau de sedação e necessidade de analgesia. Na escala *Comfort-B*, as crianças devem ser observadas durante dois minutos para que se avaliem sete variáveis, cada uma pontuada entre 1 e 5. O escore total pode variar de 6 a 40 e, pela possibilidade de grande intervalo, sugere-se que os pacientes com escores entre 6 e 10 sejam classificados como supersedados, entre 11 e 22 como sedados e maiores que 23, pouco sedados.[17]

Tabela 5 Escala *Comfort Behavior*

Nível de consciência: alerta	
Sono profundo	1
Sono superficial	2
Letárgico	3
Acordado e alerta	4
Hiperalerta	5
Calma/agitação	
Calma	1
Ansiedade leve	2
Ansioso	3
Muito ansioso	4
Amedrontado	5
Resposta respiratória (apenas se paciente em ventilação mecânica)	
Ausência de tosse e de respiração espontânea	1
Respiração espontânea com pouca ou nenhuma resposta e ventilação	2
Tosse ou resistência ocasional ao ventilador	3
Respirações ativas contra o ventilador ou tosse regular	4
Compete com o ventilador, tosse	5
Choro (apenas se paciente com respiração espontânea)	
Respiração silenciosa, sem som de choro	1
Resmungando/choramingando	2
Reclamando (monotônico)	3
Choro	4
Gritando	5

continua

Tabela 5 Escala *Comfort Behavior* (*Continuação*)

Movimento físico	
Ausência de movimento	1
Movimento leve ocasional	2
Movimento leve frequente	3
Movimento vigoroso limitado às extremidades	4
Movimento vigoroso que inclui tronco e cabeça	5
Tônus muscular	
Totalmente relaxado	1
Hipotônico	2
Normotônico	3
Hipertônico com flexão dos dedos e artelhos	4
Rigidez extrema com flexão de dedos e artelhos	5
Tensão facial	
Músculos faciais totalmente relaxados	1
Tônus facial normal, sem tensão evidente	2
Tensão evidente em alguns músculos faciais	3
Tensão evidente em toda a face	4
Músculos faciais contorcidos	5

Fonte: Amoretti et al., 2008.[17]

Escalas multidimensionais

As escalas de categoria multidimensional incluem indicadores fisiológicos, comportamentais, contextuais e os autorregistros do paciente. São informações em que observamos o impacto da dor em diversas situações cotidianas do paciente.

As principais escalas multidimensionais utilizadas na prática clínica são:

- Questionário de McGill.
- Breve Inventário de Dor (*Brief Pain Inventory* – BPI).
- Escalas de avaliação dor neuropática: *Leeds Assessment of Neuropathic Symptoms and Signs* (LANSS) e *Douleur Neuropathique 4 Questionnaire* (DN4).
- Qualidade de Vida: SF-36.
- Escala de Pensamentos Catastróficos sobre a Dor.
- Escala Hospitalar de Ansiedade e Depressão (HAD).
- Índice Oswestry (*Oswestry Disability Index* – ODI, utilizado para avaliação de lombalgia).
- Índice de dor e incapacidade no ombro (*Shoulder Pain and Disability Index* – Spadi).
- *Western Ontario and McMaster Universities Osteoarthritis Index* (Womac, utilizado para avaliação da capacidade de quadril e joelho).
- Escala Tampa para Cinesiofobia.

- *Neck and Upper Limb Index Nuli* (Nuli-20, utilizado para cervicalgia).
- Índice de Dor Generalizada (*Widespread Pain Index* – WPI, utilizado para fibromialgia).
- Escala de Incapacidade de Dor Orofacial de Manchester.

Questionário de McGill

A premissa básica desse questionário, ou inventário multidimensional de avaliação da dor, é que os aspectos sensoriais, afetivos e avaliativos estão refletidos na linguagem usada para descrever a experiência dolorosa (Figura 3). Esse questionário tem tido excelentes indicadores psicométricos, refletidos nos altos coeficientes de fidedignidade obtidos tanto pelo método de teste-reteste quanto pelos métodos de consistência interna e da forma paralela. O questionário de McGill de avaliação de dor tem sido sensível a diferentes terapias analgésicas e muito eficaz em discriminar tipos específicos de dor.[12]

1 1. Vibração 2. Tremor 3. Pulsante 4. Latejante 5. Como batida 6. Como pancada	5 1. Beliscão 2. Aperto 3. Mordida 4. Cólica 5. Esmagamento	9 1. Mal localizada 2. Dolorida 3. Machucada 4. Doída 5. Pesada	13 1. Castigante 2. Atormenta 3. Cruel	17 1. Espalha 2. Irradia 3. Penetra 4. Atravessa
2 1. Pontada 2. Choque 3. Tiro	6 1. Fisgada 2. Puxão 3. Em torção	10 1. Sensível 2. Esticada 3. Esfolante 4. Rachando	14 1. Amedrontadora 2. Apavorante 3. Aterrorizante 4. Maldita 5. Mortal	18 1. Aperta 2. Adormece 3. Repuxa 4. Espreme 5. Rasga
3 1. Agulhada 2. Perfurante 3. Facada 4. Punhalada 5. Em lança	7 1. Calor 2. Queimação 3. Fervente 4. Em brasa	11 1. Cansativa 2. Exaustiva	15 1. Miserável 2. Enlouquecedora	19 1. Fria 2. Gelada 3. Congelante
4 1. Fina 2. Cortante 3. Estraçalha	8 1. Formigamento 2. Coceira 3. Ardor 4. Ferroada	12 1. Enjoada 2. Sufocante	16 1. Chata 2. Que incomoda 3. Desgastante 4. Forte 5. Insuportável	20 1. Aborrecida 2. Dá náusea 3. Agonizante 4. Pavorosa 5. Torturante

Número de descritores escolhidos		**Índice de dor**	
Sensitivos	....	Sensitivo	....
Afetivos	....	Afetivo	....
Avaliativos	....	Avaliativo	....
Miscelânea	....	Miscelânea	....
Total	....	Total	....

Figura 3 Questionário de McGill.

Fonte: Ferreira et al., 2013.[21]

Breve Inventário de Dor

Instrumento multidimensional, que faz uso de uma escala de 0 a10 para graduar os seguintes itens: intensidade, interferência da dor na habilidade para caminhar, atividades diárias do paciente, trabalho, atividades sociais, humor e sono (Figura 4). A dor avaliada pelo paciente é aquela presenciada no momento do questionário e a mais intensa, a menos intensa e a média de dor das últimas 24 horas.[18]

Breve Inventário de Dor

1. **Durante a vida, a maioria das pessoas apresenta dor de vez em quando (dor de cabeça, dor de dente etc.). Você teve, hoje, dor diferente dessas?**

   1. Sim ☐ 2. Não ☐

2. **Marque sobre o diagrama, com um X, as áreas onde você sente dor, e onde a dor é mais intensa.**

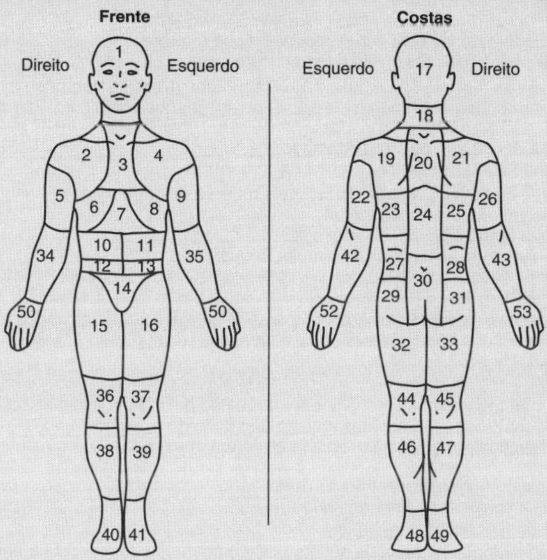

3. **Circule o número que melhor descreve a pior dor que você sentiu nas últimas 24 horas.**

   Sem dor 0 1 2 3 4 5 6 7 8 9 10 Pior possível

4. **Circule o número que descreve a dor mais fraca que você sentiu nas últimas 24 horas.**

   Sem dor 0 1 2 3 4 5 6 7 8 9 10 Pior possível

5. **Circule o número que melhor descreve a média da sua dor.**

   Sem dor 0 1 2 3 4 5 6 7 8 9 10 Pior possível

6. **Circule o número que mostra quanta dor você está sentindo agora (neste momento).**

   Sem dor 0 1 2 3 4 5 6 7 8 9 10 Pior possível

Figura 4 Breve Inventário de Dor.

Fonte: Ferreira et al., 2010.[18]

Escala *Leeds Assessment of Neuropathic Symptoms and Signs*

A escala LANSS é indicada para rastreio de dor neuropática (Figura 5). Consiste em uma parte investigativa do paciente e outra parte com exame de sensibilidade realizado pelos profissionais de saúde.[19]

A. Questionário de dor

Pense na dor que você vem sentindo na última semana.
Por favor, diga se qualquer uma das características abaixo se aplica à sua dor. Responda apenas SIM ou NÃO.

1. A sua dor se parece com uma sensação estranha e desagradável na pele? Palavras como "agulhadas", "choques elétricos" e "formigamento" são as que melhor descrevem estas sensações.
   A. NÃO – Minha dor não se parece com isso .... [0]
   B. SIM – Eu tenho este tipo de sensação com frequência .... [5]
2. A sua dor faz com que a pele dolorida mude de cor? Palavras como "manchada" ou "avermelhada ou rosada" descrevem a aparência da sua pele.
   A. NÃO – Minha dor não afeta a cor da minha pele .... [0]
   B. SIM – Eu percebi que a dor faz com que minha pele mude de cor .... [5]
3. A sua dor faz com que a pele afetada fique sensível ao toque?
   A. NÃO – Minha dor não faz com que minha pele fique mais sensível .... [0]
   B. SIM – Minha pele é mais sensível ao toque nesta área .... [3]
4. A sua dor se inicia de repente ou em crises, sem nenhuma razão aparente, quando você está parado, sem fazer nenhum movimento? Palavras como "choques elétricos", "dor em pontada" ou "dor explosiva" descrevem estas sensações.
   A. NÃO – Minha dor não se comporta desta forma .... [0]
   B. SIM – Eu tenho estas sensações com muita frequência .... [2]
5. A sua dor faz com que a temperatura da sua pele na área dolorida mude? Palavras como "calor" e "queimação" descrevem estas sensações.
   A. NÃO – Eu não tenho este tipo de sensação .... [0]
   B. SIM – Eu tenho estas sensações com muita frequência .... [1]

B. Exame da sensibilidade (preenchido pelo médico)

A sensibilidade da pele pode ser examinada comparando-se a área dolorida com a área contralateral ou nas áreas adjacentes não doloridas avaliando a presença de alodínia e alteração do limiar de sensação ao estímulo da agulha (LSA).

6. Alodínia
   Examine a resposta ao toque com algodão sobre a área não dolorida e, a seguir, na área dolorida. Caso sensações normais forem percebidas no lado não dolorido e, ao contrário, se dor ou sensações desagradáveis (sensação tipo "picada" ou "latejante") forem percebidas na área afetada, então a alodínia está presente.
   A. NÃO – Sensação normal em ambas as áreas .... [0]
   B. SIM – Alodínia somente na área dolorida .... [5]
7. Alteração do limiar por estímulo de agulha
   A. Determine o limiar por estímulo de agulha pela comparação da resposta a uma agulha de espessura 20 (cor azul) conectada a uma seringa de 2 mL – sem a parte interna – suavemente colocada nas áreas doloridas da pele e depois nas não doloridas.
   B. Caso uma sensação de agulhada normal for sentida na área da pele não dolorida, mas uma sensação diferente for sentida na área dolorida, como "nenhuma sensação" ou "somente sensação de toque" (LSA aumentado) ou "dor muito intensa" (LSA diminuído), isso significa que há LSA alterado.
   C. Caso a sensação de agulhada não seja percebida em nenhuma área, conecte a parte interna à agulha para aumentar o peso e repita a manobra.
   a. NÃO – Sensação igual em ambas as áreas .... [0]
   b. SIM – Limiar por estímulo de agulha alterado no lado dolorido .... [3]

Escore total (máximo 24)
Escore: some os valores entre parênteses nos achados descritivos e de exame da sensibilidade para obter um escore global.
Se o escore for menor que 12, mecanismos neuropáticos são improváveis de estarem contribuindo para a dor do paciente. Se escore igual ou maior que 12, mecanismos neuropáticos provavelmente estão contribuindo para a dor do paciente.

Figura 5 Escala de dor neuropática – LANSS.[19]

LANSS: Leeds Assessment of Neuropathic Symptoms and Signs.

Questionário *Douleur Neuropathique 4 Questionnaire*

Esse questionário também faz o rastreio identificando mecanismos neuropáticos que podem estar presentes no paciente com queixa de dor (Figura 6). A primeira parte consiste em entrevista com o paciente e a segunda parte, em exame do paciente.[19]

Qualidade de Vida: SF-36

Esse instrumento de avaliação global da qualidade de vida foi traduzido por Ciconelli em 1999 (Figura 7). Consiste em 36 perguntas distribuídas em 8 domínios.[22]

Questionário para Diagnóstico de Dor Neuropática – DN4.
Versão brasileira 1.0[21]

Por favor, nas quatro perguntas abaixo, complete o questionário marcando uma resposta para cada número:

Entrevista do paciente

Questão 1: A sua dor tem uma ou mais das seguintes características?

	Sim	Não
1 – Queimação		
2 – Sensação de frio dolorosa		
3 – Choque elétrico		

Questão 2: Há presença de um ou mais dos seguintes sintomas na mesma área da sua dor?

	Sim	Não
4 – Formigamento		
5 – Alfinetada e agulhada		
6 – Adormecimento		
7 – Coceira		

Exame do paciente

Questão 3. A dor está localizada em uma área onde o exame físico pode revelar uma ou mais das seguintes características?

	Sim	Não
8 – Hipoestesia ao toque		
9 – Hipoestesia a picada de agulha		

Questão 4. Na área dolorosa, a dor pode ser causada ou aumentada por:

	Sim	Não
10 – Escovação		

Figura 6 Questionário para Diagnóstico de Dor Neuropática – DN4.
Fonte: Bouhassira et al., 2005.[20]

Questionário de Qualidade de Vida – SF-36				
1. Em geral, você diria que sua saúde é:				
Excelente	**Muito boa**	**Boa**	**Ruim**	**Muito ruim**
1	2	3	4	5
2. Comparada há um ano atrás, como você classificaria sua idade em geral, agora?				
Muito melhor	**Um pouco melhor**	**Quase a mesma**	**Um pouco pior**	**Muito pior**
1	2	3	4	5

3. Os seguintes itens são sobre atividades que você poderia fazer atualmente durante um dia comum. Em razão da sua saúde, você teria dificuldade para fazer essas atividades? Neste caso, quando?

Atividades	Sim, dificulta muito	Sim, dificulta um pouco	Não, não dificulta de modo algum
a) Atividades rigorosas, que exigem muito esforço, tais como correr, levantar objetos pesados, participar em esportes árduos	1	2	3
b) Atividades moderadas, como mover uma mesa, passar aspirador de pó, jogar bola, varrer a casa	1	2	3
c) Levantar ou carregar mantimentos	1	2	3
d) Subir vários lances de escada	1	2	3
e) Subir um lance de escada	1	2	3
f) Curvar-se, ajoelhar-se ou dobrar-se	1	2	3
g) Andar mais de 1 quilômetro	1	2	3
h) Andar vários quarteirões	1	2	3
i) Andar um quarteirão	1	2	3
j) Tomar banho ou vestir-se	1	2	3

4. Durante as últimas 4 semanas, você teve algum dos seguintes problemas com seu trabalho ou com alguma atividade regular, como consequência de sua saúde física?

	Sim	Não
a) Você diminui a quantidade de tempo que se dedicava ao seu trabalho ou a outras atividades?	1	2
b) Realizou menos tarefas do que você gostaria?	1	2
c) Esteve limitado no seu tipo de trabalho ou a outras atividades?	1	2
d) Teve dificuldade de fazer seu trabalho ou outras atividades (p. ex. necessitou de um esforço extra)?	1	2

5. Durante as últimas 4 semanas, você teve algum dos seguintes problemas com seu trabalho ou outra atividade regular diária, como consequência de algum problema emocional (como se sentir deprimido ou ansioso)?

	Sim	Não
a) Você diminuiu a quantidade de tempo que dedicava ao seu trabalho ou a outras atividades?	1	2
b) Realizou menos tarefas do que você gostaria?	1	2
c) Não realizou ou fez qualquer das atividades com tanto cuidado como geralmente faz?	1	2

Figura 7 Questionário de Qualidade de Vida – SF-36 (*continua*).

Questionário de Qualidade de Vida – SF-36

6. Durante as últimas 4 semanas, de que maneira sua saúde física ou problemas emocionais interferiram nas suas atividades sociais normais, em relação à família, amigos ou em grupo?

De maneira alguma	Ligeiramente	Moderadamente	Bastante	Extremamente
1	2	3	4	5

7. Quanta dor no corpo você teve durante as últimas 4 semanas?

Nenhuma	Muito leve	Leve	Moderada	Grave	Muito grave
1	2	3	4	5	6

8. Durante as últimas 4 semanas, quanto a dor interferiu em seu trabalho normal (incluindo o trabalho dentro de casa)?

De maneira alguma	Um pouco	Moderadamente	Bastante	Extremamente
1	2	3	4	5

9. Estas questões são sobre como você se sente e como tudo tem acontecido com você durante as últimas 4 semanas. Para cada questão, por favor dê uma resposta que mais se aproxime da maneira como você se sente, em relação às últimas 4 semanas.

	Todo o tempo	A maior parte do tempo	Uma boa parte do tempo	Alguma parte do tempo	Uma pequena parte do tempo	Nunca
a) Quanto tempo você tem se sentindo cheio de vigor, de vontade, de força?	1	2	3	4	5	6
b) Quanto tempo você tem se sentido uma pessoa muito nervosa?	1	2	3	4	5	6
c) Quanto tempo você tem se sentido tão deprimido que nada pode animá-lo?	1	2	3	4	5	6
d) Quanto tempo você tem se sentido calmo ou tranquilo?	1	2	3	4	5	6
e) Quanto tempo você tem se sentido com muita energia?	1	2	3	4	5	6
f) Quanto tempo você tem se sentido desanimado ou abatido?	1	2	3	4	5	6
g) Quanto tempo você tem se sentido esgotado?	1	2	3	4	5	6
h) Quanto tempo você tem se sentido uma pessoa feliz?	1	2	3	4	5	6
i) Quanto tempo você tem se sentido cansado?	1	2	3	4	5	6

Figura 7 Questionário de Qualidade de Vida – SF-36 (*continua*).

Questionário de Qualidade de Vida – SF-36				
10. Durante as últimas 4 semanas, quanto de seu tempo a sua saúde física ou problemas emocionais interferiram nas suas atividades sociais (como visitar amigos, parentes etc.)?				
Todo o tempo	**A maior parte do tempo**	**Alguma parte do tempo**	**Uma pequena parte do tempo**	**Nenhuma parte do tempo**
1	2	3	4	5

11. O quanto verdadeiro ou falso é cada uma das afirmações para você?					
	Definitiva-mente verdadeiro	**A maioria das vezes verdadeiro**	**Não sei**	**A maioria das vezes falso**	**Definitiva-mente falso**
a) Eu costumo obedecer um pouco mais facilmente que as outras pessoas	1	2	3	4	5
b) Eu sou tão saudável quanto qualquer pessoa que eu conheço	1	2	3	4	5
c) Eu acho que a minha saúde vai piorar	1	2	3	4	5
d) Minha saúde é excelente	1	2	3	4	5

Capacidade funcional – pretende medir desde a limitação para executar atividades físicas menores (tomar banho e vestir-se).
Limitação por aspectos físicos – mede a limitação em saúde em decorrência de problemas físicos, do tipo e da quantidade do trabalho realizado (problemas com o trabalho ou outras atividades diárias).
Dor – representa não só a intensidade e o desconforto causados pela dor (valores baixos indicam dor muito intensa e extremamente limitativa).
Estado geral de saúde – pretende medir o conceito de percepção geral da saúde.
Vitalidade – inclui os níveis de energia e de fadiga (valores baixos significam que a pessoa se sente cansada e exausta).
Aspectos sociais – pretendem captar a quantidade e a qualidade das atividades sociais (quando apresenta valores baixos, indica que os problemas emocionais e físicos interferem de uma forma extrema e frequente nas atividades sociais normais).
Aspectos emocionais – medem a limitação em saúde em razão de problemas emocionais (necessidade de redução da quantidade de trabalho e a dificuldade de realizar as tarefas).
Saúde mental – inclui questões referentes a quatro das mais importantes dimensões da saúde mental, nomeadamente a ansiedade, a depressão, a perda de controle em termos comportamentais ou emocionais e o bem-estar psicológico.

Figura 7 Questionário de Qualidade de Vida – SF-36 (*Continuação*).

Fonte: Ciconelli et al., 1999.[22]

Escala de Pensamentos Catastróficos sobre a Dor

Essa escala foi traduzida por Sardá em 2008 e desenvolvida a partir dos conceitos de esquema cognitivo e pensamentos automáticos (Figura 8).[13] Seus itens são amostras de cognições apresentadas por pessoas quando estas têm dores severas.

A Escala de Pensamentos Catastróficos sobre a Dor é composta de 9 itens escalonados em uma escala Likert (que varia de 0 a 5 pontos associados às palavras "quase nunca" e "quase sempre" nas extremidades). O escore total é a soma dos itens dividida pelo número de itens respondidos; o escore mínimo pode ser 0 e o máximo, 5. Diante da soma dos escores dividida pelo número de pensamentos (9), valores ≥ 3,8 têm forte evidência de positivo para pensamentos catastróficos e abaixo de 3,8 pode-se inferir que é negativo.[23]

Escala de Pensamentos Catastróficos sobre a Dor						
	Quase nunca				Quase sempre	
	0	1	2	3	4	5
1. Não posso mais suportar esta dor.						
2. Não importa o que fizer, minhas dores não mudarão.						
3. Preciso tomar remédios para a dor.						
4. Isso nunca vai acabar.						
5. Sou um caso sem esperança.						
6. Quando ficarei pior novamente?						
7. Essa dor está me matando.						
8. Eu não consigo mais continuar.						
9. Essa dor está me deixando maluco(a).						

Figura 8 Escala de Pensamentos Catastróficos sobre a Dor.

Fonte: Junior et al., 2008.[23]

Escala Hospitalar de Ansiedade e Depressão

Essa escala tem como possibilidade identificar alterações de humor (ansiedade e depressão) e foi traduzida em 1995 (Figura 9).

Cada pergunta se refere a um tipo de alteração (ansiedade e depressão). Quando somada a pontuação de cada pergunta, a pontuação entre 0 a 7 significa ausência de sintomas depressivos ou ansiosos; a pontuação entre 8 a 10 significa um possível caso de depressão ou ansiedade e de 11 a 21 como um provável caso de depressão. Cabe ao profissional encaminhar à respectiva área de atuação para que o paciente possa ser avaliado com maior profundidade.[24]

Índice Oswestry

O Índice Oswestry (ODI) é um instrumento doença-específico recomendado para a avaliação das desordens da coluna (Figura 10).[1] O ODI é um instrumento ordinal, em que são analisados 10 critérios com seis alternativas de resposta para cada critério. Esse questionário é específico para pessoas que referem dor lombar tanto clínica quanto cirúrgica.[25]

Escala Hospitalar de Ansiedade e Depressão

Este questionário ajudará seu médico a saber como você está se sentindo. Leia todas as frases. Marque com um "X" a resposta que melhor corresponde a como você tem se sentido na ÚLTIMA SEMANA. Não é preciso ficar pensando muito em cada questão. Neste questionário as respostas espontâneas têm mais valor do que aquelas em que se pensa muito. Marque apenas uma resposta para cada pergunta.

A 1. Eu me sinto tenso ou contraído:
3 ( ) A maior parte do tempo
2 ( ) Boa parte do tempo
1 ( ) De vez em quando
0 ( ) Nunca

D 2. Eu ainda sinto gosto pelas mesmas coisas de antes:
0 ( ) Sim, do mesmo jeito que antes
1 ( ) Não tanto quanto antes
2 ( ) Só um pouco
3 ( ) Já não sinto mais prazer em nada

A 3. Eu sinto uma espécie de medo, como se alguma coisa ruim fosse acontecer:
3 ( ) Sim, e de um jeito muito forte
2 ( ) Sim, mas não tão forte
1 ( ) Um pouco, mas isso não me preocupa
0 ( ) Não sinto nada disso

D 4. Dou risada e me divirto quando vejo coisas engraçadas:
0 ( ) Do mesmo jeito que antes
1 ( ) Atualmente um pouco menos
2 ( ) Atualmente bem menos
3 ( ) Não consigo mais

A 5. Estou com a cabeça cheia de preocupações:
3 ( ) A maior parte do tempo
2 ( ) Boa parte do tempo
1 ( ) De vez em quando
0 ( ) Raramente

D 6. Eu me sinto alegre:
3 ( ) Nunca
2 ( ) Poucas vezes
1 ( ) Muitas vezes
0 ( ) A maior parte do tempo

A 7. Consigo ficar sentado à vontade e me sentir relaxado:
0 ( ) Sim, quase sempre
1 ( ) Muitas vezes
2 ( ) Poucas vezes
3 ( ) Nunca

D 8. Eu estou lento para pensar e fazer as coisas:
3 ( ) Quase sempre
2 ( ) Muitas vezes
1 ( ) De vez em quando
0 ( ) Nunca

A 9. Eu tenho uma sensação ruim de medo, como um frio na barriga ou um aperto no estômago:
0 ( ) Nunca
1 ( ) De vez em quando
2 ( ) Muitas vezes
3 ( ) Quase sempre

D 10. Eu perdi o interesse em cuidar da minha aparência:
3 ( ) Completamente
2 ( ) Não estou mais me cuidando como deveria
1 ( ) Talvez não tanto quanto antes
0 ( ) Me cuido do mesmo jeito que antes

A 11. Eu me sinto inquieto, como se eu não pudesse ficar parado em lugar nenhum:
3 ( ) Sim, demais
2 ( ) Bastante
1 ( ) Um pouco
0 ( ) Não me sinto assim

D 12. Fico esperando animado as coisas boas que estão por vir:
0 ( ) Do mesmo jeito que antes
1 ( ) Um pouco menos do que antes
2 ( ) Bem menos do que antes
3 ( ) Quase nunca

A 13. De repente, tenho a sensação de entrar em pânico:
3 ( ) A quase todo momento
2 ( ) Um pouco menos do que antes
3 ( ) Quase nunca

A 14. Consigo sentir prazer quando assisto a um bom programa de televisão, de rádio ou quando leio alguma coisa:
0 ( ) Quase sempre
1 ( ) Várias vezes
2 ( ) Poucas vezes
3 ( ) Quase nunca

Figura 9 Escala Hospitalar de Ansiedade e Depressão.

Fonte: Botega et al., 1995.[24]

Questionário de Oswestry

Nome: Data: __/__/____

Questionário de Oswestry

Este questionário foi criado para dar informações ao médico sobre a forma com que a dor nas costas tem afetado sua capacidade de executar atividades do dia a dia. Por favor, responda cada seção e marque, em cada uma delas, somente uma alternativa, a que se aplica ao seu caso. Nós entendemos que talvez você ache que duas das afirmações de uma seção podem estar relacionadas com seu caso, mas marque apenas a alternativa que melhor descreve seu problema.

Seção 1 – Intensidade da dor

( ) Posso tolerar a dor que estou sentindo sem ter que tomar analgésicos.
( ) A dor é forte, mas suporto-a sem tomar analgésicos.
( ) Os analgésicos aliviam completamente a dor.
( ) Os analgésicos aliviam moderadamente a dor.
( ) Os analgésicos aliviam muito pouco a dor.
( ) Os analgésicos não afetam de forma alguma a dor e não os estou tomando.

Seção 2 – Cuidados pessoais (lavar-se, vestir-se etc.)

( ) Posso me cuidar normalmente sem que isso cause mais dor.
( ) Posso me cuidar normalmente, mas isso causa mais dor.
( ) Dói para eu me cuidar e sou lento e cuidadoso.
( ) Preciso de ajuda todos os dias, mas consigo realizar a maioria dos meus cuidados pessoais.
( ) Preciso de ajuda todos os dias para a maioria dos meus cuidados pessoais.
( ) Não consigo me vestir, me lavo com dificuldades e fico na cama.

Seção 3 – Levantar pesos

( ) Posso levantar pesos consideráveis sem sentir mais dor.
( ) Posso levantar pesos consideráveis, mas isso causa mais dor.
( ) A dor me impede de levantar pesos consideráveis, mas posso levantar pesos leves a médios, se estiverem posicionados convenientemente.
( ) Posso levantar somente pesos bem leves.
( ) Não posso levantar ou carregar nada.

Seção 4 – Caminhar

( ) A dor não me impede de andar qualquer distância.
( ) A dor me impede de andar mais de 1,6 quilômetros.
( ) A dor me impede de andar mais de 800 metros.
( ) A dor me impede de andar mais de 400 metros.
( ) Posso andar somente com uma bengala ou muletas.
( ) Fico na cama a maior parte do tempo e tenho que me arrastar para o banheiro.

Seção 5 – Sentar-se

( ) Posso me sentar em qualquer cadeira, por quanto tempo quiser.
( ) Só posso me sentar na minha cadeira favorita, por quanto tempo quiser.
( ) A dor me impede de me sentar por mais de 1 hora.
( ) A dor me impede de me sentar por mais de meia hora.
( ) A dor me impede de me sentar por mais de 10 minutos.
( ) A dor me impede completamente de me sentar.

Seção 6 – Ficar em pé

( ) Posso ficar em pé quanto tempo quiser, sem sentir mais dor.
( ) Posso ficar em pé quanto tempo quiser, mas isso me causa mais dor.
( ) A dor me impede de ficar em pé por mais de 1 hora.
( ) A dor me impede de ficar em pé por mais de 30 minutos.
( ) A dor me impede de ficar em pé por mais de 10 minutos.
( ) A dor me impede completamente de ficar em pé.

Figura 10 Questionário de Oswestry (*continua*).

Questionário de Oswestry

Seção 7 – Dormir

( ) A dor não me impede de dormir bem.
( ) Só posso dormir bem tomando comprimidos.
( ) Mesmo quando tomo os comprimidos, só consigo dormir menos de seis horas.
( ) Mesmo quando tomo os comprimidos, só consigo dormir menos de quatro horas.
( ) Mesmo quando tomo os comprimidos, só consigo dormir menos de duas horas.
( ) A dor me impede completamente de dormir.

Seção 8 – Vida sexual

( ) Minha vida sexual é normal e não causa mais dor.
( ) Minha vida sexual é normal, mas causa alguma dor adicional.
( ) Minha vida sexual é normal, mas com muita dor.
( ) Minha vida sexual é severamente restrita pela dor.
( ) Minha vida sexual é quase inexistente devido à dor.
( ) A dor me impede completamente de ter vida sexual.

Seção 9 – Vida social

( ) Minha vida social é normal e não me causa mais dor.
( ) Minha vida social é normal, mas aumenta o grau de dor.
( ) A dor não tem efeito significativo na minha vida social, com exceção de limitar meus interesses energéticos, como dançar etc.
( ) A dor restringiu minha vida social e não saio tanto como antes.
( ) A dor restringiu minha vida social à minha casa.
( ) Não tenho mais vida social por causa da dor.

Seção 10 – Viajar

( ) Posso viajar para qualquer lugar sem me causar mais dor.
( ) Posso viajar para qualquer lugar, mas isso causa mais dor.
( ) A dor é forte, mas consigo fazer jornadas de mais de duas horas.
( ) A dor me restringe a jornadas de menos de uma hora.
( ) A dor me restringe a jornadas curtas necessárias, de menos de 30 minutos.
( ) A dor me impede de viajar, exceto ir ao médico ou ao hospital.

Para cada seção de seis afirmações, o ponto total é 5. Se a primeira afirmação é marcada, o ponto é 0. Se for o último, o ponto é 5. As afirmações intermediárias são pontuadas de acordo com este ranking. Se mais de uma afirmação for assinalada em cada seção, escolha o maior ponto. Se todas as dez seções forem completadas, a pontuação é calculada da seguinte maneira: se 16 pontos foi o ponto total, sendo 50 os pontos possíveis, $16/50 \times 100 = 32\%$. Se uma seção não for marcada ou não se aplicar, a pontuação é calculada da seguinte maneira, de acordo com o exemplo de pontuação máxima de 16: $16/40 \times 100 = 35{,}5$. Recomenda-se arredondar a porcentagem para um número inteiro.

Interpretação dos resultados:

0 a 20% – incapacidade mínima
21 a 40% – incapacidade moderada
41 a 60% – incapacidade intensa
61 a 80% – aleijado
81 a 100% – inválido

Interpretação dos resultados no pós-operatório

0 a 20% – excelente
21 a 40% – bom
41 a 60% – inalterado
> 60% – piora

Figura 10 Questionário de Oswestry (*Continuação*).

Fonte: Fairbank et al., 2000.[25]

Índice de dor e incapacidade no ombro

O Spadi é um questionário de qualidade de vida desenvolvido para avaliar a dor e a incapacidade associadas às disfunções de ombro. Quanto maior o valor, maior a incapacidade em decorrência da dor no ombro (Figura 11).[26]

Índice de Dor e Incapacidade no Ombro (Spadi-Brasil)		
Nome:____________________ Braço avaliado: ____________ Data: ___/___/___		
Escala de Incapacidade		
Os números ao lado de cada item representam o grau de dificuldade que você teve ao fazer aquela atividade. O número 0 representa "Sem dificuldade" e o número 10 representa "Não conseguiu fazer". Por favor, indique o número que melhor descreve quanta dificuldade você teve para fazer cada uma das atividades durante a semana passada. Se você não teve a oportunidade de fazer uma das atividades na semana passada, por favor, tente estimar qual número você daria para sua dificuldade.		
Durante a semana passada, qual o grau de dificuldade que você teve para:		
1. Lavar seu cabelo com o braço afetado?	( ) NA	Sem dificuldade 0 1 2 3 4 5 6 7 8 9 10 Não conseguiu fazer
2. Lavar suas costas com o braço afetado?	( ) NA	Sem dificuldade 0 1 2 3 4 5 6 7 8 9 10 Não conseguiu fazer
3. Vestir uma camiseta ou blusa pela cabeça?	( ) NA	Sem dificuldade 0 1 2 3 4 5 6 7 8 9 10 Não conseguiu fazer
4. Vestir uma camisa que abotoa na frente?	( ) NA	Sem dificuldade 0 1 2 3 4 5 6 7 8 9 10 Não conseguiu fazer
5. Vestir suas calças?	( ) NA	Sem dificuldade 0 1 2 3 4 5 6 7 8 9 10 Não conseguiu fazer
6. Colocar algo em uma prateleira alta com o braço afetado?	( ) NA	Sem dificuldade 0 1 2 3 4 5 6 7 8 9 10 Não conseguiu fazer
7. Carregar um objeto pesado de 5 kg (saco grande de arroz) com o braço afetado?	( ) NA	Sem dificuldade 0 1 2 3 4 5 6 7 8 9 10 Não conseguiu fazer
8. Retirar algo de seu bolso de trás com o braço afetado?	( ) NA	Sem dificuldade 0 1 2 3 4 5 6 7 8 9 10 Não conseguiu fazer
		Total ___/possível ____ × 100 = ____
Escala de Dor		
Os números ao lado de cada item representam quanta dor você sente em cada situação. O número 0 representa "Sem dor" e o número 10 representa "A pior dor". Por favor, indique o número que melhor descreve quanta dor você sentiu durante a semana passada em cada uma das seguintes situações. Se você não teve a oportunidade de fazer uma das atividades na semana passada, por favor, tente estimar qual número você daria para sua dor.		
1. Qual a intensidade da sua dor quando foi a pior na semana passada?		Sem dor 0 1 2 3 4 5 6 7 8 9 10 Pior dor
Durante a semana passada, qual a gravidade da sua dor:		
2. Quando se deitou em cima do braço afetado?	( ) NA	Sem dor 0 1 2 3 4 5 6 7 8 9 10 Pior dor
3. Quando tentou pegar algo em uma prateleira alta com o braço afetado?	( ) NA	Sem dor 0 1 2 3 4 5 6 7 8 9 10 Pior dor
4. Quando tentou tocar a parte de trás do pescoço com o braço afetado?	( ) NA	Sem dor 0 1 2 3 4 5 6 7 8 9 10 Pior dor
5. Quando tentou empurrar algo com o braço afetado?	( ) NA	Sem dor 0 1 2 3 4 5 6 7 8 9 10 Pior dor
		Total ____/possível ____ × 100 = ____ **Pontuação total do questionário: ____**

Figura 11 Índice de Dor e Incapacidade no Ombro (Spadi-Brasil).

Fonte: Martins et al., 2010.[26]

Avaliação da capacidade de quadril e joelho

O Womac, mais empregado nos Estados Unidos e Canadá, pode ser utilizado para avaliar pacientes com osteoartrite tanto de quadril quanto de joelho (Figura 12). O Womac é um questionário de qualidade de vida tridimensional (dor, rigidez articular e atividade física), específico para a avaliação de pacientes com osteoartrite.[27]

Avaliação da capacidade de quadril e joelho – Questionário Womac
Pergunta: Qual a intensidade da sua dor?
1. **Caminhando em um lugar plano.** ☐ Nenhuma ☐ Pouca ☐ Moderada ☐ Intensa ☐ Muito intensa
2. **Subindo ou descendo escadas.** Nenhuma ☐ Pouca ☐ Moderada ☐ Intensa ☐ Muito intensa
3. **À noite deitado na cama.** Nenhuma ☐ Pouca ☐ Moderada ☐ Intensa ☐ Muito intensa
4. **Sentando-se ou deitando-se.** Nenhuma ☐ Pouca ☐ Moderada ☐ Intensa ☐ Muito intensa
5. **Ficando em pé.** Nenhuma ☐ Pouca ☐ Moderada ☐ Intensa ☐ Muito intensa
Qual é a intensidade de sua rigidez logo após acordar de manhã? Nenhuma ☐ Pouca ☐ Moderada ☐ Intensa ☐ Muito intensa
Qual é a intensidade de sua rigidez após sentar-se, deitar-se ou repousar no decorrer do dia? Nenhuma ☐ Pouca ☐ Moderada ☐ Intensa ☐ Muito intensa
Pergunta: Qual é o grau de dificuldade que você tem ao:
1. **Descer escadas.** Nenhuma ☐ Pouca ☐ Moderada ☐ Intensa ☐ Muito intensa
2. **Subir escadas.** Nenhuma ☐ Pouca ☐ Moderada ☐ Intensa ☐ Muito intensa
3. **Levar-se estando sentado.** Nenhuma ☐ Pouca ☐ Moderada ☐ Intensa ☐ Muito intensa
4. **Ficar em pé.** Nenhuma ☐ Pouca ☐ Moderada ☐ Intensa ☐ Muito intensa
5. **Abaixar-se para pegar algo.** Nenhuma ☐ Pouca ☐ Moderada ☐ Intensa ☐ Muito intensa
6. **Andar no plano.** Nenhuma ☐ Pouca ☐ Moderada ☐ Intensa ☐ Muito intensa
7. **Entrar e sair do carro.** Nenhuma ☐ Pouca ☐ Moderada ☐ Intensa ☐ Muito intensa
8. **Fazer compras.** Nenhuma ☐ Pouca ☐ Moderada ☐ Intensa ☐ Muito intensa
9. **Colocar meias.** Nenhuma ☐ Pouca ☐ Moderada ☐ Intensa ☐ Muito intensa
10. **Levantar-se da cama.** Nenhuma ☐ Pouca ☐ Moderada ☐ Intensa ☐ Muito intensa
11. **Tirar as meias** Nenhuma ☐ Pouca ☐ Moderada ☐ Intensa ☐ Muito intensa
12. **Ficar deitado na cama.** Nenhuma ☐ Pouca ☐ Moderada ☐ Intensa ☐ Muito intensa
13. **Entrar e sair do banho.** Nenhuma ☐ Pouca ☐ Moderada ☐ Intensa ☐ Muito intensa
14. **Sentar-se.** Nenhuma ☐ Pouca ☐ Moderada ☐ Intensa ☐ Muito intensa
15. **Sentar-se ou levantar-se do vaso sanitário.** Nenhuma ☐ Pouca ☐ Moderada ☐ Intensa ☐ Muito intensa
16. **Fazer tarefas domésticas pesadas.** Nenhuma ☐ Pouca ☐ Moderada ☐ Intensa ☐ Muito intensa
17. **Fazer tarefas domésticas leves.** Nenhuma ☐ Pouca ☐ Moderada ☐ Intensa ☐ Muito intensa

Figura 12 Avaliação da capacidade de quadril e joelho – Questionário Womac.
Fonte: Fernandes MI., 2002.[27]

Escala Tampa para Cinesiofobia

A Escala Tampa é um questionário composto por 17 questões que dizem respeito à dor e à intensidade dos sintomas para predizer os níveis de (medo de se movimentar) que geram maior incapacidade (Figura 13). É um dos instrumentos mais empregados para avaliar a crença do medo e a evitação da dor. Quanto maior o índice, pior o medo do movimento.[28]

Escala Tampa para Cinesiofobia – Brasil

Aqui estão algumas das coisas que outros pacientes nos contaram sobre sua dor. Para cada afirmativa, por favor, indique um número de 1 a 4, caso você concorde ou discorde da afirmativa. Primeiro, você vai pensar se concorda ou discorda e, a partir daí, se totalmente ou parcialmente.

	Discordo totalmente	Discordo parcialmente	Concordo parcialmente	Concordo totalmente
1. Tenho medo de me machucar se eu fizer exercícios.	1	2	3	4
2. Se eu tentasse superar esse medo, minha dor aumentaria.	1	2	3	4
3. Meu corpo está dizendo que alguma coisa muito errada está acontecendo comigo.	1	2	3	4
4. Minha dor provavelmente seria aliviada se eu fizesse exercício.	1	2	3	4
5. As pessoas não estão levando minha condição médica a sério.	1	2	3	4
6. A lesão colocou meu corpo em risco para o resto da minha vida.	1	2	3	4
7. A dor sempre significa que o meu corpo está machucado.	1	2	3	4
8. Só porque alguma coisa piora a minha dor, não significa que essa coisa é perigosa.	1	2	3	4
9. Tenho medo de que eu possa me machucar acidentalmente.	11	2	3	4
10. A atitude mais segura que posso tomar para prevenir a piora da minha dor é, simplesmente, ser cuidadoso para não fazer nenhum movimento desnecessário.	1	2	3	4
11. Eu não teria tanta dor se algo realmente perigoso não estivesse acontecendo no meu corpo.	1	2	3	4
12. Embora eu sinta dor, estaria melhor se estivesse ativo fisicamente.	1	2	3	4
13. A dor me avisa quando devo parar o exercício para eu não me machucar.	1	2	3	4
14. Não é realmente seguro para uma pessoa, com problemas iguais aos meus, ser ativo fisicamente.	1	2	3	4
15. Não posso fazer todas as coisas que as pessoas normais fazem, pois me machuco facilmente.	1	2	3	4
16. Embora alguma coisa me provoque muita dor, eu não acho que seja, de fato, perigoso.	1	2	3	4
17. Ninguém deveria fazer exercícios quando está com dor.	1	2	3	4

Figura 13 Escala Tampa para Cinesiofobia – Brasil.

Fonte: Siqueira et al., 2007.[28]

Neck and Upper Limb Index

Avaliação da incapacidade relacionada ao pescoço e membros superiores, essa escala auxilia a medir e avaliar o estado de saúde em lesões musculoesqueléticas do pescoço e membros superiores e o seu impacto na vida diária (Figura 14). As pontuações, total ou por dimensão, são apresentadas em uma escala de orientação negativa de 1 (ausência de incapacidade) a 7 (máxima incapacidade). Esse questionário permite avaliar a cervical e o membro superior ou apenas uma das estruturas, dado que apresenta a opção de resposta "Não aplicável".[29]

Neck and Upper Limb Index							
Parte I – Seção A Que dificuldade tem ou teria AGORA com as atividades ou situações seguintes DEVIDO AO SEU PROBLEMA no pescoço ou membro superior? AGORA refere-se aos últimos 7 dias.							
1	2	3	4	5	6	7	Não se aplica*
Nenhuma dificuldade	Um pouco difícil	Algo difícil	Moderadamente difícil	Muito difícil	Extremamente difícil	Não consegue	* Assinale "Não se aplica" se a pergunta não se aplica ou se não sabe.
1. Lavar-se, vestir-se, arrumar-se ou comer?							
1	2	3	4	5	6	7	Não se aplica
2. Lavar o topo da cabeça ou lavar, secar e arrumar o seu cabelo?							
1	2	3	4	5	6	7	Não se aplica
3. Tocar nas costas (p. ex., lavar ou secar as costas, tirar a carteira do bolso de trás, ou apertar o soutien ou fechar o fecho éclair nas costas?							
1	2	3	4	5	6	7	Não se aplica
4. Executar tarefas domésticas ou cuidar da sua família?							
1	2	3	4	5	6	7	Não se aplica
5. Abrir latas, frascos, rodar chaves ou maçanetas ou portas ou abrir torneiras?							
1	2	3	4	5	6	7	Não se aplica
6. Transportar sacos de compras, caixas de cerveja ou de refrigerantes ou sacos de lixo?							
1	2	3	4	5	6	7	Não se aplica
7. Manter o ritmo de trabalho que se espera de você?							
1	2	3	4	5	6	7	Não se aplica
8. Manter a quantidade de trabalho que se espera de você?							
1	2	3	4	5	6	7	Não se aplica
9. No trabalho, utilizar os braços para chegar à frente, atrás, acima, abaixo ou aos lados repetidamente ou com força?							
1	2	3	4	5	6	7	Não se aplica
10. Levantar (objetos ou pessoas) quando trabalha?							
1	2	3	4	5	6	7	Não se aplica
11. Fazer exercícios, praticar esportes ou realizar outras atividades recreativas como jogos ou passatempos?							
1	2	3	4	5	6	7	Não se aplica

Figura 14 *Neck and Upper Limb Index* (*continua*).

Neck and Upper Limb Index

Parte I – Seção B
Com que frequência se aplicam a você AGORA as situações seguintes DEVIDO AO SEU PROBLEMA no pescoço ou membro superior? AGORA refere-se aos últimos 7 dias.

1	2	3	4	5	6	7	Não se aplica*
Nunca	Raramente	Às vezes	Com alguma frequência	Frequentemente	Muito frequentemente	Sempre	* Assinale "Não se aplica" se a pergunta não se aplica ou se não sabe.
12. Sente-se ansioso, nervoso, preocupado ou apreensivo?							
1	2	3	4	5	6	7	Não se aplica
13. Sente-se triste, deprimido ou mal-humorado?							
1	2	3	4	5	6	7	Não se aplica
14. Sente-se irritado, frustrado ou zangado?							
1	2	3	4	5	6	7	Não se aplica
15. Sente menos gosto pela vida?							
1	2	3	4	5	6	7	Não se aplica
16. Sente-se incapaz de cuidar da família da mesma forma que o fazia?							
1	2	3	4	5	6	7	Não se aplica
17. Tem medo de no futuro não ser capaz de se sustentar?							
1	2	3	4	5	6	7	Não se aplica
18. Acorda de noite com dores, formigamento ou dormência?							
1	2	3	4	5	6	7	Não se aplica
19. Dorme mal?							
1	2	3	4	5	6	7	Não se aplica
20. Tem dor ou desconforto devido a exames médicos, tratamentos ou terapias para o seu problema do pescoço ou do membro superior?							
1	2	3	4	5	6	7	Não se aplica

21. Gostaríamos ainda que nos dissesse qual a intensidade da dor que sente neste momento.

Sem dor	Dor leve	Dor moderada	Dor forte	Dor muito forte	Dor quase insuportável
1	2	3	4	5	6

Figura 14 *Neck and Upper Limb Index* (*Continuação*).
Fonte: Matias S., 2010.[29]

Índice de Dor Generalizada

Em 2010, o American College of Rheumatology (ACR) elaborou novos critérios preliminares diagnósticos, que incluíram vários sintomas e excluíram a palpação dos pontos dolorosos (Figura 15). Os pontos dolorosos podem ser úteis no diagnóstico da fibromialgia quando avaliados em conjunto com outros distúrbios funcionais contemplados nos critérios de 2010. Sua contagem pode se correlacionar com a intensidade de alguns sintomas, particularmente de estresse emocional.[30]

Índice de Dor Generalizada		
Marque com X as áreas onde teve dor nos últimos 7 dias – Total de áreas dolorosas: ___________		
Área	**Sim**	**Não**
Mandíbula E		
Ombro E		
Braço E		
Antebraço E		
Quadril E		
Perna E		
Cervical		
Tórax		
Abdome		
Área	**Sim**	**Não**
Mandíbula D		
Ombro D		
Braço D		
Antebraço D		
Quadril D		
Perna D		
Cervical		
Tórax		
Abdome		

Escala de gravidade dos sintomas				
Marque a intensidade dos sintomas, conforme você está se sentindo nos últimos 7 dias				
Fadiga (cansaço ao executar atividades)	0	1	2	3
Sono não reparador (acordar cansado)	0	1	2	3
Sintomas cognitivos (dificuldade de memória, concentração etc.)	0	1	2	3
Sintomas somáticos (dor abdominal, dor de cabeça, dor muscular, dor nas juntas etc.)	0	1	2	3
Índice de Dor Generalizada ≥ 7 + gravidade dos sintomas ≥ 5 = fibro OU Índice de Dor Generalizada entre ≥ 3 e ≤ 6 + gravidade dos sintomas ≥ 9 = fibro				

Figura 15 Índice de Dor Generalizada.

Fonte: Wolfe et al., 2010.[30]

Escala de Incapacidade de Dor Orofacial de Manchester

Esse questionário avalia a incapacidade decorrente de dor orofacial (Figura 16).[31]

Questionário de Incapacidade de Dor Orofacial de Manchester			
Você teve alguma dor na face, boca ou mandíbula por mais de 24 horas no mês passado? Sim/não. Você procurou ajuda profissional devido a essa dor? Sim/não. Abaixo enumeramos algumas descrições de problemas que as pessoas têm por causa de dor na face, boca ou mandíbula. Para cada afirmação, por favor, indique se ela se aplica a você no último mês. Em caso afirmativo, ocorreu durante alguns dias ou quase todos os dias do último mês?			
Devido à dor no meu rosto, mandíbulas ou boca	**Durante os últimos 30 dias, essa descrição se aplica a mim (por favor, marque a afirmação que julgar adequada)**		
	Em nenhum dia	**Em alguns dias**	**Na maioria ou em todos os dias**
Não consigo abrir a minha boca tanto quanto antes			
Acho difícil falar durante períodos longos			
Sinto dificuldade em sorrir ou gargalhar			
Não consigo tocar o meu rosto			
Tenho dificuldade para adormecer			
Acordo de noite sentindo dor			
Não consigo encontrar uma posição confortável para dormir			
Não consigo comer alimentos duros como maçãs ou torradas			
Demoro para terminar minhas refeições			
Não consigo sair para comer em restaurantes			
Não tenho prazer em comer			
Sinto dor ao beijar			
Tive que me afastar do trabalho			
As pessoas acham que eu sou uma pessoa de difícil convivência			
Tenho dificuldade para me concentrar			
Tenho problemas em fazer as tarefas domésticas			
Prefiro ficar só			
Cancelei atividades sociais e férias			
Sinto-me aborrecido(a) e cansado(a)			
Não consigo parar de chorar			
Estou preocupado imaginando que tenho uma doença grave			
Sinto-me envergonhado(a) e constrangido(a)			
Sinto-me deprimido(a)			
Sinto que deixei de ter prazer pela vida			
Li e considerei TODAS as afirmações acima.			

Figura 16 Questionário de Incapacidade de Dor Orofacial de Manchester.

Fonte: Kallas MS., 2009.[31]

REAVALIAÇÃO DA DOR

A reavaliação da dor acontece quando nos deparamos com a dor no momento da avaliação junto aos sinais vitais. Diante de um evento doloroso, seja ele agudo, seja crônico, a meta a ser atingida é o alívio da dor no menor tempo possível, seguindo protocolo recomendado e embasado cientificamente.

Após instituir as medidas de alívio da dor, sejam elas medicamentosas, sejam não medicamentosas, recomenda-se que em até uma hora tenhamos um registro da efetividade das medidas por meio de nova avaliação da dor, com a escala definida como adequada à condição clínica do paciente.

A reavaliação é um ponto crítico dentro do processo de qualidade, pois embora tenha como objetivo verificar e analisar a efetividade do tratamento selecionado, ainda assim os profissionais podem não se atentar a essa prática, o que pode ter impactos sobre o tratamento.

Diante da avaliação da dor aguda, sabemos que há necessidade imediata de resolutividade, ou seja, de acordo com a intensidade da dor = 0. Porém, diante da dor crônica, recomenda-se que na reavaliação o paciente apresente escores menores em relação aos observados na primeira avaliação, mesmo que seu resultado não seja igual a 0.

É importante reforçar no protocolo o padrão da prática de reavaliação, para que se possa proporcionar melhor qualidade no gerenciamento da dor dos pacientes.

REFERÊNCIAS BIBLIOGRÁFICAS

1. Brasil. Ministério da Saúde. Portaria n. 19, de 03 de janeiro de 2002. [citado em 27 out. 2023]. Disponível em: https://bvsms.saude.gov.br/bvs/saudelegis/gm/2002/prt0019_03_01_2002.html.
2. Posso MBS. Semiologia e Semiotécnica de enfermagem. São Paulo: Ateneu; 2004.
3. Sereza TW, Dellaroza MSG. O que está sendo aprendido a respeito da dor na UEL? Semina Cienc Biol Saúde. 2003;24(1):55-66.
4. Rigotti MA, Ferreira AM. Intervenções de enfermagem ao paciente com dor. Arq Ciênc Saúde. 2005;12(1):50-4.
5. Silva YB, Pimenta CAM. Análise dos registros de enfermagem sobre dor e analgesia em doentes hospitalizados. Rev Esc Enferm USP. 2003;37(2):109-18.
6. Sousa FAEF. Dor: o quinto sinal vital. Rev Latino-am Enferm. 2002;10(3):446-7.
7. Booss J, Drake A, Kerns RD, Ryan B, Wasse L. Pain as the 5th vital sign [toolkit on the internet]. Illinois: Joint Commission on Accreditation of Healthcare Organizations; 2000.
8. Neury BJ. Prática psiquiátrica no hospital geral: interconsulta e emergência. 3. ed. Porto Alegre: Artmed; 2012. p.240-1.
9. Silva JA, Ribeiro-Filho NP. Avaliação e mensuração de dor: pesquisa, teoria e prática. Ribeirão Preto: FUNPEC; 2006.
10. Sakata RK Hisatugo MKI, Aoki SS, Vlainich R, Issy AM. Avaliação da dor. In: Cavalcanti IL, Maddalena ML. Dor. Rio de Janeiro: Sociedade de Anestesiologia do Estado do Rio de Janeiro; 2003.
11. Alves Neto O, Costa CMC, Siqueira JTT, Teixeira MJ. Dor: princípios e prática. Porto Alegre: Artmed; 2009.

12. Persegona KR, Lacerda MR, Zagonel IPS. A subjetividade permeando o processo de cuidar em enfermagem à criança com dor. Rev Eletrônica Enferm. 2007;9(2):518-25.
13. Motta GCP. Adaptação transcultural e validação clínica da Neonatal Infant Pain Scale para uso no Brasil [dissertação]. Porto Alegre: Universidade Federal do Rio Grande do Sul; 2013.
14. Von Baeyer CL, Spagrud LJ. Systematic review of observational (behavioral) measures of pain for children and adolescents aged 3 to 18 years. Pain. 2007;127(1-2):140-50.
15. Morete MC, Minson FP, Lopes ACB, Laselva CR. Tradução e adaptação cultural da Escala Pain Advanced with Dementia - PNAID para o português - Brasil. Rev Einstein. 2014.
16. Morete MC, Mofatto SC, Pereira CA, Silva AP, Odierna MT. Tradução e adaptação cultural para português - Brasil da escala Behavioral Pain Scale. Rev Bras Ter Intensiva. 2015.
17. Amoretti CF, Rodrigues GO, Carvalho PRA, Trotta EA. Validação de escalas de sedação em crianças submetidas à ventilação mecânica internadas em uma unidade de terapia intensiva pediátrica terciária. Rev Bras Ter Intensiva. 2008.
18. Ferreira KA, Teixeira MJ, Mendonza TR, Cleeland CS. Validation of Brief Inventory to Brazilian patients with pain. Support Care Cancer. 2010;19(4):505-11.
19. Pimenta CAM. Escalas de avaliação de dor. In: Teixeira MD, editor. Dor: conceitos gerais. São Paulo: Limay; 1994. p.46-56.
20. Bouhassira D, Attal N, Alchaar H, Boureau F, Brochet B, Bruxelle J, et al. Comparison of pain syndromes associated with nervous or somatic lesions and development of a new neuropathic pain diagnostic questionnaire (DN4). Pain. 2005;114(1-2):29-36.
21. Ferreira KASL, de Andrade DC, Teixeira MJ. Development and validation of a Brazilian version of the short-form McGill pain questionnaire (SF-MPQ). Pain Manag Nurs. 2013;14(4):210-9.
22. Ciconelli RM, Ferraz MB, Santos W, Meinão I, Quaresma MR. Tradução para a língua portuguesa e validação do questionário genérico de avaliação de qualidade de vida SF-36 (Brasil SF-36). Rev Bras Reumatol. 1999;39(3):143-50.
23. Junior JS, Nicholas MK, Pereira IA, Pimenta CAM, Asghari A, Cruz RM. Validação da Escala de Pensamentos Catastróficos sobre Dor. Acta Fisiatr. 2008;15(1).
24. Botega NJ, Bio MR, Zomignani MA, Garcia JR C, Pereira WAB. Transtornos do humor em enfermaria de clínica médica e validação de escala de medida (HAD) de ansiedade e depressão. Rev Saúde Pública. 1995;29(5):355-63.
25. Fairbank JCT, Pynsent PB. The Oswestry Disability Index. Spine. 2000;25:2940-53.
26. Martins J, Napoles BV, Hoffman CB, Oliveira AS. Adaptação cultural e confiabilidade do SPA-DI-Brasil. Rev Bras Fisioter. 2010;14(6):527-36.
27. Fernandes MI. Tradução e validação do questionário de qualidade de vida específico para osteoartrose Womac (Western Ontario and McMaster Universities) para a língua portuguesa dissertação]. São Paulo: Universidade Federal de São Paulo - Escola Paulista de Medicina; 2002.
28. Siqueira FB, Teixeira-Salmela LF, Magalhães LC. Análise das propriedades psicométricas da versão brasileira da Escala Tampa de Cinesiofobia. Acta Ortop Bras. 2007;15(1):19-24.
29. Matias S. Tradução e adaptação cultural do Neck and Upper Limb Index para a língua portuguesa [dissertação]. Lisboa: Universidade Técnica de Lisboa; 2010.
30. Wolfe F, Clauw DJ, Fitzcharles MA, Goldenberg DL, Katz RS, Mease P, et al. The American College of Rheumatology preliminary diagnostic criteria for fibromyalgia and measurement of symptom severity. Arthritis Care Res (Hoboken). 2010;62(5):600-10.
31. Kallas MS. Tradução e adaptação transcultural da Escala de Incapacidade de Dor Orofacial de Manchester [dissertação]. São Paulo: Universidade de São Paulo; 2009.

4 Intervenções psicoeducativas no tratamento de pessoas com dor

Jamir Sardá Jr.

INTRODUÇÃO

Dadas a natureza multidimensional da dor e as evidências sobre a eficácia de intervenções psicoeducativas no tratamento de pessoas com dor, este capítulo tem por objetivo oferecer subsídios para a compreensão dos pressupostos teóricos dessas intervenções e enfatizar sua importância, visando motivar seu desenvolvimento segundo as necessidades dos pacientes, o contexto socioeconômico e os recursos disponíveis.

O presente capítulo pretende abordar alguns princípios e conceitos centrais da dor, iniciando por uma breve apresentação de alguns pressupostos presentes nos modelos teóricos da dor com o intuito de oferecer substratos para as intervenções educativas/psicoeducativas oferecidas ao usuário com dor* e a sua rede de apoio, valorizando as estratégias de educação disponíveis e considerando a necessidade de desenvolvermos estratégias adequadas a nosso contexto de atuação considerando aspectos clínicos, sociais e econômicos.

A dor é um fenômeno multidimensional. Os tratamentos mais efetivos a abordam considerando essas características, e as evidências científicas sustentam isso há mais de cinco décadas.[1-4] Além disso, as modalidades de tratamento de natureza apenas biomédica, quando utilizadas de forma unimodal, com frequência apresentam insucesso ou até podem ser iatrogênicas.[2] Em contrapartida, e não desconsiderando o desenvolvimento tecnológico que permeia o uso de algumas

* Embora as palavras paciente, cliente, usuário e pessoas com dor tenham significados e conotações diferentes, adotou-se preferencialmente o uso dos termos pessoa com dor e usuário como uma forma de não preconizar o caráter passivo da relação profissional de saúde–usuário e tampouco da relação puramente de compra de um serviço. Mesmo quando o termo paciente é utilizado, salienta-se a importância de estimular uma postura ativa do usuário.

técnicas ou recursos, como a estimulação magnética transcraniana, o uso de canabidiol e a neuromodulação no tratamento da dor, é necessário pensarmos também em intervenções educativas oferecidas de forma adjunta no tratamento da dor, dadas as evidências que sustentam sua eficácia e seu custo reduzido.[2-5]

Partindo desses pressupostos, o capítulo se inicia com as seguintes reflexões:

- Quais são as estratégias educativas ou psicoeducativas disponíveis para abordá-la considerando suas múltiplas dimensões?
- Há necessidade de novas estratégias de intervenção?
- O quanto esse processo é centrado em uma verdadeira relação entre o profissional de saúde e a pessoa que busca um tratamento?
- Quais estratégias são passíveis de serem desenvolvidas no seu local de trabalho?

Dadas a alta prevalência da dor crônica, a importante morbidade das dores que envolvem seus mecanismos fisiopatológicos e sua contribuição para a redução da capacidade funcional, considerando sua natureza multidimensional, um tratamento ideal da pessoa com dor deve ser abrangente, integrativo e interdisciplinar. As abordagens contemporâneas para o manejo da dor crônica de caráter interdisciplinar devem transcender cada vez mais as abordagens reducionistas e estritamente cirúrgicas, físicas ou farmacológicas do tratamento, com ampliação do foco de atenção às dimensões cognitivas, motivacionais, afetivas e sociais da dor.

As abordagens predominantes nas décadas de 1990 e 2000, baseadas em programas interdisciplinares para o manejo da dor de orientação cognitivo-comportamental (terapia cognitivo-comportamental – TCC), incorporaram pressupostos da terapia da aceitação e comprometimento, além de integrarem conceitos da atenção plena (*mindfulness*) e recursos das novas tecnologias mediadas por recursos de informação e comunicação, todos com evidências de eficácia.[1-8] Todavia, essas intervenções ainda não são oferecidas em larga escala a pacientes com dor crônica, dadas a hegemonia do modelo biomédico e as contingências sociais e econômicas.[2]

Embora contando com um arsenal de intervenções psicoeducativas importantes, estamos vivenciando um cenário paradoxal, com o surgimento de novos modelos, a ampliação da necessidade de oferta de intervenções educativas aos pacientes e familiares e ainda a reduzida oferta dessas intervenções, especialmente quando consideramos a magnitude e a prevalência da dor crônica.

EDUCAÇÃO E/OU PSICOEDUCAÇÃO

O ato de educar consiste em um processo geralmente orientado por outrem, com o intuito de promover a aquisição de conhecimentos e aptidões. Para Freire

(2007), a educação é o processo constante de criação do conhecimento e de busca da transformação-reinvenção da realidade pela ação-reflexão humana.[9] Na área da saúde, a discussão do conceito de educação permeia desde a instrução do paciente sobre o uso de medicações até a execução de mudança de estilo de vida visando à promoção da saúde, prevenção de doenças ou sua evolução, bem como o tratamento, podendo com frequência incluir a presença de familiares. Fazendo uma releitura de Freire, poderíamos pensar a educação em saúde como um processo que visa promover a transformação-reinvenção do processo saúde-doença por meio da ação-reflexão humana mediante a aquisição do conhecimento de forma vivencial.

Essa compreensão da importância do processo educativo na saúde pode contemplar considerações mais filosóficas e reflexivas, que implicam uma reflexão sobre a determinação social do processo saúde-doença ou ser compreendida por uma ótica mais positivista e pragmática entendendo o processo educativo como uma ferramenta utilizada com o intuito de melhorar a qualidade de vida do paciente por meio da sua participação em seu tratamento, podendo também envolver os familiares. Pode-se refletir ainda sobre o papel da educação, com um viés das neurociências e mais especificamente na área de dor, como uma ação visando modular o processamento central e periférico de estímulos nociceptivos. Mas, para ser mais pragmático, pode-se enfatizar que a informação é um poderoso recurso para a mudança da saúde das pessoas.

A psicoeducação pode ser definida como uma intervenção que consiste no oferecimento de informações sistemáticas, estruturadas e didáticas sobre uma determinada condição clínica e seu tratamento, que também pode contemplar aspectos emocionais, comportamentais e cognitivos, com o objetivo de instrumentalizar os pacientes, bem como seus familiares, a enfrentar dificuldades, situações e questões práticas presentes diante de uma disfunção física ou mental.[10] Embora a psicoeducação não seja uma nova abordagem, tem ressurgido com bastante força no tratamento da dor, principalmente a partir das contribuições de profissionais da fisioterapia e enfermagem, que frequentemente tiveram uma sólida formação em psicologia em geral após a graduação, orientadas(os) por um(a) psicóloga(o).[10-12]

É importante frisar dois aspectos. Em primeiro lugar, a psicoeducação é uma prática distinta da psicoterapia, que implica um processo que envolve um diagnóstico mais aprofundado e complexo da dinâmica do paciente e pressupõe uma formação aprofundada em uma abordagem psicológica. Em segundo lugar, optou-se por usar o termo psicoeducação em vez de educação por entender os componentes afetivos, cognitivos e comportamentais como um elemento importante e diferenciador do processo de aprendizagem.

Com base em evidências que sugerem que a manutenção ou estabelecimento de um quadro de dor crônica envolve alterações na neuroplasticidade do sistema nervoso, de natureza disfuncional ou mal adaptativa, em contraste com as alterações neuroplásticas adaptativas envolvidas no processo de aprendizagem, é possível que, por meio da aprendizagem, seja possível reorganizar o sistema nervoso central de uma maneira que ele possa interpretar e dar um sentido ou significado diferente e mais adaptativo a um estímulo nociceptivo, alterando assim o modo de pensar, sentir alterando os comportamentos das pessoas vivendo com dor, reduzindo sua incapacidade física e sofrimento.[5,6,11,12]

Nesse sentido, oferecer uma abordagem meramente cirúrgica e/ou medicamentosa a pessoas com dor é abordar apenas parte do problema, de forma reducionista e unidimensional. Claramente, essa população deveria apreender uma série de habilidades e competências para neuromodular ou dar outro sentido à sua condição de saúde.[11-14] Partindo desses pressupostos e da própria lógica da escada analgésica da Organização Mundial de Saúde (OMS), de iniciar uma intervenção a partir de tratamentos menos invasivos e de baixo custo antes de sugerir intervenções mais complexas, invasivas e de alto custo, faz todo o sentido inserir a educação como uma das intervenções primárias, dados seu baixo custo e efetividade. Todavia, os tratamentos mais rápidos e sem o envolvimento do usuário e da família lamentavelmente ainda são preconizados, seja por hegemonia do modelo biomédico, seja por determinantes sociais do processo saúde-doença.

Com o intuito de subsidiar a execução de estratégias psicoeducativas no tratamento da pessoa com dor, a seguir serão apresentados alguns objetivos de uma ação educativa tradicional e outras possibilidades de intervenção. Posteriormente serão apresentadas algumas práticas que incluem a educação ou psicoeducação na prática da fisioterapia, psicologia e medicina.

Primeiro, para a pessoa com dor e seus familiares deve ser no mínimo assegurada a compreensão do diagnóstico, seu prognóstico e entendimento do regime de tratamento, seja ele farmacológico ou não farmacológico. Uma abordagem um pouco mais ampla incluiria mudança de comportamentos, cognições e sentimentos que estejam sustentando ou mantendo o quadro de dor, incluindo sono, aspectos nutricionais e atividade física.

MODALIDADE DAS ABORDAGENS

Em contraposição às abordagens unimodais da dor centradas na etiologia da dor e na correção ou eliminação desses fatores, o tratamento da dor baseado em uma abordagem multimodal combina o uso de medicações, intervenções fisioterapêuticas e psicoterapia, entre outras possibilidades de intervenção profissional. A abordagem multimodal aborda de forma mais adequada e abrangente o manejo da dor nos níveis molecular, comportamental, cognitivo, afetivo e funcional. Existem diversas evidências demonstrando a eficácia de intervenções dessa natureza na restauração da capacidade funcional, melhora do humor, redução da dor e retorno ao trabalho. Além disso, as abordagens multimodais também mostraram ser mais efetivas em termos de custo e apresentaram resultados mais duradouros que as abordagens unimodais.[3-4]

Antes de descrever alguns aspectos dessas intervenções, primeiro é importante resgatar alguns conceitos centrais. Inicialmente, é adequado fazer uma distinção entre multidisciplinaridade, interdisciplinaridade e transdisciplinaridade.[13]

Uma abordagem multidisciplinar é caracterizada a princípio pela compreensão de um fenômeno que apresenta múltiplas dimensões, ou ainda por uma questão-problema abordada por um grupo de profissionais, todavia não necessariamente de forma integrada. Já a interdisciplinaridade diz respeito à transferência de métodos de uma disciplina à outra. Ou, ainda, a integração de disciplinas, que pressupõe uma integração de profissionais na abordagem de uma situação. Uma abordagem transdisciplinar pressupõe a necessidade de apropriação do conhecimento de diferentes áreas para a compreensão e abordagem de um fenômeno.[13] Ou seja, em uma prática transdisciplinar, o psicólogo ou outro profissional da saúde pode, por exemplo, apropriar-se de conhecimentos sobre o sono ou nutrição, áreas de conhecimento oriundas a princípio da medicina e nutrição, para abordar esses aspectos com o paciente, seja em uma intervenção individual, seja em grupo, realizada por um ou vários profissionais.

Posto isto, percebe-se que existem intervenções na área da dor centradas principalmente em uma abordagem multi ou interdisciplinar, e ainda existem poucas abordagens da dor realizadas em uma perspectiva transdisciplinar. Todavia, independentemente de como o problema é abordado no tocante à sua multidimensionalidade, há de se convir que, no caso do tratamento da dor, enquanto em serviços de alta complexidade, há com maior frequência a abordagem da dor de forma multi ou interdisciplinar; e na maior parte dos serviços de saúde de baixa complexidade, a compreensão e intervenção ainda são baseadas em um modelo fundamentado em pressupostos biologicistas e unimodais. Essa mudança de paradigma é fundamental no tratamento da dor, uma vez que, quando esse paciente é tratado mais precocemente, a remissão ou controle dos sintomas é mais efetiva.

A Tabela 1, a seguir, apresenta uma síntese de algumas estratégias, recursos ou metodologias passíveis de serem utilizadas no processo de educação.

Tabela 1 Descrição das características de intervenções psicoeducativas

Tipos de intervenções	Aspectos positivos	Aspectos negativos
Interação verbal individualizada	Interação pessoal Paciente e condição específica Capacidade de responder a perguntas do paciente	Alto custo financeiro e em termos de mão de obra Eficácia limitada para comunicação em massa Gasto de tempo
Vídeo/DVD	Baixo custo e fácil produção Educação em massa Mensagem padronizada	Impessoal Capacidade limitada de responder a perguntas de pacientes Incapacidade de modificações para circunstâncias específicas
Websites	Mensagem padronizada Capacidade de interatividade Acessibilidade Educação em massa Interface com plataformas de aprendizado	Impessoal Custo para projetar e manter Limitações de telessaúde com faturamento e licenciamento Conteúdo nem sempre reflete as evidências mais recentes
Panfletos/ brochuras	Barato e fácil de produzir Educação em massa Mensagem padronizada	Impessoal Baixa conformidade Monótono e desinteressante Incapacidade de responder a perguntas específicas de pacientes de forma individualizada
Anúncios em TV	Educação em massa Recurso visual e auditivo Capacidade de mudar o comportamento Mensagem padronizada	Alto custo Em razão de exposições curtas, são necessárias mensagens repetidas Incapacidade de responder a perguntas específicas de pacientes de forma individualizada
Email	Muito rápido Atualizado tecnologicamente Pessoal	Pode ser demorado Limitações tecnológicas do paciente Questões de privacidade Problemas de faturamento
Modelos conjuntos	Visual Realista Acompanha educação verbal	Pode induzir medo Natureza biomédica Foco indutor no medo e aspectos negativos, por exemplo, "discos salientes", cor vermelha indicando sangramento e inflamação etc.
Escola da Coluna	Treinamento padronizado Conteúdo trabalhado de forma grupal	Pode favorecer o desenvolvimento de crenças disfuncionais Eficácia limitada Conteúdo biomédico Trabalho pouco individualizado

Fonte: Louw et al., 2018.[5]

Diante das características de cada intervenção psicoeducativa, é sempre importante avaliar suas limitações e/ou vantagens, considerando:

- O objetivo da intervenção.
- O conteúdo da intervenção.
- A duração e a extensão da intervenção.
- As características da população.
- A necessidade de reestruturação da intervenção ao longo do processo.
- Os recursos disponíveis.

O objetivo e o conteúdo da intervenção devem ser os primeiros aspectos a serem pensados, sem esquecer as outras questões. Embora em muitas intervenções parta-se do pressuposto de que oferecer informação ao paciente ou à sua família é o objetivo primordial, é importante salientar que o oferecimento de informação é um processo complexo e mediado por diversas variáveis.

São alguns objetivos centrais e comuns presentes em intervenções educativas:

- Melhora da adesão a regime medicamentoso.
- Aumento da capacidade funcional.
- Mudança de crenças disfuncionais.
- Redução de sintomas de ansiedade e estresse.
- Mudança de hábitos nutricionais.
- Melhora da qualidade do sono.
- Estímulo à prática de atividade física.
- Estímulo à participação mais ativa do paciente e da família no tratamento.
- Melhora da comunicação interpessoal.

Essas são algumas possibilidades de objetivos de intervenções educativas, sem a pretensão de esgotar o tema. Partindo deste pressuposto, é importante pensar o conteúdo utilizado para abordar e alcançar os objetivos propostos, que devem estar extremamente vinculados às características da população a atingir. Por exemplo, recursos como as redes sociais podem não ser de fácil acesso a todas as populações. É necessário também considerar que, dentre as possibilidades de utilização das redes sociais, determinadas redes são mais utilizadas por diferentes faixas etárias. Além disso, mídias sociais distintas permitem o uso de recursos diversos, como anexar vídeos, *posts* com fotos e conteúdos mais longos.

É importante também considerar o grau de escolaridade da população abordada, para permitir que o material utilizado, seja na forma digital, seja impressa, possa ser compreendido e atinja sua máxima eficácia. A duração, a periodicidade das intervenções e os recursos financeiros e humanos necessários também devem estar alinhados. A disponibilidade do material oferecido, seja em termos de oferta aos pacientes e familiares, seja considerando a sistematização da intervenção, também é um elemento importante a ser observado.

A avaliação dos efeitos da intervenção também merece atenção, tanto do ponto de vista clínico quanto da produção de conhecimento. Muitas vezes fazemos excelentes ações sem nos ater a esse aspecto. Outras vezes não avaliamos de forma objetiva os resultados e a reestruturação da conduta é pouco calcada em dados. Aliar o processo de intervenção e pesquisa é a melhor prática clínica.

Com o intuito de oferecer mais elementos sobre atuações psicoeducativas-educativas, a segunda parte deste capítulo apresentará alguns modelos de enfoque.

Tomaremos como referência o programa descrito pela Pain Management and Research Centre, que possui um programa interdisciplinar com duração de 120 horas, oferecido há mais de 30 anos a pacientes com dor crônica e coordenado pelo Dr. Michael Nicholas.[15]

Os programas interdisciplinares iniciais desenvolvidos no tratamento da dor crônica são baseados nos pressupostos da TCC e visam à: identificação dos fatores que contribuem para a dor; ampliação dos recursos no enfrentamento da dor; redução da incapacidade física e funcional relacionada à dor; redução de pensamentos e crenças disfuncionais (autoeficácia e catastrofização ou hipervigilância); e redução do sofrimento psíquico (estresse, ansiedade e depressão).

Além disso, na prática clínica, percebemos a importância de abordar os aspectos referentes à adesão, elementos referentes à relação familiar, gradação, qualidade do sono, aspectos laborais e existenciais e comunicação.

Para ilustrar algumas modalidades de práticas psicoeducativas, a seguir serão descritas algumas possibilidades de intervenção.

Desde 2009, a Universidade do Vale do Itajaí (Univali) dispõe de um grupo psicoeducativo multidisciplinar para pessoas convivendo com dores crônicas. Essa intervenção consiste na realização de dez sessões, cada uma com duração de 1:30h, oferecidas semestralmente a um grupo de no máximo 15 participantes. Nesses encontros, coordenados por um supervisor do curso de psicologia e realizado por estagiários dos cursos de psicologia e nutrição, são abordados os seguintes aspectos: 1. Modelo biopsicossocial de dor; 2. Identificação de aspectos que podem contribuir para a dor; 3. Ciclo de medo e evitação do movimento; 4. Repercussões da dor; 5. Desenvolvimento de estratégias de enfrentamento; 6. Gerenciamento de estresse, depressão e ansiedade; 7. Qualidade do sono; 8. Comunicação com familiares; e 9. Relação entre alimentação e dor. Esses temas são abordados por meio de dinâmicas de grupo. Técnicas de relaxamento também são utilizadas.

São objetivos dessa intervenção:

- Identificar e compreender aspectos que podem estar influenciando a dor.
- Desenvolver estratégias ativas de enfretamento para o alívio da dor.
- Redução da intensidade da dor, incapacidade física e limitações funcionais.
- Diminuição do estresse, ansiedade, depressão e sofrimento psíquico.
- Melhora do sono e qualidade de vida.

Ao longo desses anos, temos observado nos participantes que aderem ao grupo psicoeducativo uma redução significativa da intensidade da dor, o desenvolvimento de estratégias de enfrentamento mais efetivas para lidar com a dor e suas repercussões, e a redução da incapacidade física e sofrimento mental. Durante esse período, temos realizado pesquisas de *follow-up* com os usuários que frequentaram o grupo e observamos que os que referem manter a prática dos aspectos abordados têm mantido a redução da intensidade da dor e sua capacidade funcional. O processo psicoeducativo é fundamental para que o paciente dê sentido à sua dor, compreenda os aspectos que contribuem para ela e utilize estratégias de enfrentamento efetivas para o manejo dessas condições.

Outro trabalho similar é o grupo para pessoas convivendo com a fibromialgia, também realizado pela mesma instituição e coordenado pelo curso de fisioterapia. Nesse trabalho, que também conta com a participação da psicologia e da nutrição, os aspectos já descritos também são abordados, adicionados à prática de exercícios na piscina, realizados duas vezes por semana.

O foco desse programa é na manutenção da capacidade funcional, no gerenciamento de emoções e pensamentos disfuncionais e no estímulo a uma postura mais ativa do usuário, que inclui a mudança de aspectos nutricionais e a prática de atividade física regular. Esse trabalho já é realizado na Univali há mais de 15 anos em um programa de extensão universitária, sendo bastante reconhecido pela comunidade como uma ação efetiva no manejo da fibromialgia e de suas repercussões na vida da pessoa afetada por essa condição. Os usuários desse serviço podem participar do grupo por um período de um semestre.

Mais recentemente, no segundo semestre de 2020, em razão da pandemia de Covid-19 e mediante a impossibilidade de oferecer esses serviços de forma presencial, optou-se por produzir materiais psicoeducativos para essa população, postados nas redes sociais ou enviados pelo aplicativo WhatsApp. Foram elaboradas postagens incluindo conteúdos referentes à importância de identificar fatores que contribuem para a dor, manejo de pensamentos disfuncionais e desenvolvimento de metas e objetivos, bem como diversas técnicas de relaxamento. Esses materiais desenvolvidos pelas estagiárias são enviados semanalmente aos usuários que já participaram do grupo visando motivá-los a realizarem, retomarem ou reforçarem o uso dessas técnicas com o intuito de estimular as habilidades e competências aprendidas anteriormente.

Essas três modalidades de intervenção psicoeducativa são apenas algumas possibilidades de intervenção diante de um universo bastante amplo. Diversos recursos psicoeducativos descritos na Tabela 1 podem ser associados a essas intervenções, ampliando a gama de recursos existentes que devem considerar a demanda e as características da população atendida, os recursos disponíveis e a formação dos profissionais nessa área, bem como a disponibilidade de profissionais de diferentes áreas de atuação.

Embora esse aspecto não tenha sido descrito de forma enfática, as intervenções aqui descritas são muitas vezes estendidas aos familiares ou chegam ao familiar por meio do usuário. Temos certeza de que uma participação maior do familiar agregaria bastante aos trabalhos grupais aqui descritos, à medida que a dor interfere na dinâmica familiar e que a mudança de comportamento dos familiares é com muita frequência necessária.

Existem também alguns livros destinados a pacientes com o intuito de estimular uma postura mais ativa deles no tratamento e oferecer algumas informações sobre determinadas condições clínicas e conceitos importantes. Dentre os diversos materiais existentes no Brasil, destaca-se o livro *Ufa! Chega de dor*,[16] publicado pela Dra. Fabíola P. Minson, que oferece ótimas informações a essa população.

Outra modalidade de educação reside no uso de aplicativos ou *sites* que fornecem informações sobre dor (p. ex., o dorcronica.blog.br). *Sites* de qualidade e baseados em evidências podem contribuir para que as pessoas com dor compreendam o processo saúde-doença, desmistifiquem crenças disfuncionais e percebam a importância do gerenciamento de emoções e a necessidade da prática de atividade física, cuidados com a qualidade da alimentação e sono. Uma das limitações desses recursos educativos reside na má qualidade da informação de alguns *sites* e da necessidade de um grau de escolaridade ao menos mediano para compreender as informações disponibilizadas. É importante salientar que essas informações não substituem o acompanhamento profissional.

No tocante aos aplicativos que oferecem recursos para o manejo da dor e correlatos, embora alguns ofereçam recursos como diário da dor e técnicas de relaxamento, que podem ser úteis, em geral abordam essa problemática de forma bastante simplista e raramente baseados em evidências científicas.

Outras abordagens, como o método clínico centrado na pessoa (MCCP)[17] e a terapia cognitivo-funcional (TCF),[18] também podem ser considerados uma possibilidade de inserção da psicoeducação na prática da clínica médica ou da fisioterapia, porém esses conceitos não serão abordados neste capítulo.

Diante do aqui exposto, serão propostas algumas reflexões frequentemente realizadas:

- Você conseguiria vislumbrar o desenvolvimento de práticas educativas ou psicoeducativas no seu contexto de atuação?
- Você fez alguma reflexão de como inserir princípios da educação ou psicoeducação na sua prática clínica?

CONSIDERAÇÕES FINAIS

Ao compartilhar alguns conceitos sobre educação e psicoeducação em dor, descrevendo algumas possibilidades de intervenções baseadas nessas perspectivas, este capítulo teve como objetivo primário proporcionar elementos para as intervenções e poder contribuir para uma reflexão quanto à necessidade de ampliar ou rever a relação terapêutica entre o profissional de saúde e a pessoa que o procura para ser cuidado.

Espera-se que, ao longo deste material, a distinção entre os conceitos de educação e psicoeducação tenha ficado mais compreensível. Embora essa discussão possa ser longa, salientam-se quatro elementos centrais:

- Todo processo de aprendizagem pode ser mais efetivo quando inclui a participação ativa das partes envolvidas.
- A integração de elementos afetivos no processo de aprendizagem o torna mais efetivo.
- A identificação da influência dos aspectos psicológicos e sociais no processo saúde-doença é condição *sine qua non* para intervenções mais efetivas.
- Agregar elementos educativos no tratamento adiciona efetividade e estimula a autonomia da pessoa que vivencia a dor.

O objetivo deste capítulo é de que o leitor se sinta estimulado a ampliar sua intervenção terapêutica a partir da inserção de elementos educativos e preconizar a relação interpessoal, o acesso e a compreensão da informação e a participação do paciente e sua rede de apoio.

A abordagem contemporânea da dor, com ênfase em aspectos educativos e psicoeducativos, permite uma ressignificação da condição existencial da pessoa que vive com dor, além da integração de fatores biológicos, cognitivos, emocionais, comportamentais e sociais, dando mais sentido ao processo de adoecimento, controle da doença ou cura. Portanto, independentemente da área de atuação do profissional de saúde, abordar a dor requer conhecimento e disposição para mudanças de paradigmas ao cuidado.

REFERÊNCIAS BIBLIOGRÁFICAS

1. Burmistr I. Theories of pain, up to Descartes and after neuromatrix: what role do they have to develop future paradigms? Pain Med J. 2018;3(1):6-12.
2. Thorn BE. Ronald Melzack Award Lecture: Putting the brain to work in cognitive behavioral therapy for chronic pain. Pain. 2020;161(Suppl 1):27-35.
3. Morley S, Williams A, Eccleston C. Examining the evidence about psychological treatments for chronic pain: time for a paradigm shift? Pain. 2013;154:1929-31.
4. Turk DC, Swanson K. Efficacy and cost-effectiveness treatment for chronic pain: an analysis and evidence-based synthesis, In: Schatman ME, Campbell A, editors. Chronic pain management: guidelines for multidisciplinary program development. New York: Informa Healthcare; 2007. p.15-38.
5. Louw A, Puentedura E, Schmidt S, Zimney K. Pain neuroscience education. In: Louw A, editor. A clinical guide. Minneapolis: OPTP; 2018.
6. Knoerl R, Smith EML, David B, Williams A, Holden JE, Krauss JC, LaVasseur B. Self-guided online cognitive behavioral strategies for chemotherapy-induced peripheral neuropathy: a multicenter, pilot, randomized, wait-list controlled. J Pain. 2018;19(4):382-94.
7. Rosser BA, Eccleston C. Smartphone applications for pain management. J Telemed Telecare. 2011;17:308-12.
8. Hughes LS, Clark J, Dale E, McMillan D. Acceptance and Commitment Therapy (ACT) for chronic pain: a systematic review and meta-analyses. Clin J Pain. 2017;33(6):552-68.
9. Freire P. Pedagogia da autonomia: saberes necessários à prática educativa. 36. ed. São Paulo: Paz e Terra; 2007.
10. Lemes CB, Ondere Neto J. Aplicações da psicoeducação no contexto da saúde. Temas Psicol. 2017;25:17-28.
11. Arnstein P. Chronic neuropathic pain: issues in patient education. Pain Manag Nurs. 2004;5(4 suppl 1):34-41.
12. Moseley GL, Butler DS. Fifteen years of explaining pain: the past, present, and future. J Pain. 2015;16:807-13.
13. Litto FM. Educação e transdisciplinaridade. Núcleo de Pesquisa das Novas Tecnologias de Comunicação Aplicadas à Educação – A Escola do Futuro. São Paulo: 1999.
14. Melzack R. From the gate to the neuromatrix. Pain. 1999;Suppl 6:S121-S126.
15. Nicholas M. Manage your pain. 3. ed. Australia: ABC Books; 2011.
16. Minson FP. Ufa! Chega de dor: histórias reais de quem aprendeu a controlar a dor. São Paulo: Editora Livros de Safra; 2014.
17. Levenstein JH, McCracken EC, McWhinney IR, Stewart MA, Brown JB. The patient-centred clinical method. 1. A model for the doctor-patient interaction in family medicine. Fam Pract. 1986;3(1):24-30.
18. O'Sullivan PB, Caneiro JP, O'Keeffe M, Smith A, Dankaerts W, Fersum K, O'Sullivan K. Cognitive functional therapy: an integrated behavioral approach for the targeted management of disabling low back pain. Phys Ther. 2018;98(5):408-23.

5
Exame físico e exames complementares para avaliação da dor

Isadora Orlando de Oliveira

INTRODUÇÃO

A avaliação do paciente com dor é a primeira etapa necessária para o profissional de saúde começar a delinear os principais aspectos e classificações da dor que possam contribuir para o quadro clínico do paciente em questão. Uma anamnese detalhada e um exame físico completo, composto por testes específicos e exames complementares, são fundamentais na formulação das hipóteses diagnósticas, facilitam a comunicação entre a equipe multiprofissional e possibilitam a melhor elaboração de um plano terapêutico individualizado. Vários exames voltados para avaliação da dor e função estão disponíveis, alguns já validados e outros em vias de validação na literatura atual. Este capítulo tem a finalidade de ajudar o clínico a identificar os principais aspectos do exame físico e apresentar exames complementares que podem contribuir para a avaliação do paciente com dor.

ASPECTOS INICIAIS

A dor é a razão mais comum pela qual as pessoas procuram cuidados de saúde e a principal causa de incapacidade no mundo. A dor crônica tem sido definida como dor que persiste ou recorre por mais de três meses e está associada a uma menor expectativa de vida, exercendo um enorme ônus social e econômico em diversos países, afetando mais de 30% das pessoas em todo o mundo.[1]

Em virtude do caráter subjetivo e multifatorial da dor, o objetivo do tratamento do paciente não deve ser voltado para a modulação completa dos sintomas álgicos, mas sim para a melhora da função e de aspectos psicossociais, promoção de qualidade de vida, redução do uso de medicamentos e reabilitação física, por meio de estratégias ativas de tratamento.[2]

No entanto, é importante ter em mente que, em alguns casos, a magnitude do impacto da dor em atividades de vida diária, a característica da sensação dolorosa e o comprometimento da qualidade de vida são desproporcionais aos achados do exame físico e dos exames complementares,[3] o que torna essencial tanto a classificação da dor quanto a seu mecanismo (nociceptivo, neuropático ou nociplástico) como as avaliações de suas dimensões fundamentadas nos autorrelatos, questionários de avaliação e participação conjunta de diversos profissionais da área da saúde – médicos, fisioterapeutas, psicólogos, enfermeiros, entre outros.

Dessa forma, o primeiro contato com o paciente é crucial para o desfecho do caso. Isso porque aspectos da avaliação baseada no modelo biopsicossocial, como anamnese, exame físico e exames complementares, enxergando a dor como o desfecho de uma interação dinâmica entre fatores biológicos, psicológicos e sociais, contribuem para o melhor planejamento do tratamento. Além disso, auxiliam na análise da sua evolução e diminuem a probabilidade de "superindicação" de medicamentos e procedimentos, visto que determinadas práticas apenas aumentam desnecessariamente a relação risco/benefício do tratamento.[1]

ANAMNESE

A avaliação do paciente com dor deve se iniciar pela anamnese. O primeiro contato com o paciente é importante para o tratamento como um todo, visto que é nesse momento que o profissional da saúde coleta aspectos da histórica clínica, realiza o exame físico e exames complementares e reúne as primeiras informações a respeito do caso, elaborando hipóteses diagnósticas e um plano de tratamento inicial. Além disso, também é o momento de o paciente receber orientações iniciais, tirar dúvidas e o início do processo de aliança terapêutica.

A aliança terapêutica, definida por uma interação entre o profissional de saúde e seus pacientes, é considerada um aspecto importante do processo terapêutico e pode ter impacto nos resultados do tratamento.[4] Pesquisas recentes destacaram a importância de fornecer cuidados centrados no paciente em todas as vertentes da área da saúde.[5] Isso é feito incentivando o paciente a se tornar mais ativo em seu tratamento para envolvê-lo em uma abordagem colaborativa e ativa para a recuperação.[6] Ao estabelecer uma forte aliança terapêutica e encorajar a participação do paciente, os clínicos também podem procurar abordar os aspectos psicossociais da dor,[7] que muitas vezes são negligenciados nas tradicionais interações unidirecionais entre o profissional da área da saúde e o paciente.

Uma boa anamnese geralmente começa com uma pergunta aberta: "Me conte mais sobre o que te traz aqui". Isso permite que o paciente conte sua história, incluindo os aspectos da experiência de dor que são mais problemáticos. O clínico deve ouvir atentamente essas primeiras palavras. Os pacientes com dor querem contar suas histórias e os profissionais da saúde precisam ter tempo para ouvir.

Dessa forma, o clínico deve permitir que o paciente descreva tanto aspectos cronológicos da condição em que ele se encontra no momento do primeiro contato, bem como no melhor e no pior momento do dia, quanto aspectos de duração e localização da dor, intensidade dos sintomas, característica dos sintomas (queimação, pontada, picada etc.), fatores de melhora ou piora, medicações que estão sendo administradas no momento, resposta a intervenções prévias (procedimentos, fisioterapia, contato com outros profissionais, entre outros), histórico clínico do próprio paciente, antecedentes familiares e aspectos psicossociais, como estilo de vida, hábitos de sono e atividades laborais – atuais e pregressas.[8]

Em síntese, há quatro aspectos fundamentais que devem ser levados em consideração durante a realização da anamnese:

1. Queixa principal: comportamento dos sintomas.
2. Histórico clínico: "confundidores", resposta a intervenções prévias.
3. Histórico familiar: alterações congênitas/hereditariedade.
4. Histórico pessoal: questões laborais e psicossociais.

Vale ressaltar que o relato deve ser livre, desencadeado pela pergunta aberta inicial, e pode contar com informações fornecidas tanto pelo próprio paciente como por acompanhantes e cuidadores. Os aspectos mais relevantes devem ser detalhados com maior profundidade e o profissional deve ser empático e praticante de uma escuta ativa, estando sempre atento para direcionar as questões para um melhor entendimento da condição clínica propriamente dita caso o relato se desvie dos tópicos principais durante o discurso do paciente ou seu acompanhante, buscando uma anamnese objetiva e com informações importantes para o andamento do caso.[8,9]

EXAME FÍSICO

O exame físico deve consistir em uma avaliação geral das condições neurológicas e musculoesqueléticas do paciente e se inicia logo quando o paciente adentra a sala de consulta. O clínico deve observar aspectos da marcha, da fala, estratégias de transferência de decúbito e aspectos de destreza para pegar objetos, vestir-se e manusear os sapatos, além de realizar testes específicos de força muscular, sinais vitais, sinais flogísticos e alterações fisiológicas que podem denotar sinais de alerta para possíveis doenças graves (bandeiras vermelhas ou *red flags*).[10]

Para fins didáticos, as etapas do exame físico podem ser estratificadas em:

- Inspeção.
- Palpação.
- Amplitude de movimento.
- Exame neurológico simples.
- Exames complementares.

Inspeção

Deve-se realizar a inspeção geral para avaliar aspectos da pele e mucosas, incluindo cor, atrofias, retrações, cicatrizes, equimoses, edema, escoriações, úlceras em áreas de pressão e alterações posturais (estáticas e dinâmicas).

Além disso, movimentos involuntários (tremores, fasciculações, tiques, atetoses, distonias e movimentos coreicos), espasmos e/ou miotonias são indicativos de possíveis lesões neurológicas e podem ser evidenciados à inspeção estática ou dinâmica.

A inspeção pode evidenciar lesões características de condições clínicas específicas, cicatrizes de cirurgias ou acidentes prévios, sinais de infecção, imobilismo, uso de drogas ou álcool, exposição a toxinas, queimaduras ou condições inflamatórias, comprometimento vascular e/ou hepático, entre outros achados que podem ser importantes para um melhor entendimento do caso.

Palpação

A palpação deve ser realizada tanto na região em que a dor é referida como em áreas periféricas, buscando possíveis espasmos musculares, regiões com alteração de temperatura, bandas tensas, pontos-gatilho, dores referidas ou padrões de pontos dolorosos difusos.

A palpação muscular merece atenção especial e o clínico deve estar atento aos sinais e aos relatos do paciente, uma vez que a palpação dos tendões e dos ligamentos pode revelar pontos dolorosos sugestivos de lesões musculares ou ligamentares. A palpação dos processos espinhosos da coluna vertebral, facetas articulares, músculos, tendões ou ligamentos pode induzir dor e sugerir alterações tanto na mobilidade como no comprometimento localizado ou funcional dessas estruturas anatômicas.

A dor à palpação deve ser aferida por palpações repetidas enquanto o clínico realiza questionamentos sobre dor familiar, dor referida ou aspectos de irradiação para um melhor entendimento do comportamento dos sintomas. Além disso, é importante estar atento a atitudes desproporcionais à sintomatologia descrita durante a anamnese e à intensidade do estímulo realizado durante a palpação, uma vez que tais reações podem sugerir alterações psicossociais, como catastrofização, necessidade de ganhos secundários ou traumas prévios ou também aspectos de hiperalgesia ou alodínia.

Amplitude de movimento

A amplitude dos movimentos do paciente pode ser mensurada nos vários segmentos do corpo, ativa ou passivamente, por meio do uso do goniômetro – instrumento barato e de fácil manuseio, cujas medidas são coletadas rapidamente por um examinador treinado. O registro da amplitude de movimento (ADM) deve indicar o valor inicial e o final do arco de movimento a partir de posturas e valores preestabelecidos pela literatura.[11] Pode-se classificar um segmento em norma, hipomóvel e hipermóvel – casos particulares de frouxidão ligamentar, que podem ocorrer de forma congênita em pacientes com dor crônica, devem ser testados pela hiperextensão das articulações, como dos dedos das mãos e do punho.[12]

A mensuração de ADM passiva é realizada pelo clínico, que induz o movimento desejado sem o auxílio do paciente e é necessário observar se há limitação ou dor na execução e o momento que essa dor se inicia ao longo do arco de movimento, para diferenciar uma lesão articular, muscular ou por simulação. A movimentação ativa consiste na observação da amplitude voluntária dos movimentos, sem o auxílio do clínico, e é necessária a observação de padrão, ritmo e qualidade, além do movimento das articulações associadas, para observar possíveis compensações.

O goniômetro universal, como instrumento de mensuração de escolha para as articulações dos membros, em geral revelou possuir confiabilidade de boa a excelente, porém, mensurações da ADM para os membros superiores são ligeiramente mais confiáveis que os estudos para os membros inferiores e os estudos que utilizam o goniômetro universal para medir a ADM do tronco relatam baixa confiabilidade.[13]

Vale lembrar que, ao avaliar pacientes com diagnósticos já estabelecidos de neoplasias ou artrite, a avaliação da ADM deve ser realizada com maior atenção e os valores de referência das ADM são particulares a cada caso e, em alguns, podem não estar relacionados ao prognóstico ou à gravidade dos casos.

Exame neurológico simples[14]

O exame neurológico deve ser realizado rotineiramente e não apenas no primeiro contato, devendo constituir-se de avaliação da sensibilidade, motricidade, função dos nervos cranianos e funções cognitivas, além do nível de consciência, da orientação, da memória e da associação de ideias. A associação de déficits e/ou anormalidades dos reflexos pode indicar a natureza central ou periférica de afecções neurológicas.

Assim como a mensuração de ADM, o exame neurológico requer experiência do clínico na execução dos testes e manuseio dos equipamentos específicos desta vertente da avaliação: os reflexos cutâneos superficiais e miotendíneos são testados com o uso de instrumentos (martelos, bastões); a sensibilidade superficial pode ser avaliada com vários instrumentos, incluindo o uso de agulhas ou alfinetes e, para medidas mais precisas, podem-se utilizar os filetes de von Frey ou os estesiômetros; as sensibilidades vibratória e profunda são testadas com o uso de um diapasão (128 Hz); a sensibilidade térmica é avaliada com tubos contendo água quente ou fria ou dispositivos adaptados para tal função; algodão, escovas ou outros instrumentos são usados ao avaliar sensibilidades de tato e pressão e a sensibilidade dolorosa somática profunda é avaliada por digitopressão ou com algômetros aplicados em pontos específicos de músculos e tendões.

Para a avaliação da sensibilidade, principalmente é necessária a participação dos pacientes, que devem estar alerta e demonstrar capacidade intelectual de atenção e concentração, uma vez que seus relatos definirão o resultado dos testes. O exame da sensibilidade permite observar lesões do sistema nervoso, como hiperestesia, hiperalgesia, hipoestesia, alodínia, hiperpatia, entre outros. Outro aspecto que pode ser verificado é a sensibilidade cinético-postural, pela identificação da posição espacial dos dedos e dos artelhos, com o paciente de olhos fechados.

Os reflexos superficiais, profundos, axiais da face e miotendíneos devem ser avaliados para aferir a função nervosa central e periférica. Os reflexos superficiais anormais, como o cutâneo-plantar em extensão ou sinal de Babinski e a abolição dos cutâneos abdominais, podem indicar liberação piramidal.

O exame do equilíbrio e da marcha afere função vestibular, sensibilidade profunda, funções cerebelar, extrapiramidal e piramidal e anormalidades dos movimentos. As provas index-nariz e calcanhar-joelho aferem a coordenação e a propriocepção dos movimentos e o teste de Romberg avalia a função proprioceptiva e/ou vestibular.

O exame da motricidade envolve aspectos de força e tônus muscular e é avaliado à inspeção ou manobras contrarresistidas e antigravitárias, orientado por uma gradação de 0 a 5 (Quadro 1), sendo o grau 3 considerado o mínimo para possibilitar a execução da ADM avaliada, além de aspectos funcionais, por ser o primeiro nível de teste no qual a musculatura ou grupo muscular "vence" a gravidade.[15]

Além de alterações em trajetos miotomais específicos, algumas manobras podem sugerir a localização da afecção neurológica em hipótese. A realização da

Quadro 1	Gradação da força muscular
Grau 0	Não se percebe nenhuma contração
Grau 1	Traço de contração, sem produção do movimento
Grau 2	Contração fraca, produzindo movimento com a eliminação da gravidade
Grau 3	Realiza movimento contra a gravidade, porém sem resistência adicional
Grau 4	Realiza movimento contra resistência externa moderada e a gravidade
Grau 5	É capaz de superar maior quantidade de resistência que o nível anterior

Fonte: Medical Research Council. Aids to the investigation of peripheral nerve injuries. 1976.

flexão cervical e a elevação dos membros inferiores podem evidenciar irritação meníngea (teste de Blumberg) ou lesão medular (sinal de Lhermitte). A inclinação da cabeça para o lado da dor e da sua compressão axial pelas mãos do examinador no topo da cabeça indicam comprometimento de raízes cervicais com componente de irradiação (teste de Spurling).

Vale lembrar da importância da escuta ativa e comunicação ao realizar a avaliação neurológica, uma vez que a linguagem pode revelar muitos detalhes sobre o estado emocional, físico e mental dos pacientes. Relatos de dor em queimação e formigamento, parestesias, déficits motores, anormalidades reflexas e anormalidades neurovegetativas denotam afecções neurológicas a serem investigadas com maior detalhamento pela equipe de saúde.

De maneira geral, o aspecto do paciente, alterações posturais (inspeção estática e dinâmica, amplitudes de movimento), aspectos nutricionais e psicossociais devem ser observados, juntamente aos sinais vitais (pressão arterial, frequência cardíaca e de pulso, frequência e padrão respiratório e temperatura corporal) para o estabelecimento de hipóteses diagnósticas e do plano de tratamento.

Esses sinais fisiológicos podem não estar alterados em doentes com dor crônica, porém, quando a dor é aguda, podem ocorrer alterações frequentes da pressão arterial, frequência de pulso, padrão respiratório e diâmetro pupilar, alterações geniturinárias e gastrointestinais, que muitas vezes requerem uma investigação mais detalhada por parte da equipe médica.

Para corroborar os dados observados no exame físico, é necessário, além de treinamento e familiaridade do profissional de saúde no manuseio das ferramentas específicas, que haja uma boa orientação aos pacientes quanto a execução dos testes, descrição de sintomas e fatores de melhora ou piora. O exame deve ser realizado preferencialmente no sentido craniocaudal, de modo a minimizar qualquer desconforto ou exacerbação do quadro álgico por parte do paciente e os exames provocativos de dor devem ser realizados ao final da avaliação, reduzindo a frequência de achados falsos positivos ou negativos. É também necessária a correlação entre os achados clínicos dos testes realizados, as queixas do paciente e os padrões da dor observados.

EXAMES COMPLEMENTARES

Na avaliação do paciente com dor, exames complementares também auxiliam o profissional de saúde no melhor entendimento dos principais aspectos e classificações da dor que possam contribuir para o quadro clínico do paciente em questão, além de possibilitarem a melhor elaboração de um plano terapêutico individualizado.

Dentre os exames complementares que podem satisfazer determinados objetivos, encontram-se: biópsias, exames laboratoriais (sangue, fezes, urina...), eletroforese de proteínas, eletroneuromiografia, densitometria óssea, exames de imagem (ultrassonografia, radiografia, ressonância magnética etc.), testes cardiovasculares e termografia, entre outros. Na maioria das vezes, tais testes devem ser prescritos pelo médico responsável, mas auxiliam toda a equipe no planejamento do tratamento específico, embora não devam ser utilizados exclusivamente como critério diagnóstico, mas sim como partes integrantes do processo de avaliação e, como o nome já diz, complementares ao exame físico.

Além dos exames já citados, é importante avaliar os sistemas inibitórios descendentes de dor por meio de testes que envolvem a modulação condicionada da dor (CPM, do inglês *conditioned pain modulation*). Atualmente, há um grande interesse na ciência e na condução dos testes de CPM, pois há um crescente corpo de evidência sugerindo que o CPM pode ser um importante biomarcador de dor crônica e um preditor de resposta ao tratamento.

Por definição, a CPM é uma medida experimental psicofísica da via endógena inibitória da dor em humanos por meio do fenômeno da "dor inibe a dor" e, como forma de avaliação, realiza-se um estímulo de teste doloroso calibrado em uma determinada área do corpo, seguido de um segundo estímulo doloroso em outra área do corpo e novamente repete-se o estímulo teste. Embora em alguns indivíduos observe-se um aumento na classificação da intensidade da dor experimentada com o estímulo do teste, na maioria das pessoas ela será reduzida durante ou imediatamente após a exposição ao estímulo de condicionamento.

De acordo com a literatura recente, o estímulo de teste mais comumente investigado foi o limiar de dor à pressão (PPT, do inglês *pressure pain threshold*), seguido pela dor de calor de contato. A imersão em água fria foi o estímulo de condicionamento mais estudado, seguida da imersão em água quente e da dor isquêmica. As medidas de resultado mais comumente relatadas foram o limiar subjetivo da dor e uma intensidade de estímulo individualizada necessária para provocar uma intensidade de dor predeterminada. Existem diversas formas de executar o teste de CPM e o grau de confiabilidade depende dos parâmetros de estimulação, da metodologia do estudo e da população de interesse.[16]

Outros aspectos que complementam o exame físico do paciente com dor são os instrumentos de autorrelato, que auxiliam os profissionais da saúde a avaliarem a dor e a influência dela em diversos aspectos da vida do paciente, uma vez que, por ser uma experiência subjetiva, deve-se levar em consideração o contexto em que o paciente está inserido para observar possíveis repercussões biopsicossociais que podem contribuir para o quadro álgico.

Existem diversas opções de instrumentos de autorrelato traduzidos e validados para o português brasileiro, porém o mais importante é a escolha do instrumento a ser aplicado em cada paciente, respeitando limitações cognitivas que ele possa ter. Os instrumentos devem ser apropriados para avaliar as condições clínicas para as quais foram desenvolvidos, os constructos a serem avaliados e a população estudada. Devem ser de fácil compreensão e aplicação e ter duração apropriada para o tempo total da avaliação, constituída de exame físico, exames complementares e instrumentos de avaliação.[17]

Atribuir valores quantitativos a intensidade e duração, além de registrar qualidade, localização e fatores de melhora e de piora da dor, auxilia a equipe na comunicação interna e o diálogo com o paciente, facilitando a visualização da evolução do quadro e a percepção de ganhos de função e qualidade de vida.

RECOMENDAÇÕES

Para realizar um exame completo do paciente com dor, aspectos relacionados a anamnese, exame físico e exames complementares são fundamentais.

Recomenda-se, portanto, a realização dos seguintes pontos específicos por um profissional treinado e familiarizado com a execução dos testes e manejo das ferramentas.

- Na anamnese:
  - Queixa principal: comportamento dos sintomas.
  - Histórico clínico: confundidores, resposta a intervenções prévias.
  - Histórico familiar: alterações congênitas/hereditariedade.
  - Histórico pessoal: questões laborais e psicossociais.
- No exame físico:
  - Inspeção.
  - Palpação.
  - Amplitude de movimento.
  - Exame neurológico simples.
- Nos exames complementares:
  - Resultados de exames laboratoriais.
  - Modulação condicionada da dor.
- Questionários de autorrelato.

CONSIDERAÇÕES FINAIS

Apesar do grande avanço tecnológico associado a intervenções em saúde, procedimentos, medicações, exames de imagem e outros exames complementares, a anamnese e o exame físico ainda são essenciais para o tratamento do paciente com dor. Um bom diagnóstico elaborado pela equipe multiprofissional, levando em consideração os diversos aspectos da dor, é necessário para que o plano terapêutico seja executado em sua totalidade, com participação e consentimento do paciente de modo adequado e, dessa forma, o resultado é uma otimização dos tratamentos da dor, com boa alocação de recursos e melhora na função e qualidade de vida do paciente.

REFERÊNCIAS BIBLIOGRÁFICAS

1. Cohen SP, Vase L, Hooten WM. Chronic pain: an update on burden, best practices, and new advances. Lancet. 2021;397(10289):2082-97.
2. Yeng LT, Teixeira MJ, Romano MA, Greve MJD, Kaziyama HHS. Avaliação funcional do doente com dor crônica. Rev Med. 2001;80(spe2):443-73.
3. Vasudevan SV. Physical examination of the patient experiencing pain. In: Bram SE, Haddox JD, editors. The pain clinic. 2. ed. Philadelphia: Lippincott Williams & Wilkins; 2000. p.37-45.
4. Walton D, Dhir J, Millard J. Introduction and Application of the CARE Model in Physiotherapy Practice. Presentation presented at; 2016; London, Ontario, Canada.
5. Mead N, Bower P. Patient-centredness: a conceptual framework and review of the empirical literature. Soc Sci Med. 2000;51(7):1087-110.
6. Epstein R, Street R. The values and value of patient-centered care. Ann Fam Med. 2011;9(2):100-3.
7. Gatchel R, Peng Y, Peters M, Fuchs P, Turk D. The biopsychosocial approach to chronic pain: Scientific advances and future directions. Psychol Bull. 2007;133(4):581-624.
8. Fink R. Pain assessment: the cornerstone to optimal pain management. Proc (Bayl Univ Med Cent). 2000;13(3):236-9.
9. Turk DC, Melzack R. Handbook of pain assessment. New York: Guilford Press; 1992.
10. Finucane LM, Downie A, Mercer C, Greenhalgh SM, Boissonnault WG, Pool-Goudzwaard AL, et al. International Framework for Red Flags for Potential Serious Spinal Pathologies. J Orthop Sports Phys Ther. 2020;50(7):350-72.
11. Marques AP. Manual de goniometria. São Paulo: Manole; 1997.
12. Geneen LJ, Moore RA, Clarke C, Martin D, Colvin LA, Smith BH. Physical activity and exercise for chronic pain in adults: an overview of Cochrane Reviews. Cochrane Database Syst Rev. 2017;4(4):CD011279.
13. Levangie PK, Norkin CC. Joint structure and function: a comprehensive analysis. Philadelphia: F.A. Davis Co.; 2005.
14. Campbell WW. DeJong – O exame neurológico. 7. ed. Rio de Janeiro: Guanabara-Koogan; 2014.
15. Kendall FP, McCreary EK, Provance PG. Músculos, provas e funções: com postura e dor. 4. ed. São Paulo: Manole; 1995. 453p.
16. Kennedy DL, Kemp HI, Ridout D, Yarnitsky D, Rice ASC. Reliability of conditioned pain modulation: a systematic review. Pain. 2016;157(11):2410-9.
17. Sprangers MAG, Sajobi T, Vanier A, Mayo NE, Sawatzky R, Lix LM, Oort FJ, Sébille V; Response Shift—in Sync Working Group. Response shift in results of patient-reported outcome measures: a commentary to The Response Shift-in Sync Working Group initiative. Qual Life Res. 2021;30(12):3299-308.

Seção 2

Tratamento farmacológico

6

Analgésicos e anti-inflamatórios não esteroides no controle da dor

Victória Regina da Silva Oliveira
João Ignácio Ferrara Júnior
Catarina Letícia Rodrigues Barbalho
Camila Squarzoni Dale

INTRODUÇÃO

As primeiras descrições de reação inflamatória datam da Antiguidade apresentadas por Celsius, escritor romano do século I d.C., que listou os sinais cardinais da inflamação: rubor, tumor, dor e calor. Um famoso médico romano, Galeno, que viveu e trabalhou no século II d.C., propôs um quinto sinal: alteração de função (*functio laesa*) (Figura 1). Desde então, ao longo dos últimos dois mil anos, apenas um único sinal foi acrescido ao quadro geral clínico de inflamação por Rudolf Virchow: uma alteração do balanço acidobásico em decorrência de hipóxia. Nos anos 1880, Ilya Metchnikoff descobriu o fenômeno da fagocitose, que mecanicamente explicava a necessidade para o recrutamento de leucócitos nos tecidos inflamados. Decorreram cerca de cem anos até que o fenômeno fosse descrito em termos moleculares, incluindo células e mediadores inflamatórios. Dessa maneira, distinguiu-se inflamação aguda, que é manifestada pelos sinais cardinais do processo crônico, que pode ocorrer na ausência de alguns deles. Inflamações crônicas podem contribuir para o surgimento de sérias condições patológicas, como doenças autoimunes, diabetes e câncer.[1]

A inflamação é extremamente complexa e igualmente fascinante, possuindo função crucial na fisiologia. Trata-se de uma resposta adaptativa que é desencadeada por condições ou estímulos nocivos, como infecção ou lesão tecidual. Consideráveis progressos têm sido obtidos na compreensão dos eventos celulares e moleculares que estão envolvidos na resposta inflamatória aguda. Além disso, os eventos que levam à inflamação crônica localizada, particularmente a infecções crônicas e doenças autoimunes, são apenas parcialmente compreendidas.[2]

Geralmente se considera a resposta inflamatória controlada como benéfica, porém pode se tornar prejudicial se descontrolada. Assim, o estado inflamatório patológico assume-se como tendo uma contrapartida fisiológica. Contudo,

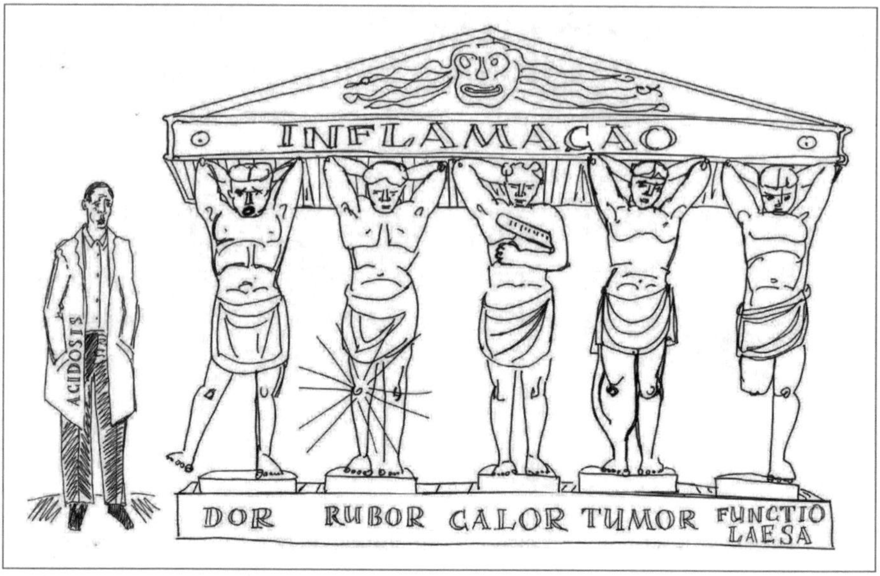

Figura 1 Sinais cardinais da inflamação.

Fonte: Kuprash e Nedospasov, 2016.[1]

enquanto a razão fisiológica da inflamação induzida por infecção é clara, muitos outros tipos de resposta inflamatória não apresentam essa transparência.[2]

A inflamação presumivelmente envolve uma resposta adaptativa para o restabelecimento da homeostase. Basicamente, a resposta inflamatória aguda ativada por infecções e dano tecidual abrange a ação coordenada de componentes sanguíneos (plasma e leucócitos) nos locais da infecção ou dano tecidual. Essa resposta tem sido mais bem caracterizada pelas infecções microbianas nas quais o reconhecimento é mediado por macrófagos e mastócitos, levando à produção de quimiocinas, citocinas, aminas vasoativas, eicosanoides e produtos da cascata proteolítica. O principal e maior efeito imediato desses mediadores é iniciar uma reação inflamatória local na qual proteínas plasmáticas e leucócitos (principalmente neutrófilos) ganham acesso aos tecidos extravasculares, combatendo os agentes invasores pela liberação de conteúdos tóxicos de seus grânulos, que incluem espécies reativas de oxigênio (ERO), espécies reativas de nitrogênio, proteinase 3, catepsina G e elastase. No entanto, essa potente ação não discrimina entre alvos do hospedeiro e microbianos, provocando, assim, danos inevitáveis ao hospedeiro (Figura 2).[2]

Uma resposta inflamatória aguda de sucesso resulta na eliminação dos agentes infecciosos seguidos pela fase de resolução e reparo tecidual. A mudança nos mediadores lipídicos de prostaglandinas pró-inflamatórias para lipoxinas, que

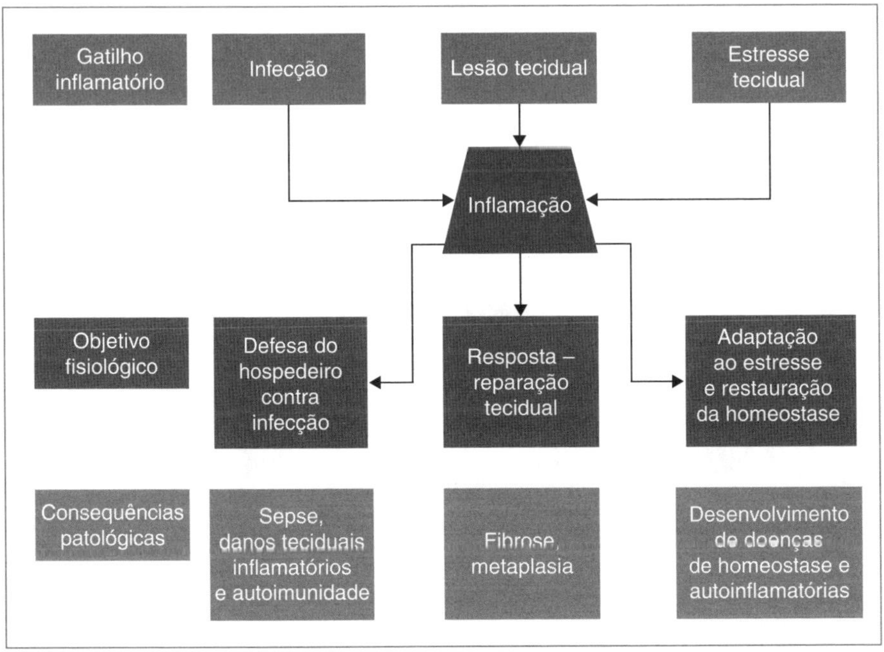

Figura 2 Consequências fisiológicas e patológicas da inflamação.

são anti-inflamatórias, é crucial para a transição da inflamação para a resolução. As lipoxinas inibem o recrutamento de neutrófilos, promovendo assim o recrutamento de monócitos, que removem células necrosadas e iniciam a remodelação tecidual. Resolvinas e protectinas, que constituem outra classe de mediadores lipídicos, assim como o fator de crescimento de transformação beta e fatores de crescimento produzidos pelos macrófagos, também têm papel crucial na resolução da inflamação, incluindo a reparação tecidual.

Como já apresentado, pode-se verificar que os mecanismos de inflamação induzidos por infecção são mais bem compreendidos do que os demais processos inflamatórios. Os mecanismos associados aos estados inflamatórios crônicos sistêmicos em geral são pouco entendidos, mas é claro que eles não parecem se encaixar no padrão clássico de transição da inflamação aguda para a inflamação crônica.

A resposta inflamatória é coordenada por uma grande variedade de sinais que formam uma rede regulatória complexa. Esses sinais podem ser dispostos em duas categorias funcionais e distinguidos entre indutores e mediadores da inflamação. Os indutores são os sinais que iniciam a resposta inflamatória e os mediadores, por sua vez, alteram o estado funcional dos tecidos e órgãos de maneira que lhes permitem se adaptar às condições indicadas pelos indutores da inflamação.

Os indutores da inflamação podem ser divididos em exógenos, que abrangem agentes microbianos (padrões moleculares associados aos patógenos e fatores de virulência ou PAMP, do inglês *pathogen-associated molecular patterns*) e não microbianos (p. ex., exotoxinas, alérgenos e irritantes), e endógenos, os quais abrangem sinais produzidos por tecidos lesados, estressados ou com algum tipo de disfunção, como hipóxia e isquemia (Figura 3). Neste último caso, a identificação e caracterização desses sinais são fracamente definidas.

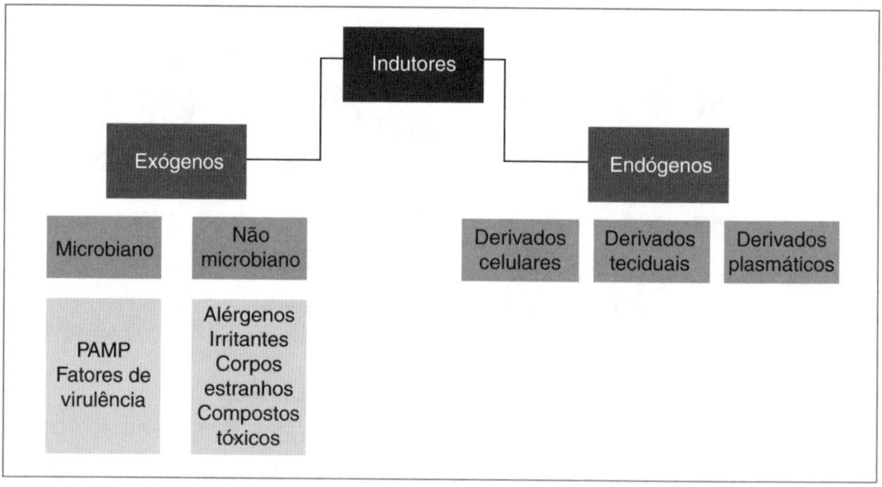

Figura 3 Indutores do processo inflamatório.
PAMP: *pathogen-associated molecular patterns*.

Os indutores da inflamação desencadeiam a produção de numerosos mediadores inflamatórios que, por sua vez, alteram a funcionalidade de muitos tecidos e órgãos. Muitos desses mediadores inflamatórios têm efeitos em comum na vascularização e recrutamento de leucócitos. Esses mediadores podem ser derivados das proteínas plasmáticas ou secretados pelas células. Os mediadores celulares podem ser produzidos por leucócitos especializados ou por células presentes nos tecidos locais. Alguns mediadores, como histamina e serotonina, são sintetizados e estocados nos grânulos dos mastócitos, basófilos e plaquetas.

Os mediadores inflamatórios podem ser classificados em sete grupos, de acordo com suas propriedades bioquímicas: aminas vasoativas, peptídeos vasoativos, componentes de fragmentos do sistema complemento, mediadores lipídicos, citocinas, quimiocinas e enzimas proteolíticas.

As aminas vasoativas (histamina e serotonina) são produzidas pela degranulação de mastócitos e plaquetas, causando aumento da permeabilidade vascular e vasodilatação ou vasoconstrição, dependendo do contexto. Os peptídeos vasoativos podem ser armazenados em uma forma ativa em vesículas secretórias (p. ex., substância P) ou gerados pelo processamento proteolítico de precursores inativos no fluido extracelular (p. ex., quininas, fibrinopeptídeo B e produtos de degradação da fibrina). A substância P é liberada pelos neurônios sensitivos e pode causar a degranulação de mastócitos. Outros peptídeos podem ser gerados por proteólise pelo fator de Hageman, trombina ou plasmina, causando vasodilatação e aumentando a permeabilidade vascular. No caso específico do fator de Hageman, ele ativa a cascata calicreína-cinina e o principal produto dessa cascata, a bradicinina, afeta a vasculatura, assim como possui um efeito pró-álgico potente.

As proteínas do complemento estão presentes no plasma em sua forma inativa e são numeradas de C1 a C9. Muitas delas, quando ativadas, tornam-se enzimas proteolíticas que degradam outras proteínas do complemento, formando assim uma cascata capaz de gerar uma grande amplificação enzimática. A etapa crítica no desenvolvimento das funções biológicas do complemento é a ativação do componente C3, que desencadeia a fragmentação de C3a, C4a e C5a (também conhecidos por anafilotoxinas), os quais são produzidos por diversas vias de ativação do complemento, promovendo o recrutamento de monócitos e granulócitos, bem como provocam a degranulação de mastócitos, induzindo, desse modo, aumento da permeabilidade vascular, vasodilatação, quimiotaxia, ativação dos leucócitos e facilitação da fagocitose por neutrófilos e macrófagos.

Os mediadores lipídicos são derivados dos fosfolipídios presentes na membrana celular. Após ativação pelo influxo de Ca^{2+}, a fosfolipase citosólica A2 gera ácido araquidônico e ácido lisofosfatídico. O ácido araquidônico é metabolizado para formar eicosanoides por meio da cicloxigenase (COX-1 e COX-2), que gera prostaglandinas e tromboxanos, ou pela lipoxigenase que gera leucotrienos e lipoxinas (Figura 4). As prostaglandinas PGE2 e PGI2 causam vasodilatação e a PGE2 induz hiperalgesia, sendo um potente indutor de febre. Já as lipoxinas inibem a inflamação e promovem resolução da inflamação e reparo tecidual.

As citocinas inflamatórias (fator de necrose tumoral alfa, interleucinas 1 e 6) são produzidas principalmente pelos macrófagos e mastócitos, tendo diversos papéis na resposta inflamatória, incluindo ativação do endotélio, leucócitos e indução da resposta aguda. As quimiocinas são produzidas por variadas células em resposta a indutores da inflamação e controlam o extravasamento leucocitário e a quimiotaxia em direção aos tecidos afetados.

Enzimas proteolíticas, incluindo catepsinas e metaloproteinases, têm papéis diversos na inflamação, em parte pela degradação da matriz extracelular. Essas proteases estão associadas a remodelação tecidual e migração leucocitária.

A inflamação é uma reação complexa a vários agentes nocivos, como os microrganismos e células danificadas, geralmente necróticas, que consiste em respostas vasculares, migração e ativação de leucócitos e reações sistêmicas. A resposta

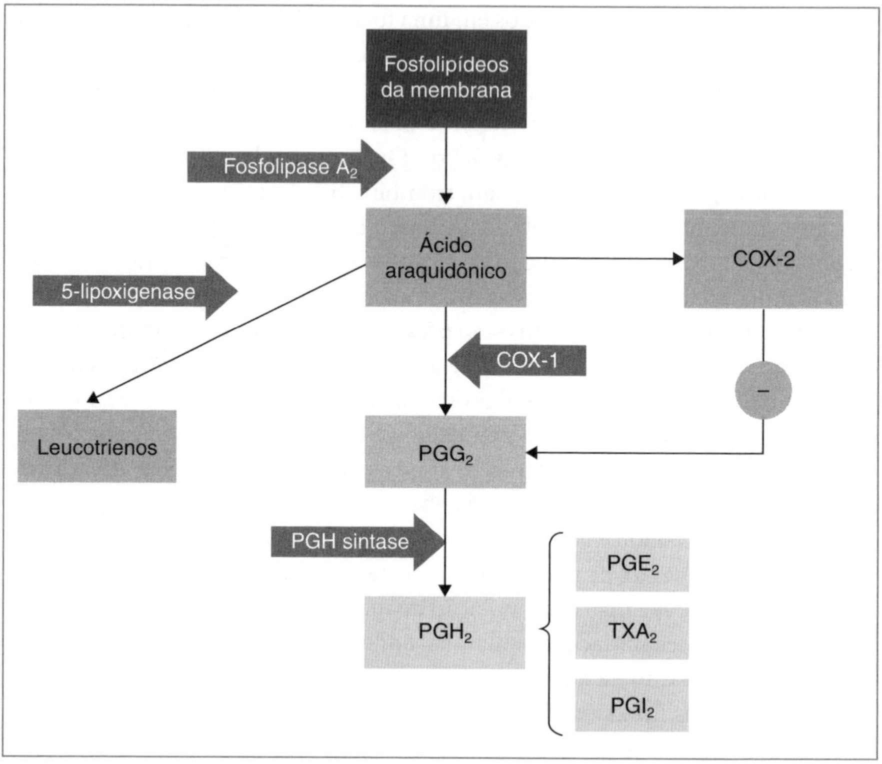

Figura 4 Geração dos metabólitos do ácido araquidônico.

COX-1: cicloxigenase 1; COX-2: cicloxigenase 2; PGE_2: prostaglandina E_2; PGG_2: prostaglandina G_2; PGH_2: prostaciclina H_2; PGI_2: prostaciclina; TXA_2: tromboxano A_2.

inflamatória está intimamente ligada ao processo de reparo. Este começa nas fases iniciais da inflamação, mas geralmente só é finalizado depois que a influência nociva foi neutralizada. Durante a fase de reparação, o tecido danificado é substituído por meio de regeneração de células parenquimatosas nativas, pelo preenchimento com tecido fibroso (cicatrização) ou, o que é mais comum, por uma combinação desses dois processos. Entretanto, a inflamação e o reparo podem ser prejudiciais.

A resposta inflamatória consiste em dois componentes principais: uma reação vascular e uma reação celular. As reações vasculares e celulares da inflamação aguda e crônica são mediadas por fatores químicos derivados de proteínas ou células plasmáticas e são produzidas ou ativadas por estímulos inflamatórios. Tais mediadores, agindo solitariamente, em conjunto ou em sequência, amplificam a resposta inflamatória e influenciam sua evolução.

Alguns importantes mediadores para a inflamação são sinal transdutor e ativador para transcrição-3 (STAT3), e os mais importantes fatores de transcrição inflamatórios são o fator nuclear kappa beta (NF-κB), o fator nuclear de células T ativadas (NFAT) e a proteína ativadora 1 (AP-1), mas esses fatores intracelulares não são mensurados facilmente. Existem vários outros biomarcadores de inflamação mais fáceis de medir, como citocinas, incluindo-se fator de necrose tumoral alfa (TNF-α), interleucina-1 (IL-1), IL-6, IL 8, proteína quimiotática de monócitos-1, ou outras enzimas e proteínas, como cicloxigenase-2 (COX-2), lipoxigenase-5 (LOX-5), metaloproteinase (MMP), proteína C-reativa, fator de crescimento endotelial e assim por diante. A classificação da inflamação pode ser uma ferramenta prática para determinar a causa fundamental da inflamação, e um sistema de classificação pode ser útil para diagnóstico médico, confirmação do diagnóstico e seleção do tratamento apropriado. Dentro desse escopo, alguns autores descreveram um sistema de classificação capaz de diferenciar causas da inflamação, baseando-se nos parâmetros das citocinas. Nesse sistema, a quantidade aumentada de determinadas citocinas, como IL-1, TNF-α, IL-6, IL-8, IL-12, interferon-α e interferon-γ poderia auxiliar a determinar se uma inflamação poderia ser causada, por exemplo, por uma infecção, isquemia, desordem autoimune, neoplasias, condições neurológicas, lesões físicas ou até exposição a componentes químicos.[3]

Estudos recentes têm inequivocamente mostrado que resolução da inflamação é um processo controlado ativamente que envolve ações altamente coordenadas de várias células imunes ou não imunes. Liberação de células lesadas e células imunes pró-inflamatórias usualmente tomam lugar nos processos coordenados de morte celular (apoptose) e remoção celular (eferocitose). Mecanismos de reparação adicionais podem então permitir a reconstituição total ou parcial da integridade e função do tecido. Esses processos requerem a forte interação controlada entre vários tipos celulares e células imunes, como granulócitos, macrófagos e células linfoides e todas essas células desempenham papel importante no controle da resolução da inflamação sob determinadas circunstâncias. Especificamente, famílias de mediadores *pro-resolving* (SPM) têm mostrado controlar a resolução da inflamação. Principais protagonistas consistem em resolvinas, protectinas e maresinas, que podem ativamente reprogramar o processo inflamatório e favorecer a reparação. Por exemplo, citocinas com função anti-inflamatória, como Il-10 e TGF-β, são frequentemente produzidas durante a inflamação por macrófagos ou linfócitos, respectivamente.

Em algumas situações, a inflamação crônica pode não se resolver em razão de uma intensa resposta imune pró-inflamatória que substitui sinais e mediadores anti-inflamatórios. Essa resposta pró-inflamatória pode envolver a produção e liberação de mediadores químicos como aminas vasoativas, eicosanoides e peptídeos. Eles podem amplificar processos inflamatórios pela indução de morte celular ou ativação de outras células imunes locais no microambiente. Evidências recentes apontam que a abordagem das diversas vias pró-inflamatórias simultaneamente pode contribuir para a melhora da resposta à terapia. Exemplos potenciais incluem a combinação de terapias de vários agentes biológicos, anticorpos específicos com duplo alvo ou inibição das quinases Janus, e incluem a administração de moléculas pró-resolvinas.[4]

EFEITOS BIOQUÍMICOS DOS ANTI-INFLAMATÓRIOS NÃO ESTEROIDES

Os anti-inflamatórios não esteroides (AINE) abrangem uma larga classe de medicamentos com extrema diversidade estrutural e funcional. Com base em sua estrutura química, os AINE podem ser classificados em derivados do ácido salicílico, derivados do ácido aril-acéticos, derivados do ácido indolacéticos, antranilatos e ácidos enólicos (oxicans) (Figura 5).[5]

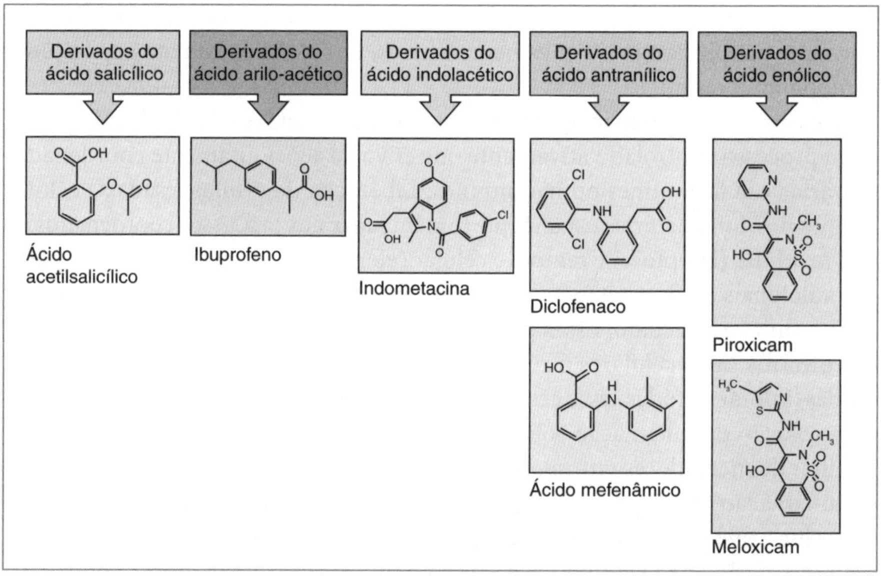

Figura 5 Classificação estrutural dos anti-inflamatórios não esteroides (AINE).

Os AINE são uma das classes de medicamentos mais prescritas para dor e inflamação, sendo responsáveis por aproximadamente 5 a 10% de todas as medicações prescritas a cada ano. Além de seu efeito anti-inflamatório, os AINE possuem efeitos antipiréticos e antiálgicos. Esses medicamentos inibem as enzimas cicloxigenases, responsáveis pela síntese de prostaglandinas. As principais ações terapêuticas dos AINE são promovidas principalmente por sua capacidade de bloquear a síntese de prostaglandinas (PG) por meio da inibição das enzimas cicloxigenase (COX-1 e COX-2). A COX-1 produz as prostaglandinas e tromboxanos A_2 que controlam a barreira mucosa no trato gastrintestinal (TGI), homeostase renal, agregação plaquetária e outras funções fisiológicas. A COX-2 produz PG relacionadas à inflamação, dor e febre. A COX-1 é expressa em células normais, enquanto a COX-2 é induzida em células inflamatórias. A inibição da síntese da COX-2 representa os efeitos desejáveis dos AINE (anti-inflamatório, antipirético e analgésico); em contrapartida, o bloqueio na síntese de COX-1 desempenha um papel indesejado em razão da toxicidade renal e dos efeitos prejudiciais ao TGI. A maioria dos AINE é bem absorvida pelo TGI e tem alta biodisponibilidade. Os AINE geralmente são metabolizados no fígado e excretados pela urina, tendo uma meia-vida variável em torno de 0,25 a 0,3 horas, como o ácido acetilsalicílico, ou 45 a 50 horas, como o piroxicam.[6]

PRINCIPAIS EFEITOS ADVERSOS

Gastrintestinais

O mecanismo fundamental aos efeitos adversos gastrintestinais induzidos por AINE reside no fato de que esses medicamentos inibem a síntese de prostaglandinas, causando enfraquecimento das barreiras protetoras da mucosa gástrica, predispondo ao sangramento. As úlceras gastroduodenais induzidas por AINE podem ser prevenidas pelo uso de agentes protetores gastrintestinais, por exemplo. Múltiplos estudos têm revelado que inibidores de COX-2, como lumiracoxibe, celcoxibe e rofecoxibe, causam menos danos à mucosa gastrintestinal quando comparados aos AINE não seletivos.[7]

As taxas de úlcera gastrintestinal variam de 5 a 80% em estudos de endoscopia de curto prazo e de 15 a 40% em usuários de longo prazo. Os AINE também podem provocar inflamações do intestino delgado em até 70% dos usuários de longo prazo e 30% apresentam erosões ou úlceras. Os AINE interagem com a camada de muco intestinal e a bicamada fosfolipídica da superfície celular. Existem diferenças sutis na espessura e composição do muco em diferentes regiões do TGI. O papel do muco é atuar como lubrificante entre o epitélio superficial e o conteúdo luminal, restringindo o acesso de grandes moléculas hidrofílicas, enzimas digestivas e bactérias ao epitélio superficial. No estômago, o muco também tampona os ácidos luminais.

A produção e a secreção de muco são determinadas por interações entre agressores luminais (ácido, pepsinas, *Helicobacter pylori* no estômago e bile e bactérias no intestino delgado) e o epitélio superficial mediado por vários fatores, como citocinas inflamatórias e prostaglandinas. O muco serve como uma matriz para fosfolipídeos que mantém a integridade gastrintestinal. Estudos da patogênese das lesões induzidas por AINE indicam que eles inibem a enzima prostaglandina-endoperóxido sintase 1 (PGH-sintase) que estaria envolvida na mediação das lesões gastrintestinais. Além disso, acredita-se que existam efeitos de ações tópicas bioquímicas específicas que ocorrem em razão do contato direto entre os AINE no lúmen e mucosa epitelial após a ingestão das drogas e o consequente aumento da permeabilidade e inflamação intestinal. Assim, a interação entre AINE com fosfolipídios e desacoplamento por fosforilação oxidativa mitocondrial iniciou alterações bioquímicas que prejudicam a função da barreira gastrintestinal.[8,9]

Cardiovasculares

O mecanismo dos AINE compreende, como já visto, a inibição de duas isoformas da cicloxigenase: COX-1 (contribui para efeito antiplaquetário) e COX-2 (o bloqueio tem maior efeito anti-inflamatório, antipirético e analgésico). Embora a inibição da COX-2 possa reduzir o risco de toxicidade gastrintestinal, diversos estudos apontam os efeitos cardiovasculares adversos em decorrência de sua inibição. Desde que o rofecoxibe e o valdecoxibe foram retirados do mercado em 2004 e 2005, respectivamente, em decorrência de eventos cardiovasculares adversos, como edema, infarto do miocárdio, eventos trombóticos, acidente vascular cerebral e hipertensão, preocupações com o potencial de todos os inibidores da COX-2 para efeitos adversos cardiovasculares foram examinadas.[10,11]

Rins

Em comparação aos riscos cardiovasculares e gastrintestinais, as reações adversas dos AINE nos rins podem ser consideradas não tão comuns, porém, com o avanço da idade, há o alto risco de desenvolvimento de nefrotoxicidade. A inibição da síntese de prostaglandinas e tromboxanos conduz à vasoconstrição renal e à consequente diminuição da perfusão renal, gerando como manifestações clínicas mais comuns desequilíbrio eletrolítico, diminuição da taxa de filtração glomerular, nefrite intersticial aguda, necrose papilar renal, retenção de sódio, hipercalcemia, edema, doença renal crônica, por exemplo.

Em conclusão, os anti-inflamatórios são fármacos que impedem ou amenizam a resposta inflamatória (inflamação). Assim, a seguir serão descritos os diversos tipos de anti-inflamatórios que existem no mercado atualmente, diferenciados por seu potencial analgésico, mecanismos de ação e efeitos adversos.

ANALGÉSICOS COMUNS

Dipirona

O metamizol (dipirona) é considerado um AINE atípico, com propriedade anti-inflamatória fraca, e isso se deve a sua baixa afinidade pela COX em ambiente rico sem peróxidos, que é o caso de tecidos inflamados. No entanto, apresenta potentes efeitos analgésicos que se acredita estarem relacionados principalmente à via central. Foi introduzido na prática clínica em 1922, na Alemanha, como analgésico, antipirético e antiespasmódico. A dipirona é um pró-fármaco, mas o mecanismo farmacológico de ação de seus múltiplos metabólitos ativos não é conhecido com precisão. O metamizol é aplicado predominantemente na terapia de dores de diferentes etiologias, de condições espásticas, afetando especialmente o trato digestivo, e de febres refratárias a outros tratamentos.

Mecanismo de ação

Seus efeitos podem resultar da interferência na síntese de PG, por meio do potencial inibitório em diferentes isoenzimas da COX, atuando mais precisamente no bloqueio da COX-3 via central e na ativação do sistema opioidérgico e do sistema canabinoide. O metamizol pode bloquear tanto as vias PG-dependentes quanto as PG-independentes da febre induzida por lipossacarídeos (LPS), o que sugere que essa droga tenha um perfil de ação antipirética distintamente diferente dos AINE. O mecanismo responsável pelo efeito espasmolítico do metamizol está associado à liberação inibida de Ca^{2+} intracelular como resultado da redução da síntese de inositol fosfato sobre a musculatura lisa tanto do esfíncter de Oddi, que é dose-dependente, quanto dos ureteres e bexiga urinária.

Farmacocinética

A hidrossolubilidade desse fármaco o torna bastante versátil e permite seu emprego em diversas vias de administração. A dipirona apresenta biodisponibilidade acima de 80% por via oral e efeito rápido, pois sua concentração plasmática máxima é atingida em até 2 horas após o uso. Sua degradação no fígado produz metabólitos ativos e sua excreção é quase que exclusivamente renal. Combinações de analgésicos com diferentes mecanismos de ação podem produzir analgesia eficaz e limitar os efeitos colaterais, reduzindo as doses de um ou ambos compostos. Isso é também verdade para o metamizol, pois foi provado que sua coadministração com morfina, paracetamol ou cetoprofeno é capaz de produzir potenciação de efeitos antinociceptivos.

Efeitos adversos

O metamizol é uma preparação farmacêutica relativamente segura, embora não esteja completamente livre de efeitos indesejáveis. Dentre esses efeitos colaterais, o mais grave e que gera maior controvérsia é o efeito mielotóxico. Além disso, a incidência da agranulocitose por dipirona é uma causalidade imunoalérgica rara, presente em cerca de 0 a 2 casos para cada milhão de pessoas por dia de uso. Pode durar pelo menos uma semana: não é dose-dependente e pode ocorrer em qualquer momento durante o tratamento.

Contraindicações

Em comparação com analgésicos opioides ou AINE, são poucas as contraindicações para o uso de metamizol em humanos e animais. Por um possível efeito hepatotóxico, o medicamento é contraindicado em pacientes com história ou presença de discrasia sanguínea.

Paracetamol

Também conhecido como acetaminofeno. Potente analgésico e antipirético, tem efeitos anti-inflamatórios discretos. Comumente utilizado no alívio da cefaleia, mialgia moderada, artralgia, dor pós-parto e do pós-operatório e febre. É preferido em substituição ao ácido acetilsalicílico em crianças, no que se refere a infecções virais ou acidentes tóxicos de superdosagem.

Mecanismo de ação

Inibição de uma isoforma da COX específica do sistema nervoso central (SNC). São fracos inibidores das PG periféricas, porém potentes inibidores das PG do SNC.

Farmacocinética

É rapidamente bem absorvidos pelo TGI, metabolizado pelo fígado, conjugado com ácido glicurônico (60%), sulfato (35%) ou cisteína (3%) e excretado pelos rins.

Efeitos adversos

Pode levar a lesão hepática (necrose), potencialmente fatal, além de causar náuseas, vômitos e dores abdominais, além de insuficiência hepática.

Contraindicações

Uso não indicado a hepatopatas. Metabólito liga-se à glutationa hepática e a ligação com proteínas do hepatócito pode levar à morte celular, até necrose hepática fulminante.

ANTI-INFLAMATÓRIOS NÃO ESTEROIDES

Inibidores não seletivos da COX

Salicilatos

Fármacos

Ácido acetilsalicílico, salicilato de sódio e diflunisal, via oral. Ácido salicílico e salicilato de metila, para uso externo em casos de dores articulares e musculares.

Um dos primeiros fármacos sintetizados e dos mais amplamente utilizados ao redor do mundo ainda hoje. Utilizados como analgésico para dores leves a moderadas como cefaleia, dismenorreia, artralgias, neuralgias e desconforto pós-operatório. Seu uso clínico é principalmente como um fármaco cardiovascular, utilizado como antiagregante plaquetário, além de sua ação como antipirético e anti-inflamatório.

Mecanismo de ação

Inibição irreversível da COX-1 e 2 pelo ácido acetilsalicílico leva à diminuição na síntese de tromboxano A_2, importante componente vasoconstritor e indutor de agregação plaquetária. Inibe a síntese e liberação de prostaglandinas.

Farmacocinética

A forma não ionizada é absorvida passivamente por difusão pelo TGI, 50% liga-se às albuminas plasmáticas, sofre ampla distribuição e é metabolizada pelas enzimas hepáticas (75%). Excretada pelos rins através de filtração glomerular, secreção tubular e reabsorção tubular. É sensível ao pH da urina.

Efeitos adversos

Seu uso prolongado ou em doses altas pode resultar em intolerância gástrica, levando a quadro de dor, náuseas e vômitos, por serem altamente irritantes para a mucosa gástrica; aumento da secreção ácida gástrica; ulceração da mucosa com sangramentos (hemorragias); gastrite medicamentosa. Além disso, existem alterações no tempo de coagulação, levando ao aumento do tempo de coagulação por inibir a agregação plaquetária. Em alguns casos, pode haver hipersensibilidade, resultando no aparecimento de urticárias ou causando choque anafilático. Em caso de intoxicações graves, ocorrem alterações no equilíbrio ácido-base, levando a depressão do centro respiratório com diminuição ventilatória pulmonar, aumento de íons H^+ no sangue, redução do pH sanguíneo e acidose respiratória não compensada com acidose metabólica, particularmente em crianças.

Contraindicações

Se administrados concomitante com o anticoagulante varfarina, podem causar aumento potencialmente perigoso do risco de hemorragia. Não indicados para pacientes com alterações de coagulação, como hemofilia. Não indicados para pacientes com história recente de gastrite, úlcera péptica ou sangramento gastrintestinal.

Ácidos acéticos

Fármacos

Diclofenaco de sódio e de potássio, indometacina.

Possuem excelente atividade anti-inflamatória, analgésica e antitérmica. Têm sido recomendados até para analgesia pós-operatória, em infusão intravenosa contínua, e no tratamento de artrite reumatoide, osteoartrite, espondiloartrites e espondilite anquilosante.

Mecanismo de ação

Potente inibidores da COX, inibindo a biossíntese de PG.

Farmacocinética

Rapidamente absorvido por via oral e parenteral. O pico da concentração plasmática é alcançado dentro de 2 horas. Após a absorção, liga-se a 99,7% das proteínas plasmáticas. Sofre metabolização hepática e é eliminado na urina (65%) e através da bile (35%).

Efeitos adversos

Sangramento, ulceração ou perfuração da parede intestinal. Pode evoluir para hepatite tóxica com ou sem icterícia. Enrijecimento do local da aplicação da injeção intramuscular, abscesso e necrose local. Devem ser administrados somente no glúteo. Insônia, irritabilidade, convulsões, visão borrada, diplopia.

Contraindicações

Pessoas com úlceras, gastrites ou alérgicas ao fármaco. Uso não recomendado para crianças, hepatopatas, gestantes e lactantes. Quando administrados concomitantemente, aumentam as concentrações plasmáticas de lítio, digoxina e metotrexato. Em altas doses, inibem a agregação plaquetária. Requerem precaução na administração com outros antiagregantes plaquetários.

Ácidos propiônicos

Fármacos

Ibuprofeno, cetoprofeno, fenoprofeno, naproxeno.

O ibuprofeno foi uma das primeiras drogas desse grupo a ser utilizada e atualmente encontra-se em expansão, com o surgimento de diferentes derivados. Assim como os demais derivados do ácido propiônico, são destinados ao tratamento de artrite reumatoide, osteoartrite, bursites, capsulites, sinovites, tendinites e processos inflamatórios odontológicos. Também tem várias aplicações nas lesões traumáticas, musculoesqueléticas, lombalgias e dores pós-operatórias.

Mecanismo de ação

Inibidores eficazes da COX-1 e 2. Potente inibidor das PG, além de exercerem ação sobre o sistema das cininas e histamina na mediação da inflamação.

Farmacocinética

Bem absorvidos pelo TGI. Acoplam-se a 90% das proteínas plasmáticas. São extensamente metabolizados pelo fígado e excretados pelos rins.

Efeitos adversos

Irritação do TGI e lesões pré-ulcerosas, náusea, vômito, diarreia, azia e constipação. Menos frequentemente podem ocorrer trombocitopenia, erupções cutâneas, cefaleia, tontura e edema.

Contraindicações

Não é indicado seu uso concomitantemente ao ácido acetilsalicílico, podendo reduzir levemente sua concentração no sangue. Devem ser administrados cuidadosamente em pacientes com história de doenças do TGI alto e evitados em pacientes com úlcera péptica.

Fenamatos

Fármacos

Ácidos mefenâmico, flufenâmico, meclofenâmico, tolfenâmico e etofenâmico. Atuam como anti-inflamatório, analgésico e antipirético. Utilizados nas dores de pequena e moderada intensidade, aliviando a dor na dismenorreia primária.

Mecanismo de ação

Inibição da COX, sendo capazes de antagonizar certos efeitos das PG.

Farmacocinética

Rápida absorção gastrintestinal quando administrados por via oral. Após a metabolização, são excretados na urina e 20% da dose é eliminada nas fezes como metabólitos não conjugados.

Efeitos adversos

Cefaleias, tonturas, perturbações gastrintestinais, dor abdominal, vômito, agranulocitoses e reações de hipersensibilidade.

Contraindicações

Pacientes com inflamação ou ulceração gastrintestinal e naqueles com comprometimento da função renal. Devem ser usados com cautela em asmáticos, podendo exacerbar tal condição. Uso não recomendado em menores de 14 anos e gestantes.

Oxicans

Fármacos

Piroxicam, meloxicam, tenoxicam.

Além da ação anti-inflamatória, possuem ação analgésica e antipirética. As principais indicações clínicas são artrite reumatoide, osteoartrite, espondilite anquilosante e gota aguda. Ação analgésica em afecções musculoesqueléticas, dor pós-parto e traumatismos de menor intensidade.

Mecanismo de ação

Inibem a síntese e liberação das PG por meio da inibição reversível da enzima COX.

Farmacocinética

Rapidamente absorvidos após administração oral ou retal. Após a absorção, ligam-se às proteínas plasmáticas na proporção de 99,3%. Cerca de 10% são eliminados na urina sem sofrer metabolização. São eliminados principalmente pelos rins e fezes.

Efeitos adversos

Perturbação gastrintestinal em maior frequência, além de cefaleia, mal-estar, zumbidos, *rash*, edema, prurido, vertigem, insônia, depressão, nervosismo, alucinações e parestesias.

Contraindicações

Uso não recomendado em pacientes com úlcera péptica ou em caso de hipersensibilidade ao medicamento. Não indicados para crianças e gestantes.

Pirazolônicos

Fármacos

Dipirona, fenilbutazona, oxifenilbutazona e feprazona.

A dipirona é um derivado da aminopirina, que ainda é amplamente utilizada no Brasil apesar de sua grande tendência a causar discrasias sanguíneas. Possui excelente ação analgésica, antipirética e antiartrítica.

Mecanismo de ação

Inibição da síntese de PG por meio da inibição da COX, síntese de tromboxanos e agregação plaquetária induzida pelo ácido araquidônico e a síntese total de PG E1 e E2, em nível central ou periférico.

Farmacocinética

Sua metabolização é hepática e dentre os metabólitos estão 4-metil-amino-antipirina (4-MAA), 4-amino-antipirina (4-AA), 4-acetil-amino-antipirina (AAA) e 4-formil-amino-antipirina (FAA). Seus efeitos analgésicos estão correlacionados com as concentrações dos metabólitos ativos MAA e AA, e são excretados via renal.

Efeitos adversos

Em casos de toxicidade, podem produzir agranulocitose fatal, púrpura, trombocitopenia, anemia aplásica e hemolítica, *rash*, edema, tremores, náuseas, vômitos, hemorragia gastrintestinal, anúria e reações alérgicas (asma e angioedema).

Contraindicações

Uso não indicado a pacientes com hipersensibilidade ou portadores de discrasias sanguíneas, promovidas por doenças importantes ou por exposição ocupacional ou ambiental a agentes químicos inibidores da medula óssea.

Inibidores seletivos da COX-2

Sulfonanilidas

Fármaco

A nimesulida apresenta ação anti-inflamatória, analgésica e antipirética, sendo indicada em caso de febre, processos inflamatórios relacionados com a liberação de PG, como osteoarticulares e musculoesqueléticos e em casos de cefaleias, mialgias e no alívio da dor pós-operatória.

Mecanismo de ação

Além de apresentarem inibição seletiva sobre a COX-2, apresentam outros efeitos que intensificam a atividade anti-inflamatória, destacando-se sua inibição da ativação de neutrófilo e propriedades antioxidantes, neutralizando a formação de radicais livres de oxigênio na inflamação.

Farmacocinética

Rápida absorção no TGI. Metabolizadas pelo fígado e eliminados pelas fezes (73%) e urina (24%).

Efeitos adversos

Diarreia, náusea e vômito são os mais comuns. Coceira, erupção cutânea e sudorese ocorrem em menor frequência. Hemorragias e retenção urinária estão entre as reações mais graves, porém menos comuns.

Contraindicações

Não indicadas em caso de hipersensibilidade ao medicamento. Não devem ser usadas por pacientes portadores de hemorragias gastrintestinais, úlcera duodenal ou gástrica, doenças hepáticas e com insuficiência renal.

Coxibes

Fármacos

Celecoxibe, etoricoxibe, parecoxibe.

As recomendações atuais restringem o uso de coxibes a pacientes para os quais o tratamento com AINE convencionais traria uma probabilidade alta de efeitos adversos gastrintestinais graves, sendo prescritos somente após avaliação de risco cardiovascular. Utilizados principalmente no tratamento de osteoartrite e artrite reumatoide, ou em alguns casos no alívio da dor pós-operatória.

Mecanismo de ação

Ação inibitória mais seletiva sobre a COX-2, apresentando menos efeitos adversos gastrintestinais.

Farmacocinética

São extensamente metabolizados pelo fígado (> 99%) e alta (90%) ligação a proteínas plasmáticas.

Efeitos adversos

Podem causar aumento no risco de eventos cardiovasculares trombóticos, infarto do miocárdio e acidente vascular cerebral. Podem favorecer a trombose, por inibição da síntese sistêmica de prostaciclina (PGI2) endotelial. Também podem ocorrer cefaleia, tonturas, *rash* cutâneo e edema periférico decorrente de retenção hídrica.

Contraindicações

Uso não recomendado em pacientes que tenham tido crise de asma (doença pulmonar com crises de chiado), urticária (alergia de pele) ou reações alérgicas após uso de ácido acetilsalicílico ou outros anti-inflamatórios, pois há risco de alergia com o uso concomitante. Também não são recomendados a pacientes com doença hepática grave e/ou com insuficiência renal grave e dor relacionada à cirurgia de revascularização do miocárdio. Não devem ser utilizados por gestantes sem orientação médica ou do cirurgião-dentista.

REFERÊNCIAS BIBLIOGRÁFICAS

1. Kuprash DV, Nedospasov SA. Molecular and cellular mechanisms of inflammation. Biochemistry (Mosc). 2016;81(11):1237-9.
2. Medzhitov R. Origin and physiological roles of inflammation. Nature. 2008;454(7203):428-35.
3. Roe K. An inflammation classification system using cytokine parameters. Scand J Immunol. 2021;93(2):e12970.
4. Neurath MF. Targeting immune cell circuits and trafficking in inflammatory bowel disease. Nat Immunol. 2019;20(8):970-9.
5. Bindu S, Mazumder S, Bandyopadhyay U. Non-steroidal anti-inflammatory drugs (NSAIDs) and organ damage: a current perspective. Biochem Pharmacol. 180:114147.
6. Wongrakpanich S, Wongrakpanich A, Melhado K, Rangaswami J. A comprehensive review of non-steroidal anti-inflammatory drug use in the elderly. Aging Dis. 2018;9(1):143-50.
7. Bjamason I, Scarpignato C, Holmgren E, Olszewski M, Rainsford KD, Lanas A. Mechanisms of damage to the gastrointestinal tract from nonsteroidal anti-inflammatory drugs. Gastroenterology. 2018;154(3):500-14.
8. Geis GS, Stead H, Wallemark CB, Nicholson PA. Prevalence of mucosal lesions in the stomach and duodenum due to chronic use of NSAID in patients with rheumatoid arthritis or osteoarthritis and interim report on prevention by misoprostol of diclofenac associated lesions. J Rheumatol Suppl. 1999;28:11-4.
9. Maiden L, Thjodleifsson B, Theodors A, Gonzalez J, Bjarnason I. A quantitative analysis of NSAID-induced small bowell pathology by capsule enteroscopy. Gastroenterology. 2005;128:1112-8.
10. Marsico F, Paolillo S, Filardi PP. NSAIDS and cardiovascular risk. J Cardiovasc Med. 2017;18(suppl 1).
11. Grosser T, Theken KN, Fitzgerald GA. Cyclooxigenase inhibition: pain, inflammation and cardiovascular system. Clin Pharmacol Ther. 2017;102(4):611-22.

7
Opioides

Durval Campos Kraychete
Márcio José Leão Nunes

INTRODUÇÃO

A dor pode ser aguda ou crônica, somática ou visceral, contínua ou intermitente, leve, moderada ou intensa, oncológica ou não oncológica.

A dor oncológica, em especial, provoca alterações do sono e apetite, ansiedade, depressão e incapacidade física. Desse modo, o alívio da dor deve ser feito desde a fase em que está sendo realizado o diagnóstico e durante todo o processo de doença.

No entanto, para tratamento adequado da dor, é necessário que o profissional conheça as principais síndromes dolorosas agudas e crônicas, os mecanismos fisiopatológicos da dor, o estado psicológico do paciente, a farmacologia dos analgésicos e as indicações e limitações dos medicamentos e procedimentos existentes, evitando iatrogenias.[1]

OPIOIDES E INTERAÇÃO COM O RECEPTOR

Os opioides podem ser classificados de acordo com a eficácia e a afinidade pelo receptor. Sabe-se que a capacidade de uma determinada substância ativar o receptor ao qual está ligado, produzindo efeito farmacológico, chama-se atividade intrínseca ou eficácia.

A atividade intrínseca varia de 0 a 1. A afinidade, por sua vez, reflete a força de ligação entre o opioide e seu receptor específico, descrito como mu, kappa e delta.

Os fármacos agonistas apresentam ambas as propriedades citadas, devendo acoplar-se com eficácia aos seus receptores, formando um complexo fármaco-receptor capaz de desencadear uma resposta plena.

Os fármacos antagonistas, por sua vez, bloqueiam os receptores, pois apresentam elevada afinidade com baixa (ou nenhuma) eficácia.

De acordo com o tipo de interação com o receptor, os opioides podem ser classificados em: agonistas (tramadol, codeína, morfina, fentanil, metadona, oxicodona), antagonistas (naloxona, naltrexona), agonista parcial (buprenorfina) e agonista-antagonista (nalbufina). Quando a atividade intrínseca é igual a 1, fala-se que o agonista é puro, uma vez que a ocupação de todos os receptores produz uma resposta máxima; quando a atividade intrínseca é 0, tem-se um antagonista, pois não produz efeito, independentemente da ocupação dos receptores. Já os compostos agonistas parciais e agonistas/antagonistas têm atividade intrínseca que varia entre 0 e 1.[2]

Após a estimulação do receptor opioide, há ativação do sistema do monofosfato cíclico de adenosina (AMPc), via proteína C inibitória, com consequente inibição da adenilato ciclase. Sabe-se ainda que, uma vez ativados, os receptores opioides interferem no funcionamento de canais iônicos, como os canais de potássio (K^+) e os canais de cálcio (Ca^{2+}). Os canais de K^+, quando abertos, promovem a saída de potássio do meio intracelular, favorecendo a hiperpolarização da membrana, enquanto os canais de Ca^{2+} sofrem um processo de inibição da sua abertura, com consequente redução da transmissão do impulso neuronal e bloqueio da liberação de neurotransmissores excitatórios no corno dorsal da medula espinhal (CPME) como glutamato, substância P e peptídeo geneticamente relacionado à calcitonina (CGRP)[3] (Figura 1 e Tabela 1).

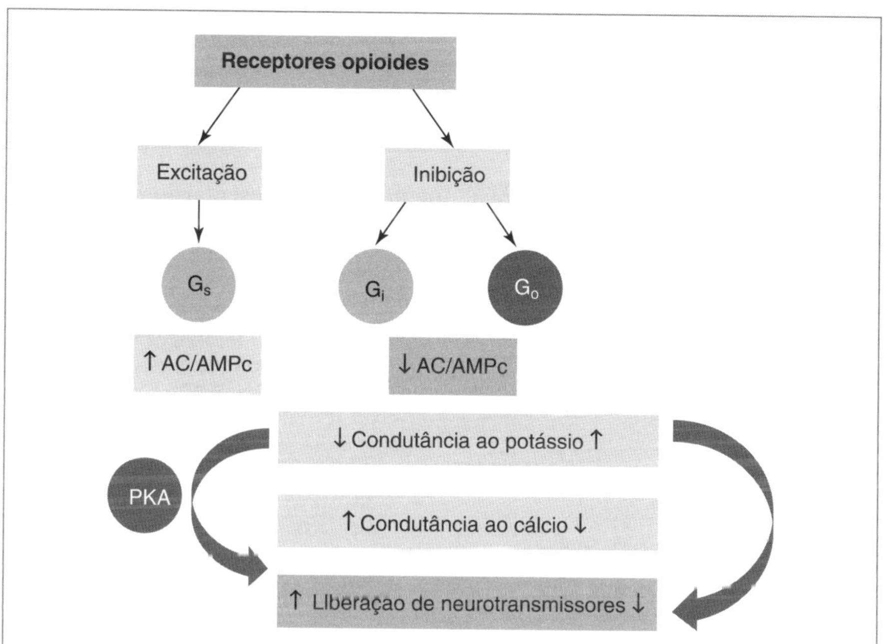

Figura 1 Receptores opioides.

Tabela 1 Etapas de ação do opioide

1. Inibição da ação da adenilato ciclase	1. Complexo trimérico Gαβγ
2. Redução da produção do 3,5 AMPc	2. Gα e Gβγ
3. Abertura dos canais de potássio	3. GDP
4. Fechamento dos canais de cálcio voltagem-dependentes	4. GTP
5. Diminuição da liberação de neurotransmissores excitatórios	5. Tradução do sinal

Os eventos adversos relacionados ao emprego de opioides incluem constipação, tontura, fadiga, sonolência, fogachos, náuseas, vômitos, prurido e depressão respiratória. Esses efeitos, de modo geral, são facilmente tratados, fato contribuído pelo mecanismo de tolerância farmacológica, desenvolvido com o uso continuado desses medicamentos. Tal fenômeno não acontece com a constipação[4] (Tabela 2).

Tabela 2 Efeitos adversos dos opioides

Constipação	40%
Náuseas e vômitos	20-30%
Retenção urinária	4-18%
Prurido	0-100%
Inibição do reflexo de tosse	5%
Depressão respiratória	1%

Fonte: Els et al., 2017.[4]

OPIOIDES DISPONÍVEIS NO BRASIL

Os opioides disponíveis no Brasil que possuem apresentação de liberação imediata (LI) são a codeína, o tramadol e a morfina e os de liberação prolongada (LP) são o tramadol, o fentanil, a morfina, a oxicodona, a oxicodona-naloxona, o tapentadol e a buprenorfina. A farmacocinética peculiar da metadona a coloca dentro da classe de opioide de ação prolongada. Também os dados de farmacocinética dos diversos opioides estão descritos nas Tabelas 3 a 11.

Tabela 3

Fármaco de liberação imediata por via oral	Biodisponibilidade (%)
Codeína	53
Tramadol	75
Tapentadol	32
Oxicodona	60-87
Morfina	< 40
Metadona	36-100

Tabela 4

Fármaco	Volume de distribuição (L/kg)
Codeína	3-6
Tramadol	2,6-2,9
Tapentadol	540
Oxicodona	2,6
Morfina	1-6
Metadona	6-8,5
Fentanil	4-6,5
Buprenorfina	97-187

Tabela 5

Fármaco	Ligação proteica (%)	Tipo de proteína
Codeína	7-25	Albumina
Tramadol	20	Globulina
Tapentadol	20	Globulina
Oxicodona	38-45	Albumina
Morfina	20-35	Albumina
Metadona	85-90	Globulina
Fentanil	79-87	Albumina
Buprenorfina	96	Globulina

Tabela 6

Fármaco	Meia-vida em horas
Codeína	3
Tramadol	6
Tapentadol	4-5
Oxicodona	2-4
Morfina	2-4
Metadona	7-59
Fentanil transdérmico	20-27
Buprenorfina (Restiva®)	13-35
Buprenorfina (Transtec®)	25-36

Tabela 7

Metabolismo de opioides
Maioria por glicuronidação P450 (CYP)
CYP3A4 é a isoenzima mais envolvida no metabolismo de fármacos
Variação de 30 vezes entre indivíduos
CYP1A2, CYP2C8 e CYP2C9 compõem 10% das enzimas
CYP2D6 e CYP2E1 compõem ao redor de 5%; CYP2C19, em torno de 1%
6 a 10% dos caucasianos não apresentam capacidade para metabolizar CYP2D6

Tabela 8

Fármaco	Metabolismo (fase 1)	Metabolismo (fase 2)
Codeína	CYP2D6	Nenhum
Tramadol	CYP3A4, CYP2D6	Nenhum
Tapentadol	CYP2C9, CYP2C19, CYP2D6	UGT1A6, UGT1A9, UGT2D7
Oxicodona	CYP2D6, CYP3A4	Nenhum
Morfina	Nenhum	UGT2D7
Metadona	CYP3A4 , CYP2B6; CYP2C8, CYP2C19, CYP2D6, CYP2C9	Nenhum
Fentanil	CYP3A4	Nenhum
Buprenorfina	CYP3A4	UGT1A1, UGT1A3

Tabela 9

- Indutores de CYP3A4 – atenção a tramadol e oxicodona
  Carabamazepina, antidepressivos tricíclicos
- Metabolismo pela CYP2D6 – atenção à codeína e em menor escala a oxicodona, tramadol e metadona
  Cuidado com inibidores seletivos de serotonina, antidepressivos tricíclicos e antiarrítmicos
  Prevalência de metabolizadores varia para lentos (0-30%) e rápidos (9-34%) na população africana

Tabela 10

Fármaco	Metabólito
Codeína	Morfina, M3G, M6G, normorfina
Tramadol	O-desmetiltramadol (M1)
Tapentadol	X
Oxicodona	Noroxicodona, oximorfona, noroximorfona
Morfina	M3G, M6G, normorfina
Metadona	X
Fentanil	X
Buprenorfina	Norbuprenorfina

Tabela 11

Fármaco	Excreção urinária de metabólito ativo ou do próprio fármaco
Codeína	90%
Tramadol	90%
Tapentadol	99%
Oxicodona	19-64%
Morfina	90%
Metadona	< 10%
Fentanil	75%
Buprenorfina	10 -20%

Morfina

A morfina é considerada o protótipo dos agonistas puros do receptor mu opioide, não apresenta efeito teto e seu potencial analgésico é linearmente correlacionado com a dose. Também possui ação no receptor kappa para analgesia periférica e disforia, no delta para analgesias espinhal e supraespinhal e redução da secreção e motilidade gastrintestinal. Apesar de apresentar eficácia clínica semelhante a de outros opioides potentes, é o fármaco de referência, em se tratando de equivalência para rotação de opioide.

Com baixo custo de aquisição, a morfina regular, de LI, tem eficácia analgésica equivalente à aplicação intravenosa; contudo, um terço do fármaco é perdido após metabolismo de primeira passagem, e esse conhecimento é importante ao converter a dose de oral para venosa, que deve ser três vezes menor.[4]

A morfina é quase 100% absorvida pelo trato gastrintestinal após aplicação oral, contudo a biodisponibilidade é baixa – em torno de 20 a 30%. Aproximadamente 15 a 35% se liga à proteína plasmática, mais à albumina e, em menor escala, à α1-gliproteína ácida. Noventa por cento do fármaco é metabolizado pelo fígado pela uridina difosfato glicuronosiltransferases (UGT), sendo 45 a 55% convertida em morfina-3-glicuronídeo (M3G) e 10 a 15% em morfina-6-glicuronídeo (M6G). A M6G apresenta atividade analgésica.[5]

A apresentação LI tem meia-vida variando entre 2 e 3 horas e a de LC, de 4 a 6 horas. A morfina LI tem início rápido, variando entre 15 e 40 minutos após aplicada, com pico analgésico na segunda hora e deve ser administrada em intervalos regulares a cada 4 horas. Com a morfina de LC o início do efeito ocorre, geralmente, em 1 hora, com seu pico na sexta hora e o final do efeito após a 14ª hora.

As doses terapêuticas variam de acordo com a necessidade do paciente, com intervalo recomendado a cada 12 horas. Atenção para pacientes com disfunções renais, uma vez que a excreção comprometida pode elevar a concentração de morfina-6-glucuronídeo.

Para todas as formulações de morfina disponíveis, os estudos sugerem que os alimentos afetam a farmacocinética, predominantemente aumentando o tempo para concentração plasmática máxima, embora algumas pesquisas sugiram que os alimentos também podem aumentar a área sob a curva (AUC) e a concentração máxima para LI e formulações específicas de morfina LC.[6,7]

A morfina LI possui apresentação em cápsulas (10 e 30 mg), solução oral (10 mg/mL) e ampolas (1 a 10 mg/mL). No Brasil, a morfina LC está disponível em cápsulas de 30, 60 e 100 mg.

Oxicodona e oxicodona-naloxona

A oxicodona é um agonista semissintético dos receptores mu, kappa e delta e, por isso, teoricamente tem efeito analgésico superior quando comparada à morfina, entretanto, os resultados provenientes de estudos clínicos divergem quanto a essa hipótese.[8]

No Brasil, está disponível em forma de comprimido a oxicodona LC em apresentações de 10, 20 e 40 mg. A formulação da oxicodona LC favorece a entrega de oxicodona continuamente ao longo de um período de 12 horas e tem alta biodisponibilidade oral (60-87%). Após administração repetida em indivíduos saudáveis em estudos farmacocinéticos, as concentrações plasmáticas de oxicodona em estado estacionário foram atingidas em 24 a 36 horas.[7]

É importante salientar que os comprimidos nunca devem ser quebrados ou partidos. Após a absorção, o tempo para concentração máxima ocorre em 2,6 horas e a meia-vida é de 5 a 8 horas. A ligação à proteína plasmática é de 38 a 45%, e os metabólitos são excretados pelo rim (11% de oxicodona, 23% de noroxicodona, 10% de oximorfona e 14% de noroximorfona).

Assim como a morfina LC, em 1 hora os efeitos começam a aparecer, alcançando seu pico em 8 horas e seu fim em 25 horas. A oxicodona LC deve ser administrada no intervalo de 12 horas.

A oxicodona é extensivamente metabolizada no fígado via CYP3A4/5 para noroxicodona (45%) e via CYP2D6 para oximorfona (19%). A noroxocodona exibe fraca atividade antinocicepitiva, um terço da afinidade por receptores mu e 5 a 10 vezes menos potência que a oxicodona. Já a oximorfona apresenta 10 a 45 vezes mais afinidade por receptores mu e é de 8 a 30 vezes mais potente que a oxicodona. Por outro lado, é metabolizada para noroximorfona (2 vezes mais potente que a oxicodona), mas não atravessa a barreira hematoencefálica, não contribuindo para analgesia da oxicodona.[9]

Além disso, por ser um fármaco que faz metabolismo hepático e tem excreção renal, assim como a morfina, pacientes com hepatopatias e distúrbios renais devem ser monitorados e o emprego desses agentes deve ser contraindicado ou utilizado com cautela. Também deve ser evitado na lactação e em doses maiores que 30 mg/dia. No tratamento da dor de câncer não há diferença no resultado da analgesia quando se utiliza a apresentação LI ou LC. Não houve diferença significativa na ocorrência de efeitos adversos. A analgesia foi semelhante à da morfina, contudo com menor ocorrência de constipação.[10]

A oxicodona, quando associada à naloxona, reduz a ocorrência de constipação, visto que a naloxona é um antagonista do receptor opioide mu. Isso é bastante vantajoso ao se considerar que as complicações decorrentes desse efeito adverso muitas vezes são desastrosas. Ao contrário da oxicodona, a naloxona apresenta metabolismo de primeira passagem no fígado e não é absorvida para circulação sistêmica, agindo localmente no trato gastrintestinal. A biodisponibilidade sistêmica é muita baixa, variando de 0,9 a 2% após a administração de doses variando de 5 a 120 mg por via oral. Desse modo, em indivíduos sem alteração hepática, não altera a eficácia analgésica da oxicodona. A combinação ótima desses agentes é na proporção 2:1. No Brasil, as apresentações são 10/5 mg, 20/10 mg e 40/20 mg. A dose não deve ultrapassar 80/40 mg/dia.[11,12]

Metadona

A metadona é um opioide sintético forte, 5 a 10 vezes mais potente que a morfina, agonista mu e opioide delta, antagonista de receptores NMDA e inibidor dual de recaptação (serotonina e noradrenalina), altamente lipofílico, de propriedades farmacocinéticas e farmacodinâmicas únicas. A excreção é primariamente fecal, com parcela renal, e seus metabólitos são totalmente inativos, tornando-a um bom fármaco para uso em pacientes com nefropatias ou em diálise. Essas características estão associadas à sua maior eficácia no manejo da dor neuropática e menor tendência ao desenvolvimento de tolerância, quando comparada à morfina. Possui biodisponibilidade de aproximadamente 65% quando administrada via oral, com pico dentro do intervalo entre 1 e 7,5 horas.

Ao contrário de outros opioides LC, a metadona é um opioide de ação intrinsecamente longa em razão da meia-vida que varia de 7 a 60 horas, e suas concentrações plasmáticas podem variar até dez vezes dependendo da dose administrada. O baixo custo da metadona pode ser responsável pelos aumentos drásticos nas prescrições na última década. No entanto, a característica farmacocinética imprevisível desse fármaco pode estar associada a risco de mortalidade.

A metadona parece ter um perfil de tolerabilidade bom, provocando menor grau de sedação, e efeitos adversos como náuseas e vômitos acontecem antes que ocorra depressão do centro respiratório. Pacientes com intervalo QT maior que 500 ms não devem utilizar metadona pelo risco de arritmias graves, como *torsades de pointes*, taquicardia ventricular e morte súbita. O perfil relativamente seguro também a torna a droga de escolha para uso em gestantes com dor crônica não oncológica, que não conseguiram fazer a interrupção completa do uso de opioides. Embora a síndrome de abstinência do neonato tenha indicações de ser menos agressiva, existem relatos de retardo do crescimento fetal intrauterino e morte fetal associados à metadona.[13]

Outra aplicação da metadona é como terapia medicamentosa para o tratamento de casos de desintoxicação de duração prolongada ou como terapia de manutenção em casos de abuso de opioides, mirando a redução da dependência física, a fissura, o sono e o peristaltismo gastrintestinal. A titulação deve ser iniciada com doses inferiores a 40 mg/dia nesses casos, e os efeitos colaterais, como aumento de peso, sedação e a já citada, arritmia cardíaca, devem ser monitorados durante o tratamento. Existem evidências de que esses pacientes, tratados com metadona, tendem a apresentar recaída próxima ao 12º mês de tratamento, portanto o acompanhamento constante e estreito deve ser habitual para esses casos.[14,15]

A metadona é apresentada em cápsulas de 5 e 10 mg ou em ampolas de 10 mg/mL. O intervalo terapêutico é entre 10 e 50 mg, com doses entre 6, 8 ou 12 horas. O início e a duração do efeito são comparáveis aos da oxicodona, ocorrendo dentro de 1 e 25 horas, respectivamente. Já o pico é um pouco mais tardio (próximo da 12ª hora).[16]

Buprenorfina

A buprenorfina é um agonista parcial de receptores tipo mu opioides, com potência de 75 a 100 vezes superior à da morfina. A buprenorfina fica em um adesivo matriz que é aplicado à pele. O adesivo matriz difere do tipo com reservatório pelo fato de o fármaco ser parte integral da estrutura polimérica, facilitando o manuseio. Um dano em um adesivo com reservatório pode levar à superdosagem da substância no sangue. Isso não acontece com o adesivo matriz, pois não interfere no controle da liberação do medicamento. A buprenorfina pode estar associada à ocorrência de menores sedação e constipação. Trata-se de um fármaco que exerce sua ação ao ligar-se fortemente a receptores opioides específicos. Tem efeito agonista parcial sobre os receptores mu e antagonista sobre os receptores kappa. A buprenorfina dissocia-se lentamente dos receptores opioides mu, o que lhe confere uma longa duração de ação. Além disso, é cerca de 25 a 100 vezes mais potente que a morfina.

A buprenorfina transdérmica possui apresentação comercial de 20, 30 e 40 mg, com velocidade de liberação de 35, 52,5 e 70 mcg/h de buprenorfina, para ser trocada a cada 4 dias. O pico de concentração máxima ocorre com 60 horas, o início de ação entre 11 e 21 e a meia-vida está em torno de 25 a 36 horas.

Por outro lado, também está disponível em adesivos de 5, 10 e 20 mg, com velocidade de liberação de 5, 10 e 20 mcg/h, respectivamente, que devem ser substituídos a cada 7 dias. O pico para concentração máxima ocorre com 72 horas, o início de ação entre 18 e 24 horas, e a meia-vida está em torno de 13 a 35 horas.

Aproximadamente dois terços da dose de buprenorfina são excretados na sua forma não modificada. O terço restante é metabolizado no fígado pelo sistema CYP3A4, podendo ocorrer interação medicamentosa, dependendo da indução ou inibição desse sistema. A buprenorfina é convertida a norbuprenorfina, que é seu maior metabólito ativo e tem uma potência analgésica 40 vezes menor. Em pacientes com doença hepática severa, a atividade do sistema CYP3A4 pode estar comprometida, alterando significativamente seu metabolismo e a depuração plasmática.

A eliminação da buprenorfina é dividida em duas fases: uma rápida, que ocorre em dois minutos, e outra lenta, que dura de 2 a 3 horas. De 80 a 90% da buprenorfina é eliminada por via biliar ou por recirculação êntero-hepática. Essa característica permite que seja utilizada com maior segurança nos pacientes idosos e nos portadores de insuficiência renal, já que o risco de acúmulo desse fármaco é bastante reduzido.[17-19]

Fentanil

O fentanil é um analgésico opioide forte, de 80 a 100 vezes mais potente que a morfina. Seus análogos são o sufentanil, o alfentanil e o remifentanil, que apresentam potência e duração de ação diferentes. O fentanil tem lipossolubilidade relativa de 580 e um volume de distribuição de 3 a 5 L/kg. Isso permite que tenha uma ação precoce de curta duração, uma vez que a elevada lipossolubilidade lhe possibilita atravessar rapidamente as barreiras celulares, inclusive a barreira hematoencefálica. Essa propriedade também foi decisiva para o desenvolvimento de formulações parenteral, transdérmica ou transbucal.

O fentanil é um fármaco sintético, derivado da fenilpiperidina, com meia-vida de eliminação de 3,5 horas e *clearance* de 0,8 a 1 mL/min/kg. A metabolização do fentanil é hepática, pelo sistema do citocromo P450, mais precisamente pela enzima CYP3A4. Sua metabolização dá origem a dois metabólitos inativos, o hidroxifentanil e o norfentanil,[20] os quais são eliminados através do sistema urinário. Assim, é um fármaco seguro para ser administrado em pacientes com comprometimento da função renal. Quando aplicado na forma de tablete ou de pirulito, uma parte do fentanil é deglutida e submetida ao mecanismo de primeira passagem no fígado, enquanto a outra é absorvida por via submucosa, atingindo mais rapidamente a corrente sanguínea e o sítio efetor.

A dose recomendada do fentanil é bastante variável e dependente da via de administração e do objetivo clínico proposto. Estudos recomendam que o fentanil seja aplicado na dose de 1 a 2 mcg/kg nos indivíduos portadores de dor crônica, entretanto sabe-se que, a depender da doença do paciente e dos fármacos de uso prévio, doses maiores geralmente são necessárias. No caso específico do fentanil transdérmico, a dose inicial para pacientes adultos, virgens de opioides, é de 10 a 25 mcg/h. Naqueles que já fazem uso de analgésicos opioides, deve-se observar a dose diária necessária e fazer a conversão equianalgésica para a via transdérmica. No caso específico da conversão da morfina oral para o fentanil transdérmico, a taxa utilizada tem sido de 100:1. Nesse processo, é importante considerar o fenômeno de tolerância cruzada e reduzir a dosagem final obtida em 30 a 50%.

O início de ação do fentanil transdérmico ocorre de 6 a 12 horas após sua administração e seu estado de equilíbrio ocorre em 3 a 6 dias. Sabe-se que o fentanil transdérmico libera continuamente o fármaco por um período de 72 horas e, quando o adesivo é removido, parte do fentanil fica armazenada no subcutâneo; sua remoção completa do organismo só é observada após 24 horas.

A conversão de morfina para fentanil em um paciente com dor crônica necessita de atenção especial, pois essa troca, em específico, em até 50% dos casos falha em proporcionar alívio da dor na primeira utilização. Outros dois pontos importantes em relação ao adesivo: se exposto a calor intenso, a liberação de fármaco é acelerada, podendo levar à intoxicação. Conjuntamente, por possuir metal em sua composição, o adesivo não deve ser submetido à exposição de equipamentos de imagem, principalmente máquinas de ressonância magnética.[21]

Estão disponíveis as apresentações de 12, 25, 50 e 100 mcg de liberação de fentanil por hora.

Tramadol

É uma mistura racêmica de dois enantiômeros, contendo 50% do enantiômero (+) e 50% do enantiômero (–), com diferentes ações farmacológicas. Ambos os enantiômeros atuam sobre os receptores opioides e inibem a recaptação da noradrenalina e da serotonina, entretanto, a principal atividade do enantiômero (–) é a inibição da recaptação da noradrenalina e a do enantiômero (+) é de inibir a recaptação da serotonina. A afinidade pelo receptor opioide é 20 vezes menor que a morfina.[22]

O tramadol é metabolizado no fígado por enzimas CYP2D6 (sistema do citocromo P450) e origina os metabólitos N- e O-desmetiltramadol. O O-desmetiltramadol (M1) possui 200 vezes mais afinidade pelo receptor opioide do tipo mu quando comparado com o próprio tramadol. Depois de metabolizado, o tramadol é excretado por via renal.[23] Importante lembrar que 8% dos indivíduos caucasianos possuem o sistema CYP2D6 deficiente, sendo considerados metabolizadores pobres. Nesses pacientes, o tramadol pode ter seu efeito analgésico reduzido.[24]

O tramadol tem elevada biodisponibilidade quando administrado por via oral e pode ser administrado por diferentes vias. A dose máxima recomendada é de 400 mg ao dia.[25]

Existem formulações LC e LI para o tramadol, com aplicações bem específicas. Para grande parte das aplicações agudas, a LI é a de escolha. O efeito começa dentro de 30 a 60 minutos, com pico próximo na terceira hora. A LI possui vantagens como: suspensão menos complicada, menor risco de sobredosagem e dependência.

Caso o tratamento tenha que ser estendido por mais de 7 dias, a substituição para a formulação lenta deve ocorrer visando ao melhor controle dos níveis séricos do fármaco, o que leva a uma melhora da manutenção da analgesia e, consequentemente, da qualidade de vida do paciente. Pacientes que nunca fizeram uso de opioides devem ser iniciados com formulações de LI.[26] Nos casos de dores crônicas de longa duração, a combinação de LI e LC é a conduta de escolha por cobrir o nível basal de dor (LC) e as agudizações (LI).[27] Deve-se tomar cuidado em relação ao sistema urinário, por sua excreção renal. Taxas de filtração glomerular superiores a 30 mL/min não requerem alterações das dosagens recomendadas de ambas as liberações; entretanto, caso a taxa seja inferior a essa, a dose máxima diária para a liberação imediata passa ser de 200 mg/dia, e fica proibido o uso da versão controlada. O mesmo vale para pacientes em diálise.[27]

O paciente em uso de tramadol não deve fazer uso concomitante com depressores do sistema nervoso central, como álcool ou benzodiazepínicos, pois podem exacerbar o efeito depressor respiratório do opioide. Pacientes hepatopatas ou em uso de outras drogas de metabolização hepática que dependam da enzima CYP2D6 também devem ser monitorados de perto, pelo risco elevado de toxicidade.[28]

Codeína

A codeína é um derivado da papoula, porém com 1/10 da potência da morfina e afinidade baixa pelos receptores opioides.

A codeína é um agonista puro do receptor mu opioide, destinada ao tratamento de dores leves a moderadas, principalmente em pacientes que nunca utilizaram opioides antes. É um opioide fraco e de ação curta (AC), e está entre um dos mais comumente prescritos.[29]

A biodisponibilidade da codeína administrada por via oral é em torno de 50%. O pico plasmático ocorre em 1 hora, o volume de distribuição é de 3 a 6 L/kg, 7 a 25% do fármaco se liga à albumina plasmática, a meia-vida de eliminação é de 3 horas e 90% é eliminada na urina na forma de metabólito ativo (morfina). A codeína é metabolizada para morfina, morfina-6-glicuronídeo e normofina pelos sistemas enzimáticos CYP3A4 e CYP2D6. A depender do fenótipo, os pacientes podem ser metabolizadores lentos, intermediários, rápidos ou mesmo não metabolizadores. Isso significa que a mesma dose por quilo pode levar a analgesia inadequada ou intoxicação.

É importante salientar que a codeína:

- É uma pró-droga e precisa ser metabolizada em morfina para agir.
- Não é metabolizada em 10 a 30% por algumas populações.
- Possui metabolismo CYP extra-hepático (cérebro) e a concentração no plasma não se correlaciona diretamente com o efeito analgésico.

- Apresenta analgesia inicial primariamente relacionada ao seu metabolismo por CYP cerebrais.
- Tem seu metabolismo aumentado no sistema nervoso central pela nicotina, facilitando o início da analgesia.
- Pode ser utilizada na clínica em doses que não ultrapassem 360 mg/dia em intervalos de 4 a 6 horas.[30,31]

Tapentadol

O tapentadol é um fármaco com propriedades analgésicas, sintetizado na década de 1980 como o "sucessor" do tramadol, haja vista a redução dos efeitos adversos associados à inibição de recaptação de serotonina. O tapentadol foi aprovado na Europa em 2010 e é uma molécula única, não racêmica e com mecanismo de dupla ação central: a primeira como agonista de receptores opioides tipos mu, kappa e delta; e a segunda com ação inibitória sobre a recaptação de noradrenalina. Ademais, apresenta efeito na recaptação de serotonina, mesmo que clinicamente insignificante. Além disso, após o uso do fármaco ocorrem menos efeitos colaterais gastrintestinais e menor risco de consumo abusivo, mantendo analgesia semelhante à de outros opioides em cenários de dor aguda e crônica.

A biodisponibilidade oral do tapentadol é de 32%. O volume de distribuição é de aproximadamente 540 ± 95 L, e 20% da droga é ligada à proteína. Por essas características, há um baixo potencial para interações com outros medicamentos. O tapentadol é inativado em 97%, principalmente via glicuronidação. Ao contrário do tramadol, o tapentadol não é afetado pela atividade do sistema enzimático CYP. Sua eliminação ocorre pelo sistema renal seguindo cinética de primeira ordem. A depuração é de 1.530 ± 177 mL/min. A formulação de liberação prolongada tem uma meia-vida terminal média entre 4,4 e 5,9 horas. O tapentadol não é recomendado para nefropatas e hepatopatas. Isso não torna seu uso contraindicado em pacientes geriátricos, embora seja necessário ter cuidado ao usá-lo nessa população. O tapentadol é rotulado como categoria C na gravidez, semelhante ao tramadol e à oxicodona. Não é recomendado para uso durante a amamentação. As contraindicações ao tapentadol incluem função pulmonar deficiente em um ambiente não monitorado, uso de inibidor de monoaminoxidase (IMAO) e íleo paralítico. O tapentadol está disponível em comprimidos de 50, 100 e 150 m de LC, que devem ser utilizados a cada 12 horas. A dose máxima recomendada é de 500 mg/dia. As formulações de liberação imediata e estendida são equipotentes, entretanto, a de liberação imediata não está disponível comercialmente no Brasil.[32-34]

Nalbufina

A nalbufina é um fármaco opioide com ação agonista sobre o receptor kappa e antagonista sobre o receptor mu. Tem ação analgésica e início de ação dependente da via de administração. Quando aplicada por via intravenosa, o início de ação ocorre em 2 a 3 minutos e, após uso por via subcutânea, é inferior a 15 minutos. A meia-vida plasmática da nalbufina é de 5 horas. A nalbufina apresenta baixa disponibilidade quando administrada por via oral, pelo extenso mecanismo de primeira passagem observado quando da sua utilização por essa via. O fato de a nalbufina ter propriedade agonista-antagonista permite que seja utilizada na condução de casos de intoxicação por fármacos opioides agonistas puros; entretanto, é importante lembrar que, ao atuar como agonista MU, pode causar síndrome de abstinência em pacientes usuários crônicos de opioide. A nalbufina sofre metabolização hepática e apresenta efeito teto, não havendo benefício no acréscimo da dose administrada. Sabe-se que, apesar de a nalbufina ser um fármaco agonista-antagonista, não é isenta de efeitos colaterais. Há relatos de depressão respiratória, sedação, cefaleia, zumbido e efeitos gastrintestinais.[35]

Naloxona

A naloxona é um antagonista competitivo dos receptores opioides dos tipos mu, kappa e delta, apresentando elevada afinidade pelo receptor mu e menor efeito pelos receptores kappa e delta. Trata-se de um fármaco de ação central e periférica, com baixa biodisponibilidade quando administrada por via oral em razão do metabolismo de primeira passagem. Após o uso intravenoso, 60 a 65% do fármaco é excretado na urina como metabólitos conjugados (naloxona-3-glicuronídeo), dealquilados e reduzidos. A meia-vida é em torno de 60 minutos, o volume de distribuição é de 200 L/kg e a depuração, de 2.500 L/dia. A dose única deve ser entre 0,3 e 0,6 mg/kg e a dose de ataque, de 5 mcg/kg antes do início de infusão contínua de 2,5 mcg/kg por 1 a 48 horas.[36]

CONSIDERAÇÕES FINAIS

O opioides são considerados o padrão-ouro no tratamento de dor de moderada a forte intensidade, entretanto não são isentos de efeitos colaterais. Somente pelo conhecimento da farmacologia é possível manejá-los de forma consciente, otimizando seus benefícios em prol da melhora da qualidade de vida dos pacientes.

REFERÊNCIAS BIBLIOGRÁFICAS

1. Fine PG, Miaskowski C, Paice JA. Meeting the challenges in cancer pain management J Support Oncol. 2004;2(6 Suppl 4):5-22.
2. Valentino RJ, Volkow ND. Untangling the complexity of opioid receptor function. Neuropsychopharmacology. 2018 ;43(13):2514-20.
3. Weiss N, Zamponi GW. Opioid receptor regulation of neuronal voltage-gated calcium channels. Cell Mol Neurobiol. 2021;41(5):839-47.
4. Els C, Jackson TD, Kunyk D, Lappi VG, Sonnenberg B, Hagtvedt R, et al. Adverse events associated with medium- and long-term use of opioids for chronic non-cancer pain: an overview of Cochrane Reviews. Cochrane Database Syst Rev. 2017;30;10(10):CD012509.
5. Sverrisdóttir E, Lund TM, Olesen AE, Drewes AM, Christrup LL, Kreilgaard M. A review of morphine and morphine-6-glucuronide's pharmacokinetic-pharmacodynamic relationships in experimental and clinical pain. Eur J Pharm Sci. 2015;74:45-62.
6. Vieira C, Brás M, Fragoso M. Opioids for cancer pain and its use under particular conditions: a narrative review. Acta Med Port. 2019;32(5):388-99.
7. Brennan MJ. Update on prescription extended-release opioids and appropriate patient selection. J Multidiscip Healthc. 2013;6:265-80.
8. Scarborough BM, Smith CB. Optimal pain management for patients with cancer in the modern era. CA Cancer J Clin. 2018;68(3):182-96.
9. Kinnunen M, Piirainen P, Kokki H, Lammi P, Kokki M. Updated clinical pharmacokinetics and pharmacodynamics of oxycodone. Clin Pharmacokinet. 2019;58(6):705-25.
10. Schmidt-Hansen M, Bennett MI, Arnold S, Bromham N, Hilgart JS, Page AJ, Chi Y. Oxycodone for cancer-related pain. Cochrane Database Syst Rev. 2022;6(6):CD003870.
11. Le BH, Aggarwal G, Douglas C, Green M, Nicoll A, Ahmedzai S. Oxycodone/naloxone prolonged-release tablets in patients with moderate-to-severe, chronic cancer pain: challenges in the context of hepatic impairment. Asia Pac J Clin Oncol. 2022;18(1):13-8.
12. Lugo RA, Kern SE. The pharmacokinetics of oxycodone. J Pain Palliat Care Pharmacother. 2004;18(4):17-30.
13. Kreutzwiser D, Tawfic QA. Methadone for pain management: a pharmacotherapeutic review. CNS Drugs. 2020;34(8):827-39.
14. Baltieri DA, Strain EC, Dias JC, Scivoletto S, Malbergier A, Nicastri S, Jerônimo C, Andrade AG. Diretrizes para o tratamento de pacientes com síndrome de dependência de opióides no Brasil [Brazilian guideline for the treatment of patients with opioids dependence syndrome]. Braz J Psychiatry. 2004;26(4):259-69.
15. Sandoval JA, Furlan AD, Mailis-Gagnon A. Oral methadone for chronic noncancer pain. Clin J Pain. 2005;21:503-12.
16. Moolchan ET, Umbricht A, Epstein D. Therapeutic drug monitoring in methadone maintenance: choosing a matrix. J Addict Dis. 2001;20:55-73.
17. Richards ML, Sadée W. Buprenorphine is an antagonista at the kappa opioid receptor. Pharm Res. 1985;2:178-81.
18. Cone EJ, Gorodetzky CW, Yousefnejad D, Buchwald WF, Johnson RE. The metabolism and excretion of buprenorphine in humans. Drug Metab Dispos. 1984;12:577-81.
19. O'Brien T, Ahn JS, Chye R, Le B, Lu H, Olarte G, et al. Understanding transdermal buprenorphine and a practical guide to its use for chronic cancer and non-cancer pain management. J Opioid Manag. 2019;15(2):147-58.
20. Feierman DE, Lasker JM. Metabolism of fentanyl, a synthetic opioid analgesic, by human liver microsomes. Role of CYP3A4. Drug Metab Dispos. 1996;24:932-9.

21. Nelson L, Schwaner R. Transdermal fentanyl: pharmacology and toxicology. J Med Toxicol. 2009;5(4):230-41.
22. Raffa RB, Friderichs E, Reimann W, Shank RP, Codd EE, Vaught JL. Opioid and nonopioid components independently contribute to the mechanism of action of tramadol, an atypical opioid analgesic. J Pharm Exp Ther. 1992;260:275-85.
23. Lee CR, McTavish D, Sorkin EM. Tramadol: a preliminary review of its pharmacodynamic and pharmacokinetic properties, and therapeutic potential in acute and chronic pain states. Drugs. 1993;46:313-40.
24. Budd K, Langford R. Tramadol revisisted. Br J Anaesth. 1999;82:493-5.
25. Brennan MJ. Update on prescription extended-release opioids and appropriate patient selection. J Multidiscip Healthc. 2013;6:265-80.
26. Barakat A. Revisiting tramadol: a multi-modal agent for pain management. CNS Drugs. 2019;33(5):481-501.
27. Subedi M, Bajaj S, Kumar M, Yc M. An overview of tramadol and its usage in pain management and future perspective. Biomed Pharmacother. 2019;111:443-51.
28. Dhesi M, Maldonado K, Maani. C. Tramadol. Treasure Island (FL): StatPearls Publishing [Internet]. 2020 [citado 11 set. 2021]. Disponível em: https://www.ncbi.nlm.nih.gov/books/NBK537060.
29. Argoff CE, Silvershein DI. A comparison of long- and short-acting opioids for the treatment of chronic noncancer pain: tailoring therapy to meet patient needs. Mayo Clin Proc. 2009;84:602-12.
30. Pruskowski J, Arnold RM. Opioid pharmacokinetics #307. J Palliat Med. 2016;19(6):668-70.
31. Mercadante S. Opioid metabolism and clinical aspects. Eur J Pharmacol. 2015;769:71-8.
32. Domínguez-Oliva A, Casas-Alvarado A, Miranda-Cortés AE, Hernández-Avalos I. Clinical pharmacology of tramadol and tapentadol, and their therapeutic efficacy in different models of acute and chronic pain in dogs and cats. J Adv Vet Anim Res. 2021;8(3):404-22.
33. Faria J, Barbosa J, Moreira R, Queirós O, Carvalho F, Dinis-Oliveira RJ. Comparative pharmacology and toxicology of tramadol and tapentadol. Eur J Pain. 2018;22(5):827-44.
34. Polati E, Canonico PL, Schweiger V, Collino M. Tapentadol: an overview of the safety profile. J Pain Res. 2019;12:1569-76.
35. Chen JC, Smith ER, Cahill M, Cohen R, Fishman JB. The opioid receptor binding of dezocine, morphine, fentanyl, butorphanol,and nalbuphine. Life Sci 1993; 52:389-96.
36. Rzasa Lynn R, Galinkin JL. Naloxone dosage for opioid reversal: current evidence and clinical implications. Ther Adv Drug Saf. 2018;9(1):63-88.

8
Adjuvantes

Catarina Letícia Rodrigues Barbalho
Heloísa Alonso Matielo

INTRODUÇÃO

O termo adjuvante é adjetivo que qualifica aquele ou aquilo que assiste, colabora ou ajuda. Dessa forma, quando se fala sobre medicações adjuvantes, entende-se que são medicamentos não analgésicos, mas com potencial efeito analgésico em algumas síndromes dolorosas. Ou seja, qualquer medicamento com uso clínico primário que não seja o tratamento de dor em qualquer ocasião passa a ser usado como analgésico em circunstâncias selecionadas, além de serem indicados como primeira linha de tratamento para determinadas condições de dor aguda e crônica. Além disso, adjuvantes funcionam como medicações poupadoras de opioides e têm efeito direto na analgesia.

A escolha de um fármaco analgésico envolve muitas questões, dentre elas seu benefício e eficácia, reações adversas, histórico clínico e contexto do paciente, morbidades associadas a suscetibilidades apresentadas e o risco potencial de interações farmacológicas.[1]

CLASSES DE FÁRMACOS ADJUVANTES: ANTICONVULSIVANTES, ANTIDEPRESSIVOS E NEUROLÉPTICOS

Dentre as classes que representam as medicações de analgésicos adjuvantes estão os anticonvulsivantes, os antidepressivos e os neurolépticos. A seguir, encontra-se uma descrição detalhada e exemplificada de cada um dos grupos citados, com seu mecanismo de ação e indicação clínica.

Anticonvulsivantes

Os anticonvulsivantes constituem um grupo heterogêneo de fármacos, em que os representantes dessa classe para tratamento de estados dolorosos neuropáticos são: pregabalina, gabapentina (gabapentinoides), carbamazepina, oxcarbazepina, ácido valproico, lamotrigina, topiramato e fenitoína.

Dentre esses, os gabapentinoides (pregabalina e gabapentina) são os anticonvulsivantes que mais vêm sendo estudados no mundo em relação à atividade analgésica, com eficácia demonstrada em dor neuropática. Por outro lado, a carbamazepina já vem sendo utilizada há décadas como primeira linha de tratamento para neuralgia do trigêmeo. Os outros anticonvulsivantes apresentam evidências limitadas em relação à eficácia analgésica.

Gabapentinoides

São representados pela pregabalina e gabapentina. De acordo com as principais publicações, são recomendados como primeira linha para tratamento de dor neuropática crônica.[2] A pregabalina e a gabapentina são membros de uma classe única de compostos, caracterizados por sua ligação de alta afinidade à subunidade $\alpha 2$-δ dos canais de cálcio voltagem-dependentes no sistema nervoso central (SNC). Ambas as drogas reduzem a liberação de neurotransmissores excitatórios (glutamato, noradrenalina, substância P e peptídeo relacionado ao gene da calcitonina) dos terminais nervosos nos tecidos cerebrais. Ambos são análogos químicos do ácido gama-aminobutírico (Gaba); no entanto, nenhum medicamento tem atividade direta sobre receptores ou sistemas gabaérgicos.

Gabapentinoides em geral apresentam cinco mecanismos de ação distintos descritos na literatura:

1. Inibição do tráfego anterógrado de subunidades $\alpha 2\delta$-1 de canais de cálcio voltagem-dependentes originados do retículo endoplasmático e do complexo de Golgi em direção à membrana neuronal.
2. Inibição da reciclagem dependente de Rab-11 endossomal, o que inibe a liberação de neurotransmissores excitatórios.
3. Inibição da interação extracelular de trombospondina, o que distorce a formação de sinapses excitatórias.
4. Aumento da captação de glutamato na fenda sináptica.
5. Outros mecanismos sugeridos incluem inibição da via descendente facilitatória serotoninérgica, desinibição da via descendente inibitória, efeito anti-inflamatório sobre o componente afetivo-motivacional da dor.

No caso da pregabalina e da gabapentina, ambas compartilham mecanismos de ação semelhantes, que incluem inibição do influxo de cálcio pelos canais de cálcio voltagem-dependentes e subsequente menor liberação dos neurotransmissores excitatórios.

No entanto, as drogas diferem quanto às suas características farmacocinéticas e farmacodinâmicas. A taxa máxima de absorção da pregabalina é aproximadamente três vezes maior que a da gabapentina, por exemplo. A gabapentina é absorvida lentamente após administração oral, com um tempo máximo de concentração plasmática atingida dentro de 3 a 4 horas. Administrada oralmente, exibe absorção saturável – um processo não linear (ordem zero) – tornando sua farmacocinética menos previsível. Concentrações plasmáticas da gabapentina não aumentam proporcionalmente com o aumento da dose. Sua biodisponibilidade absoluta cai de 60 para 33% à medida que a dose aumenta de 900 a 3.600 mg/dia.

Em contraste, administrada oralmente a pregabalina é absorvida mais rapidamente, com concentrações plasmáticas máximas atingidas em uma hora. A absorção é linear (primeira ordem), com as concentrações plasmáticas aumentando proporcionalmente com dose crescente, assim, a biodisponibilidade absoluta da pregabalina permanece em ± 90%, independentemente da dosagem.

Ambos os medicamentos podem ser administrados sem levar em consideração as refeições. Nenhum dos medicamentos se liga a proteínas plasmáticas e não são metabolizados pelo fígado, ficando desse modo desprovidos de interações farmacológicas tipo fármaco-fármaco. Ambas as drogas são excretadas por via renal, apresentando meia-vida de eliminação de aproximadamente 6 horas.

Com pequenas exceções, a excreção renal de gabapentina e pregabalina é semelhante e essencialmente o único caminho para eliminação sistêmica dos medicamentos. As depurações plasmáticas estão altamente correlacionadas com a função renal e ajustes posológicos são necessários para ambos os medicamentos em pacientes com insuficiência renal. Estudos em pacientes submetidos à hemodiálise indicaram que um tratamento de 4 horas reduz as concentrações plasmáticas de gabapentina e pregabalina em aproximadamente 50%.

A redução do escore de dor com pregabalina foi maior, alcançada com uma dose diária mais baixa do que com gabapentina. Embora houvesse um platô no máximo efeito da gabapentina nas doses estudadas, a redução da dor com pregabalina tendia a aumentar à medida que a dose aumentava para 600 mg/dia. As previsões do modelo sugeriram que pregabalina na dose de 450 mg/dia produziria uma redução no escore de dor comparável ao efeito máximo previsto da gabapentina.

Tanto a pregabalina quanto a gabapentina são geralmente bem toleradas. Tonturas e sonolência são os efeitos adversos mais comumente relatados, ocorrendo em > 20% dos pacientes. Além desses, confusão, visão turva, boca seca, diminuição da libido e edema periférico também foram relatados, porém em menor proporção.

Mais recentemente, um terceiro membro, a mirogabalina (ou besilato de mirogalina) foi desenvolvido e adicionado à família de gabapentinoides, mostrando melhor e mais duradoura ação analgésica que a pregabalina e a gabapentina. A mirogabalina tem alta afinidade às subunidades $\alpha 2\delta$-1 dos canais de cálcio voltagem-dependentes, similar à pregabalina, principalmente nos gânglios da raiz dorsal, contudo apresenta uma redução no número de reações adversas associadas aos efeitos diretos no SNC pela lenta dissociação das subunidades $\alpha 2\delta$-1 e menor afinidade e mais rápida dissociação das subunidades $\alpha 2\delta$-2.[3,4] Sua capacidade de induzir efeito analgésico tem sido observada em diferentes quadros de dor neuropática, incluindo neuralgia pós-herpética e neuropatia diabética periférica e lesões da medula espinal, entre outras, apesar de não ter mostrado eficácia no tratamento de indivíduos com fibromialgia.[4] Na maiorias dessas condições, os indivíduos estudados foram submetidos ao tratamento com mirogabalina (7,5, 15, 20, ou 30 mg/dia) em 1 ou 2 vezes ao dia, por até cerca de 52 semanas.[4]

Estudos de farmacocinética e farmacodinâmica ainda estão em desenvolvimento para a completa elucidação das ações da mirogabalina. Contudo, de forma geral, a droga parece ser bem tolerada por indivíduos saudáveis e apresentar excreção renal semelhante à dos demais gabapentinoides.

Carbamazepina e oxcarbazepina

A carbamazepina atua inibindo canais de sódio voltagem-dependentes, reduzindo assim a geração de potenciais de ação e a neutrotransmissão. Já a oxcarbazepina é um pró-fármaco da carbamazepina, rapidamente metabolizada em 10-mono-hidróxido, sua forma ativa.

A carbamazepina e oxcarbazepina são anticonvulsivantes, ou antiepilépticos, com aprovação pela U.S. Food and Drug Administration (FDA) como medicamentos de primeira escolha para o tratamento a longo prazo da neuralgia do trigêmeo. Ambas as drogas têm eficácia comprovada para indivíduos nessa condição, mas o tratamento é muitas vezes prejudicado por muitos efeitos colaterais. Além disso, há evidências conflituosas sobre qual das duas drogas é mais bem tolerada, mas a experiência clínica sugere que há variabilidade considerável de respostas individuais a ambos. Assim, se um fármaco não for suficientemente eficaz, o outro deve ser experimentado. No entanto, se o primeiro medicamento causar uma reação alérgica, deve-se ter cuidado com uma possível reatividade cruzada.

As drogas devem ser tituladas lentamente até a dose mais alta necessária para controlar a dor do paciente, com monitoramento contínuo dos efeitos colaterais, bem como da dose-teto. Os pacientes devem ser encorajados a alterar a dosagem dependendo da dor, gravidade e efeitos colaterais, e da ocorrência de períodos de remissão. Diretrizes recomendam carbamazepina (200-1.200 mg/dia) e oxcarbazepina (600-1.800 mg/dia). Se a carbamazepina e a oxcarbazepina forem ineficazes ou mal toleradas, lamotrigina, gabapentina, pregabalina, baclofeno ou fenitoína podem ser usados, como complemento ou monoterapia.[5]

Efeitos colaterais comuns incluem sedação, tontura, náusea, vômito, diplopia, problemas de memória, ataxia, elevação das enzimas hepáticas e hiponatremia, o que pode contraindicar o tratamento em pacientes idosos. Efeitos potencialmente graves, mas incomuns, incluem leucopenia induzida por carbamazepina, anemia, erupção alérgica, lúpus eritematoso sistêmico, hepatotoxicidade e síndrome de Stevens-Johnson. É aconselhável solicitar hemograma completo, análise de eletrólitos e testes de função hepática, incluindo análise de enzimas hepáticas, dentro de várias semanas após o início da terapia, para detectar quaisquer complicações rapidamente.[6]

Lamotrigina

A lamotrigina é um anticonvulsivante, quimicamente um composto orgânico triazina, com potencial inibição seletiva de canais de sódio voltagem-dependentes, o que resulta na menor liberação e neurotransmissão excitatória mediada por glutamato e aspartato. Outros mecanismos são ainda sugeridos, como ação em canais de cálcio voltagem-dependentes e inibição da enzima di-hidrofolato redutase, mas os estudos ainda são poucos e inconclusivos.

Sua primeira aprovação como fármaco antiepiléptico nos Estados Unidos aconteceu em 1994 e, desde então, diversos usos *off-label* foram adicionados ao seu uso clínico, incluindo a indicação para tratamento da neuralgia trigeminal. Contudo, estudos amplos, de alta qualidade e longa duração, relatando níveis clinicamente úteis de alívio da dor para participantes individuais, não forneceram evidências convincentes de que a lamotrigina seja eficaz no tratamento da dor neuropática e da fibromialgia.

A lamotrigina está disponível para administração via oral, em comprimidos normais, mastigáveis ou desintegráveis, em doses que variam de 25 a 500 mg/dia, e eficácia observada a partir de algumas semanas de tratamento.

Dada a disponibilidade de tratamentos mais eficazes, incluindo demais anticonvulsivantes e medicamentos antidepressivos, a lamotrigina não tem um lugar significativo na terapia antálgica com base nas evidências disponíveis. O perfil de efeitos adversos da lamotrigina também é preocupante, incluindo uma série de reações como náuseas, vômitos, dores no peito e nas costas, dor abdominal, xerostomia, edema periférico, dismenorreia, alterações de peso, constipação, fraqueza muscular, insônia, sonolência, tonturas, ataxia, diplopia, dores de cabeça, ansiedade, irritabilidade e distúrbios visuais, além do alto risco de desenvolvimento da síndrome de Stevens-Johnson, lesões cutâneas, linfo-histiocitose hemofagocítica, discrasias sanguíneas, ideação suicida, meningite asséptica, crises epilépticas e morte súbita inexplicada. Assim, suas contraindicações também são muitas, especialmente para pacientes pediátricos e em uso de outros fármacos anticonvulsivantes.[7,8]

Topiramato

O topiramato é um fármaco antiepiléptico com poucos mecanismos de ação bem descritos. Ainda assim, sugere-se que tenha atividade sobre canais de sódio voltagem-dependentes, redução da despolarização neuronal mediada por receptores AMPA/kainato, o que diminui a neurotransmissão excitatória, e aumento da atividade inibitória de receptores ionotrópicos $Gaba_A$. Também tem baixa ação inibitória sobre a enzima anidrase carbônica.

Sua administração oral pode ser feita por meio de comprimidos de liberação imediata ou prolongada, em dose titulada lentamente de acordo com a condição do paciente, inicialmente de 25 a 50 mg/dia até 1.600 mg/dia, sua dose máxima tolerada. Para o tratamento de enxaqueca, a dose máxima usual é de 200 mg/dia.

As reações adversas são geralmente individuais, associadas ao tratamento a longo prazo, e diferem da condição patológica apresentada pelo paciente, se dolorosa (como enxaqueca) ou quadros epilépticos. São elas: parestesia e disgeusia, miopia aguda, glaucoma, hipertermia, oligoidrose, acidose metabólica, aumento do pH da urina, hipercalciúria, formação de cálculos renais (urolitíase), complicações na mineralização óssea e problemas de memória espacial. Pode ainda gerar risco de toxicidade fetal e malformações quando administrado em pacientes grávidas, tornando-se uma contraindicação para essa população em específico.

A farmacocinética do topiramato é linear, com concentrações plasmáticas crescentes na proporção da dose na fase de equilíbrio. O topiramato é bem absorvido, com pico médio de concentração plasmática de 1,5 mcg/mL de 2 a 3 horas após a administração oral de 100 mg. Sua biodisponibilidade não é afetada pela ingestão conjunta de alimentos e apresenta até 17% de ligação a proteínas plasmáticas.

Sua excreção é majoritariamente renal (até 81%), apresentando redução do *clearance* plasmático e renal em pacientes com algum tipo de disfunção renal, o que requer acompanhamento nessa população.[9]

Os usos e aplicações do topiramato incluem, além do tratamento de crises epilépticas, o controle profilático da enxaqueca em adultos, aprovado pela FDA em 2012. Também é usado na dor neuropática, como aplicação *off-label*.[10] Em caso da cefaleia em salvas, o topiramato se torna a segunda escolha caso outros fármacos como verapamil e carbonato de lítio forem ineficazes, contraindicados ou descontinuados pelos efeitos colaterais.[11] Há evidências moderadas para o uso de topiramato no tratamento a curto prazo da lombalgia mecânica.[12]

Ácido valproico (valproato e fenitoína)

O ácido valpróico, ou valproato, é um ácido graxo apresentado também em forma de sal (valproato sódico), em comprimidos para administração oral em doses que variam de 100 a 500 mg. Para o tratamento de quadros de dor neuropática, a dose diária pode atingir 1.000 mg.

O ácido valproico é rapidamente absorvido no trato gastrintestinal e as concentrações plasmáticas máximas são atingidas dentro de 1 a 2 horas após a administração do comprimido convencional, sem revestimento. Sua biodisponibilidade é completa e apresenta alta ligação às proteínas plasmáticas, o que se torna reduzido em indivíduos com insuficiência renal, com doença hepática crônica ou outros agentes de deslocamento. Sua excreção é principalmente renal, sendo também observados níveis de ácido valproico no leite materno e no líquido cerebrospinal, além de evidências sugerirem sua capacidade de cruzar a placenta.

Apesar de ser um dos fármacos mais utilizados no tratamento de epilepsia e desordens bipolares, estudos clínicos amplos, duplo-cegos e controlados por placebo são raros, o que torna discutível sua eficácia analgésica para cada condição dolorosa estudada. Seu uso no tratamento da dor neuropática e fibromialgia acontece de forma *off-label*, apenas quando terapias de primeira escolha falham ou geram efeitos colaterais não tolerados. Estudos na literatura apontam uma potencial eficácia do valproato em casos de neuralgia pós-herpética e neuropatia diabética periférica.[13]

A fenitoína é um derivado da hidantoína, uma substância anticonvulsivante de primeira geração utilizada inicialmente no tratamento de crises epilépticas. Com amplas aplicações, a fenitoína tem potente efeito analgésico em pacientes com neuralgia trigeminal.

Apesar de ainda não haver consenso sobre os mecanismos e efeito analgésico, sugere-se que a fenitoína tenha ação bloqueadora de canais de sódio voltagem-dependentes, reduzindo a geração de potenciais de ação e assim prejudicando o *feedback* positivo que sustenta a sinalização neuronal repetitiva de alta frequência, o que impede crises epilépticas e reduz a neurotransmissão de dor.[14]

Quanto à sua farmacocinética, a fenitoína atinge pico de concentração plasmática após absorção dentro de 1,5 até 3h, que pode se estender em ingestão aguda pela baixa hidrossolubilidade e redução da motilidade intestinal. Possui 90% de ligação a proteínas plasmáticas e sofre metabolização hepática por enzimas do citocromo P450. Sua excreção é renal, sendo a maior parte de metabólitos e até 5% do fármaco inalterado.

São utilizadas vias de administração oral e parenteral, podendo ser administrada via intravenosa em solução salina de forma a evitar a formação de cristais. Doses variam de 100 a 600 mg/dia. Um pró-fármaco, a fosfenitoína, também está disponível para administração intravenosa e intramuscular, com restrições e somente sob supervisão, dados os riscos de reações locais e baixa absorção no caso de administração intramuscular. Concentrações plasmáticas a partir de 10 mg/L causam efeitos adversos e neurotoxicidade, enquanto doses maiores que 50 mg/L induzem coma e convulsões.[14,15]

Os efeitos adversos são muitos e incluem lesões de pele, sedação, indução de quadros de neuropatia periférica, encefalopatia, psicose, disfunção locomotora, hipercinesia, anemia megaloblástica, redução da mineralização óssea, indução da síndrome de Stevens-Johnson, necrólise epidérmica tóxica, deficiência de imunoglobulina A, hiperplasia gengival, hipotensão e arritmias e indução da síndrome da luva roxa. A fenitoína é contraindicada em casos de gravidez.[15]

Em razão dos vários efeitos adversos e da potencial neurotoxicidade, a fenitoína não é atualmente recomendada como fármaco de escolha para o tratamento de dor neuropática, sendo outros anticonvulsivantes e gabapentinoides mais bem aplicados.

Antidepressivos

Embora os antidepressivos não tenham sido originalmente projetados para ter ação antálgica, eles são relatados como tendo efeitos analgésicos eficazes no manejo da dor crônica. São considerados medicamentos de primeira escolha para dor neuropática e tratamento da fibromialgia. Antidepressivos específicos com efeitos analgésicos incluem antidepressivos tricíclicos (ATC), que há muito tempo têm sido utilizados na prática clínica para tal fim, e inibidores da recaptação da serotonina e noradrenalina (IRSN), que são comparativamente novos antidepressivos. Inibidores seletivos da recaptação da serotonina (ISRS), que são frequentemente usados para tratar depressão, não são eficazes contra a dor crônica.[16]

Antidepressivos, juntamente com a pregabalina e a gabapentina, são usados como medicamentos de primeira linha no tratamento da dor neuropática. Distúrbios psicológicos desempenham um papel importante na dor crônica. A dor prolongada causa ansiedade, acompanhada de um progressivo estado depressivo e sensações aumentadas de dor. Portanto, medicamentos antidepressivos podem ser eficazes contra a dor crônica também por seus efeitos para a melhora do estado depressivo. Além disso, os efeitos característicos dos antidepressivos na depressão levam aproximadamente 2 a 4 semanas para serem observados desde o momento em que o medicamento é administrado pela primeira vez, enquanto os efeitos analgésicos na dor crônica se manifestam em poucos dias a uma semana. Portanto, os efeitos analgésicos dos antidepressivos na dor crônica provavelmente envolvem um mecanismo diferente daquele que medeia seus efeitos antidepressivos.

Antidepressivos tricíclicos

Os antidepressivos tricíclicos incluem amitriptilina, amoxapina, doxepina, desipramina, nortriptilina, protriptilina, imipramina, trimipramina e clomipramina. Estão disponíveis em comprimidos, cápsulas e solução. A administração intravenosa é incomum, enquanto pomadas tópicas e adesivos transdérmicos ainda estão em desenvolvimento para aplicação. Doses inicialmente baixas variam de 75 a 100 mg/dia.[17]

Sua farmacocinética é caracterizada pela metabolização de primeira passagem, com grande volume de distribuição e depuração dependente de enzimas do citocromo P450 (CYP) no fígado. Possui alto percentual de ligação a proteínas plasmáticas e tempo de meia-vida de eliminação de 1 a 3 dias (no caso da protriptilina).[18,19]

Os antidepressivos tricíclicos são utilizados, de acordo com sua formulação e aprovação pela FDA, em diferentes condições patológicas, dentre elas transtornos depressivos e transtorno obsessivo-compulsivo. Por anos também têm sido usados como uma das principais linhas de tratamento da dor crônica, com eficácia clínica descrita em casos de dor miofascial, neuropatia diabética periférica e neuralgia pós-herpética, além do tratamento preventivo de crises de enxaqueca. No caso da síndrome fibromiálgica, os antidepressivos tricíclicos se tornam fármacos de segunda escolha.

Antidepressivos tricíclicos têm diferentes mecanismos de ação descritos, o que permite sua ampla aplicação no tratamento antálgico. Dentre eles, inicialmente, descreve-se o bloqueio da recaptação de serotonina e norepinefrina, que aumenta o nível desses neurotransmissores na fenda sináptica e, portanto, a possibilidade da sinalização das vias descendentes analgésicas. Também são antagonistas de receptores pós-sinápticos alfacolinérgicos tipos 1 e 2, muscarínicos e histaminérgicos tipo H1.

Antidepressivos tricíclicos são quimicamente estruturados em três anéis ligados a uma amina secundária ou terciária. As diferenças de cada droga em sua constituição definem a maior ou menor capacidade de bloqueio da recaptação de cada neurotransmissor, além da afinidade a cada receptor também justificar a complexidade e o risco de desenvolvimento de efeitos adversos de cada um dos fármacos. Dentre os efeitos adversos associados ao bloqueio dos receptores colinérgicos, adrenérgicos e histaminérgicos, podem-se citar: tontura, constipação, xerostomia, visão turva, confusão, retenção urinária, complicações cardiovasculares (como taquicardia, arritmias, fibrilação ventricular e outras), sedação, aumento do apetite e ganho de peso. Por seus efeitos centrais e efeitos colaterais, contraindica-se seu uso concomitante com inibidores da enzima monoaminoxidase (MAO), pelo risco de síndrome serotoninérgica. Seu uso requer acompanhamento individual, com titulação da dose administrada, iniciada em baixas doses e elevada gradativamente pelos riscos de glaucoma e crise ocular aguda. Precauções também são necessárias, porém sem restringir seu uso, em pacientes com complicações hepáticas e doença coronariana. Seu uso também deve ser prevenido durante a gravidez e a amamentação.[20]

Inibidores da recaptação de noradrenalina e serotonina (antidepressivos duais)

Os inibidores da recaptação de noradrenalina e serotonina, também conhecidos como antidepressivos duais, constituem uma classe de fármacos que têm como principais representantes a desvenlafaxina, a duloxetina, o levomilnaciprano e a venlafaxina. Assim como outras classes de antidepressivos, atuam bloqueando a recaptação de serotonina e norepinefrina em vias neurais centrais.

Desses, a duloxetina possui aprovação e uso clínico para o tratamento de síndromes dolorosas crônicas e dor neuropática. Doses diárias de 60 a 120 mg foram eficazes no tratamento de pacientes com fibromialgia e neuropatia diabética periférica. A duloxetina atinge concentração plasmática máxima de 110 ng/mL após 6 horas após de administração de uma dose de 80 mg/dia. Sua meia-vida de eliminação é de cerca de 10 a 12 horas, com alto volume de distribuição (1.640 L). Sua excreção é renal após metabolização hepática.[21-23]

Efeitos colaterais também são comuns, embora, de acordo com a dose administrada e diferenças individuais, algumas populações possam não apresentar efeitos colaterais ou reações brandas semanas após o início do tratamento. Dentre os efeitos adversos comuns relatados, observam-se náusea, xerostomia, tontura, dores de cabeça, hiperidrose, cansaço, constipação, insônia, alterações na função sexual e perda de apetite. Além disso, indivíduos em uso de antidepressivos duais, tricíclicos ou seletivos da recaptação da serotonina requerem acompanhamento contínuo sobre alterações de humor e comportamento, comportamento suicida ou desenvolvimento de comportamento depressivo.[24]

Inibidores seletivos da recaptação da serotonina

Os inibidores seletivos da recaptação da serotonina são drogas mais seguras, com boa tolerabilidade e alta eficácia descritas para o tratamento de depressão. Por essas características e pela menor geração de efeitos colaterais quando comparados aos demais antidepressivos, também são usados como terapia adjuvante ou fármaco alternativo na dor crônica.

Dentre eles, podem-se citar citalopram, dapoxetina, escitalopram, fluoxetina, fluvoxamina, paroxetina, sertralina, vilazodona. A grande maioria apresenta resultados significativos no tratamento de dores crônicas, dor neuropática e fibromialgia, demonstrados em modelos experimentais em animais e na prática clínica. Além disso, a convergência de sintomas em casos de dor crônica e de quadros depressivos sugere uma associação na resposta antidepressiva dos inibidores de recaptação da serotonina em aliviar o componente afetivo-motivacional na dor crônica.

Sua farmacocinética ainda é estudada, porém se observam diferenças entre os diferentes fármacos já citados. A meia-vida da fluoxetina varia de 1 a 4 dias, já para a paroxetina e o citalopram, chegam a 21 e 36 dias, respectivamente. Em dois deles, a sertralina e o citalopram, a farmacocinética é linear; e para fluoxetina, fluvoxamina e paroxetina, é não linear, sendo metabolizadas pelo citocromo P450. Alguns deles, como a fluoxetina, exibem interação fármaco-fármaco pela inibição da CYP2D6.

Como mecanismo principal, essa classe de antidepressivos inibe de forma seletiva a recaptação de serotonina, disponibilizando maior quantidade do neurotransmissor na fenda sináptica. Sua seletividade permite pouca ou nenhuma influência sobre a sinalização de norepinefrina e dopamina, o que garante mínimos efeitos colaterais, que incluem xerostomia, sedação, constipação, retenção urinária, dores de cabeça e complicações gastrintestinais. Contudo, há restrições ao uso concomitante de outros fármacos que também aumentem níveis de serotonina, como inibidores da MAO, que podem submeter o paciente ao risco de síndrome serotoninérgica.[25-27]

Antipsicóticos

Duas classes principais de antipsicóticos são descritas: típicos, fármacos de primeira geração antagonistas de receptores de dopamina, sendo ainda descrita a ação bloqueadora de receptores noradrenérgicos, histaminérgicos e colinérgicos; e atípicos, de segunda geração, antagonistas de receptores serotoninérgicos e dopaminérgicos simultaneamente.

Estudos publicados sobre o uso de antipsicóticos atípicos para dor crônica são, em sua grande maioria, não controlados, como relatos de caso ou em séries de casos e, como resultado, seu uso nessa situação ainda é controverso e questionado. Assim, faltam ensaios clínicos avaliando o uso de antipsicóticos atípicos para o tratamento da dor crônica.

Enquanto os antipsicóticos de primeira geração (típicos) mostraram algum potencial analgésico, principalmente após bloqueio (> 72%) de receptores D2 no cérebro, seus efeitos colaterais e efeitos adversos a longo prazo levam a uma limitação de seu uso. Já os antipsicóticos de segunda geração (atípicos) têm menor afinidade por bloqueio dos receptores da dopamina D2 em comparação aos receptores HT2A e graus variáveis de ação em receptores alfa-adrenérgicos, muscarínicos e de histamina-1. Essas características contribuem para seu perfil favorável à menor geração de efeitos colaterais.

De forma geral, para o tratamento de dor neuropática, o uso de antipsicóticos apresenta eficácia discrepante, com resultados positivos e negativos de acordo com a população estudada. Enquanto existem relatos de eficácia superior à carbamazepina para tratamento das neuralgias, não é relatada eficácia melhor do que o placebo para outros diversos casos, como dor oncológica terminal.[28]

Na prática clínica, os antipsicóticos atípicos, como risperidona, olanzapina, quetiapina, ziprasidona e aripiprazol, têm sido utilizados no tratamento de várias condições de dor crônica, incluindo neuropatia diabética periférica, neuralgia pós-herpética, enxaqueca, dor miofascial, dor musculoesquelética, dor associada ao câncer e nos casos de dor associada à síndrome da imunodeficiência humana e fibromialgia. Porém, por sua adversidade metabólica particularmente problemática, seus efeitos colaterais, incluindo ganho de peso, dislipidemia e hiperglicemia, sedação, alteração do ritmo cardíaco, arritmia ventricular, leucopenia e trombocitopenia, entre outros, mesmo em doses menores do que as usadas para tratar situações clínicas aprovadas pela FDA, recomenda-se aos clínicos não prescrever antipsicóticos atípicos como tratamento de primeira linha para dor crônica.[16] Para antipsicóticos típicos e atípicos, contraindicações incluem indivíduos com casos de convulsão e alergia severa, complicações cardiovasculares, hipertrofia prostática e mulheres em fase de amamentação, dada sua excreção através do aleitamento materno.[29]

CONSIDERAÇÕES FINAIS

Tratamentos analgésicos adjuvantes, especialmente os que incluem as terapias farmacológicas apresentadas neste capítulo, são amplamente explorados para dor aguda e crônica de leve a severa intensidade, e têm crescente significância no manejo de condições refratárias. No atual cenário de crise de opioides nos Estados Unidos e aumento do uso em diversas condições dolorosas em outros países, chama a atenção a possibilidade de tratamentos adjuvantes essencialmente na busca da melhora da dor.

A ampla gama de fármacos com diferentes mecanismos de ação permite a modulação da atividade das vias nociceptivas aferentes e facilitatórias, aumento da inibição descendente e influência sobre aspectos afetivo-motivacionais da dor, fator importante para o controle de dores neuropáticas e nociplásticas.

Contudo, é importante lembrar das muitas reações adversas que limitam o uso clínico desses tratamentos e requerem acompanhamento contínuo em populações com comorbidades, idosos, gestantes e outros, conforme a terapia utilizada.

REFERÊNCIAS BIBLIOGRÁFICAS

1. Teixeira MJ. Fisiopatologia da dor. In: Alves Neto O, Costa CMC, Siqueira JTT, Teixeira MJ, organizadores. Fisiopatologia da dor. Porto Alegre: Artmed; 2009. p.145-75.
2. Binder A, Baron R. The pharmacological therapy of chronic neuropathic pain. Dtsch Arztebl Int. 2016;113(37):616.
3. Deeks ED. Mirogabalin: first global approval. Drugs. 2019;79(4):463-8.

4. Kim JY, Abdi S, Huh B, Kim KH. Mirogabalin: could it be the next generation gabapentin or pregabalin? Korean J Pain. 2021;34(1):4-18.
5. Bendtsen L, Zakrzewska JM, Heinskou TB, Hodaie M, Leal PRL, Nurmikko T, et al. Advances in diagnosis, classification, pathophysiology, and management of trigeminal neuralgia. Lancet Neurol. 2020;19(9):784-96.
6. Al-Quliti KW. Update on neuropathic pain treatment for trigeminal neuralgia: the pharmacological and surgical options. Neurosciences (Riyadh). 2015;20(2):107-14.
7. Wiffen PJ, Derry S, Moore R. Andrew. Lamotrigine for chronic neuropathic pain and fibromyalgia in adults. Cochrane Database Syst Rev. 2013;12.
8. Betchel NT, Fariba KA, Saadabadi A. Lamotrigine. In: StatPearls [Internet]. Treasure Island (FL): StatPearls Publishing; 2023 Jan–.
9. EMS. Topiramato [Internet] [citado em 02 nov. 2023. Disponível em: https://www.ems.com.br/arquivos/produtos/bulas/bula_topiramato_10523_1246.pdf.
10. Fariba KA, Saadabadi A. Topiramate. In: StatPearls [Internet]. Treasure Island (FL): StatPearls Publishing; 2023 Jan–.
11. Brandt RB, Doesborg PGG, Haan J, Ferrari MD, Fronczek R. Pharmacotherapy for cluster headache. CNS Drugs. 2020;34(2):171-84.
12. Migliorini F, Maffulli N, Eschweiler J, Betsch M, Catalano G, Driessen A, et al. The pharmacological management of chronic lower back pain. Expert Opin Pharmacother. 2021;22(1): 109-19.
13. Gill D, Derry S, Wiffen PJ, Moore RA. Valproic acid and sodium valproate for neuropathic pain and fibromyalgia in adults. Cochrane Database Syst Rev. 2011;10.
14. Birse F, Derry S, Moore R. Phenytoin for neuropathic pain and fibromyalgia in adults. Cochrane Database Syst Rev. 2012;5.
15. Gupta M, Tripp J. Phenytoin. [Updated 2022 Mar 16]. In: StatPearls [Internet]. Treasure Island (FL): StatPearls Publishing; 2023 Jan–.
16. Obata H. Analgesic mechanisms of antidepressants for neuropathic pain. Int J Mol Sci. 2017;18(11):2483.
17. Mayo Clinic. Tricyclic antidepressants and tetracyclic antidepressants [Internet] [citado em 02 nov. 2023]. Disponível em: https://www.mayoclinic.org/diseases-conditions/depression/in-depth/antidepressants/art-20046983.
18. Norman TR, Burrows GD, Maguire KP. Pharmacokinetics of tricyclic antidepressants. In: Angrist B, Burrows GD, Lader M. Recent advances in neuropsycho-pharmacology. New York: Pergamon; 1981. p.339-50.
19. Rudorfer MV, Potter WZ. Metabolism of tricyclic antidepressants. Cell Mol Neurobiol. 1999;19(3):373-409.
20. Moraczewski J, Aedma KK. Tricyclic antidepressants. In: StatPearls [Internet]. Treasure Island (FL): StatPearls Publishing; 2023 Jan-.
21. Lantz RJ, Gillespie TA, Rash TJ, Kuo F, Skinner M, Kuan HY, Knadler MP. Metabolism, excretion, and pharmacokinetics of duloxetine in healthy human subjects. Drug Metab Dispos. 2003;31(9):1142-50.
22. Knadler MP, Lobo E, Chappell J, Bergstrom R. Duloxetine. Clin Pharmacokinet. 2011;50(5): 281-94.
23. Lunn MPT, Hughes RAC, Wiffen PJ. Duloxetine for treating painful neuropathy, chronic pain or fibromyalgia. Cochrane Database Syst Rev. 2014;1.
24. Mayo Clinic. Serotonin and norepinephrine reuptake inhibitors (SNRIs) [Internet] [citado em 02 nov. 2023]. Disponível em: https://www.mayoclinic.org/diseases-conditions/depression/in-depth/antidepressants/art-20044970.

25. Hiemke C, Härtter S. Pharmacokinetics of selective serotonin reuptake inhibitors. Pharmacol Ther. 2000;85(1):11-28.
26. Chu A, Wadhwa R. Selective serotonin reuptake inhibitors. In: StatPearls [Internet]. Treasure Island (FL): StatPearls Publishing; 2023.
27. Patetsos E, Horjales-Araujo E. Treating chronic pain with SSRIs: what do we know? Pain Res Manag. 2016;2016.
28. Seidel S, Aigner M, Ossege M, Pernicka E, Wildner B, Sycha T. Antipsychotics for acute and chronic pain in adults. Cochrane Database Syst Rev. 2013;8.
29. Chokhawala K, Stevens L. Antipsychotic medications. In: StatPearls [Internet]. Treasure Island (FL): StatPearls Publishing; 2023.

9
Medicina intervencionista

Paulo Renato Barreiros da Fonseca
Iasmin Sindeaux

INTRODUÇÃO

Este capítulo aborda os conceitos técnicos da radiofrequência e suas variáveis, bem como da crioablação, de forma a entender e identificar as possibilidades de suas aplicabilidades no contexto do tratamento minimamente invasivo dos pacientes com dores crônicas.

CASO CLÍNICO INICIAL

Paciente do sexo feminino, 83 anos, hipertensa e diabética, apresenta dor articular em joelho bilateral, pior à direita, há 5 anos. Em consulta com ortopedista, foi diagnosticada com gonartrose dolorosa com indicação de prótese total de joelho direito. Durante a avaliação pré-operatória, foi constatado que a paciente estava com a diabetes e hipertensão descompensadas por tratamento irregular, além de insuficiência cardíaca, tendo a indicação cirúrgica suspensa. Encaminhada ao ambulatório da Clínica de Dor, teve redução de 70% da dor após bloqueio de geniculares, sendo então programada a conclusão do tratamento com radiofrequência.

RADIOFREQUÊNCIA CONVENCIONAL

Contexto histórico

Em 1972, Norman Shealy, neurocirurgião americano conhecido por criar a técnica de estimulação elétrica de nervos e espinhal, participou do Pan Pacific Surgical Congress, no Havaí, onde aprendeu a técnica de rizotomia percutânea fria para tratamento de dor lombar. Norman reproduziu a técnica e reportou uma incidência de 20% de hematoma, julgando-a inaceitável. Baseando-se na técnica de ablação por radiofrequência, ele substituiu as incisões pelo eletrodo de radiofrequência por meio de agulhas espinhais, desenvolvidas por ele com a Cosman Company Radionics – o kit SRK (Shealy Rhizolysis Kit). Em 1974, ele publicou pela primeira vez a técnica de ablação da inervação articular facetária por radiofrequência guiada por escopia.[1]

> Sob orientação fluoroscópica, cânulas de parede fina de calibre 14 são guiadas adjacentes aos centros das articulações facetárias sensíveis. Um eletrodo termistor de radiofrequência (19 cm longo, 1–2 mm de diâmetro) é passado através de uma agulha, a agulha é retirada e o eletrodo é deslizado sobre a borda da faceta e avançado para o intertransverso ligamento. Um filme de raios X lateral confirma a posição do eletrodo e sua distância da raiz nervosa principal (...) (tradução do autor).[2]

Em 1976, Menno Sluijter e E. R. Cosman desenvolvem o kit de eletrodos com 22G, 20G e 18G. O menor calibre possibilitou a ampliação da técnica para diversos alvos, inclusive os cervicais, bem como a utilização de sedação em substituição à anestesia geral consequentemente praticada, alcançando tratamento para um maior número de pacientes. Além disso, ampliou o treinamento médico para além da neurocirurgia.[1]

Mecanismo de lesão

Tradicionalmente indicada para tratamento de dor facetária lombar, vem sendo ampliada para diversas dores oriundas de estruturas com inervação sensitiva. A cada dia, profissionais e pacientes têm se interessado por práticas menos invasivas e/ou por procedimentos que reduzam doses medicamentosas, com consequente redução dos efeitos colaterais.[3]

A radiofrequência é uma onda eletromagnética (Figura 1), não ionizante, com frequência entre 104 Hz e 3 KHz. Usualmente utiliza-se a frequência de 1 a 2 KHz, a qual induz movimentações nas moléculas de água, gerando fricção entre elas com consequente aumento de temperatura. Além disso, não atinge a frequência de micro-ondas (1-300 GHz), com menor expansão de energia e maior controle do tamanho da lesão tecidual.[4]

Os eletrodos da radiofrequência ablativa representam o cátodo do circuito elétrico, o qual se encerra na placa adesivada à coxa do paciente (Figura 2). Tal circuito tem um alto fluxo de energia na ponta do eletrodo, por ter uma pequena área, e um fluxo dispersivo na placa (em razão da maior área de contato), limitando

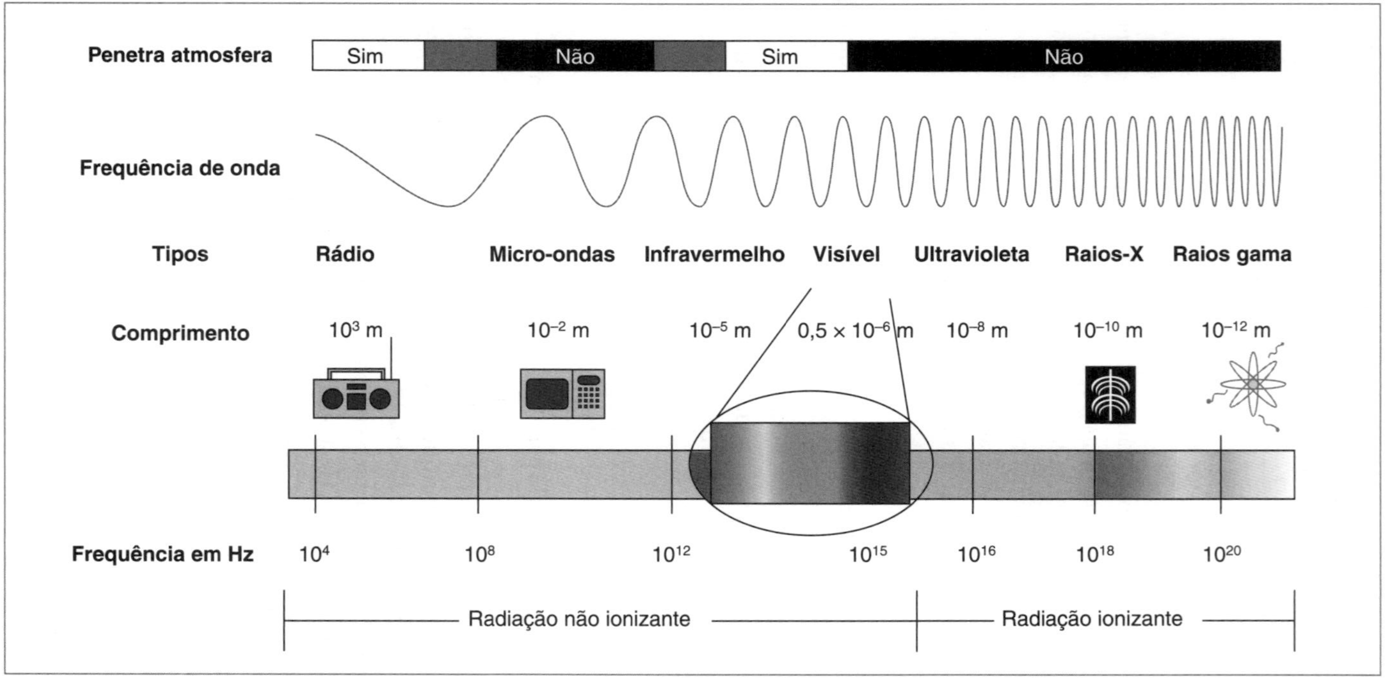

Figura 1 Espectro de onda eletromagnética.

Fonte: arquivo pessoal dos autores.

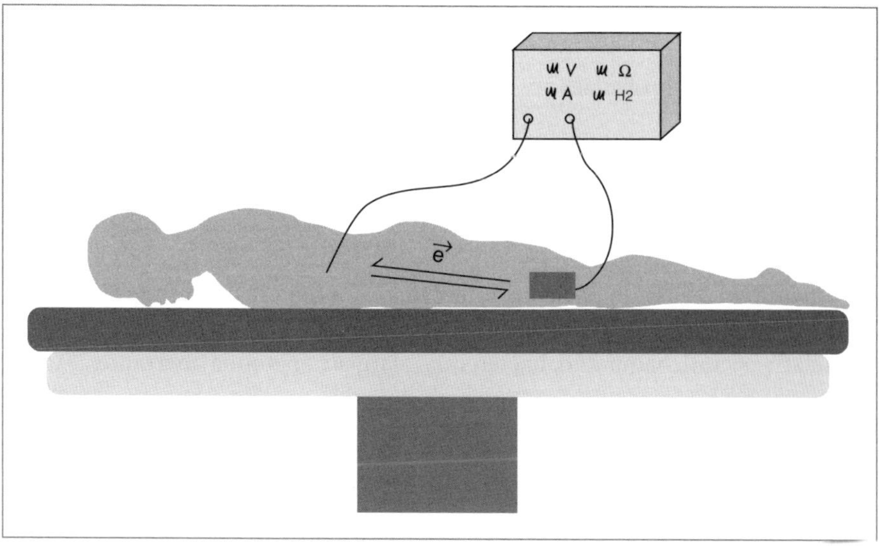

Figura 2 Esquema de passagem de corrente elétrica entre a cânula e a placa de aterramento, demonstrando o paciente como parte do circuito.

Fonte: arquivo pessoal dos autores.

a lesão tecidual ao redor do eletrodo.[5] Portanto, o tamanho da lesão dependerá da espessura (Gauge) e do tamanho da ponta ativa da cânula de radiofrequência.

As moléculas dipolares, geralmente as moléculas de água, vibram na frequência da corrente aplicada, resultando em vibração de moléculas distantes ao eletrodo e em energia por fricção com aumento da temperatura local. As lesões ablativas são então resultantes de necrose coagulativa por altas temperaturas.[5]

As lesões teciduais ocorrem a partir de 50 °C e acima de 100 °C ocorre carbonização. Entretanto, a formação de material carbonizado causa ressecamento do tecido e, portanto, redução das moléculas em vibração. Consequentemente, ocorrem aumento da impedância, redução na transmissão da corrente elétrica e redução no tamanho da lesão.[6]

Indicações

O método visa à denervação das fibras puramente sensitivas que inervam a região dolorosa. Entre as principais indicações estão:[7]

- Facetas espinhais.
- Dor sacroilíaca.

- Quadril.
- Joelho.
- Cefaleias e dor orofacial.
- Dor torácica.
- Outras neuralgias.

Contraindicações

- **Absolutas:** recusa do paciente, infecção local e diátese hemorrágica (sangramento sem causa aparente).
- **Relativas:** anticoagulação, bacteremia, alergia e anatomia aberrante.

Complicações

Ocasionalmente, pode haver piora da dor nos primeiros dias em decorrência da denervação. Além disso, caso não haja estimulação adequada para afastar a presença de fibras motoras, a complicação se relacionaria ao erro de técnica, ocasionando déficit motor.[7]

No local da punção, complicações infrequentes são infecção e hematomas.[7]

RADIOFREQUÊNCIA REFRIGERADA

Contrariando a intuição, as lesões pela radiofrequência refrigerada continuam sendo lesões térmicas, similares às ocasionadas pela radiofrequência convencional. Portanto, a radiofrequência refrigerada contempla as mesmas indicações, contraindicações e complicações da convencional.[8]

O termo refrigerado deve-se à técnica de resfriamento da ponta do probe, evitando o ressecamento tecidual e sua carbonização, não apenas mantendo a propagação da energia para o tecido, mas também aumentando a quantidade de energia ofertada, ampliando o tamanho da lesão. O probe possui um sistema fechado até a ponta, onde passa água fria e retorna a água aquecida de volta ao aparelho, que a resfria novamente (Figura 3).[8]

RADIOFREQUÊNCIA PULSADA

Técnica minimamente invasiva. Diferente da radiofrequência convencional, que mantém a corrente elétrica contínua, a radiofrequência pulsada baseia-se na administração de corrente de alta frequência de forma intermitente, evitando aumentos na temperatura tecidual e, por sua vez, da lesão nervosa.[9]

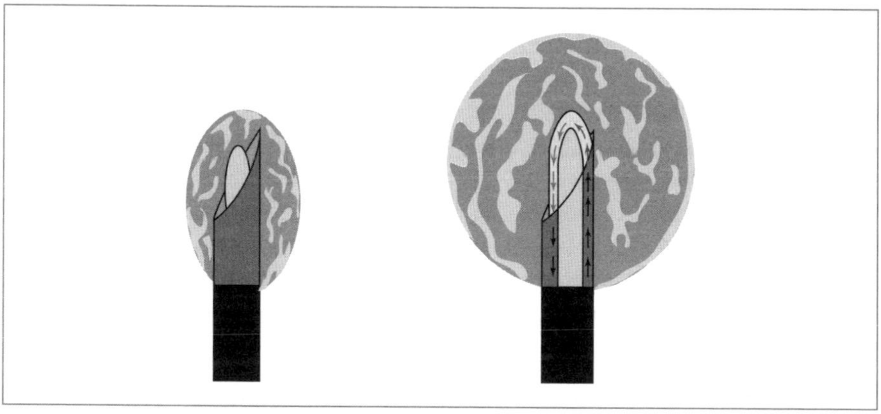

Figura 3 Esquema das características de lesão com radiofrequências convencional e refrigerada.

Fonte: arquivo pessoal dos autores.

Mecanismo de ação

Em uso desde a década de 1990, quando Menno Sluijter a descreveu pela primeira vez, ainda hoje não tem seu mecanismo de ação completamente elucidado. Todavia, há evidências de que seus efeitos se dão pela influência do campo magnético gerado durante os pulsos de corrente elétrica com o metabolismo celular.[10]

Segundo o trabalho de Cosman e Cosman, em 2005, os pulsos intervalados por momentos de pausa elétrica implicam um aumento de temperatura tecidual inferior à mesma intensidade de corrente elétrica utilizada na radiofrequência convencional. Consequentemente, utilizam-se correntes elétricas superiores, gerando campos elétricos até 4 vezes maiores, sem chegar à "temperatura letal" tecidual, acima de 45-50 °C (Figura 4).[11]

Usselman et al. demonstram a influência do campo magnético na modulação do equilíbrio redox, redução da formação de espécies reativas de oxigênio (ERO) e das células de crescimento. A maior parte dos mecanismos biológicos da dor inflamatória (liberação de fatores pró-inflamatórios como citocinas, substância P, peptídeo relacionado ao gene da calcitonina [CGRP] e glutamato pelas células imunes e células gliais) compartilha mecanismo de equilíbrio redox e seu desequilíbrio leva as ERO a ocasionar lesão celular direta dos lipídios e das proteínas, inclusive do DNA.[10,12,13]

Logo, os mecanismos de ação da radiofrequência pulsada se dão por meio de neuromodulação, com redução da sinalização nociceptiva, melhora da função sináptica e da reparação de lesões nervosas (Figura 5). Além disso, reduzem a inflamação neurogênica induzida por células gliais.[14]

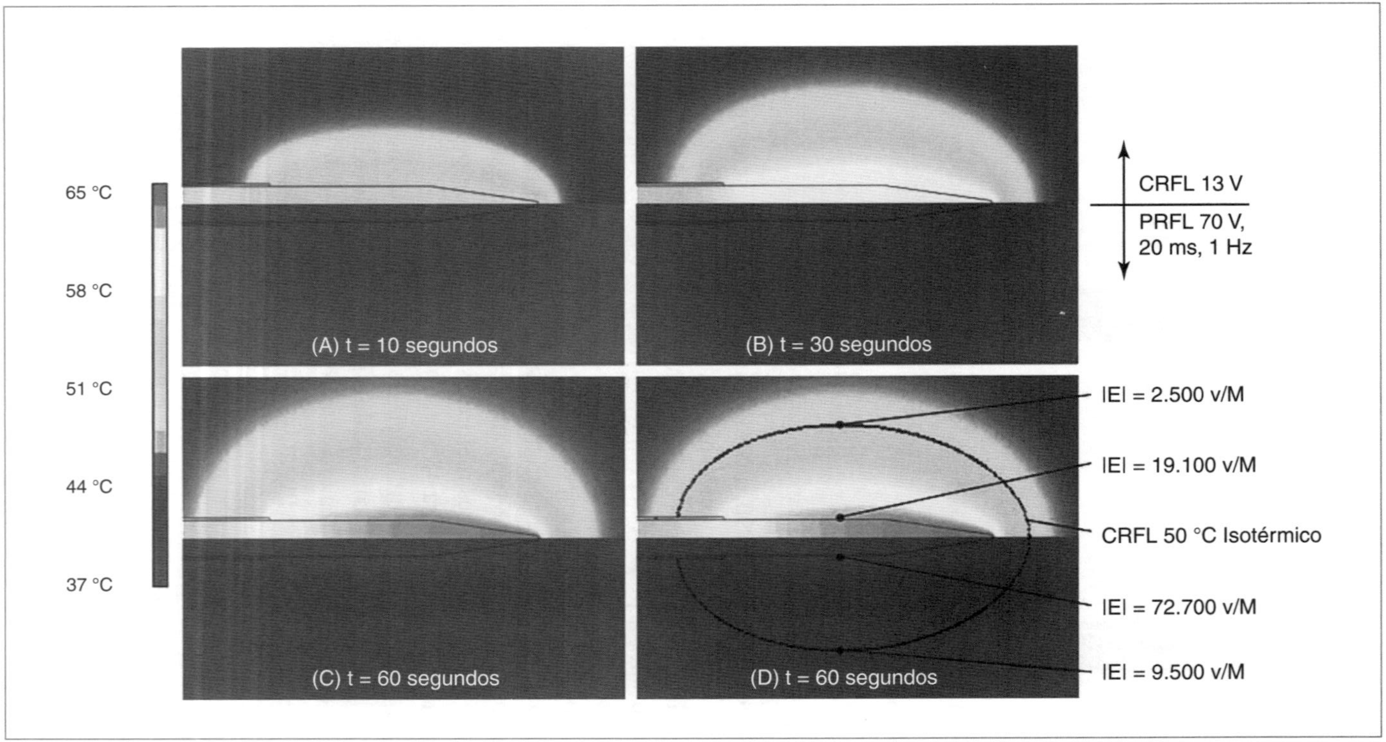

Figura 4 Distribuição da temperatura ao longo de 10, 30 e 60 segundos.

CRFL: radiofrequência contínua (esquematizada na metade superior de cada figura). PRFL: radiofrequência pulsada (esquematizada na metade inferior de cada figura).

Fonte: Cosman e Cosman, 2005.[11]

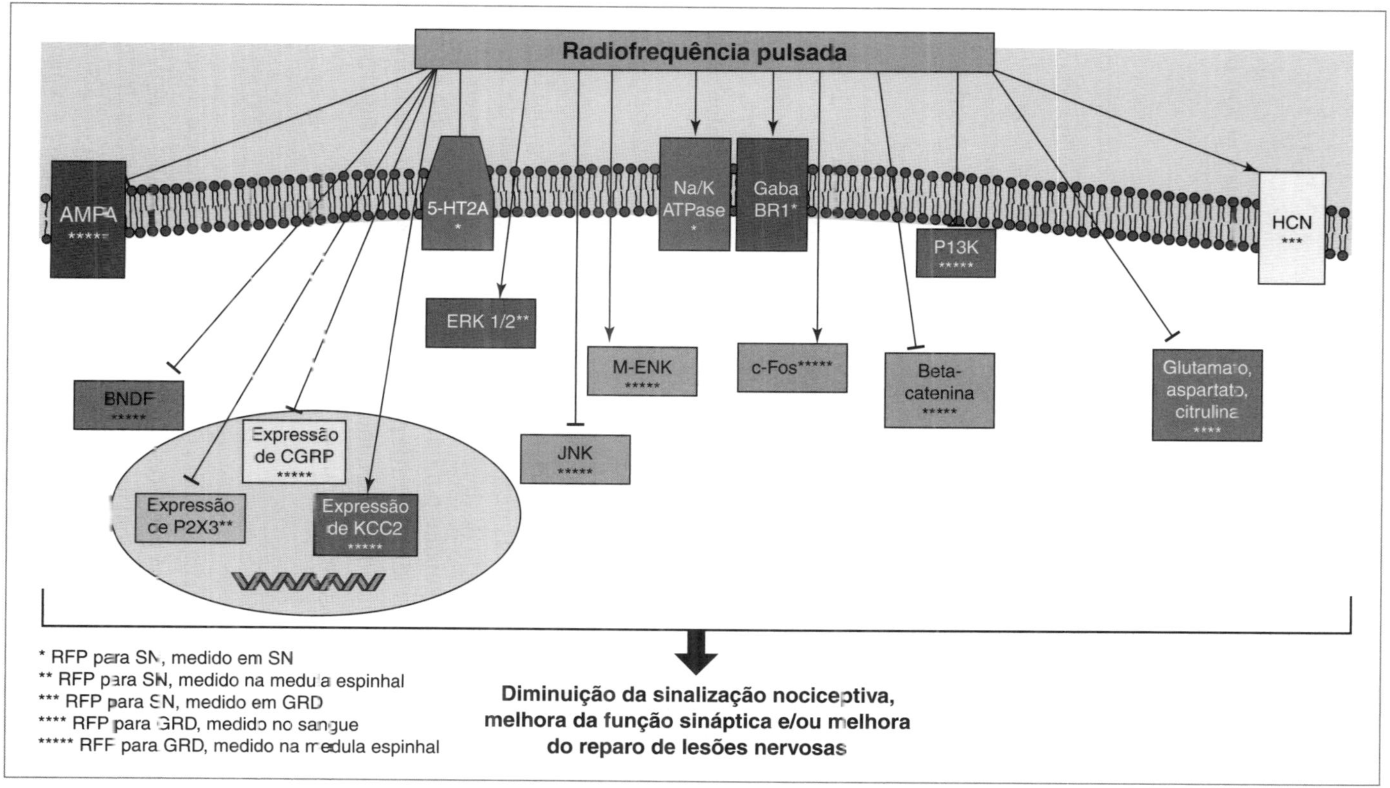

Figura 5 Mecanismos de ação da radiofrequência pulsada nos neurônios.

GRD: gânglios da raiz dorsal; RFP: radiofrequência pulsada.

Fonte: Sam et al., 2021.[14]

Indicações

Indicada para tratamento da dor por meio de neuromodulação, sem lesão nervosa, principalmente para os casos em que há nervo misto (sensitivo e motor). Também é indicada para casos de doença nervosa em que a ablação tem maior risco de induzir dor neuropática refratária por desaferentação.[15]

RADIOFREQUÊNCIA PULSADA TRANSCUTÂNEA

Atualmente, há poucas publicações sobre seu uso. A aplicação utiliza placas de eletrodos de estimulação elétrica transcutânea (TENS) acopladas ao gerador de radiofrequência. As placas são posicionadas na região dolorosa, podendo ser aplicadas semanalmente. As indicações nos estudos foram para dores articulares.[16,17]

NEUROCRIOABLAÇÃO

O uso da crioterapia é relatado desde Hipócrates, em 460 a.C., por seus efeitos analgésico e anti-inflamatório.[18] Desde então, diversas publicações foram feitas relacionando o frio e a analgesia, como durante a expansão napoleônica, quando os médicos do exército reportavam índices de dor inferior nos soldados submetidos ao frio extremo.[19]

Em 1918, Tredenlenburg publica sobre o método de interrupção nervosa por congelamento, o qual evoluía sem formação de cicatrizes e sem formação de neuroma, bem como mantinha a capacidade de regeneração axonal.[20]

Porém, a partir da década de 1960, com a introdução do nitrogênio líquido, capaz de alcançar temperaturas de até –190 °C, ocorreu a expansão de seu uso terapêutico para o tratamento de dor.[18] Desde então, a crioneurólise vem sendo aperfeiçoada em técnicas guiadas por imagem (ultrassonografia, escopia e tomografia), acompanhadas de estimulação de nervo durante os procedimentos. Assim, ampliaram-se as possibilidades terapêuticas para alvos, não apenas superficiais, mas também profundos, com segurança.[20]

Mecanismo de ação

A aplicação de baixas temperaturas (–20 °C e –100 °C) resulta em degeneração walleriana, lesão nervosa periférica de segundo grau reversível, a qual inicia o processo de degeneração axonal no sítio de contato progredindo distalmente.[21]

A regeneração do axônio se inicia com a proliferação das células de Schwann e sua diferenciação, com a remielinização guiando o caminho para a regeneração axonal (Figura 6). Portanto, a capacidade de o axônio se regenerar depende

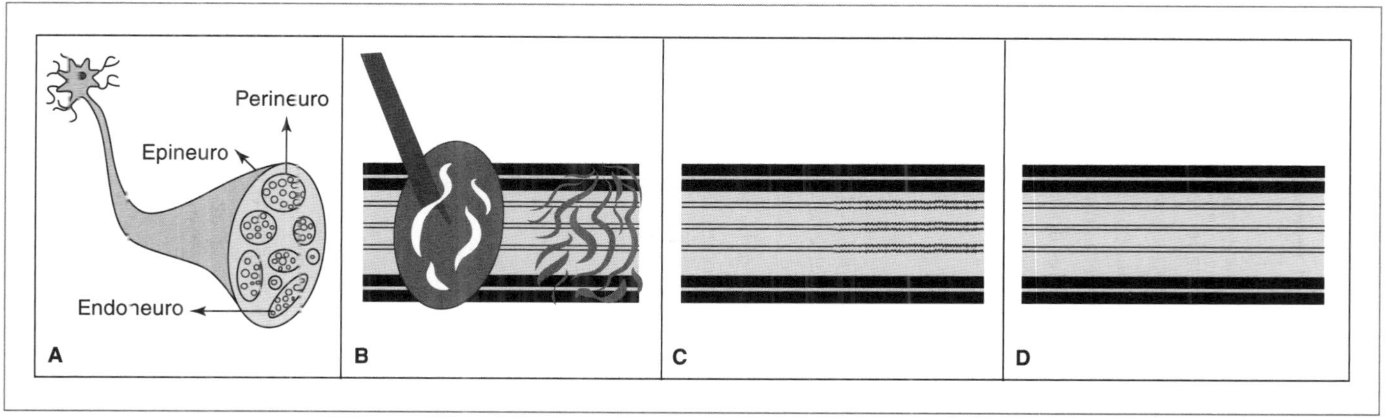

Figura 6 Ilustração demonstrando componentes do tecido conectivo servindo de orientação para o axônio (A-D). Após a crioneurólise (B), a sequência de degeneração (C) e a subsequente regeneração (D) podem ser induzidas.

Fonte: arquivo pessoal dos autores.

da integridade das estruturas que o recobrem: epineural, perineural e endoneural. O crescimento distal ocorre ao longo do trajeto anterior, reinervando músculos ou receptores sensitivos. Tal regeneração ocorre em uma taxa de 1 a 2 mm por dia.[21]

Logo, comparativamente aos métodos de ablação, a crioneurólise apresenta-se superior pela reversibilidade, possibilidade de repetição e menor incidência de complicações como formação de neuroma e neurites.[20]

No clássico trabalho de Tetzlaff et al., em 1989, avaliando os efeitos a longo prazo e a repetibilidade da crioneurólise em animais, foi demonstrada a progressão da degeneração axonal por 7 dias, mantendo estruturas epineurais e perineurais íntegras. Além disso, as análises histológicas demonstraram regeneração completa após 24 semanas da crioneurólise.[22]

Indicações

Utilizada para tratamento de dores musculoesqueléticas, bem como de dores oncológicas, tem como alvo terapêutico os nervos periféricos que inervam a área dolorosa.[20,21]

Em seu estudo, Yoon et al. relataram redução nos escores de dor de até 12 meses.[23] E, em decorrência da regeneração completa tecidual e axonal, a crioneurólise pode ser repetida sempre que houver retorno da sensação dolorosa (atentar-se para sempre fazer o diagnóstico diferencial com novas patologias dolorosas que possam ter surgido).[21]

Contraindicações

- Crioglobulinemia.
- Urticária induzida pelo frio.
- Síndrome de Raynaud.

Complicações

As complicações da crioneurólise podem estar relacionadas:

- Aos procedimentos percutâneos: sangramento, hematoma e infecção.
- Aos procedimentos de denervação: dor neuropática, perda de sensibilidade.
- Ao congelamento: necrose de pele e dos folículos pilosos em alvos superficiais, com consequente hiper ou hipopigmentação da pele e alopécia (utilizam-se dispositivos para aquecimento da pele durante o procedimento para prevenção).

CONSIDERAÇÕES FINAIS

A medicina da dor evoluiu ao longo dos anos, desenvolvendo técnicas minimamente invasivas, seguras, reprodutíveis e acessíveis para o tratamento de pacientes que não desejam ou não podem ser submetidos a procedimentos cirúrgicos, além do tratamento de doenças que por si sós não têm indicação cirúrgica disponível.

REFERÊNCIAS BIBLIOGRÁFICAS

1. Russo M, Santarelli D, Wright R, Gilligan C. A history of the development of radiofrequency neurotomy. J Pain Res. 2021;14:3897-907.
2. Shealy CN. Facets in back and sciatic pain. A new approach to a major pain syndrome. Minn Med. 1974;57(3):199-203.
3. Lee DW, Pritzlaff S, Jung MJ, Ghosh P, Hagedorn JM, Tate J, et al. Latest Evidence-Based Application for Radiofrequency Neurotomy (LEARN): best practice guidelines from the American Society of Pain and Neuroscience (ASPN). J Pain Res. 2021;14:2807-31.
4. Ni Y, Mulier S, Miao Y, Michel L, Marchal G. A review of the general aspects of radiofrequency ablation. Abdom Imaging. 2005;30:381-400.
5. Hong K, Georgiades C. Radiofrequency ablation: mechanism of action and devices. J Vasc Interv Radiol. 2010;21:S179-S186.
6. Habibi M, Berger RD, Calkins H. Radiofrequency ablation: technological trends, challenges, and opportunities. Europace. 2021;23(4):511-9.
7. Likar R,·Auer J, Chavanne A, Ilias W, Kern M, Krepler P,·et al. Interdisziplinäres Positionspapier: der Stellenwert der Radiofrequenzdenervierung in der Therapie chronischer Schmerzen. Schmerz. 2021;35:124-9.
8. Kapural L, Deering JP. A technological overview of cooled radiofrequency ablation and its effectiveness in the management of chronic knee pain. Pain Manag. 2020;10(3):133-40.
9. Napoli A, Alfieri G, Scipione R, Andrani F, Leonardi A, Catalano C. Pulsed radiofrequency for low-back pain and sciatica. Expert Rev Med Devices. 2020;17(2):83-6.
10. Brasil LJ, Marroni N, Schemitt E, Colares J. Effects of pulsed radiofrequency on a standard model of muscle injury in rats. Anesth Pain Med. 2020;10(1):e97372.
11. Cosman ER Jr, Cosman ER Sr. Electric and thermal field effects in tissue around radiofrequency electrodes. Pain Med. 2005;6(6).
12. Usselman RJ, Hill I, Singel DJ, Martino CF. Spin biochemistry modulates reactive oxygen species (ROS) production by radio frequency magnetic fields. PLoS One. 2014;9(3):e93065.
13. Wang JA, Niu SN, Luo F. Pulsed radiofrequency alleviated neuropathic pain by downregulating the expression of substance P in chronic constriction injury rat model. Chin Med J. 2020;133(2).
14. Sam J, Catapano M, Sahni S, Ma F, Abd-Elsayed A, Visnjevac O. Pulsed radiofrequency in interventional pain management: cellular and molecular mechanisms of action – an update and review. Pain Physician. 2021;24:525-32.
15. Gallagher RM. Pulsed radiofrequency treatment: what is the evidence of its effectiveness and should it be used in clinical practice? Pain Med. 2006;7(5).
16. Taverner MG, Loughnan TE, Soon CW. Transcutaneous application of pulsed radiofrequency treatment for shoulder pain. Pain Pract. 2013;13(4):310-5.

17. Balogh SE. Transcutaneous application of pulsed radiofrequency: four case reports. Pain Pract. 2004;4(4):310-3.
18. Mahnken AH, König AM, Figiel JH. Current technique and application of percutaneous cryotherapy. Fortschr Röntgenstr. 2018;190:836-46.
19. Bittman RW, Behbahani K, Gonzalez F, Prologo JD. Interventional cryoneurolysis: what is the same, what is different, what is new? Semin Intervent Radiol. 2019;36:374-80.
20. Beazley RM, Bagley DH, Ketcham AS. The effect of cryosurgery on peripheral nerves. J Surg Res. 1974;16:231-4.
21. Ilfeld BM, Preciado J, Trescot AM. Novel cryoneurolysis device for the treatment of sensory and motor peripheral nerves. Expert Rev Med Devices. 2016;13(8):713-25.
22. Tetzlaff W, Bisby MA. Neurofilament elongation into regenerating facial nerve axons. Neuroscience. 1989;29(3):659-66.
23. Yoon JH, Grechushkin V, Chaudhry A, Bhattacharji P, Durkin B, Moore W. Cryoneurolysis in patients with refractory chronic peripheral neuropathic pain. J Vasc Interv Radiol. 2016;27(02):239-43.

Seção 3

Tratamento não farmacológico

10
Fisioterapia e dor

Isadora Orlando de Oliveira

INTRODUÇÃO

A dor pode se apresentar nos pacientes de diversas maneiras e estar associada a vários sintomas e queixas na clínica. Por isso, é sugerido pela literatura atual que, após a exclusão de doenças graves, os fisioterapeutas atuem na primeira linha de tratamento, avaliando e tratando o paciente de acordo com mecanismos específicos e modalidades de fisioterapia baseadas em evidências para pacientes com dor. A compreensão e a identificação dos principais mecanismos e classificações da dor contribuem para estratégias de raciocínio clínico do profissional, com a elaboração de um plano de tratamento adequado para um bom desfecho clínico do caso. Este capítulo tem a finalidade de contextualizar o papel da fisioterapia no manejo da dor, explorando modalidades de tratamento e aspectos específicos da profissão.

Diversas hipóteses têm sido estudadas para explicar os efeitos da fisioterapia no tratamento de pacientes com dor. Tais hipóteses envolvem as classificações da dor quanto ao mecanismo e ao efeito placebo. Atualmente, baseiam-se nas etapas do processamento da dor no sistema nervoso e nos conceitos da neurociência moderna.

Quando nos deparamos com um paciente com dor, após avaliação, a equipe multiprofissional deve traçar um plano terapêutico de acordo com as necessidades individuais do paciente, com foco em alcançar metas de tratamento mensuráveis estabelecidas com ele. Entre as mais comuns são as metas que visam reduzir a dor, melhorar a função, promover retorno ao trabalho, resolver questões relacionadas à medicação e reduzir a utilização de cuidados de saúde terciários e quaternários, entre outros.

Para condições de dor aguda associadas com dano tecidual, uma abordagem biomédica do gerenciamento da dor pode ser adequada e provavelmente bem-sucedida. No entanto, deve-se estar ciente do fato de que mesmo em condições de dor aguda e pós-cirúrgica, fatores prévios (p. ex., sedentarismo, tabagismo) e psicossociais podem interferir na recuperação e facilitar a transição da dor aguda a crônica.[1]

Dessa forma, a prática da fisioterapia dentro da equipe multiprofissional visa buscar e tratar a causa física da dor, além de promover melhora da função usando uma variedade de intervenções terapêuticas, incluindo exercícios, terapia manual e modalidades de eletroterapia.

Cada modalidade de fisioterapia possui uma base em mecanismos neurofisiológicos para justificar sua aplicabilidade clínica em cada momento específico do tratamento. Por isso, é importante determinar qual mecanismo (nociceptivo, nociplástico ou neuropático) é predominante em cada caso, para que a fisioterapia possa contribuir como parte da equipe multiprofissional para serem atingidas as metas terapêuticas e os melhores desfechos clínicos em cada caso.[2]

Entretanto, para ter bons subsídios para planejar o tratamento baseado nos achados de anamnese e exame físico e análise de características dos pacientes que correspondam às classificações da dor quanto ao mecanismo, o fisioterapeuta deve ter conhecimento científico e prático, tanto sobre aspectos de triagem quanto sobre modalidades de tratamento específicas.[3]

Por exemplo, um paciente com uma condição clínica que precisa ser submetido a procedimento cirúrgico, é sedentário e apresenta altos níveis de ansiedade, medo ou evitação significativa, pode apresentar alguns comportamentos que podem evoluir e desenvolver dor crônica, uma vez que esses fatores podem influenciar no bom andamento do processo de reabilitação.

Assim, o plano de tratamento pode variar, dependendo do estado do indivíduo em um determinado momento e pode incluir intervenções ativas, passivas ou uma combinação de ambas. Além disso, em muitos pacientes, a dor não é proporcional à quantidade de dano tecidual e, portanto, provavelmente envolve quantidades de alterações do sistema nervoso central (SNC) e variáveis psicossociais que precisam ser abordadas pela equipe multiprofissional.[2]

Uma vez que a dor se torna crônica, o modelo de prática precisa ser modificado e deve incluir uma abordagem multiprofissional no plano terapêutico. Nessa fase, a fisioterapia deve aumentar o envolvimento ativo do paciente, com educação sobre modificação de atividades e exercícios, minimizando intervenções estritamente passivas, como terapia manual e eletroterapia, que devem ser idealmente utilizadas em pessoas com dor crônica como um complemento à abordagem orientada para o exercício ativo.[4]

Dessa forma, é crucial que todos os profissionais de saúde tenham em mente que a equipe multiprofissional é parte importante do tratamento de pacientes com dor e a fisioterapia desempenha um papel determinante dentro do manejo de fatores de risco que contribuem para a cronificação dos sintomas, o planejamento e a execução das metas terapêuticas.

MODALIDADES DE FISIOTERAPIA

A execução do plano de tratamento é crucial dentro da prática da fisioterapia, bem como de toda a equipe multiprofissional, uma vez que é o momento em que se coloca em prática a evidência disponível na literatura, de forma a proporcionar benefício para o paciente.

Para reabilitar o paciente de forma coerente e precisa, é essencial desenvolver uma boa estratégia de raciocínio clínico para que o tratamento se adeque a cada caso, respeitando suas particularidades e os sinais e sintomas apresentados na avaliação.

Além de todas as etapas da anamnese e do exame físico, é importante levar em consideração que o quadro do paciente é influenciado por fatores biomecânicos, sociais, clínicos e cognitivos, além da percepção de dor do paciente, também influenciada por fatores de modulação condicionada da dor, entre outros.[2]

O somatório de diversos fatores (queixa principal, histórico, hipóteses diagnósticas, testes específicos realizados e a condição clínica em si) contribuem para o desenvolvimento do raciocínio clínico – que deve ter por objetivo principal individualizar e adequar o melhor tratamento possível e disponível na literatura atual para cada paciente.[1]

Diversas ferramentas e conteúdos devem ser utilizados para construir o melhor raciocínio clínico possível. Tais ferramentas incluem: conceitos de anatomia e biomecânica, fatores diagnósticos, fatores prognósticos, medidas de efeito de testes específicos e todo o processo de triagem pelo qual se determinam as prioridades do tratamento com base nesses conjuntos de sinais e sintomas apresentados no primeiro contato e em avaliações subsequentes.[3]

Características específicas da lesão (caso tenha havido alguma) também contribuem para as estratégias de raciocínio clínico, visto que, se o cenário de dor tenha se desencadeado após uma lesão aguda, é importante estar mais atento a processos inflamatórios, fases de reparo tecidual, tempo transcorrido desde o momento da lesão, se ela foi traumática ou não traumática, entre outros fatores; nesses casos, o plano de tratamento inicial vai envolver modalidades de tratamento com caráter mais passivo, como terapia manual, eletroterapia e termoterapia.[5]

Em casos de paciente com dor crônica, uma vez que os mecanismos da dor são identificados, o próximo passo é planejar uma abordagem baseada no mecanismo, fornecendo tratamento(s) direcionado(s) a eles. Embora cada mecanismo de dor possa ser abordado individualmente por diversas modalidades de fisioterapia, a eficiência de uma intervenção pode ser maximizada ao levar em consideração que os mecanismos que se manifestam em um paciente específico podem ser abordados simultaneamente durante o processo de reabilitação.

Além disso, é imprescindível saber que, independentemente do caso, os pacientes devem evoluir em progressão de exercícios e metas terapêuticas, à medida que sua situação clínica muda. As quatro modalidades de fisioterapia que têm evidências de alta qualidade para o tratamento de pacientes com dor são: exercícios, neuroestimulação elétrica transcutânea (TENS), terapia manual e educação do paciente.

Exercícios

O exercício restaura o movimento normal das articulações e dos tecidos, o que em tese poderia diminuir a excitabilidade do nociceptor, aumentando a inibição periférica e promovendo a cicatrização dos tecidos lesados, o que torna o exercício particularmente benéfico para pacientes com dor de predomínio nociceptivo.

Além disso, a literatura atual da ciência básica mostra que o exercício reduz a atividade nociceptora, diminuindo a expressão do canal iônico, aumentando a expressão de substâncias analgésicas endógenas no músculo em exercício (neurotrofinas) e alterando a função das células imunes locais (aumento de citocinas anti-inflamatórias). O mecanismo central mais estudado e bem aceito para produzir analgesia pelo exercício envolve a ativação de sistemas inibitórios descendentes com aumento nos opioides endógenos e função alterada da serotonina.[6]

Estudos em animais e indivíduos mostraram que a prática de exercícios de forma regular pode prevenir ou reduzir o risco de desenvolvimento de dores crônicas, visto que, do ponto de vista mecânico, reduz a excitabilidade central e a expressão de neurotransmissores excitatórios na medula espinhal, tronco cerebral e locais nociceptivos do córtex.[6]

O exercício aeróbico regular pode modular a sensibilidade à dor alterando o processamento nociceptivo central e, consequentemente, aumentando a inibição central, mostrando-se útil também para pacientes com dor de predomínio nociplástico. Além disso, o exercício pode ser considerado uma opção de tratamento para pacientes com dor de predomínio neuropático, uma vez que promove a cicatrização de tecidos lesados; por exemplo, em pessoas com neuropatia diabética, após um programa regular de exercícios, ocorreu a diminuição da dor em virtude do crescimento das fibras nervosas epidérmicas.[2]

O exercício também é um meio bem aceito para melhorar vários fatores psicológicos negativos relacionados à dor, incluindo catastrofização, depressão e disfunção cognitiva, pois melhora o aprendizado, a memória e a neurogênese. Embora os mecanismos neurobiológicos em humanos ainda precisem de mais estudos, revisões da Cochrane[7] indicam que o exercício reduz os sintomas depressivos, melhora a função cognitiva e fatores sociais e reduz a catastrofização, visto que esta tem relação inversamente proporcional à magnitude da analgesia induzida pelo exercício.

O tipo de exercício prescrito dependerá do mecanismo de dor que está mais comprometido de acordo com a avaliação. Por exemplo, o fortalecimento pode ser uma boa opção se houver fraqueza e inibição motora, mas pode ser menos eficaz se houver espasmo muscular ou facilitação motora; o alongamento pode ser eficaz para amplitude de movimento articular limitada e a exposição gradual pode trazer benefícios para pacientes com adaptações voluntárias que interferem na participação em atividades de vida diária.[4]

Dessa forma, o mecanismo da dor deve ser considerado para otimizar a prescrição de exercícios em pacientes com diferentes perfis de dor crônica. Exercícios globais de baixa a moderada intensidade, realizados por um longo período de tratamento, devem ser realizados em pacientes com predominância de dor nociplástica e exercícios intensos por um curto período de tratamento podem ser prescritos para pacientes com predominância de dor nociceptiva.[2]

Embora sejam necessárias mais pesquisas para determinar a frequência adequada, o tempo e as combinações de tipos de exercício, o exercício pode ter grande influência no processo de reabilitação e melhorar aspectos de dor e incapacidade.

Neuroestimulação elétrica transcutânea

O uso de uma modalidade de alívio da dor como a TENS pode ser de grande valia para o plano terapêutico se a dor estiver causando ativação motora anormal ou se houver aumento da dor com o exercício ou atividades de vida diária, pois funciona melhor para reduzir a dor causada pelo movimento. Embora a TENS possa não atingir diretamente o sistema de movimento, esta e qualquer técnica voltada para modulação de sintomas podem ser usadas para direcionar padrões motores anormais de resposta rápida induzidos pela dor ou aumentar a tolerância do paciente ao exercício – durante ou após a prática.[2]

A TENS funciona principalmente por meio de mecanismos centrais, aumentando a inibição central e reduzindo a excitabilidade central. Os neurotransmissores inibitórios centrais envolvidos na analgesia de pacientes com dor incluem receptores mu-opioides e serotonina (baixa frequência) e receptores delta-opioides (alta frequência), produzindo também analgesia por meio da ativação de receptores $GABA_A$ (ácido gama-aminobutírico tipo A) e muscarínicos (M1, M3) na medula espinhal. Além disso, a TENS também reduz a sensibilização central medida diretamente nos neurônios nociceptivos e reduz a liberação e expressão de neurotransmissores excitatórios (glutamato e substância P), ativação de células gliais e citocinas e mediadores inflamatórios no corno dorsal da medula.[8]

Em indivíduos com fibromialgia, a TENS de alta frequência restaura a inibição central, desencadeando o processo de modulação condicionada da dor, e aumenta os limiares de dor à pressão no local e perifericamente ao local de estímulo, corroborando a modulação do processamento nociceptivo central. Assim, a TENS ativa as vias inibitórias centrais e reduz a sensibilização central simultaneamente para reduzir a dor e a hiperalgesia.[9]

Dessa forma, deve ser utilizada em pacientes com atividade simpática aumentada e dor de caráter nociceptivo e sua aplicação pode ter focos em diferentes mecanismos de dor nociceptivos, podendo alterar a atividade simpática para reduzir a dor por meio da ativação de receptores α2A-noradrenérgicos locais, ativar os receptores mu-opioides inibitórios periféricos e/ou reduzir a substância P, um neurotransmissor excitatório que normalmente aumenta perante uma lesão tecidual.[8]

Terapia manual

Um dos principais objetivos que o fisioterapeuta tem ao incluir técnicas de terapia manual em seu plano terapêutico é ganho de amplitude de movimento, restaurando o movimento normal da articulação e do tecido conjuntivo, o que hipoteticamente poderia diminuir os estímulos mecânicos no nociceptor. As técnicas de terapia manual ativam mecanismos inibitórios centrais e reduzem a excitabilidade central para produzir analgesia tanto em pacientes quanto em modelos animais de dor.[9]

Estudos em modelos animais mostram que técnicas de terapia manual, como a manipulação articular, ativa sistemas analgésicos perifericamente e o alongamento aumenta a expressão e a liberação de mediadores que reduzem a inflamação (resolvinas) para promover a cicatrização tecidual e a modulação de sintomas. Além disso, a massagem terapêutica reduz a expressão de genes inflamatórios e citocinas que ativam os nociceptores e aumenta os genes de reparo tecidual.[8]

Assim, a terapia manual pode fazer parte do plano terapêutico de pacientes com mecanismo de dor nociceptiva predominante, porque aumenta a inibição periférica, promove a cicatrização de tecidos lesionados ou inflamados e pode reduzir a ativação mecânica de um nociceptor.[2]

Existem evidências crescentes de que a liberação miofascial e a manipulação articular modulam os mecanismos centrais da dor e produzem analgesia. As mobilizações articulares também podem reduzir a ativação das células gliais na medula espinhal. Em pacientes com dor crônica, a manipulação reduz a excitabilidade central medida pela somação temporal reduzida na região de hiperalgesia primária e hiperalgesia secundária reduzida naqueles com dor crônica.[10]

Além disso, há uma série de estudos que sugerem que a massagem terapêutica reduz o sofrimento psicológico, uma vez que diminui o cortisol no sangue em pessoas com uma ampla variedade de condições clínicas, incluindo artrite reumatoide juvenil, queimaduras, enxaquecas e doenças autoimunes. A massagem terapêutica também reduz o estresse e a ansiedade em pessoas sem dor, porém os efeitos da massagem e da terapia manual, particularmente mobilizações, não são bem definidos em outras situações relacionadas à dor.[4]

A manipulação pode auxiliar a normalizar a função motora, no entanto, ainda não está claro quais técnicas funcionam melhor para aumentar *versus* diminuir a atividade muscular.[11] Vale lembrar sempre que, em pacientes com dor na coluna com irradiação para membros, manipulações em alta velocidade e baixa amplitude são contraindicadas.

Em conclusão, a terapia manual pode ser usada para modular sintomas, aumentar a amplitude de movimento articular e melhorar a função para uma variedade de condições de dor musculoesquelética.

Educação do paciente

As técnicas informadas pela educação em dor e terapia cognitivo-comportamental (TCC) visam mudar crenças e comportamentos que contribuem para a angústia, o medo, a catastrofização e a ansiedade.[12] Além disso, técnicas de relaxamento, *biofeedback* e técnicas baseadas em TCC podem reduzir a facilitação motora ou espasmos musculares.

Técnicas educacionais com o objetivo de modificar o sistema de movimento do paciente são frequentemente dadas em combinação com um programa de exercícios, o que torna difícil avaliar o efeito da educação isoladamente. Por exemplo, houve uma melhora maior no desempenho do exercício de elevação da perna estendida e da flexão para frente após a educação da dor com exercícios, em comparação com a educação por meio de aulas de anatomia juntamente com exercícios, sugerindo que a educação em dor com exercícios tem o potencial de aumentar as mudanças nos padrões de movimento.[12]

Educar os pacientes sobre os mecanismos da dor e desafiar comportamentos de dor mal adaptativos pode alterar o processamento central da dor. Em pacientes com dor crônica, uma maior compreensão da dor usando o material *Explain Pain*[13] corresponde a um aumento no limiar de dor e aumento na modulação condicionada da dor, por inibição central.

Por exemplo, em pacientes com dor lombar crônica, exercícios combinados com educação em dor foram mais eficazes na redução da dor e incapacidade em comparação ao exercício com uma abordagem de educação biomecânica da dor. Já em pacientes com osteoartrose do joelho, a educação em dor foi positivamente relacionada à motivação de uma oportunidade de exercício organizado e das expectativas de eficácia/resultado, e a dor no joelho apresentou redução, possivelmente relacionada à motivação e à boa experiência do paciente com a tarefa de exercícios.[11]

Embora quase todos os pacientes recebam alguma orientação sobre sua condição de dor, o tipo de educação pode ser diferente dependendo da avaliação inicial. Educação individualizada do paciente baseada em mecanismos de dor pode variar de foco na modificação de crenças mal adaptativas para pacientes com dor associada à catastrofização para a educação dos mecanismos centrais subjacentes para pacientes com dor de caráter nociplástico predominante. Fatores socioculturais podem ser abordados incentivando os familiares e equipe para enfatizar o paciente ativo na elaboração de exercícios, o que também melhora a adesão à intervenção.

Assim, a educação do paciente pode ser útil para pacientes com comportamentos associados ao processamento alterado do SNC e dor de mecanismo nociplástico predominante.

O FISIOTERAPEUTA COMO PROFISSIONAL DE PRIMEIRO CONTATO

A introdução de profissionais para avaliar e tratar alguns dos pacientes que tradicionalmente seriam vistos por um clínico geral apresenta um papel inovador na profissão de fisioterapeuta, uma vez que na atenção primária são o primeiro ponto de contato para pacientes com problemas simples a complexos, principalmente de condições musculoesqueléticas. Na Europa, dentro da atenção primária, são os fisioterapeutas que avaliam, diagnosticam e gerenciam os pacientes de forma independente, postergando as consultas médicas em um primeiro momento.[14]

No Brasil, contudo, essa prática ainda não está inserida por completo em todas as vertentes do sistema de saúde, principalmente por sua organização. Evidências atuais reforçam o fato de que fisioterapeutas brasileiros ainda apresentam uma maior tendência a seguir o modelo de tratamento biomédico (com mais foco na estrutura) em vez do biopsicossocial (em que o foco é dado, além da estrutura, a componentes psicológicos e sociais do indivíduo), apesar das diretrizes de prática clínica atuais para fisioterapia apresentarem evidências favorecendo o tratamento multimodal para pessoas com queixas de dor, como terapia manual, exercícios, TCC e educação em dor.[15]

Publicações recentes acerca do escopo e das competências de tais funções corroboram o fato de que a inclusão do fisioterapeuta como profissional de primeiro contato é uma prática segura e regulamentada. Dessa forma, é crucial mudar o foco de intervenções específicas para tratamentos de condições clínicas para o desenvolvimento de modelos de atenção e gerenciamento do paciente que permitam ao profissional de saúde fornecer tratamento adequado no momento apropriado.[16] Além disso, o cenário atual que vivemos no âmbito da saúde no Brasil, com conscientização e conhecimento dos pacientes em relação aos seus sintomas, desfechos aquém das expectativas (paciente e equipe de saúde) e pacientes inseridos em ambientes de trabalho altamente relacionados à incapacidade e afastamentos, favorece o desenvolvimento de programas que ofereçam alternativas para o paciente que está enfrentando uma condição clínica de alta complexidade, como as que incluem enfermeiros e fisioterapeutas como profissionais de primeiro contato.

No entanto, para que determinado cenário possa prosperar na prática clínica, é fundamental que o fisioterapeuta receba treinamento e instruções para realizar uma triagem adequada e ter raciocínio clínico para identificar e gerenciar pacientes com diferentes condições clínicas relacionadas a queixas de dor.[17]

RECOMENDAÇÕES

Para manejo de pacientes com dor, quatro modalidades possíveis de serem realizadas por fisioterapeutas possuem respaldo suficiente na literatura: educação do paciente, TENS, terapia manual e exercícios. Recomenda-se, portanto, sua inclusão no plano terapêutico.

O fisioterapeuta pode ser um profissional de primeiro contato para pacientes com dor, porém deve ter treinamento e experiência suficientes para realizar aspectos de triagem e estratégias de raciocínio clínico.

CONSIDERAÇÕES FINAIS

A fisioterapia deve ser protagonista no tratamento de pacientes com dor, visto que desempenha um papel determinante dentro do manejo de fatores de risco que contribuem para a cronificação dos sintomas, o planejamento e a execução das metas terapêuticas dentro da equipe de saúde.

REFERÊNCIAS BIBLIOGRÁFICAS

1. Vasudevan SV. Physical examination of the patient experiencing pain. In: Abram SE, Haddox JD, editors. The pain clinic. 2. ed. Philadelphia: Lippincott Williams & Wilkins; 2000. p.37-45.
2. Chimenti RL, Frey-Law LA, Sluka KA. A mechanism-based approach to physical therapist management of pain. Phys Ther. 2018;98(5):302-14.
3. Yeng LT, Teixeira MJ, Romano MA, Greve MJD, Kaziyama HHS. Avaliação funcional do doente com dor crônica. Rev Med. 2001;80(spe2):443-73.
4. Ferro Moura Franco K, Lenoir D, Dos Santos Franco YR, Jandre Reis FJ, Nunes Cabral CM, Meeus M. Prescription of exercises for the treatment of chronic pain along the continuum of nociplastic pain: a systematic review with meta-analysis. Eur J Pain. 2021;25(1):51-70.

5. Finucane LM, Downie A, Mercer C, Greenhalgh SM, Boissonnault WG, Pool-Goudzwaard AL, et al. International Framework for Red Flags for Potential Serious Spinal Pathologies. J Orthop Sports Phys Ther. 2020;50(7):350-72.
6. de Oliveira MS, da Silva Fernandes MJ, Scorza FA, Persike DS, Scorza CA, da Ponte JB, et al. Acute and chronic exercise modulates the expression. of MOR opioid receptors in the hippocampal formation of rats. Brain Res Bull. 2010;83:278-83.
7. Cooney GM, Dwan K, Greig CA, Lawlor DA, Rimer J, Waugh FR, McMurdo M, Mead GE. Exercise for depression. Cochrane Database Syst Rev. 2013;(9):CD004366.
8. Kalra A, Urban MO, Sluka KA. Blockade of opioid receptors in rostral ventral medulla prevents antihyperalgesia produced by transcutaneous electrical nerve stimulation (TENS). J Pharmacol Exp Ther. 2001;298:257-63.
9. Sluka KA. Mechanisms and management of pain for the physical therapist. 2. ed. Seattle, WA: IASP Press; 2016.
10. Bialosky JE, Bishop MD, Robinson ME, Zeppieri G Jr, George SZ. Spinal manipulative therapy has an immediate effect on thermal pain sensitivity in people with low back pain: a randomized controlled trial. Phys Ther. 2009;89:1292-303.
11. George SZ, Bishop MD, Bialosky JE, Zeppieri G Jr, Robinson ME. Immediate effects of spinal manipulation on thermal pain sensitivity: an experimental study. BMC Musculoskelet Disord. 2006;7:68.
12. Damush TM, Perkins SM, Mikesky AE, Roberts M, O'Dea J. Motivational factors influencing older adults diagnosed with knee osteoarthritis to join and maintain an exercise program. J Aging Phys Act. 2005;13:45-60.
13. Moseley GL, Butler DS. Explain pain supercharged. Adelaide, South Australia, Australia: Noigroup Publications; 2017.
14. Downie F, McRitchie C, Monteith W, Turner H. Physiotherapist as an alternative to a GP for musculoskeletal conditions: a 2-year service evaluation of UK primary care data. Br J Gen Pract. 2019;69(682):e314-e320.
15. Foster NE, Anema JR, Cherkin D, Chou R, Cohen SP, Gross DP, et al.; Lancet Low Back Pain Series Working Group. Prevention and treatment of low back pain: evidence, challenges, and promising directions. Lancet. 2018;391(10137):2368-83.
16. Chewning B, Bylund CL, Shah B, Arora NK, Gueguen JA, Makoul G. Patient preferences for shared decisions: a systematic review. Patient Educ Couns. 2012;86(1):9-18.
17. Nijs J, D'Hondt E, Clarys P, Deliens T, Polli A, Malfliet A, et al. Lifestyle and chronic pain across the lifespan: an inconvenient truth? PM R. 2020;12:410-9.

11 Contribuições da psicologia no tratamento da dor

Jamir Sardá Jr.

INTRODUÇÃO

Este capítulo tem por objetivo elucidar a participação de alguns aspectos psicológicos presentes em quadros de dor, considerando pressupostos do modelo biopsicossocial de dor. Será utilizado um caso clínico para ilustrar a importância de identificar e abordar os aspectos biopsicossociais e tratar o paciente em sua totalidade.

CASO CLÍNICO

A. B. C. é uma mulher de 39 anos que procurou uma clínica de dor referindo dor generalizada com início há cerca de 6 anos, de instalação lenta e progressiva. Apresenta também dor de cabeça e indisposição intestinal. Escala visual numérica (EVN) de 6 na consulta, comentando que durante alguns dias tem dor de intensidade leve (EVN = 2) e em outros dias se sente extremamente incapacitada, com dor de intensidade 9. Refere ausência de doenças prévias, com exceção da dor de cabeça que apresenta desde a adolescência. Na anamnese comentou que suas dores se exacerbam com o frio, má qualidade do sono e estresse. Atualmente usa anti-inflamatórios não esteroides (AINE) regularmente (3 a 4 vezes por semana), usando eventualmente benzodiazepínicos para dormir e anti-inflamatórios quando a dor se exacerba.

Refere ser sedentária, apresentar sono não reparador e cansaço ao longo do dia. A paciente é casada há cerca de 17 anos, tem dois filhos, um de 16 anos e outro de 13, ambos do sexo masculino. Refere satisfação na relação familiar. A paciente trabalha como bancária há cerca de 15 anos e atualmente é gerente de serviços, tendo uma rotina de trabalho extenuante, decorrente das longas horas de trabalho e da necessidade de bater metas mensalmente. Refere uma certa insatisfação com o ambiente de trabalho.

A paciente menciona ter uma boa relação com os pais e seus irmãos, com algumas preocupações com a saúde dos pais, que têm cerca de 70 anos. Denota ter uma vida social reduzida, poucas atividades de lazer e reduzido apoio social e ausência de amigos próximos. Comentou na anamnese inicial que, embora tenha apoio da família, esta é sua única rede social.

Em consulta com seu clínico geral, este sugeriu que ela apresentava lombalgia e enxaqueca. Manteve sua medicação, mas a encorajou a reduzir o uso de anti-inflamatórios e a procurar um especialista em dor. A paciente declara se sentir ansiosa ao longo do dia há bastante tempo e se preocupa excessivamente, em especial quando pensa na evolução da sua doença, por pensar que um dia não conseguirá fazer mais nada. Evita fazer qualquer atividade que possa piorar sua dor. Alega ausência de sintomas de depressão, mas sente um certo desânimo nos últimos meses.

ASPECTOS FISIOPATOLÓGICOS DA FIBROMIALGIA

A fibromialgia (FM) apresenta uma prevalência de 2% na população em geral,[1] sendo caracterizada pela presença de dor difusa, fadiga, distúrbios do sono, transtornos cognitivos e sintomas psicológicos, acometendo mulheres em frequência maior e causando importante incapacidade física, sofrimento psíquico e repercussões sociais.[1,2] A etiologia desta doença é desconhecida e multideterminada e há indícios de haver um processo de sensibilização central modulado por fatores predisponentes (Figura 1).[3,4]

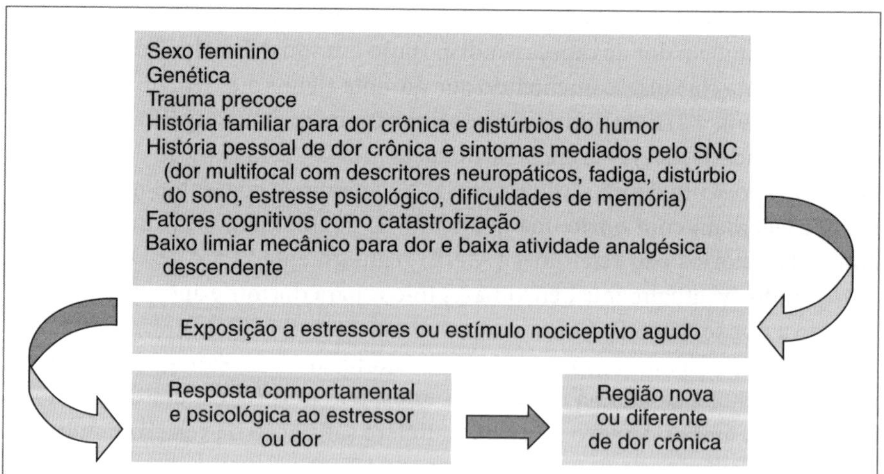

Figura 1 Fatores predisponentes para fibromialgia.

SNC: sistema nervoso central.

Fonte: Azevedo, 2018;[3] Phillips e Clauw, 2013.[4]

TRATAMENTO FARMACOLÓGICO E NÃO FARMACOLÓGICO

As evidências atuais sugerem que as intervenções mais efetivas devem combinar estratégias farmacológicas,[1,2] como uso de relaxantes musculares e antidepressivos, e não farmacológicas, incluindo elementos como terapia cognitivo-comportamental (TCC),[5,6] abordagem de aspectos nutricionais e prática de atividade física.[1,2]

Aspectos nutricionais a serem abordados no tratamento de pacientes com fibromialgia

Dada a ampla relação entre dor e inflamação, as evidências mais atuais[7] sobre esse assunto propõem que esse aspecto seja abordado em pacientes com dor em geral, mas em especial com fibromialgia. Esse assunto não é o escopo deste capítulo e por isso não será abordado aqui com mais propriedade.

Aspectos inerentes ao sono

Dentre os sintomas mais importantes da fibromialgia, o sono e a fadiga merecem destaque, dada sua participação na manutenção do quadro álgico. É sabido que pacientes que têm dor dormem mal e que dormir mal parece contribuir para a manutenção da dor. Essa relação bidirecional é bastante reconhecida,[8] mas pouco abordada na clínica médica, uma vez que dormir bem não é facilmente administrado apenas com o uso de medicações.

Recomenda-se que o médico ou profissional de saúde principal aborde com o paciente alguns aspectos necessários para uma boa higiene do sono. Atualmente existem vários fisioterapeutas e psicólogos com formação para abordar o assunto.

Importância da atividade física

A prática de atividade física é reconhecida como padrão-ouro no tratamento da fibromialgia[1] e um grande número de estudos e diretrizes tem ressaltado seu papel antiálgico e imunoestimulador.[1,4,9] Recomenda-se fortemente que os profissionais de saúde estimulem e orientem seus pacientes a praticarem uma atividade física adequada às suas condições de saúde, pois com certeza isso contribuirá sobremaneira para redução da dor, incapacidade física e melhora do humor.

Abordagem dos aspectos psicológicos

A maior parte dos achados e intervenções psicológicas na área de dor é fundamentada na TCC e propõe que os aspectos biológicos podem iniciar, manter ou modular alterações físicas. Além disso, os fatores psicológicos influenciam na avaliação e percepção de sinais fisiológicos, e os fatores sociais medeiam as respostas comportamentais do paciente à percepção de suas alterações físicas.[10-17]

O conceito central da TCC é apresentado na Figura 2 e parte do pressuposto de que nossas emoções e comportamentos são modulados e mediados por nossas crenças nucleares e secundárias que emergem como pensamentos automáticos. Nessa perspectiva, nossa percepção de mundo é orientada por nossos valores e é central no desenvolvimento de emoções e comportamentos.

A dimensão cognitiva da dor envolve principalmente as crenças disfuncionais, que resultam em atitudes e expectativas, mas envolvem também processos básicos, como memória e atenção. Os principais fatores cognitivos mediadores de dor, incapacidade física e sofrimento psicológico são crenças de autoeficácia reduzida, catastrofização ou hipervigilância e aceitação.[11-15]

Já a dimensão ou componente emocional da dor diz respeito à resposta afetiva à nocicepção e inclui aspectos como ansiedade, medo, depressão, raiva e estresse. Embora o estresse e a ansiedade não sejam emoções, foram incluídos aqui por

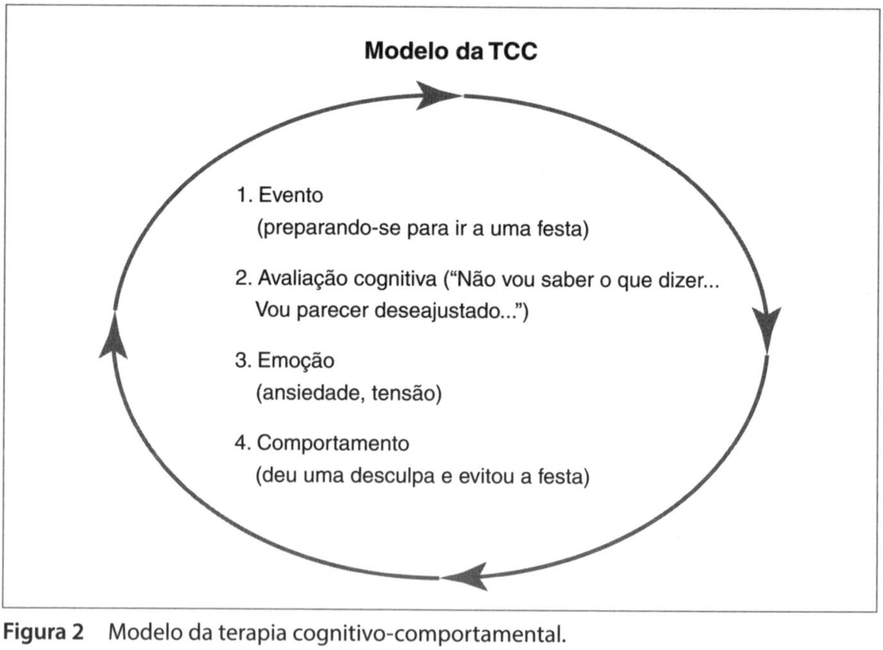

Figura 2 Modelo da terapia cognitivo-comportamental.

poderem ser considerados respostas afetivas à dor. Os fatores afetivos/de humor mais importantes associados a dor e incapacidade física são sintomas de ansiedade, depressão e estresse.[11-15] É importante ressaltar que, segundo a TCC, nossas emoções são mediadas por nossas crenças.

A dimensão comportamental da dor abarca aspectos como postura, prática de atividade física, evitação da dor, sono e alimentação. As interações comportamentais/ambientais incluem processos de aprendizagem, reforço e aspectos culturais. Esses elementos são mediadores importantes de intensidade da dor e devem ser abordados por toda a equipe.[11-15]

No tocante à dimensão social, podem-se destacar os aspectos laborais ou que envolvem o trabalho e a participação da família e, por último, mas não menos importante, a dimensão espiritual, com respeito ao impacto da dor e da condição advinda dessa situação na vida do paciente, ou seja, como "existo com dor".

Partindo das evidências apontadas pela literatura científica dos elementos psicossociais que contribuem para a manutenção ou o agravo dos quadros de dor e incapacidade física, é importante considerá-los no seu diagnóstico e tratamento.[16,17]

QUAL O PAPEL DO PSICÓLOGO NESSA EQUIPE?

Neste caso clínico, também é interessante explorar em que situações um paciente tem indicação para ser encaminhado ao psicólogo:[15,16]

1. Quando os sintomas são mais graves do que o esperado por uma avaliação clínica, por exemplo, de um médico ou fisioterapeuta.
2. Quando há incapacidade importante e a dor interfere significativamente na capacidade de o paciente realizar atividades rotineiras, como o trabalho e o lazer.
3. Quando existem sinais de estresse, ansiedade ou depressão e crenças disfuncionais.
4. Se houver suspeita de uso excessivo de medicação ou drogas.
5. Diante de falhas excessivas nos tratamentos e dificuldade de aderir ao tratamento.

É importante sallentar que as evidências e os modelos de dor sugerem que os tratamentos mais efetivos devem abordar todas as suas dimensões, existindo indicações e algumas diretrizes que apresentam critérios para a identificação dos aspectos psicossociais.[5-7,9,10]

DISCUSSÃO DO CASO CLÍNICO

No caso clínico descrito, é importante considerar que, embora a paciente provavelmente apresente um quadro de fibromialgia, com sintomas de síndrome do intestino irritável, migrânea, fadiga e alterações do sono, ela também apresenta sintomas de prováveis ansiedade e depressão, bem como crenças disfuncionais de hipervigilância.

Nesse caso, podem-se identificar as dimensões nociceptivas da dor, que merecem ser consideradas e tratadas segundo as diretrizes clínicas existentes. O sono, o sedentarismo e sua dieta, aspectos comportamentais mediadores de inflamação e dor também inspiram cuidados e devem ser abordados. Suas cognições, em especial a hipervigilância, merece atenção. No tocante ainda aos aspectos cognitivos, sua compreensão sobre a doença e suas expectativas e estratégias de enfrentamento, bem como a evitação de atividades que podem exacerbar a dor, podem ser trabalhadas em psicoterapia ou por meio de uma intervenção psicoeducativa qualificada. Os sintomas de ansiedade e depressão também devem ser abordados de outra forma além da farmacológica, uma vez que estão vinculados às crenças disfuncionais e a aspectos sociais. A dimensão social, a saber, aspectos familiares e laborais, também deve ser trabalhada, uma vez que a dor e suas alterações de humor devem afetar suas relações familiares e no trabalho e vice-versa.

Diante dos aspectos citados, que ilustraram a presença das diversas dimensões da dor e suas repercussões, fica evidente que um tratamento efetivo deve considerar essas dimensões biopsicossociais e abordá-las.

Para encerrar este capítulo, uma sugestão é conferir a consolidação de seu conhecimento sobre as contribuições da psicologia no atendimento ao paciente com dor. Para isso, liste alguns aspectos que ficaram presentes para você nessa discussão sobre a participação das dimensões psicossociais em quadros de dor.

CONSIDERAÇÕES FINAIS

O valor da psicologia no tratamento de pacientes com dor crônica é incontestável quando aplicada por um profissional qualificado, e isso tem sido frequentemente relatado na literatura e vivenciado na prática clínica. Médicos, fisioterapeutas e outros profissionais da área da saúde que encaminham seus pacientes a psicólogos percebem com bastante frequência a evolução do paciente, com redução da dor, da incapacidade física e do sofrimento psíquico, além de uma melhora da qualidade de vida.

Os inúmeros aspectos psicológicos que podem contribuir para a incapacidade e o sofrimento descritos brevemente neste capítulo justificam a necessidade de incluí-los no diagnóstico e de se realizar uma intervenção psicológica. A compreensão de uma equipe multidisciplinar amplia a visão sobre a pessoa vivendo com dor e o olhar de um psicólogo permite o entendimento e a intervenção sobre esses aspectos.

REFERÊNCIAS BIBLIOGRÁFICAS

1. Macfarlane GJ, Kronisch C, Dean LE, Atzeni F, Häuser W, Fluß E, et al. EULAR revised recommendations for the management of fibromyalgia. Ann Rheum Dis. 2017;76:318-28.
2. Heymann RE, Paiva ES, Martinez JE, Helfenstein M, Rezende MC, Provenza JR, et al. Novas diretrizes para o diagnóstico da fibromialgia. Rev Bras Reumatol. 2017;57:467-76.
3. Azevedo DC. Fibromialgia. Sessões clínicas em rede: atualização técnica. Porto Alegre: Unimed; 2018.
4. Phillips K, Clauw DJ. Central pain mechanisms in the rheumatic diseases: future directions. Arthritis Rheum. 2013;65(2):291-302.
5. Thorn BE. Ronald Melzack Award Lecture: Putting the brain to work in cognitive behavioral therapy for chronic pain. Pain. 2020; 161 Suppl 1(Suppl 1):S27-S35.
6. Morley S, Williams A, Eccleston C. Examining the evidence about psychological treatments for chronic pain: time for a paradigm shift? Pain. 2013;154:1929-31.
7. Burmistr I. Theories of pain, up to Descartes and after neuromatrix:what role do they have to develop future paradigms? Pain Med. 2018;3(1):6-12.
8. Choy E. The role of sleep in pain and fibromyalgia. Nat Rev Rheumatol. 2015;11:513-20.
9. Louw A, et al. Pain neuroscience education. In: Louw A, editor. A clinical guide. Minneapolis: OPTP; 2018.
10. Turk DC, Swanson K. Efficacy and cost-effectiveness treatment for chronic pain: an analysis and evidence-based synthesis. In: Schatman ME, Campbell A, editors. Chronic pain management: guidelines for multidisciplinary program development. New York: Informa Healthcare; 2007. p.15-38.
11. Flor H, Turk DC. Chronic pain: an integrated biobehavioral approach. Seattle: IASP Press; 2011.
12. Flink IK, Reme S, Jacobsen HB, Glombiewski J, Vlaeyen JW, Nicholas MK, et al. Pain psychology in the 21st century: lessons learned and moving forward. Scand J Pain. 2020;20(2):229-38.
13. Keefe F, Rumble ME, Scipio CD, Giordano LA, Perri LM. Psychological aspects of persisting pain: current state of the science. J Pain. 2004;5(4):195-211.
14. Linton SJ. A review of psychological risk factors in back and neck pain. Spine. 2000;25(9):1148-156.
15. Pincus T, Burton AK, Vogel S, Field AP. A systematic review of psychological factors as predictors of chronicity/disability in prospective cohorts of low back pain. Spine. 2002;27(5):109-20.
16. Nicholas MK, Linton SL, Watson PJ, Main CJ. Early identification and management of psychological risk factors ("yellow flags") in patients with low back pain: a reappraisal. Phys Ther. 2013;91(5).
17. Sardá J, Sthuler GA. Abordagem psicossocial da fibromialgia. In: Jales Junior LH, organizador. Fibromialgia: abordagem acadêmica e multiprofissional. v. 1. Natal: Unigráfica Natal; 2015. p.26-47.

12
Nutrição e dor

Simone Gladys Getz

INTRODUÇÃO

O ato de se alimentar se repete muitas vezes ao dia. Nesse sentido, entender como alimentação e dor crônica se relacionam é um fator de interesse, o qual tem sido amplamente estudado. Este capítulo tem como finalidade apresentar diversos momentos em que os alimentos, os nutrientes e, em última instância, o estado nutricional, se conectam com os distúrbios de dor crônica. Vamos abordar, mais especificamente, a fibromialgia.

CASO CLÍNICO INICIAL

L. E., 51 anos, diagnosticada com fibromialgia há 1 ano.

Parou de trabalhar há cerca de um ano e meio em razão de sua condição de dor, fadiga, dificuldade para dormir e depressão. Relatava dor e dificuldade para realizar as tarefas domésticas e para manter os cuidados pessoais, como lavar e pentear o cabelo. Apresentava importantes queixas intestinais, relacionadas com frequência evacuatória (3 a 4 dias de intervalo) e excesso de flatulência. Facilmente contraía resfriados. Incomodada com uma queda de cabelo maior que a usual e unhas quebradiças. Apesar de apresentar peso adequado à sua idade e altura, sua composição corporal indicava excesso de gordura e baixa massa muscular. Com relação aos exames séricos, apresentava deficiência de vitamina D e um baixo nível de zinco. As vitaminas A, C, E, B12 e folato, e os minerais magnésio e ferro, bem como a ferritina, encontravam-se dentro da normalidade.

Praticante de Pilates duas vezes na semana e iniciando fisioterapia outras duas vezes. Estava em tratamento medicamentoso para melhora da dor e do quadro emocional.

Foi acompanhada por seis meses, quando realizou, gradativamente, importantes mudanças na rotina alimentar, como aumento da frequência de consumo e da quantidade de verduras, legumes e frutas, ajuste do aporte proteico diário e redução da carne vermelha, antes consumida em excesso. Passou a realizar refeições e lanches nutricionalmente mais equilibrados, preferindo, ainda, opções sem glúten.

Ao final desse período, apresentou ganho de massa muscular e perda de gordura corporal, percebendo melhora de rendimento durante as sessões de exercícios e fisioterapia. Relatou melhora das dores e maior prontidão para realizar as atividades antes difíceis, com ganho geral de disposição. O funcionamento intestinal se mostrou mais regular.

DEFINIÇÃO E INCIDÊNCIA

A fibromialgia é uma doença crônica não degenerativa de etiologia desconhecida.[1,2] Pode ocorrer em qualquer idade, com prevalência de 2 a 8% na população adulta em geral,[2] sendo mais comum em mulheres.[1,2] É uma síndrome multifatorial complexa, com sintomas que têm forte impacto na qualidade de vida do portador,[3] caracterizada por dor crônica generalizada e um conjunto de manifestações somáticas e psicológicas, incluindo fadiga, rigidez matinal, sono não restaurador, depressão, ansiedade, distúrbios cognitivos e sintomas gastrintestinais semelhantes aos da síndrome do intestino irritável.[1,2]

ETIOLOGIA E FISIOPATOLOGIA

Apesar de sua etiologia e patogênese ainda não serem bem conhecidas, há a hipótese de que a fibromialgia seja um "distúrbio da dor central" com alterações na função do sistema nervoso central (SNC), levando ao aumento do processamento nociceptivo.[2]

Evidências mostram que alguns indivíduos podem ter predisposição genética a essa doença quando são expostos a certos fatores ambientais.[4]

Sugere-se que a inflamação sistêmica de baixo grau, uma predominância do *status* pró-oxidativo e uma capacidade antioxidante insuficiente podem contribuir para o desenvolvimento da doença, reduzindo o limiar da dor e induzindo fadiga e transtornos do humor.[2] O estresse oxidativo e a disfunção mitocondrial parecem estar relacionados com os sintomas da fibromialgia.[5]

Também é vista uma associação entre a doença e a inflamação intestinal, por meio de um ligeiro, mas significativo, aumento de citocinas pró-inflamatórias no plasma, oriundo de uma inflamação de baixo grau associada com microbiota intestinal alterada e disbiose.[1]

O manejo da fibromialgia contempla uma abordagem multidisciplinar, com combinação do tratamento não farmacológico e farmacológico, quando necessário.[2,4] Intervenções nutricionais têm um papel promissor e de crescente interesse,[2,3] ainda que necessitem de mais estudos de qualidade para definição de abordagens cientificamente comprovadas.

TRATAMENTO NUTRICIONAL

A avaliação nutricional tem como objetivo olhar o paciente de forma integral e individualizada, por vários ângulos, de maneira que se possa traçar as melhores estratégias de tratamento:

- **Avaliação antropométrica:** aferição de peso, altura, índice de massa corporal, medidas de circunferências, composição corporal.
- **Avaliação clínica:** história da doença, medicações, atividade física, queixas, sinais e sintomas. Função gastrintestinal, imunidade, disposição, transtornos de humor e sono são pontos importantes, que também devem ser abordados.
- **Avaliação do consumo alimentar:** conhecimento da rotina alimentar de forma detalhada, hidratação, preferências, intolerâncias e alergias, bem como os aspectos comportamentais e emocionais relacionados ao ato de se alimentar.
- **Avaliação de exames séricos:** para identificação de deficiências ou excessos de macro e micronutrientes.

Após cruzamento e análise de todas as informações, define-se a estratégia de tratamento e as prioridades para o momento. Para que tenha boa adesão, a intervenção nutricional deve ser bem alinhada com o paciente, condizente com seus anseios e sua rotina.

Alguns pontos específicos, já citados, serão mais bem abordados adiante.

COMPOSIÇÃO CORPORAL

Massa muscular e ingestão de proteínas

As medidas antropométricas não são invasivas e auxiliam na avaliação do estado nutricional, na identificação de indivíduos em risco e no monitoramento da eficácia de uma intervenção nutricional. O índice de massa corporal (IMC), classificação definida pela Organização Mundial da Saúde (OMS), é amplamente utilizado para estimar o excesso de peso, mas não é sensível à distribuição real da gordura corporal e ao risco metabólico,[6] pois utiliza para cálculo apenas idade, peso e altura do indivíduo.

A quantificação de massa muscular e de gordura, por meio da medição das dobras cutâneas e/ou bioimpedância, é um recurso complementar para definição do estado nutricional e da própria capacidade funcional do indivíduo.

Quando se identifica baixa quantidade de massa muscular corporal, intervenções específicas, associadas à adequada prática de atividade física, podem contribuir para seu ganho e ter impactos positivos na força e mobilidade. O paciente deve ser incentivado a incluir mais alimentos proteicos e orientado quanto às quantidades e aos momentos do dia em que deve ingeri-los.

De acordo com a ingestão diária recomendada (DRI, do inglês *dietary reference intakes*), a recomendação de proteínas para homens e mulheres com idade superior a 19 anos é de no mínimo 0,8 g por quilo de peso corporal, o que deve atender às necessidades desse nutriente para 97 a 98% dos indivíduos saudáveis do mesmo sexo e estágio de vida.[7] O consumo de 1,0 a 1,4 g de proteínas por quilo de peso corporal também pode ser considerado quando necessário, não se mostrando associado a eventos adversos.[8]

Vários estudos recomendam para idosos acima de 65 anos um consumo proteico entre 1,0 e 1,2 g, que pode chegar a 1,5 g, quando apresentar doenças crônicas e agudas, e até ficar acima de 2,0 g, na presença de condições severas, lesões ou desnutrição.[8]

O teor de proteína na alimentação de mulheres com fibromialgia apresentou correlação moderada e positiva com o limiar de dor, mostrando que, quanto maior o percentual de proteína, maior a tolerância à dor.[4] O consumo de 25 a 30 g de proteína por refeição pode otimizar a formação de massa muscular,[8] e a indicação de suplemento proteico, para maximizar o ganho de massa muscular, é uma alternativa.

A atenção à ingestão proteica após exercício pode contribuir para o ganho de massa muscular. Pesquisas têm demonstrado que, 60 minutos após seu término, observa-se um alto nível de formação de massa muscular, sugerindo que o aporte específico de proteínas durante esse período pode induzir uma ótima resposta anabólica.[8] Como o aumento da sensibilidade muscular à proteína persiste por mais de 24 horas após o treino,[8] o ajuste da dieta é fundamental, pois, além do aporte proteico, é preciso garantir a harmonia entre todos os macronutrientes (proteínas, carboidratos e gorduras) e dos micronutrientes (vitaminas e minerais), evitando assim deficiências nutricionais. O equilíbrio nutricional irá colaborar para a adequada síntese proteica, como para todos os outros processos do organismo.

Impacto da obesidade

Fibromialgia e obesidade compartilham mecanismos fisiopatológicos similares. A obesidade, além de ser um agravante da doença, pode ainda ser um gatilho, ou seja, a obesidade pode atuar na indução e na manutenção dos sintomas.[9] Evidências sugerem que a dor e a obesidade estão significativamente relacionadas entre si, e a obesidade é potencialmente um marcador de maiores complicações funcionais e psicológicas da dor crônica.[10]

Em se tratando de distúrbios de dor crônica de forma geral, há associações positivas entre a dor musculoesquelética e o excesso de gordura corporal, seja na dor generalizada, seja na dor em pontos específicos, como coluna lombar, joelho e pé.[9]

Na dor articular, a leptina, uma adipocina pró-inflamatória expressa predominantemente pelo tecido adiposo subcutâneo, está associada à dor corporal, e seus níveis no soro e no líquido sinovial estão associados à osteoartrite, particularmente em mulheres. A leptina tem receptores funcionais nos condrócitos articulares.[11]

Há de se considerar que o ganho de peso pode ocorrer como resultado da dor crônica, de forma que a presença da dor é uma das principais razões que os pacientes obesos consideram para seu ganho de peso. A frustração associada à limitação funcional pode levar à superalimentação.[10] Outras consequências comuns da dor crônica, como sedentarismo, sono ruim e efeitos colaterais de medicamentos, também podem contribuir para o ganho de peso em indivíduos com dor crônica.[10]

O quadro de obesidade apresenta aumento de mediadores e marcadores inflamatórios, como a proteína C reativa (PCR), relacionada com a inflamação sistêmica, que é normalmente mais elevada em obesos.[12] O fator de necrose tumoral alfa (TNF-alfa), uma citocina envolvida na cascata inflamatória e produzida principalmente por macrófagos ativados, é também secretada pelo tecido adiposo.[11]

As pessoas que relatam dor generalizada tendem a ter maior porcentagem de massa gorda e menor de massa magra do que aquelas que não relatam dor.[10] Na fibromialgia, a perda de peso, especialmente acima de 10% do peso inicial, se mostra positiva na melhora da severidade dos sintomas, como dor difusa, fadiga e depressão.[12] Como resultado, ainda se observam aumento da citocina anti-inflamatória interleucina-10 (IL-10),[12] redução da citocina pró-inflamatória interleucina-6 (IL-6)[10,12] e dos níveis de PCR.[10] Esses dados são positivos, já que níveis séricos elevados de TNF-alfa e de IL-6 estão associados a uma menor possibilidade de melhora quando do tratamento de pessoas com dor crônica.[11]

São necessários mais estudos para avaliar o efeito do emagrecimento na fibromialgia. Ainda assim, na presença de sobrepeso ou obesidade, a perda de peso pode representar uma estratégia no tratamento e deve ser encorajada.[9] Na Figura 1, é possível ver como obesidade e fibromialgia se relacionam.

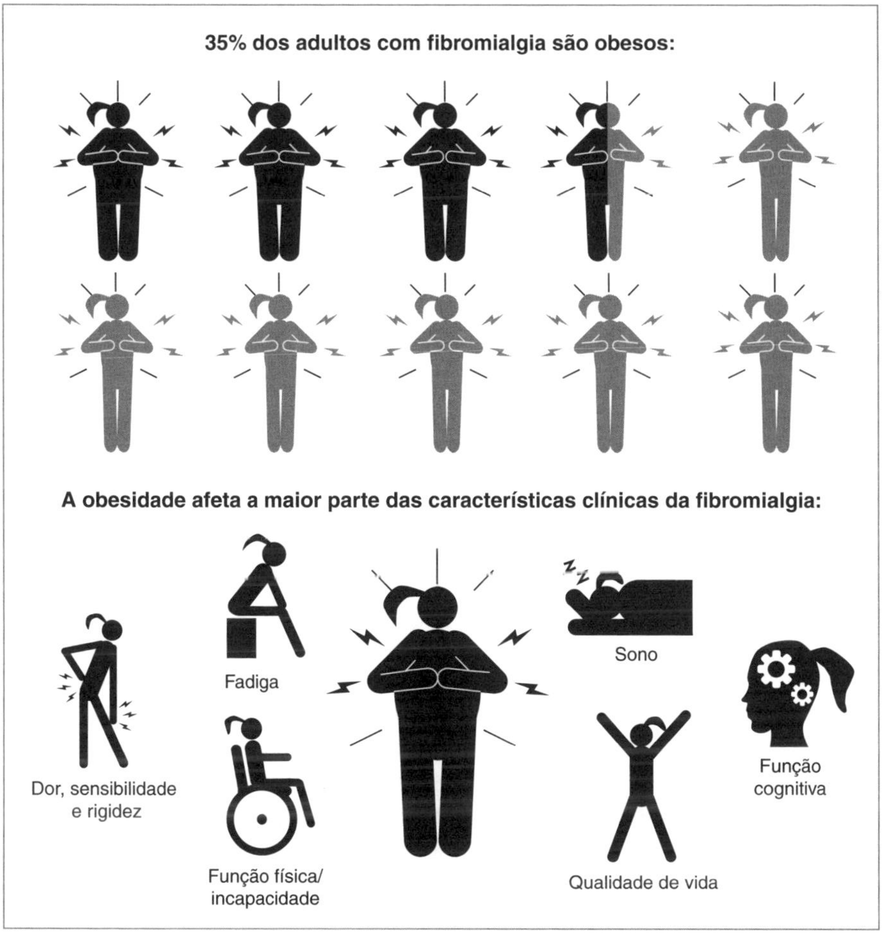

Figura 1 Impacto da obesidade na fibromialgia.
Fonte: D'Onghia et al., 2021.[9]

INTESTINO

A compreensão de que a microbiota intestinal pode contribuir para regular a dor no sistema nervoso periférico e central pode representar uma nova estratégia terapêutica para o tratamento da dor crônica.[13] Em razão dos diversos tratamentos farmacológicos de longo prazo, da própria dieta e do estilo de vida, portadores de doenças com dor crônica podem ter a composição de seu microbioma alterada.[14]

Isso se confirma nos pacientes com fibromialgia, quando comparados a indivíduos saudáveis, pois se observam redução do filo Firmicutes, dos gêneros *Bifidobacterium*, *Clostridium* e *Eubacterium* e da família Lachnospiraceae.[14]

A redução da diversidade e a menor abundância dessas bactérias podem estar relacionadas com o desenvolvimento da fibromialgia.

Os gêneros *Bifidobacterium* e *Eubacterium* estão associados ao metabolismo de neurotransmissores, e juntamente com a família Lachnospiraceae, são altamente responsáveis pela produção de ácidos graxos de cadeia curta[14] (butirato, propionato, acetato), corresponsáveis pela adequada permeabilidade e saúde intestinal. Estes apresentam diferentes funções no organismo: o butirato é substrato energético para os colonócitos e, por consequência, essencial para a manutenção da integridade da barreira intestinal; e o acetato está envolvido no correto desenvolvimento e manutenção da barreira hematoencefálica.[14]

A disbiose, caracterizada por uma ruptura da barreira intestinal, aumenta a interação entre bactéria e sistema imune do hospedeiro, aumentando a inflamação local.[14] Os mediadores derivados da microbiota intestinal servem como moduladores críticos para a indução da sensibilização periférica, regulando direta ou indiretamente a excitabilidade dos neurônios nociceptivos primários. Um novo conceito tem se estabelecido, o do "eixo microbiota-intestino-cérebro", em que a microbiota intestinal é considerada um fator gastrintestinal chave que modifica o eixo intestino-cérebro.[13] São muitas as vias de comunicação, como mostra a Figura 2.

Padrões moleculares associados a patógenos (PAMP) derivados da microbiota intestinal contribuem para a sensibilização periférica em condições de dor crônica. Os PAMP, expressos pela microbiota intestinal, incluindo componentes da parede celular bacteriana, como lipopolissacarídeos (LPS), ácido lipoteicoico, peptideoglicanos e betaglucano, são liberados localmente e transferidos para a circulação e então se ligam a receptores de reconhecimento expressos em células imunes e neurônios sensoriais localizados no gânglio da raiz dorsal, participando de sensibilização periférica em condições de dor crônica.[13]

Especialmente na presença de dor visceral, os estudos clínicos indicam que alvejar a microbiota intestinal pode ser uma estratégia promissora para o controle da dor.[13] Na fibromialgia, o uso de várias cepas de probióticos mostrou melhora da impulsividade e da tomada de decisão,[15] assim como da atenção em tarefas *go/no go*.[16]

A modificação da composição da microbiota intestinal surge como uma oportunidade de intervenção por meio de abordagens dietéticas.[17] O relato de queixas como flatulência, empachamento, constipação e diarreia são alertas para a necessidade de cuidados com o ambiente intestinal. Para tanto, probióticos, carboidratos não acessíveis à microbiota e polifenóis são compostos com efeitos moduladores:

- Os probióticos são microrganismos vivos que, quando administrados em quantidades adequadas, conferem benefícios para a saúde. Podem ser suplementados na forma de sachês ou cápsulas, ou incorporados em alimentos, como iogurtes, leites fermentados, kefir e kombucha.

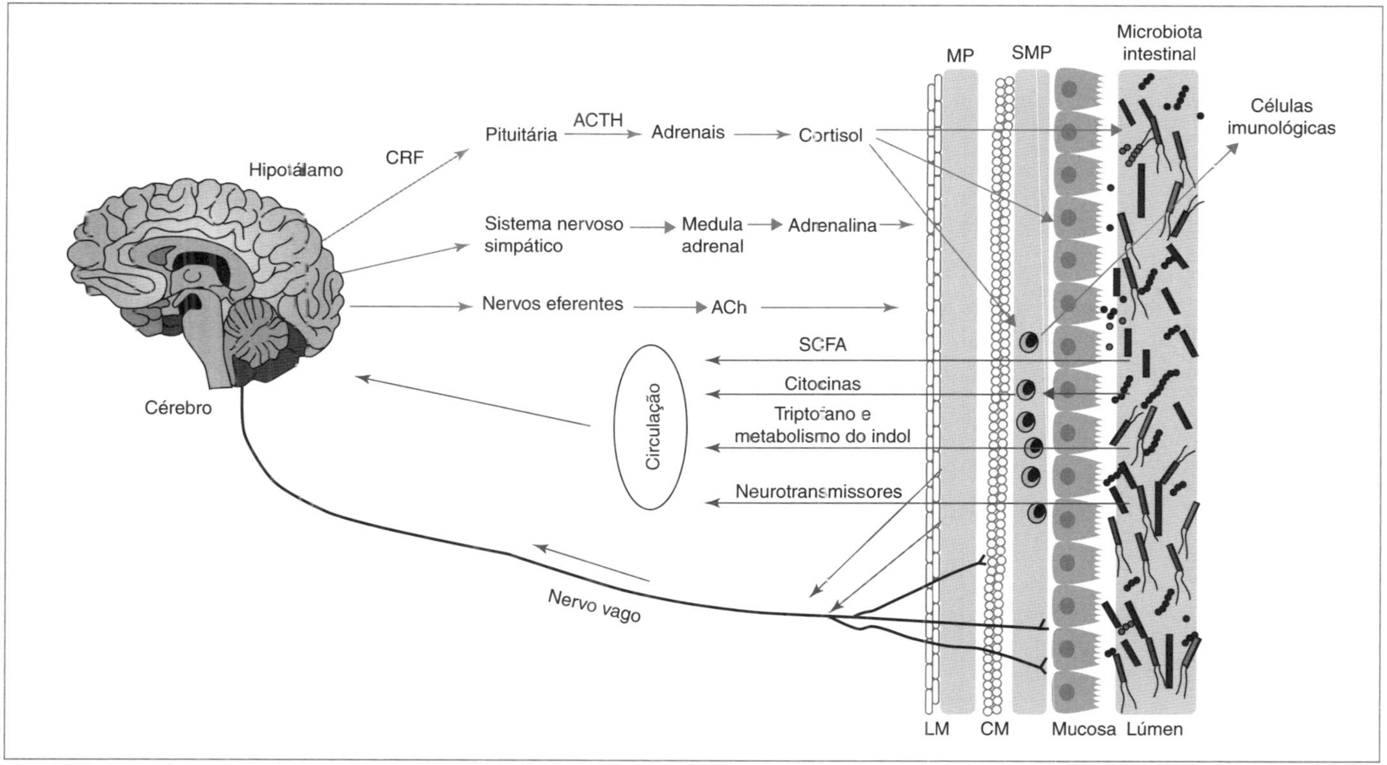

Figura 2 Comunicação bidirecional entre a microbiota intestinal e o cérebro. Endócrino (cortisol), imunológico (citocinas) e neural (nervo vago e sistema nervoso entérico) são as principais vias de mediação da comunicação bidirecional entre a microbiota intestinal e o cérebro. ACh: acetilcolina; ACTH: hormônio adrenocorticotrópico; CM: músculo circular; CRF: fator de liberação de corticotropina; ML: músculo longitudinal; MP: plexo mioentérico, SCFA: ácido graxo de cadeia curta; SMP: plexo submucoso.

Fonte: Guo et al., 2019.[13]

- Os carboidratos não acessíveis à microbiota (MAC), também chamados de prebióticos, não são digeridos pelas enzimas intestinais; consequentemente, atingem intactos o colón e lá servem de substrato para determinadas bactérias intestinais. As frutas e os vegetais inteiros (com casca e bagaço) são abundantes em muitos tipos de MAC, como oligossacarídeos, pectina, celulose, inulina, lignanas e amido resistente, os quais podem ser encontrados na maçã, alcachofra, banana, cevada, chicória, alho, aveia e cebola.[13]
- Grande parte dos polifenóis presentes em frutas e vegetais se acumulam no cólon, onde podem interagir com a microbiota e modificar positivamente a estrutura da comunidade microbiana e produzir metabólitos bioativos.[13]

NEUROTRANSMISSORES E MICRONUTRIENTES

As endorfinas são neuropeptídeos opioides endógenos com função analgésica, enquanto serotonina e ácido gama-aminobutírico (Gaba) são neurotransmissores associados com melhora de disposição, fadiga, qualidade do sono, depressão e ansiedade. A ingestão inadequada dos precursores e cofatores - aminoácidos essenciais, vitaminas, minerais - pode levar à deficiência na síntese de neurotransmissores.

A microbiota intestinal também é produtora de diversos neurotransmissores e seus precursores. Na fibromialgia, os gêneros *Bifidobacterium* e *Eubacterium*, bactérias que participam do metabolismo dessas moléculas no hospedeiro, estão significativamente reduzidos.

O desequilíbrio do microbioma pode prejudicar os níveis séricos do precursor da serotonina, o 6-hidroxitriptofano. As cepas *Bifidobacterium* e *Lactobacillus*, envolvidas na conversão dos neurotransmissores glutamato (excitatório) em Gaba (inibitório), estão reduzidas nos portadores de fibromialgia, o que pode elevar os níveis sistêmicos de Gaba.[14]

Os micronutrientes também desempenham um papel importante no suporte ao funcionamento neuronal e muscular. Folato, vitaminas B12 (cobalamina) e B6 (piridoxina) estão envolvidos em reações de metilação, como as de síntese de serotonina e outros neurotransmissores monoamina.[3] A cobalamina tem efeitos antinociceptivos[18] e a piridoxina é cofatora da enzima glutamato descarboxilase, responsável pela conversão de glutamato em Gaba. O magnésio e o cálcio participam do processo de contração muscular, auxiliando na produção do espasmo e no impulso nervoso.[4] Dietas com baixo consumo de magnésio estão correlacionadas com limiares piores de dor, e deficiências foram associadas com inflamação de baixo grau, fraqueza muscular e parestesia.[2] Uma diminuição no conteúdo de magnésio intracelular em pacientes com fibromialgia já foi observada.[2]

ALIMENTAÇÃO

Glúten

Pacientes com fibromialgia frequentemente têm sintomas gastrintestinais similares às desordens observadas na doença celíaca ou mesmo na sensibilidade ao glúten não celíaca, como náusea, dor abdominal, fadiga, cansaço, dor crônica e distúrbios comportamentais, sugerindo uma possível coexistência entre as duas doenças. O glúten é uma glicoproteína presente em alguns cereais, como trigo, centeio, cevada e aveia.

Setenta por cento dos portadores de fibromialgia sofrem de síndrome do intestino irritável (SII).[2] Alguns ensaios clínicos demonstraram que uma dieta sem glúten pode levar à melhora dos sintomas gastrintestinais na SII. No entanto, não está claro se o responsável é a exclusão do glúten ou a do próprio trigo. De fato, o trigo contém Fodmap (*Fermentable Oligo-Di-Monosaccharides And Polyols*), que são considerados possíveis gatilhos na SII, e a dieta com restrição de Fodmap demonstrou uma melhora de até 74% dos sintomas da SII.[19]

Pães, biscoitos, massas e bolos industrializados são itens rotineiramente presentes nas dietas ocidentais, em razão de sua praticidade, alto prazo de validade e sabor. No campo da alimentação, a individualidade deve ser sempre considerada, sendo assim, pacientes com sintomas gastrintestinais importantes podem ser encorajados a excluir/reduzir o glúten[2] e até mesmo os farináceos à base de trigo, e avaliarem a resposta de seu organismo.

Estratégia Fodmap

Os Fodmap – lactose, frutose, polióis, frutanos e galactanos – são carboidratos de cadeia curta mal absorvidos no intestino delgado.

Por serem pouco absorvidos no intestino, chegam ao cólon intactos e acabam por ser fermentados pela microbiota, resultando em rápida produção de gás, distensão abdominal e dor, podendo causar diarreia ou constipação.

A dieta *low Fodmap* tem sido bastante aplicada na SII. Como 70% dos portadores de fibromialgia sofrem de SII, essa estratégia mostra-se benéfica na melhora dos distúrbios gastrintestinais e nas escalas de dor.[20]

Padrão alimentar

Embora a inflamação e o estresse oxidativo sejam os principais fatores determinantes da dor crônica, outros fatores também podem contribuir significativamente, como fatores psicossociais, de processamento neural da dor e biomecânicos (processos de contração muscular contínua favorecem microtraumas e a formação de pontos-gatilho). É importante notar que a relação causal entre os biomarcadores inflamatórios mais elevados encontrados em pacientes com dor crônica ainda é desconhecida, pois vários círculos viciosos estão envolvidos, como o estresse. O estresse causado pela presença da dor crônica pode aumentar os marcadores inflamatórios; assim, é possível que a dor crônica cause a inflamação, e não o contrário. As vias bidirecionais disfuncionais entre o estresse, a inflamação, o cérebro e os sistemas imunológico, endócrino e neurotransmissor têm sido amplamente descritas e implicadas na dor.[18]

Na fibromialgia, ao comparar com o grupo controle, há evidências de inflamação sistêmica e mais especificamente de neuroinflamação central, com aumento dos níveis dos marcadores inflamatórios PCR e TNF-alfa, os quais se correlacionam com a dor e fadiga, sintomas específicos dessa condição.[5]

Rondanelli et al. desenvolveram uma pirâmide alimentar (Figura 3) para indivíduos com dor crônica, com alimentos com ação anti-inflamatória e antioxidante.[18] A pirâmide alimentar é uma representação gráfica, utilizada como ferramenta educativa por nutricionistas e profissionais de saúde, com o objetivo de orientar o público em geral quanto às escolhas alimentares, no que tange à qualidade (grupos alimentares) e à frequência diária. Para a dor crônica, a alimentação bem direcionada deve ser compreendida como uma aliada no gerenciamento da doença, na medida em que atua sobre os mecanismos e sintomas da patologia, assim como sobre efeitos colaterais de medicamentos utilizados no tratamento, como a constipação.[18]

A alta presença de frutas, vegetais e oleaginosas proporciona boa oferta de vitaminas, minerais e fitoquímicos com propriedade antioxidante e envolvidos na formação de neurotransmissores. A combinação de nutrientes antioxidantes com fármacos analgésicos pode vir a reduzir a dose dessas drogas e ainda melhorar a sensação de dor nos pacientes com fibromialgia,[4] pois são fundamentais para a redução do estresse oxidativo induzido pela doença.

Constatou-se que mulheres com fibromialgia apresentaram um menor consumo qualitativo e quantitativo de nutrientes, especificamente para as vitaminas A, E, B12 e folato, e para os minerais cálcio e selênio.[4] A OMS preconiza o consumo de cinco porções ao dia (400 gramas) de frutas, verduras e legumes, visando a um adequado aporte diário de micronutrientes. O consumo regular desses grupos alimentares ainda fornece polifenóis e carboidratos não acessíveis à microbiota, ambos compostos com efeitos positivos na saúde intestinal. Em mulheres com fibromialgia, observa-se ainda que o consumo diário de frutas e vegetais está associado com melhores condições de saúde mental e menor risco de depressão severa. Dietas vegetarianas parecem exercer alívio de dor nessas pacientes, em decorrência de suas propriedades anti-inflamatórias e pela ausência (ou redução) de proteínas animais. Os estudos que confirmam essa hipótese também mostram que os efeitos positivos desaparecem quando se retorna à dieta onívora.[2]

Carboidratos de baixo índice glicêmico são recomendados. Os grãos integrais são fonte de fibras, micronutrientes e compostos bioativos com propriedades anti-inflamatórias, contribuindo para a redução de radicais livres e ativação de enzimas antioxidantes.[18] O consumo diário adequado de fibras, seja por meio de cereais integrais, seja por meio de frutas, verduras e legumes, é fundamental ao bom funcionamento intestinal. Preconizam-se cerca de 30 gramas de fibras ao dia.[18]

O aumento da inflamação pode se dar em resposta à má alimentação, iniciando uma resposta imune particularmente ligada ao consumo das gorduras dietéticas.[11] Nesse campo, os ácidos graxos saturados aumentam os níveis de citocinas inflamatórias, como o TNF-alfa, que está envolvido na degradação das proteínas musculares. Em contraponto a essa via pró-inflamatória, os ácidos graxos ômega-3, da classe de gorduras poli-insaturadas, apresentam propriedades anti-inflamatórias, com efeito positivo no metabolismo dos tecidos,[21] ao reduzir a síntese de derivados do ácido araquidônico, como a prostaglandina E2 (PGE2), o tromboxano A2 (TXA2), a prostaciclina (PGI2) e o leucotrieno B4 (LTB4). Uma ingestão adequada de ômega-3 pode ser útil no controle da dor mediada por inflamação em pacientes sarcopênicos.[21]

A partir dessas premissas, carnes mais magras, com menos gordura saturada, como peixes, frutos do mar, aves, queijos brancos e ovos, são boas alternativas proteicas, assim como as leguminosas, fonte de proteínas vegetais. O consumo de peixe, de 2 a 5 vezes na semana, está associado a um menor risco de depressão severa em mulheres com fibromialgia.[3]

O consumo diário de 50 mL de azeite de oliva extravirgem por mulheres com fibromialgia foi avaliado por Rus et al. e observou-se, após intervenção, melhora significativa da peroxidação lipídica, dos resultados do Questionário de Impacto da Fibromialgia e do estado de saúde mental.[22] O azeite de oliva apresenta uma alta concentração de compostos fenólicos com capacidade antioxidante[2] e de gorduras monoinsaturadas.

A flâmula no topo da pirâmide sinaliza a importância da suplementação personalizada.[18] Assim deve ser baseada na doença e em seus mecanismos, além de no próprio paciente. A via alimentar deve ser sempre priorizada.

Em se tratando da fibromialgia, muitos estudos sugerem uma associação positiva entre baixos níveis séricos de vitamina D e dor crônica, depressão e ansiedade. O ômega-3 pode aumentar a fluidez da membrana celular, modulando a expressão dos principais transportadores de glutamato, responsáveis por eliminar seu excesso na fenda sináptica, prevenindo assim a excitotoxicidade,[23] e a coenzima Q 10 parece ser promissora, por apresentar benefícios na redução do estresse oxidativo, associação com o metabolismo energético (mitocondrial) e com a regulação da inflamação.[5]

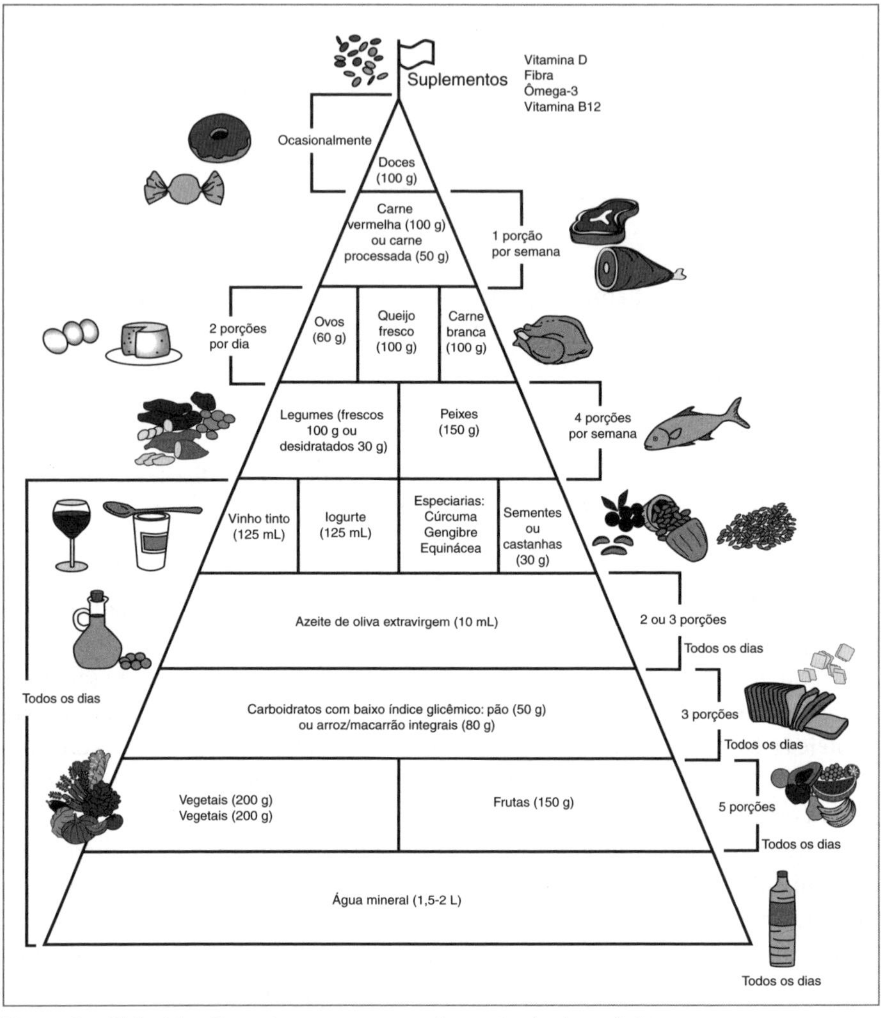

Figura 3 Pirâmide alimentar para o gerenciamento de dor crônica.
Fonte: Rondanelli et al., 2018.[18]

CONSIDERAÇÕES FINAIS

A intervenção nutricional é uma importante estratégia, que deve ser considerada no tratamento de condições diversas que cursam com dor crônica, como fibromialgia, artrite reumatoide, endometriose, síndrome do intestino irritável e enxaqueca, mas demanda mais estudos consistentes para a definição das melhores condutas.

O adequado manejo da alimentação pode gerar efeitos importantes e positivos no estado nutricional desses pacientes, na redução do *status* inflamatório, na melhora de sua capacidade antioxidante e nas respostas do sistema imune, refletindo, ao final, no melhor gerenciamento da dor e em mais qualidade de vida.

REFERÊNCIAS BIBLIOGRÁFICAS

1. Silva AR, Bernardo A, Costa J, Cardoso A, Santos P, de Mesquita MF, et al. Dietary interventions in fibromyalgia: a systematic review. Ann Med. 2019;51(sup1):2-14.
2. Pagliai G, Giangrandi I, Dinu M, Sofi F, Colombini B. Nutritional interventions in the management of fibromyalgia syndrome. Nutrients. 2020;12(9):2525.
3. Ruiz-Cabello P, Soriano-Maldonado A, Delgado-Fernandez M, Alvarez-Gallardo IC, Segura-Jimenez V, Estevez-Lopez F, et al. Association of dietary habits with psychosocial outcomes in women with fibromyalgia: the al-Ándalus Project. J Acad Nutr Diet. 2017;117(3):422-32.
4. Batista ED, Andretta A, de Miranda RC, Nehring J, Dos Santos Paiva E, Schieferdecker ME. Food intake assessment and quality of life in women with fibromyalgia. Rev Bras Reumatol Engl Ed. 2016;56(2):105-10.
5. Lowry E, Marley J, McVeigh JG, McSorley E, Allsopp P, Kerr D. Dietary interventions in the management of fibromyalgia: a systematic review and best evidence synthesis. Nutrients. 2020;12(9):2664.
6. Kuriyan R. Body composition techniques. Indian J Med Res. 2018;148(5):648-58.
7. Dietary reference intakes for energy, carbohydrate, fiber, fat, fatty acids, cholesterol, protein, and amino acids. Washington, DC: National Academies Press; 2002.
8. Gielen E, Beckwée D, Delaere A, De Breucker S, Vandewoude M, Bautmans I; Sarcopenia Guidelines Development Group of the Belgian Society of Gerontology and Geriatrics (BSGG). Nutritional interventions to improve muscle mass, muscle strength, and physical performance in older people: an umbrella review of systematic reviews and meta-analyses. Nutr Rev. 2021;79(2):121-47.
9. D'Onghia M, Ciaffi J, Lisi L, Mancarella L, Ricci S, Stefanelli N, et al. Fibromyalgia and obesity: a comprehensive systematic review and meta-analysis. Semin Arthritis Rheum. 2021;51(2):409-24.
10. Okifuji A, Hare BD. The association between chronic pain and obesity. J Pain Res. 2015;8:399-408.
11. Walsh TP, Arnold JB, Evans AM, Yaxley A, Damarell RA, Shanahan EM. The association between body fat and musculoskeletal pain: a systematic review and meta-analysis. BMC Musculoskelet Disord. 2018;19(1):233.
12. Schrepf A, Harte SE, Miller N, Fowler C, Nay C, Williams DA, et al. Improvement in the spatial distribution of pain, somatic symptoms, and depression after a weight loss intervention. J Pain. 2017;18(12):1542-50.
13. Guo R, Chen LH, Xing C, Liu T. Pain regulation by gut microbiota: molecular mechanisms and therapeutic potential. Br J Anaesth. 2019;123(5):637-54.
14. Clos-Garcia M, Andrés-Marin N, Fernández-Eulate G, Abecia L, Lavín JL, van Liempd S, et al. Gut microbiome and serum metabolome analyses identify molecular biomarkers and altered glutamate metabolism in fibromyalgia. EBioMedicine. 2019;46:499-511.
15. Roman P, Estévez AF, Miras A, Sánchez-Labraca N, Cañadas F, Vivas AB, Cardona D. A pilot randomized controlled trial to explore cognitive and emotional effects of probiotics in fibromyalgia. Sci Rep. 2018;8(1):10965.
16. Cardona D, Roman P, Cañadas F, Sánchez-Labraca N. The effect of multiprobiotics on memory and attention in fibromyalgia: a pilot randomized controlled trial. Int J Environ Res Public Health. 2021;18(7):3543.

17. Silva AR, Bernardo A, Costa J, Cardoso A, Santos P, de Mesquita MF, et al. Dietary interventions in fibromyalgia: a systematic review. Ann Med. 2019;51(sup1):2-14.
18. Rondanelli M, Faliva MA, Miccono A, Naso M, Nichetti M, Riva A, et al. Food pyramid for subjects with chronic pain: foods and dietary constituents as anti-inflammatory and antioxidant agents. Nutr Res Rev. 2018;31(1):131-51.
19. Losurdo G, Principi M, Iannone A, Amoruso A, Ierardi E, Di Leo A, Barone M. Extra-intestinal manifestations of non-celiac gluten sensitivity: An expanding paradigm. World J Gastroenterol. 2018;24(14):1521-30.
20. Marum AP, Moreira C, Saraiva F, Tomas-Carus P, Sousa-Guerreiro C. A low fermentable oligo-di-mono saccharides and polyols (FODMAP) diet reduced pain and improved daily life in fibromyalgia patients. Scand J Pain. 2016;13:166-72.
21. Perna S, Alalwan TA, Al-Thawadi S, Negro M, Parimbelli M, Cerullo G, et al. Evidence-based role of nutrients and antioxidants for chronic pain management in musculoskeletal frailty and sarcopenia in aging. Geriatrics (Basel). 2020;5(1):16.
22. Rus A, Molina F, Ramos MM, Martínez-Ramírez MJ, Del Moral ML. Extra virgin olive oil improves oxidative stress, functional capacity, and health-related psychological status in patients with fibromyalgia: a preliminary study. Biol Res Nurs. 2017;19(1):106-15.
23. Holton K. The role of diet in the treatment of fibromyalgia. Pain Manag. 2016;6(4):317-20.

13
Acupuntura e dor

Alexandre Massao Yoshizumi
Claudia Vasco de Paula Misorelli
Walter Viterbo da Silva Neto

INTRODUÇÃO

O paciente está à sua frente, sentado ou acamado, referindo dor.

Dor é uma queixa subjetiva e, mesmo na ausência de lesões físicas, laboratoriais e/ou de imagem, temos a obrigação de escutar o que o paciente nos refere, pois gera sofrimento, seja de que origem vier.

É necessário acolher e entender o relacionamento desse ser humano em relação ao ambiente em que ele interage. Tudo é importante na abordagem do paciente que está à nossa frente, pois se trata de uma abordagem polidimensional do ser humano. Isso envolve todo cuidado multi ou interdisciplinar de pacientes com dor, seja em serviços particulares, seja no Sistema Único de Saúde (SUS).

A acupuntura é considerada uma especialidade médica, reconhecida pela Associação Médica Brasileira (AMB) desde 1995, e consiste em um sistema de tratamento médico que se baseia no princípio de aplicar pequenas agulhas ou pressão em pontos específicos do corpo. As origens desse sistema de tratamento baseiam-se na medicina tradicional chinesa (MTC), com princípios filosóficos subjacentes associados ao confucionismo e ao taoísmo. Sob essa ideologia, a saúde decorre do alinhamento do que significa "energia vital" e engloba a dicotomia *yin/yang* que flui através de tudo o que ocorre.

Essa atividade descreve a fisiologia e o modo de ação subjacente à acupuntura sobre o manejo da dor. Tem sido cada vez mais usada como uma terapia integrativa ou complementar para o tratamento da dor, sendo bem tolerada e com baixa incidência de efeitos colaterais graves.

A acupuntura (acu = agulha, puntura = inserção das agulhas), tratamento não farmacológico utilizado no tratamento da dor, veio da MTC, mas a MTC envolve vários pilares de tratamento, como inserção das agulhas, aquecimento do ponto de acupuntura com o calor (moxaterapia), ventosaterapia, fitoterapia, dieta, práticas corporais (p. ex., *tai chi chuan, lian gong*) , técnicas de meditação (ou abordagens cognitivo-comportamentais), diversas formas de eletroestimulação (com aparelhos, usando ou não agulhas).

A acupuntura é uma opção de tratamento não farmacológico segura para várias doenças e sintomas diferentes. Embora numerosos estudos tenham sido feitos sobre a eficácia da acupuntura, houve apenas alguns ensaios clínicos randomizados e controlados de alta qualidade. Este capítulo se concentrará principalmente nas evidências desses estudos de alta qualidade para o tratamento de dor.[1]

Esse procedimento em consultório tem vários graus de eficácia. As indicações dos tratamentos de dor com acupuntura, com evidência científica publicada em 2018, incluem: dores musculoesqueléticas (aguda e crônica), cefaleias (crônicas e tensionais), osteoartrite de joelho, prevenção de enxaqueca, dor pós-operatória, dor oncológica e tratamento de sintomas clínicos, como náuseas, rinite alérgica, ondas de calor, dificuldade respiratória, distúrbios de humor, insônia, dispepsia e até mesmo para ajudar o paciente a parar de fumar.[1]

A acupuntura é um sistema de tratamento médico baseado no princípio de aplicar pequenas agulhas, ou pressão, em pontos específicos do corpo situados em canais ou meridianos que circulam o *Qi* ou *Chi*, que significa "energia vital". Cinco elementos são a base dessa teoria do *Qi* ou *Chi*: madeira, água, fogo, terra e metal. O bloqueio ou excesso de qualquer um acaba perturbando essa energia vital. A acupuntura visa desbloquear ou reduzir o excesso de *Qi* ou *Chi* que flui através de canais ou meridianos específicos do corpo. Sob esse conceito, a saúde não é simplesmente a ausência de doença, mas sim a interconexão funcional do bem-estar. Não há sintomas isolados, mas cada sintoma surge no contexto de bloqueio ou excesso específico do indivíduo. Equilibrar restaura a interconexão, restabelecendo assim o bem-estar.[2-4]

HISTÓRIA DA ACUPUNTURA

A MTC é um sistema originado empiricamente, resultado de milhares de anos de observação da natureza e das leis que regem o universo. Nela, o ser humano é considerado um microcosmo dentro do macrocosmo, sujeito às mesmas leis naturais e em interação constante com o ambiente.

A história da MTC teve início na Antiguidade. Inscrições arcaicas feitas em cascos de tartaruga e oráculos ósseos relatam o uso de água quente e de vinho para o tratamento de doenças. Agulhas de pedra e outros artefatos, datados de mais de 4 mil anos, são evidências das primeiras técnicas terapêuticas utilizadas.[5] O *Nei Jing*, ou *Tratado de Medicina Interna do Imperador Amarelo*, ao que se sabe, é o mais antigo registro sobre acupuntura. Acredita-se que tenha sido escrito durante o reinado de Huang Di, entre 2697 e 2596 a.C.[6] Esse livro, considerado um clássico e tido como referência até hoje, reúne teorias e fundamentos da MTC, aborda diagnósticos, tratamentos e métodos de prevenção de doenças.

Na dinastia Shang (1700 a 1100 a.C.), a dança já era usada para relaxar os músculos e articulações, ajudando o *Qi* (energia) a fluir melhor e nutrir os órgãos internos. Trata-se de uma forma inicial do *daoyin* (práticas corporais e exercícios respiratórios) para ajudar na cura de enfermidades e na manutenção da saúde.[7]

Entre 581 e 682 d.C., surgiram as primeiras enciclopédias médicas na China, composta de 30 volumes e 5.300 prescrições, chamadas *Qianjin Yaofang* e *Qianjin Yifang*. Essas obras tratavam de acupuntura, dietoterapia e moxabustão, tanto para tratamento de doenças como para prevenção e promoção da saúde.[5]

Na dinastia Song (960 a 1279 d.C.), houve um pico de avanços. Com o surgimento do papel e da impressão, a literatura foi amplamente organizada e disseminada, e com ela os mapas de meridianos (linhas que unem os pontos de acupuntura).

Entre 1909 e 1924, Zhang Xichun publicou *Yixue Zhongzhong Canxilu* (registros da MTC combinada com a medicina ocidental), em que o autor defendia a integração entre a medicina oriental e a ocidental.[5]

A acupuntura difundiu-se pelo mundo, chegou à Europa no século XVII e ao Brasil há mais de 50 anos, trazida por imigrantes orientais. O interesse médico data da década de 1960.

Em 21 de fevereiro de 1972, Nixon foi à China reatar laços diplomáticos e, nessa visita, um de seus assessores teve uma crise de apendicite aguda e foi operado sob anestesia com acupuntura. Esse fato chamou muito a atenção dos americanos, que enviaram um grupo de cientistas para a China, liderado pelo Dr. Yoshiaki Omura, médico acupunturista, e em 30 de maio de 1972 realizaram com sucesso, no Hospital Albert Einstein College of Medicine em Nova York, a primeira cirurgia sob anestesia com acupuntura. Esse acontecimento foi um evento importante que determinou o início dos estudos científicos da acupuntura nos Estados Unidos.

Em 1980, após a abertura para acordos culturais e científicos, a China recebeu médicos brasileiros interessados em estudar a MTC.[8]

Em 1988, o governo brasileiro publicou as normas e diretrizes para a implantação dos atendimentos em acupuntura nos serviços públicos e restringiu o exercício dessa atividade aos médicos. Em 1992, a acupuntura foi reconhecida como ato médico e, em 1995, como especialidade médica pelo Conselho Federal de Medicina (CFM).[8]

FUNDAMENTOS DA MEDICINA TRADICIONAL CHINESA

A acupuntura é uma das ferramentas da MTC que significa "penetração da agulha" – ao lado da moxabustão, fitoterapia e dietoterapia. Sua técnica, a aplicação de agulhas pelo corpo em pontos específicos, visa à terapia e à cura das enfermidades.[9]

Os alicerces teóricos da MTC são: a teoria do *yin* e *yang* e a teoria dos cinco elementos. A acupuntura usa também os conceitos de *Qi* (energia), de meridianos e de pontos de acupuntura.

A teoria de *yin* e *yang* expressa a dualidade de todas as coisas. O alto e o baixo, o claro e o escuro, o dia e a noite, o quente e o frio, o homem e a mulher, o exterior e o interior. Esses pares de opostos se complementam (Tabela 1 e Figura 1).[10]

Tabela 1 Exemplos de *yin* e *yang*

Yin	*Yang*
Frio	Quente
Noite	Dia
Baixo	Alto
Interior	Exterior
Mulher	Homem

Fonte: adaptada de Thambirajah, 2011.[10]

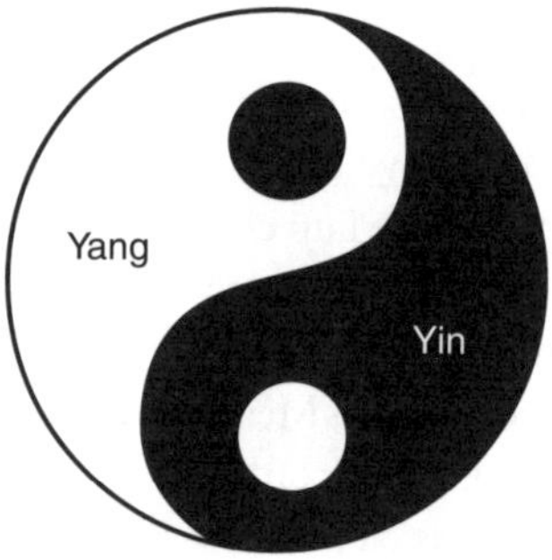

Figura 1 Símbolo do *yin* e *yang*, *yin* representado em preto e *yang* representado em branco.

Fonte: adaptada de Thambirajah, 2011.[10]

O *yin* e o *yang* formam uma unidade que está presente em tudo o que conhecemos. Na medicina, a teoria do *yin* e *yang* pode ser exemplificada na Tabela 2.

Outro conceito importante para o raciocínio clínico é o dos cinco elementos, ou "cinco movimentos", visto que a interação entre esses elementos é dinâmica.

Os cinco elementos são: Água, Madeira, Fogo, Terra e Metal. Cada um deles representa um conjunto de características, por isso são escritos com iniciais maiúsculas para diferenciá-los dos elementos que conhecemos.

Cada elemento se relaciona com um órgão (*Zang*), víscera (*Fu*), cor, emoção, sabor e clima, dentre outras características, como se pode ver na Tabela 3.

Tabela 2 Exemplos de *yin* e *yang* na medicina

Yin	*Yang*
Órgão	Víscera
Friorento	Calorento
Sonolência	Insônia
Doença crônica	Doença aguda
Início gradual	Início rápido
Voz fraca	Voz alta
Face pálida	Rubor facial
Língua pálida	Língua vermelha
Respiração lenta	Dispneia
Diarreia	Constipação
Parassimpático	Simpático

Fonte: arquivo pessoal dos autores.

Tabela 3 Características dos cinco elementos

Elemento	*Zang* (víscera)	*Fu* (órgão)	Nutre	Cor	Emoção	Sabor	Clima
Fogo	Coração	Intestino delgado	Língua	Vermelho	Ansiedade	Amargo	Quente
Terra	Baço Pâncreas	Estômago	Músculo	Amarelo	Preocupação	Doce	Úmido
Metal	Pulmão	Intestino grosso	Nariz	Branco	Tristeza	Picante	Seco
Água	Rim	Bexiga	Orelha	Preto	Medo	Salgado	Frio
Madeira	Fígado	Vesícula biliar	Olho	Verde	Raiva	Azedo	Vento

Fonte: adaptada de Yamamura, 2001.[11]

Seguindo uma linha dessa tabela, a do elemento Madeira, por exemplo, pode-se dizer que, se há uma desarmonia nesse elemento, o paciente pode apresentar os seguintes sintomas: olhos vermelhos, secos ou visão embaçada, sentimentos de raiva e irritação, surgimento de pedras na vesícula biliar e a interpretação do vento, que na natureza gera movimentos, pode gerar sintomas de tontura ou tremores e dores migratórias pelo corpo. Há uma grande lista de sintomas relacionados com as desarmonias específicas de cada um dos cinco movimentos.

Os elementos interagem entre si pela lei da geração, segundo a qual um elemento (que se convencionou chamar de "mãe") gera ou promove mais energia para outro (chamado de "filho"); e pela lei da dominância, segundo a qual um elemento (chamado de "avô") inibe ou controla outro (chamado de "neto") (Figura 2).

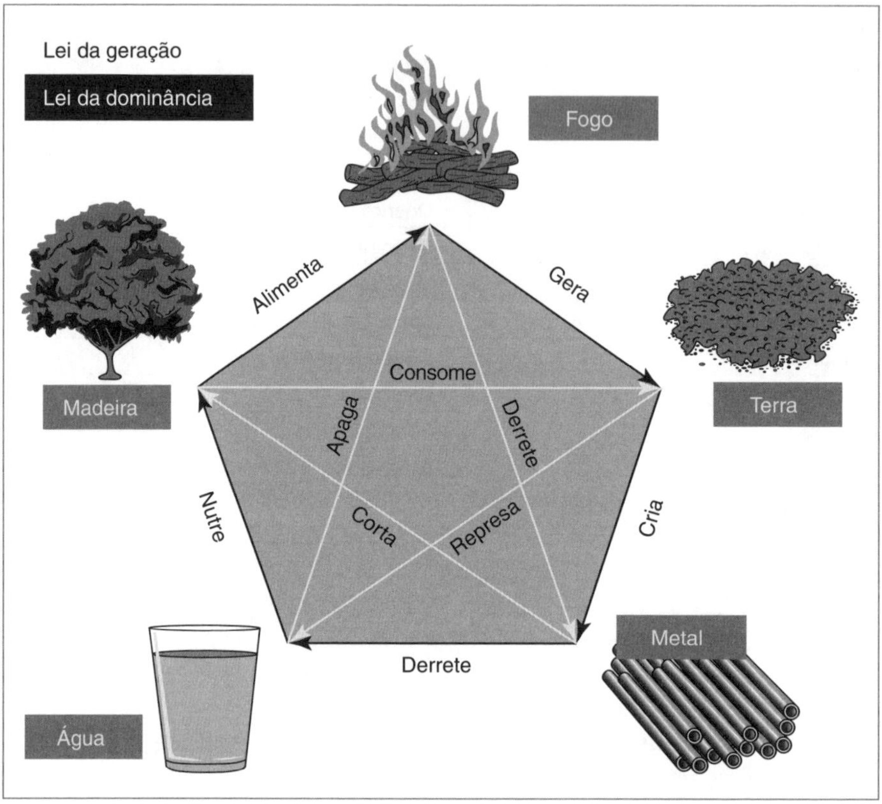

Figura 2 Cinco movimentos. As setas no exterior (preto) indicam a lei da geração e as setas no interior (brancas) indicam a lei da dominância.

Fonte: arquivo pessoal dos autores.

Continuando o mesmo exemplo anterior, se há uma deficiência do elemento Madeira, o elemento Água, sendo "mãe" da Madeira, para restabelecer o equilíbrio, é chamado a supri-la, podendo ficar também em deficiência e desenvolver desarmonia, que se detecta pelos sintomas: medo, desejo do sabor salgado, da cor preta, diminuição da audição e/ou zumbido, dores na coluna vertebral (cervicalgia ou lombalgia), entre outros.

O *Qi* ou *Chi* é a energia vital que percorre o corpo todo por caminhos diversos e definidos, denominados meridianos. Essas linhas energéticas não coincidem totalmente com trajetos linfáticos, nervosos ou de vasos sanguíneos. Ao longo dos meridianos, são descritos os pontos de acupuntura, localizados no trajeto externo. Muitos pontos têm menor resistência elétrica e coincidem com terminações nervosas que penetram a fáscia ou pontos-gatilho miofasciais.

PROCESSO DE ADOECIMENTO NA ACUPUNTURA

A teoria da acupuntura explica as três fases do adoecimento, que começa com a fase energética, evolui na segunda fase, chamada de funcional, e termina na fase orgânica ou anatômica.

A fase energética se caracteriza por sintomas de fadiga, cansaço, desatenção, memória fraca, palidez no rosto ou sensação de falta de energia. Nessa fase, os exames laboratoriais estão normais.

O desgaste energético pode ser causado pelos seguintes fatores: excesso de trabalho e de atividades física, mental e sexual. Uma alimentação inadequada e uma respiração curta interferem na elaboração energética nutricional do corpo; assim, é muito importante orientar o paciente a realizar uma refeição mais adequada e valorizar a respiração mais profunda e lenta.

Fatores externos, como frio, calor, umidade e secura, também são considerados causas de adoecimento, dos quais o paciente precisa se proteger para evitar o desequilíbrio.

Um fator muito valorizado na teoria da acupuntura diz respeito às emoções: o medo e a insegurança consomem a energia do rim; a raiva, a contrariedade, o nervosismo e o estresse causam desequilíbrio no fígado; a ansiedade, no coração; a preocupação, no sistema baço-pâncreas e estômago; e a tristeza e melancolia enfraquecem o pulmão.

Em virtude dos fatores de adoecimento, o processo evolui para a segunda fase, denominada funcional. Nesse momento, surgem sintomas funcionais, como gastrite, refluxo gastroesofágico, insônia, tendinite, neurite, tontura ou labirintite, quadros alérgicos, piora da tensão pré-menstrual (TPM) e podem aparecer dores espalhadas ou concentradas no corpo todo (cefaleia, enxaqueca, cervicalgia, dorsalgia, lombalgia, gonalgia [dores no joelho], dores pélvicas e nos pés). Na fase funcional, os exames podem continuar com resultados normais ou iniciam-se pequenas alterações metabólicas, como aumento do colesterol e glicemia, deficiência da vitamina D e oscilação hormonal. Os exames de imagens não detectam alterações anatômicas e o tratamento é realizado com medicamentos que reduzem os sintomas (Figura 3).

Na fase orgânica ou anatômica, é o momento em que o corpo inicia o processo de degeneração com alteração estrutural decorrente da falta de nutrição e oxigenação. Nesse momento, podem surgir quadros de artrose, protrusão do disco intervertebral, infarto agudo do miocárdio (IAM), acidente vascular encefálico (AVE) e doenças oncológicas. Ao realizar os exames de sangue ou de imagem, já se detectam alterações e o médico precisa identificar se o tratamento será cirúrgico ou não.

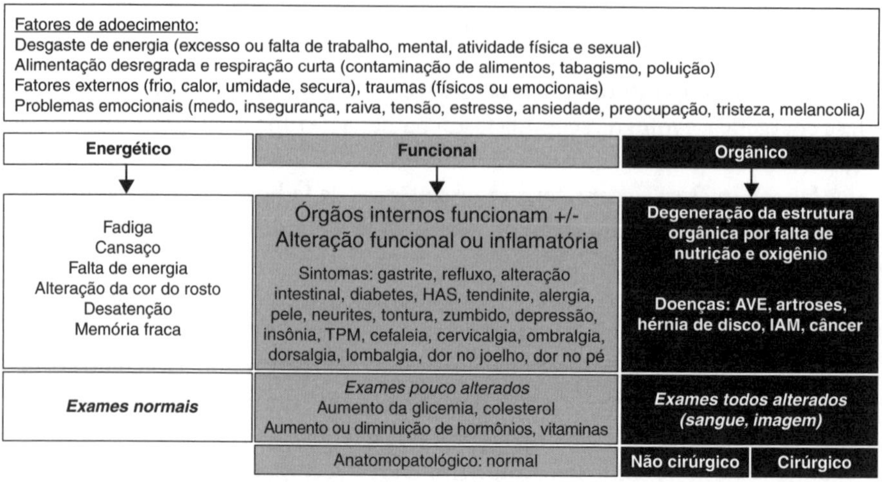

Figura 3 Processo de adoecimento na teoria da acupuntura. AVE: acidente vascular encefálico. HAS: hipertensão arterial sistêmica; IAM: infarto agudo do miocárdio; TPM: tensão pré-menstrual.

Fonte: adaptada de Yamamura, 2001.[11]

INDICAÇÕES

O principal proponente de se a acupuntura deve ou não ser recomendada é o desejo do paciente de buscar a terapia de acupuntura. A primeira regra da medicina é não prejudicar. A acupuntura faz os pacientes se sentirem melhor.

Quase todas as condições médicas foram tratadas com essa modalidade no Oriente. Mesmo na medicina ocidental, a acupuntura tem sido utilizada e estudada em uma variedade de doenças e distúrbios, desde rinite alérgica sazonal até fibromialgia.

Mais comumente, a acupuntura tem sido indicada para dor crônica e aguda e para náuseas e vômitos pós-operatórios, na gravidez e induzidos por quimioterapia.[12]

Em 2018, Koppelman et al. publicaram uma revisão sistemática de todas as indicações e concluíram que a acupuntura possui evidências de eficácia moderada a forte no tratamento de 46 condições e é considerada segura nas mãos de profissionais devidamente treinados.[1]

Esse forte suporte científico é impressionante e útil para pacientes no contexto de um sistema de saúde convencional, em que quase metade de todos os tratamentos carece de evidências de seu uso (Tabela 4).

A acupuntura também é considerada econômica para uma série de condições em que há evidências disponíveis. Comparativamente, para muitas condições, possui maior evidência do que muitos tratamentos convencionais e é relativamente mais segura.

A acupuntura raramente é usada como tratamento único, mas sim em conjunto ou como adjuvante aos cuidados médicos tradicionais.

Tabela 4 Indicações da acupuntura

Revisões sistemáticas de indicação da acupuntura para várias condições	
Evidência de efeito positivo	
Dor de cabeça (tipo tensional ou crônica)	Náusea e vômitos pós-operatórios
Dor lombar crônica	Osteoartrite de joelho
Dor pós-operatória	Prevenção de enxaqueca
Náusea e vômitos induzidos por quimioterapia	Rinite alérgica
Evidência de efeito positivo em potencial	
AVE agudo	Esquizofrenia (com antipsicóticos)
Anestesia ambulatorial	Espasticidade pós-AVE
Anestesia de craniotomia	Fadiga relacionada ao câncer
Ansiedade	Fascite plantar
Artralgia induzida por inibidor de aromatase	Fogachos na menopausa
Asma em adultos	Hipertensão (com medicação)
Cervicalgia	Insônia
Constipação	Insônia pós-AVE
Depressão (com antidepressivos)	Insônia pré e pós-menopausa
Dor ciática	Modulação dos limiares de percepção sensorial
Dor lombar aguda	Obesidade
Dor lombar ou pélvica durante a gravidez	Olho seco
Dor no ombro	Parar de fumar (até 3 meses)
Dor no ombro pós-AVE	Reabilitação pós-AVE
Dor no trabalho de parto	Recuperação após ressecção de câncer colorretal
Dor oncológica	Síndrome das pernas inquietas
Dor prostática/dor crônica pélvica	Síndrome do impacto do ombro (inicial)
Dor temporomandibular	Síndrome do intestino irritável
Epicondilite lateral	Transtorno de estresse pós-traumático

AVE: acidente vascular encefálico.
Fonte: McDonald e Janz, 2017.[13]

CONTRAINDICAÇÕES

Existem muito poucas contraindicações estritas à acupuntura. Tem sido usada mesmo em populações vulneráveis, como em pacientes grávidas e em crianças.

O tratamento de náuseas e vômitos com acupuntura, em ambas as populações, é melhor e mais eficaz do que o tratamento convencional na população em geral.

Pessoas em uso de varfarina ou outros anticoagulantes, bem como pessoas com histórico de distúrbios hemorrágicos, não são contraindicações à acupuntura.[14] É importante observar que o tempo de sangramento após a retirada da agulha pode ser um pouco maior. Para pacientes plaquetopênicos (plaquetas < 30.000), recomenda-se o uso de *laser*, cromoterapia ou moxabustão, em vez da utilização de agulhas.

A gravidez também não é uma contraindicação para a acupuntura. Existem pontos descritos nos textos antigos que devem ser utilizados com precaução, pois podem aumentar a contração uterina.

Deve-se evitar aplicar agulhas nas áreas com infecções cutâneas e em pacientes com neutropenia grave pelo risco de infecção. O risco de infecção é reduzido com a utilização de agulhas descartáveis.

Duas contraindicações específicas merecem menção especial: pacientes com marca-passo devem evitar qualquer estimulação elétrica que possa ser usada como forma de potencialização de ação da acupuntura. Além disso, não é recomendado que pacientes que sofrem ou estão predispostos a sofrer de psicose ou delírios sejam submetidos à acupuntura.

MATERIAIS E EQUIPAMENTOS

Nos primórdios da acupuntura eram utilizadas lascas de pedras, espinha de peixe, lascas de bambu, ouro e prata, e depois de muitos anos utilizaram o aço inoxidável. No início, qualquer instrumento pontiagudo que furasse a pele era usado para estimular os pontos de acupuntura.

As agulhas de acupuntura são os principais equipamentos utilizados atualmente, feitas de aço inoxidável, descartáveis e flexíveis, variam de 10 a 100 mm de comprimento por 0,20 a 0,30 mm de espessura.

Agulhas mais compridas serão necessárias para atingir áreas com tecido mais profundo, como a região glútea. Geralmente, na cabeça e no pescoço são usadas agulhas finas e curtas. A maioria das sessões envolve a colocação de 5 a 20 agulhas nos pontos de acupuntura identificados.

Em geral, as agulhas de acupuntura são mais finas e, portanto, mais suaves do que as agulhas convencionais, como cateteres intravenosos (IV), agulhas de flebotomia ou agulhas neuroaxiais.

O acupuntor insere as agulhas, que permanecem por 10 a 20 minutos enquanto o paciente está em decúbito dorsal e relaxado. Uma sensação é antecipada na inserção, mas geralmente, com uma introdução rápida, a dor é minimizada. Em geral, a acupuntura deve ser realizada em um ambiente calmo e tranquilo, que respeite a privacidade do paciente.

Pressão manual, estimulação elétrica, *laser*, ventosa (Figura 4), calor (moxa – Figura 5) e até ultrassom também têm sido utilizados. Acredita-se que a aplicação dessas modalidades manipula o *Qi* ou *Chi* da mesma maneira que a introdução da agulha.

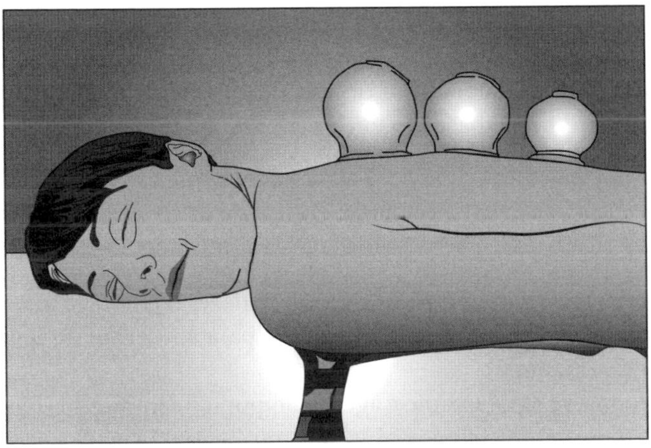

Figura 4 Ventosaterapia.

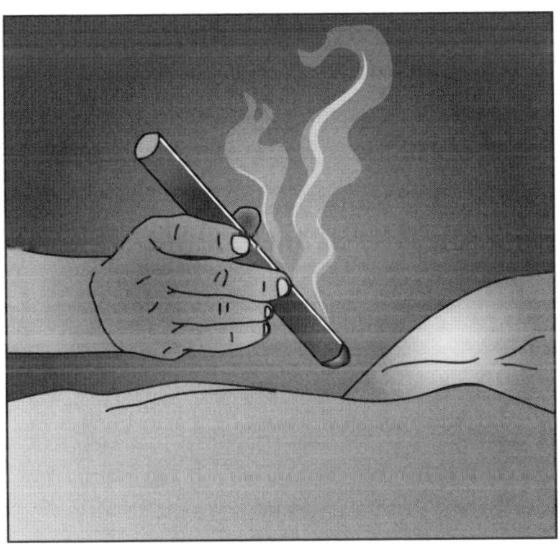

Figura 5 Aquecimento do ponto de acupuntura com a moxa.

PREPARAÇÃO

Antes de iniciar a acupuntura, os pacientes passam por anamnese e exame completos pelo médico. O histórico pode ser o médico convencional e físico, mas também pode-se obter o diagnóstico com a análise específica de língua, pulso radial e palpação de áreas diagnósticas.

Muitas vezes, a atenção é cuidadosamente dada ao estado interno do paciente, tanto quanto a um estado externo de sintomas, pois a filosofia subjacente a essa modalidade pressupõe que o estado mental e as emoções de um indivíduo são refletidos no estado físico.

O acupunturista identificará os pontos específicos de acupuntura, dos quais existem aproximadamente 350 sobre os 14 meridianos principais. Esses pontos podem estar associados a órgãos ou sistemas de órgãos específicos, mas o tratamento não é baseado em uma base anatômica, mas sim em uma base integrativa.

TÉCNICA

Agulhas estéreis e descartáveis de aço inoxidável são usadas uma única vez. Um tubo-guia de plástico pode ser necessário para a inserção de agulhas muito finas ou frágeis (Figura 6).

O médico insere rapidamente a agulha no ponto identificado. Teoricamente, deve haver o que é descrito como um "puxar" ou "agarrar" a agulha dentro da pele.

A agulha permanecerá na posição por 10 a 20 minutos. Os pacientes geralmente referem uma dormência ou radiculopatias leves que podem irradiar. Essa radiação, denominada *de-qi*, é desejada e é um sinal de tratamento eficaz.

A agulha pode ser manipulada se o paciente não referir essa sensação característica.

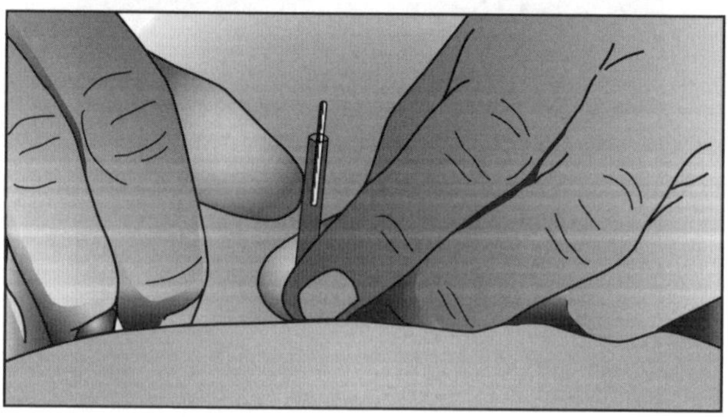

Figura 6 Colocação de agulhas de acupuntura.

COMPLICAÇÕES

A ideia de que a acupuntura é um procedimento natural, inofensivo e isento de riscos, efeitos adversos e complicações, é completamente equivocada. Ao contrário, quando mal executada podem ocorrer acidentes e complicações, como riscos de pneumotórax e pneumoperitônio ou até mesmo de punção de órgãos.

Sempre que um corpo estranho é introduzido em um paciente, mesmo em nível superficial, temos que tomar cuidado com o procedimento que envolve a utilização de agulhas, como infecção, transmissão de doenças, trauma, lesão nervosa e possibilidade de sangramento.

Em 2005, foi publicado um relato de caso de um tamponamento cardíaco secundário a acupuntura. O ponto de acupuntura RM17 (*Shanzhong*) está localizado no meio do tórax e na linha média sob o osso esternal. Algumas pessoas possuem uma variação anatômica com a presença de um forame no esterno e, se o agulhamento desse ponto for incorreto, pode lesionar o coração.[15]

O princípio da precaução deve ser aplicado em relação à cartilagem auricular, devendo-se evitar o uso de agulhas permanentes pela maior suscetibilidade a inflamações e processos infecciosos. Também há o risco de pericondrite no pavilhão auricular.[16]

No geral, as complicações da acupuntura são infrequentes, e é um procedimento considerado seguro e com poucos efeitos adversos, geralmente associados a profissionais menos qualificados ou inexperientes.[17]

Uma revisão sistemática e metanálise de estudos clínicos prospectivos, em 2021, analisou os eventos adversos (EA) relacionados à acupuntura e concluiu que a acupuntura pode ser considerada entre os tratamentos mais seguros na medicina. Os EA são raros e os menores mais comuns são muito leves.[18]

MECANISMO DE AÇÃO

Os mecanismos de ação da acupuntura estão sendo explicados cientificamente desde a última década. Já se sabe que ela age nos receptores que liberam encefalinas, endorfinas, dinorfinas, serotonina e outras substâncias que atuam no alívio da dor por intermédio do estímulo das fibras nervosas A-delta e fibras C.[19]

As hipóteses incluem que a estimulação influencia marcadores inflamatórios induzindo alterações hormonais, ou mesmo que a própria pressão manipula o tecido conjuntivo frouxo que causa imunomodulação.

É teorizado que a analgesia resulta também da liberação de opioides naturais em ambos os níveis, espinhal ou supraespinhal. Diversos estudos têm correlacionado a ação dos pontos de acupuntura com as atividades cerebrais por meio de ressonância magnética funcional e mostram que os pontos de acupuntura estimulam maior número de áreas cerebrais e de áreas específicas, se comparados com o agulhamento nos pontos *sham* (placebo).[20]

As modalidades de medicina complementar e integrativa muitas vezes encontram muitas dificuldades para se adaptar às regras de pesquisas dos ensaios clínicos randomizados, que são a base das práticas médicas baseadas em evidências. A acupuntura não é exceção. Realizar acupuntura de controle ou *sham* é complicado e depende principalmente de agulhas não penetrantes ou da colocação de agulhas em pontos que não são de acupuntura. Outra limitação é que a acupuntura é um tratamento individualizado, o que dificulta a padronização para um estudo.

Os métodos também variam de acordo com a escola e o estilo, que variam quanto aos próprios locais, à forma de manipulação, à duração do tratamento e à resposta desejada do paciente. Por fim, a teoria da saúde e da doença para acupuntura não se baseia apenas na filosofia médica tradicional ocidental, o que torna a própria caracterização da doença e do tratamento um fator limitante. Todas essas dinâmicas se entrelaçam para dificultar a comprovação ou refutação da eficácia da acupuntura de acordo com os padrões ocidentais de medicina baseada em evidências.

É questionável se a acupuntura é clinicamente superior quando comparada à acupuntura controle (*sham*). No entanto, isso não leva em consideração o fato de que tanto a acupuntura quanto a simulação são eficazes na redução dos sintomas e na melhora da função de pacientes com dores nas costas, dores de cabeça, dores no joelho e ondas de calor.[21,22]

EVIDÊNCIAS CIENTÍFICAS E O IMPACTO CLÍNICO

Dor lombar

A dor é um dos motivos mais comuns para as pessoas procurarem tratamento com acupuntura.

A dor lombar é um problema onipresente nos Estados Unidos, com prevalência de 22 a 48% da população adulta; muitas vezes, é refratária ao tratamento médico convencional. Estudos demonstraram que o tratamento com acupuntura melhora o estado funcional e reduz a dor lombar.

Seis diferentes ensaios de controle randomizados com foco na dor lombar crônica mostraram um pequeno benefício para o uso da acupuntura em acompanhamentos de 1, 3 e 6 meses.[23] No entanto, a acupuntura *sham* parece ter quase o mesmo efeito e, em alguns estudos, pontuações de melhora superiores – um estudo criativo utilizou palitos de dente como acupuntura de controle. Os pacientes foram solicitados a deitar de bruços e, em seguida, tocados com um palito de dente em um movimento semelhante ao de uma agulha real. Os escores de disfunção nas costas foram igualmente melhorados como no grupo de acupuntura.

É importante notar que ambos os grupos tiveram pontuações de melhora da dor superior em relação ao tratamento convencional.[23]

É recomendação do American College of Physicians usar a acupuntura como tratamento não farmacológico de primeira linha para pacientes que sofrem de dor lombar crônica.[24]

Existem poucos estudos sobre a eficácia no uso da acupuntura para dor lombar aguda, porém, Hasegawa et al. concluíram, em ensaio clínico, randomizado e duplo-cego, que a acupuntura foi mais efetiva que o grupo placebo (falsa acupuntura) em relação a dor, capacidade funcional e qualidade de vida e reduziu o consumo de anti-inflamatórios em pacientes com lombalgia aguda inespecífica.[25]

Osteoartrite

Os resultados de várias revisões sistemáticas e metanálises demonstraram melhorias clinicamente significativas de curto prazo na dor da osteoartrite do joelho, incluindo uma revisão Cochrane de 2010 da acupuntura para osteoartrite periférica (12 de 16 ensaios incluíram apenas pessoas com osteoartrite do joelho). Quando comparada com os controles da lista de espera, a acupuntura foi associada a melhorias clínicas e estatisticamente significativas na dor da osteoartrite (cerca de 4 pontos em uma escala de 20 em 8 semanas).

Quando comparada com a acupuntura simulada, a acupuntura *verum* (verdadeira) não foi significativamente melhor do ponto de vista clínico (SMD = −0,28; IC 95%, −0,045 a −0,11; melhora de 0,9 pontos em uma escala de 20 em 8 semanas). Isso sugere que as respostas ao placebo são importante mecanismo de melhora dos sintomas. Apesar disso, os revisores concluem pragmaticamente que a acupuntura pode ser considerada um dos tratamentos mais eficazes para a osteoartrite do joelho em curto prazo.[1,26,27]

Artrite reumatoide

A revisão da literatura indica que a acupuntura apresenta efeitos analgésicos e anti-inflamatórios. Espera-se que o diagnóstico com recurso a um procedimento clássico, de acordo com a teoria Shang Han Lun para atribuir os pontos de acupuntura para o tratamento do doente, possa ser eficaz no alívio da dor e melhoria da função da mão relacionada com a saúde na artrite reumatoide (AR).

Pretende-se harmonizar o diagnóstico de MTC de acordo com os perfis clínicos, para ser possível uma reflexão crítica, segundo um princípio fundamental, em que a seleção de pontos usados está diretamente associada ao diagnóstico de MTC denominado *turning point syndrome*, para que os resultados clínicos possam ser mais previsíveis.[28]

Enxaqueca

As enxaquecas podem causar morbidade significativa e muitas vezes são resistentes ao tratamento farmacêutico sozinho. A acupuntura demonstrou reduzir moderadamente a frequência da dor de cabeça e criar uma pequena redução em sua intensidade. Um ensaio clínico comparando o tratamento com topiramato na profilaxia da enxaqueca crônica *versus* acupuntura demonstrou que ela pode ser considerada uma opção de tratamento principalmente para aqueles pacientes com uso excessivo de medicamentos. O grupo Acupuntura teve 6% de efeitos colaterais e o grupo Topiramato, 66%.[29]

Um estudo demonstrou uma diminuição mais significativa na frequência de enxaqueca do que o tratamento farmacêutico profilático. No geral, a acupuntura também resultou em menos efeitos adversos em relação à terapia medicamentosa.[30] O National Institute for Clinical Excellence (NICE) sugeriu que a acupuntura também deve ser usada para dores de cabeça crônicas ou enxaquecas que não respondem ao tratamento farmacológico.

Náuseas e vômitos pós-quimioterapia e no pós-operatório

Em geral, a acupuntura é considerada tão válida quanto os antieméticos para o tratamento de náuseas e vômitos pós-quimioterapia e no pós-operatório. O ponto de acupuntura PC6 (*Neiguan*) no pulso foi identificado como o local para esse efeito (Figura 7).

Um ensaio clínico randomizado para a prevenção de náusea e vômito no pós-operatório em pacientes que fizeram cirurgia laparoscópica eletiva de ressecção de câncer colorretal demonstrou que o uso do PC6 como antiemético melhorou os sintomas de náusea e vômitos se comparado com o grupo que utilizou apenas o medicamento. Uma falha desse estudo é não ser duplo-cego.[31]

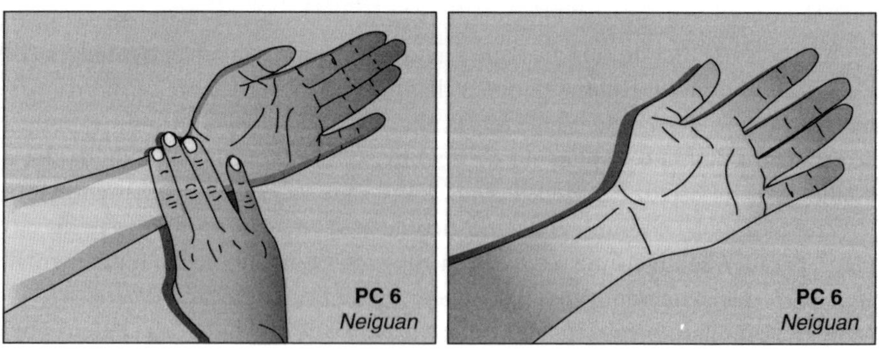

Figura 7 Localização do ponto PC6 (*Neiguan*).

Uma nova revisão sistemática e metanálise publicada em 2020 oferece aos médicos evidências mais fortes da acupuntura para auxiliar o paciente no alívio de náusea e vômito induzidos por quimioterapia.[32]

Neuralgia pós-herpética

Uma metanálise publicada em 2021 demonstrou que o efeito da acupuntura e moxabustão combinados com ventosas no tratamento da neuralgia pós-herpética (NPH) é significativamente maior que o da medicina ocidental convencional e pode prevenir consideravelmente a ocorrência de NPH, demonstrando que a medicina chinesa deve ser mais utilizada no tratamento dessa condição.[33]

Outras condições

Vários estudos demonstraram o uso da acupuntura para náuseas induzidas pela gravidez.[34] A acupuntura mostrou uma redução de 40% nas ondas de calor. No entanto, não é superior à acupuntura de controle.[35]

Estudos também foram feitos anteriormente avaliando a utilidade da acupuntura no tratamento da rinite alérgica. Os estudos mostraram eficácia limitada ou nula para os sintomas sazonais. Mas a acupuntura pode se beneficiar de sintomas perenes de alergias. Os efeitos foram considerados um alívio modesto dos sintomas de alergia em um acompanhamento de tratamento de 4 semanas.[36,37] A recomendação da American Academy of Otolaryngology–Head and Neck Surgery apoia o uso da acupuntura para rinite alérgica.[38]

A acupuntura também tem sido usada para tratar a epicondilite lateral. No entanto, houve resultados mistos sobre sua eficácia.[39] Pacientes com tendinopatia que têm doença leve e desejam reduzir o consumo de medicamentos podem tentar a acupuntura.[40] Estudos separados se concentraram na tendinopatia do Aquiles e no uso da acupuntura; os pacientes não relataram melhora da dor, bem como da função, em 16 e 24 semanas de acompanhamento.[41]

Uma metanálise de mais de dez ensaios mostra que a acupuntura pode ajudar os pacientes que sofrem de fadiga relacionada ao câncer.[40]

Uma revisão da Cochrane concluiu que a acupuntura (especialmente a eletroacupuntura) pode melhorar a dor e a rigidez em pessoas com fibromialgia, com base em evidências de qualidade baixa a moderada.[42]

A acupuntura também tem sido usada para a dor do parto. A revisão sistêmica de nove ensaios clínicos randomizados determinou que ela pode ser útil no tratamento da dor do parto.[43]

À medida que mais estudos são feitos mostrando a eficácia da acupuntura no tratamento de vários tipos de dor, as seguradoras de saúde e os convênios médicos estão começando a perceber sua importância e passaram a cobrir esse tipo de tratamento.

Muitos estudos mostram não apenas a acupuntura levando a um alívio superior da dor para várias doenças, com resposta geral positiva do paciente, mas também baixos efeitos colaterais e pouco ou nenhum custo ao sistema de saúde. Assim, a acupuntura é uma modalidade de tratamento complementar essencial.

CONSIDERAÇÕES FINAIS

Diante do exposto e do desafio que o tratamento da dor nos impõe, resta-nos considerar que é tempo de abertura, de reunir saberes e de conceber; de acordo com o Dr.Tran Viet Dzung, há apenas uma medicina.[44] O que as difere é o campo de pesquisa em que cada uma delas se debruçou para investigar, seja a matéria no Ocidente, seja a energia no Oriente.

À luz dos novos estudos da neurociência e da física, os seres humanos têm sido vistos, como sistemas energéticos dinâmicos em interação constante com o meio ambiente. Acreditamos nessa fusão de perspectivas e que, somente por intermédio dela, poderemos oferecer melhor entendimento para a manutenção da saúde, reduzir a dor e melhorar a qualidade de vida de nossos pacientes.

REFERÊNCIAS BIBLIOGRÁFICAS

1. Koppelman H. Acupuncture: an overview of scientific evidence. Evidence Based Acupuncture. 2018 [citado em 07 nov. 2023]. Disponível em: https://www.evidencebasedacupuncture.org/acupuncture-scientific-evidence/.
2. Van Hal M, Dydyk AM, Green MS. Acupuncture. Treasure Island (FL): StatPearls Publishing; 2023.
3. Huang W, Johnson TM, Kutner NG, Halpin SN, Weiss P, Griffiths PC, Bliwise DL. Acupuncture for treatment of persistent disturbed sleep: a randomized clinical trial in veterans with mild traumatic brain injury and posttraumatic stress disorder. J Clin Psychiatry. 2018;80(1).
4. Anderson BJ, Jurawanichkul S, Kligler BE, Marantz PR, Evans R. Interdisciplinary relationship models for complementary and integrative health: perspectives of Chinese medicine practitioners in the United States. J Altern Complement Med. 2019;25(3):288-95.
5. Hoizey D, Hoizey M. A history of Chinese medicine. Vancouver, BC: UBC Press; 1993.
6. Gerber R. Medicina vibracional: uma medicina para o futuro. São Paulo: Cultrix; 2007.
7. Yu G. Chinese Qigong illustrated. Kuala Lumpur: Estern Dragon; 1996.
8. Rocha S, Benedetto M, Fernandez F, Gallian D. A trajetória da introdução e regulamentação da acupuntura no Brasil: memórias de desafios e lutas. Cienc Saúde Coletiva. 2015;20(1):155-64.
9. Wen T. Acupuntura clássica chinesa. São Paulo: Cultrix; 2006.
10. Thambirajah R. Energetics in acupuncture. Edinburgh: Churchill Livingstone/Elsevier; 2011.
11. Yamamura Y. A arte de inserir. São Paulo: Roca; 2001.
12. Hou S, Huh B, Kim HK, Kim KH, Abdi S. Treatment of chemotherapy-induced peripheral neuropathy: systematic review and recommendations. Pain Physician. 2018;21(6):571-92.

13. McDonald J, Janz S. The Acupuncture Evidence Project: a comparative literature review (Revised Edition). Brisbane: Australian Acupuncture and Chinese Medicine Association Ltd; 2017.
14. Song G, Fiocchi C, Achkar JP. Acupuncture in inflammatory bowel disease. Inflamm Bowel Dis. 2019;25(7):1129-39.
15. Park JH, Shin HJ, Cho SJ, Song JK, Kim JJ. Cardiac tamponade following acupuncture. J Thorac Cardiovasc Surg. 2005;130:210-2.
16. Ramos S, Pinto LF, Ramos RF. Pericondrite do pavilhão auricular em consequência de acupuntura. Rev Bras Otorrinolaringologia. 1997;63(6):589-92.
17. Chan MW, Wu XY, Wu JC, Wong SYS, Chung VCH. Safety of acupuncture: overview of systematic reviews. Sci Rep. 2017;7(1):3369.
18. Bäumler P, Zhang W, Stübinger T, Irnich D. Acupuncture-related adverse events: systematic review and meta-analysis of prospective clinical studies. BMJ Open 2021;11: e045961.
19. Ernst E, White A. Acupuntura: uma avaliação científica. São Paulo: Manole; 2001.
20. Shan Y, Wang Z, Zhao Z, Zhang M, Hao S, Xu J, et al. An fMRI study of neuronal specificity in acupuncture: the multiacupoint siguan and its sham point. Evid Based Complement Alternat Med. 2014;2014:1-6.
21. Vickers AJ, Vertosick EA, Lewith G, MacPherson H, Foster NE, Sherman KJ, et al.; Acupuncture Trialists' Collaboration. Acupuncture for chronic pain: update of an individual patient data meta-analysis. J Pain. 2018;19(5):455-74.
22. Madsen MV, Gøtzsche PC, Hróbjartsson A. Acupuncture treatment for pain: systematic review of randomised clinical trials with acupuncture, placebo acupuncture, and no acupuncture groups. BMJ. 2009;338: a3115.
23. Rubinstein SM, van Middelkoop M, Kuijpers T, Ostelo R, Verhagen AP, de Boer MR, et al. A systematic review on the effectiveness of complementary and alternative medicine for chronic non-specific low-back pain. Eur Spine J. 2010;19(8):1213-28.
24. Qaseem A, Wilt TJ, McLean RM, Forciea MA, Clinical Guidelines Committee of the American College of Physicians, Denberg TD et al. Noninvasive treatments for acute, subacute, and chronic low back pain: a clinical practice guideline from the American College of Physicians. Ann Intern Med. 2017;166(7):514-30.
25. Hasegawa TM, Baptista AS, Souza MC, Yoshizumi AM, Natour J. Acupuncture for acute non-specific low back pain: a randomized, controlled trial, double-blind, placebo trial. Acupunct Med. 2014;32(2):109-15.
26. Turabián JL, Franco BP. Turning points and transitions in the health of the patients: a perspective from family medicine. J Family Med Community Health. 2016;3(4):1087.
27. Scharf HP, Mansmann U, Streitberger K, Witte S, Krämer J, Maier C, et al. Acupuncture and knee osteoarthritis: a three-armed randomized trial. Ann Intern Med. 2006;145(1):12-20.
28. Silva VRLD, Zanette SDA, Monticielo OA, Kohem CL, Brenol CV, Ranzolin A et al. Acupuntura no tratamento adjuvante da artrite reumatóide. Revista HCPA. 2005.
29. Yang CP, Chang MH, Liu PE, Li TC, Hsieh CL, Hwang KL, Chang HH. Acupuncture versus topiramate in chronic migraine prophylaxis: a randomized clinical trial. Cephalalgia. 2011;31(15):1510-21.
30. Linde K, Niemann K, Schneider A, Meissner K. How large are the nonspecific effects of acupuncture? A meta-analysis of randomized controlled trials. BMC Med. 2010;8:75.
31. Kim KH, Kim DH, Bae JM, Son GM, Kim KH, Hong SP, et al. Acupuncture and PC6 stimulation for the prevention of postoperative nausea and vomiting in patients undergoing elective laporoscopic resection of colorectal cancer: a study protocol for a three-arm randomised pilot trial. BMJ Open. 2017;7:e013457.
32. Ma TT, Zhang T, Zhang GL, Dai CF, Zhang BR, Wang XM et al. Prevention of chemotherapy-induced nausea and vomiting with acupuncture. Medicine (Baltimore). 2020;99(3):e18828.

33. Zhou Q, Wei S, Zhu H, Hu Y, Liu Y, Yang H, et al. Acupuncture and moxibustion combined with cupping for the treatment of post-herpetic neuralgia. A meta-analysis. Medicine. 2021;100(31):e26785.
34. Jewell D, Young G. Interventions for nausea and vomiting in early pregnancy. Cochrane Database Syst Rev. 2003;(4):CD000145.
35. Ee C, Xue C, Chondros P, Myers SP, French SD, Teede H, Pirotta M. Acupuncture for menopausal hot flashes: a randomized trial. Ann Intern Med. 2016;164(3):146-54.
36. Lee MS, Pittler MH, Shin BC, Kim JI, Ernst E. Acupuncture for allergic rhinitis: a systematic review. Ann Allergy Asthma Immunol. 2009;102(4):269-79; quiz 279-81, 307.
37. Choi SM, Park JE, Li SS, Jung H, Zi M, Kim TH, et al. A multicenter, randomized, controlled trial testing the effects of acupuncture on allergic rhinitis. Allergy. 2013;68(3):365-74.
38. Seidman MD, Gurgel RK, Lin SY, Schwartz SR, Baroody FM, Bonner JR, et al.; Guideline Otolaryngology Development Group. AAO-HNSF. Clinical practice guideline: allergic rhinitis. Otolaryngol Head Neck Surg. 2015;152(1 Suppl):S1-43.
39. Green S, Buchbinder R, Barnsley L, Hall S, White M, Smidt N, Assendelft W. Acupuncture for lateral elbow pain. Cochrane Database Syst Rev. 2002;(1):CD003527.
40. Zhang BM, Zhong LW, Xu SW, Jiang HR, Shen J. Acupuncture for chronic Achilles tendinopathy: a randomized controlled study. Chin J Integr Med. 2013;19(12):900-4.
41. Zhang Y, Lin L, Li H, Hu Y, Tian L. Effects of acupuncture on cancer-related fatigue: a meta-analysis. Support Care Cancer. 2018;26(2):415-25.
42. Deare JC, Zheng Z, Xue CC, Liu JP, Shang J, Scott SW, Littlejohn G. Acupuncture for treating fibromyalgia. Cochrane Database Syst Rev. 2013;(5):CD007070.
43. Smith CA, Collins CT, Crowther CA, Levett KM. Acupuncture or acupressure for pain management in labour. Cochrane Database Syst Rev. 2011;(7):CD009232.
44. Dzung TV. V Jornada médica em acupuntura, semiologia e tratamento na MTC. Embu das Artes, SP; 2011.

14
Abordagem integrativa da dor

Caio Fábio Schlechta Portella
Ricardo Ghelman

INTRODUÇÃO

A abordagem integrativa representa um novo modelo de cuidado da virada do século XX para o XXI, de caráter transdisciplinar, baseado na combinação da medicina convencional com a medicina complementar, com base em evidências científicas e com a finalidade de oferecer maior variedade de opções de tratamento e de forma integral sob um olhar centrado no paciente.[1,2]

Em 1999, os grandes centros universitários de saúde dos Estados Unidos (EUA) se uniram com o apoio do National Center of Complementary and Integrative Health do National Health Institute (NCCIH-NIH) para criar o Academic Consortium for Integrative Medicine & Health, reunindo várias instituições que trabalhavam com abordagem integrativa em torno do tema da produção e organização de ciência na área, e é um dos primeiros grandes exemplos de fortalecimento científico.

O Academic Consortium buscou definir o conceito de medicina e saúde integrativa da seguinte forma:

> A medicina e a saúde integrativas reafirmam a importância da relação entre o profissional e o paciente, concentram-se na pessoa como um todo, são informadas por evidências e fazem uso de todas as abordagens terapêuticas e de estilo de vida, profissionais de saúde e disciplinas apropriadas para alcançar a saúde e a cura da melhor forma possível.[3] [tradução dos autores]

Na década de 1990 surgem, portanto, paralelamente dois fortes movimentos que se conectam e se retroalimentam: a medicina e saúde integrativa e a medicina baseada em evidências (MBE), que vem alicerçando a implementação de novas abordagens complementares em *guidelines* clínicos globalmente. A MBE se baseia no tripé das evidências científicas, da experiência clínica e na escolha dos usuários. Nos últimos 20 anos, o número de publicações na área de Medicinas

Tradicionais, Complementares e Integrativas (MTCI), terminologia adotada pela Organização Mundial da Saúde (OMS), vem aumentando de forma impressionante, assim como a demanda da população mundial.

Neste cenário de publicações em MTCI, logo atrás da China, EUA, Coreia do Sul e Taiwan, o Brasil vem se destacando no número de publicações segundo um levantamento de 2020.[4]

Quanto à demanda da população mundial por um cuidado mais abrangente em saúde, os números dizem por si mesmos. Segundo Sousa et al.,[5] na Europa o percentual de indivíduos que utilizaram alguma vez a MTCI representa 31% na Bélgica e 75% na França. No Reino Unido, 10% dos adultos consultam um profissional dessa área a cada ano e existem ao redor de 100 milhões de usuários europeus. Nos EUA, segundo levantamento do NCCIH-NIH, 33,2% dos adultos e 11,6% das crianças usaram alguma modalidade em 2012. Na China, que teve sua medicina tradicional difundida para outros continentes, essas práticas são realizadas nos níveis primários de atenção, mas 90% dos hospitais possuem departamento de medicina tradicional, incluindo acupuntura e produtos naturais.[5] A Índia possui um Ministério da Saúde especializado, o Ministério AYUSH, sigla de Ayurveda, Medicina Unani, Siddha Yoga e Homeopatia. No Canadá, estima-se que 70% da população faça uso de algum tipo de recurso das MTCI e a Suíça foi o primeiro país europeu a integrar as abordagens não convencionais em seu sistema de saúde, após referendo realizado em 2009.

Desde 2002 a Estratégia de Medicina Tradicional da OMS tem incentivado e fortalecido a inserção, o reconhecimento e o uso das MTCI nos sistemas nacionais de saúde em todos os níveis: Atenção Primária à Saúde, Atenção Especializada e Atenção Hospitalar.[6]

No Brasil, a demanda por esse tipo de cuidado é crescente e acompanha as tendências mundiais de incorporação dessas abordagens no campo da saúde. A incorporação vem ocorrendo de forma simultânea nos serviços de saúde pública e nos hospitais de excelência. Em 2006, foi publicada a Política Nacional de Práticas Integrativas e Complementares no Sistema Único de Saúde (SUS), no Departamento de Atenção Básica do Ministério da Saúde no Brasil (PNPIC/MS).[7] Simultaneamente, o Instituto Israelita Albert Einstein vem desenvolvendo de forma pioneira ações de incorporação de assistência, ensino e pesquisa em parceria com o Hospital MD Anderson nos EUA, com ênfase na oncologia. Atualmente 77% dos municípios brasileiros e quase todos os hospitais de excelência adotam alguma abordagem integrativa em seus serviços na atenção básica em 4% dos hospitais.

A ampliação do termo para medicina e saúde integrativa e a compreensão de que não se trata de uma abordagem alternativa vêm promovendo a tendência de ampliação, destacando que a abordagem multiprofissional e interdisciplinar é algo fundamental.

É de comum acordo entre autores que o termo se refere a uma medicina alicerçada em uma abordagem mais ampla e multidimensional do indivíduo que abre um campo para uma equipe de saúde coordenada que emprega diferentes Práticas Integrativas e Complementares em Saúde (PICS). As PICS englobam tanto sistemas médicos complexos ou racionalidades médicas quanto produtos naturais e terapias não farmacológicas. Assim, propõe um resgate de práticas tradicionais e provenientes de outros saberes sem negar os avanços da medicina convencional, valorizando as evidências científicas, os critérios de segurança e a eficácia das técnicas utilizadas.

Portanto, as modalidades terapêuticas provenientes dos sistemas médicos complexos (ou racionalidades médicas), representadas por práticas como a medicina tradicional chinesa/acupuntura, a homeopatia, a medicina antroposófica, a naturopatia (no Brasil conhecida como naturologia) e a ayurveda, assim como práticas de cuidado que utilizem o uso de produtos naturais, fitoterápicos e óleos essenciais da aromaterapia, além de outras terapias não farmacológicas, como ioga, meditação e musicoterapia, vêm sendo incorporadas no SUS de forma oficial para os cuidados da dor, com ênfase na dor crônica.

Com o desenvolvimento crescente de projetos de pesquisa clínica em universidades, os tratamentos complementares vão sendo paulatinamente incorporados em protocolos e tornando-se parte das intervenções acessíveis à população.

ABORDAGEM MULTIDIMENSIONAL DA DOR

Na definição de dor formulada pela International Association for The Study of Pain (IASP), encontra-se a definição de uma experiência sensorial e emocional desagradável, que é descrita em termos de lesões teciduais reais ou potenciais. Segundo a IASP, o sistema complexo que envolve a percepção da dor demonstra que fatores psicológicos são de fundamental importância na mediação de seu processamento.[8]

Pode-se afirmar que toda dor tem componentes psicológicos e eles são importantes em todos os tipos (aguda, crônica e recorrente) e todos os estágios da dor.

O conceito de dor total foi elaborado por Cicely Saunders, enfermeira, médica e assistente social inglesa que dedicou sua vida aos doentes fora da possibilidade de cura. Para ela, quando não era mais possível curar, era possível cuidar. E, com o objetivo de permitir que o paciente pudesse viver a doença e a morte tão plena e dignamente quanto possível, fundou o St Christopher's Hospice, em 1967.[9] A palavra *hospice* significa abrigo, albergue. Sua origem vem da Idade Média, quando, nas longas peregrinações aos lugares santos, os viajantes encontravam hospedagem, alívio e apoio para seus males. Cansados e doentes, os viajantes muitas vezes morriam nos *hospices*, terminando sua árdua caminhada nesses albergues.

No cuidado da dor, Saunders representou em seus escritos a multidimensionalidade do conceito de dor. Para a autora, seus componentes são: dor física; dor psíquica (medo do sofrimento e da morte, tristeza, raiva, revolta, insegurança, desespero, depressão); dor social (rejeição, dependência, inutilidade); dor espiritual (falta de sentido na vida e na morte, medo da pós-morte, culpas perante Deus). Posteriormente, Saunders acrescentou novas dimensões da dor: dor financeira (perdas e dificuldades); dor interpessoal (isolamento, estigma); e dor familiar (mudança de papéis, perda de controle, perda de autonomia).[10,11]

Abordagens ampliadas da dor têm sido discutidas amplamente na literatura acadêmica contemporânea.[12]

Sabe-se que cada paciente possui fatores constitucionais únicos, embora compartilhe dimensões biopsicossociais similares que levam à gênese da dor crônica (Figura 1). Quando se adota uma visão multidimensional, a estrutura biopsicossocial leva não apenas a uma melhor compreensão da dor do paciente, mas também a protocolos melhores e mais adequados a suas necessidades individuais.[13]

Uma abordagem multidimensional e transdisciplinar[15] ajuda a preencher o que se pode chamar de "lacuna da fragmentação", condição criada a partir da lógica de um sistema de saúde cujo indivíduo não consegue perceber que o processo de adoecimento ocorre em elementos em todas as suas dimensões, e que o processo de recuperação da saúde precisa considerar essa integralidade para atingir o que se chama de "causa do adoecimento". Essa fragmentação do cuidado é responsável pela maior parte da iatrogenia de cuidados em saúde, demandando uma abordagem de prevenção quaternária.[16]

Na direção de uma medicina ampliada e centrada no paciente, estudos recentes têm utilizado análises genômica, epigenética e metagenômica da microbiota intestinal, análise metabólica e de exposição a produtos químicos ambientais e

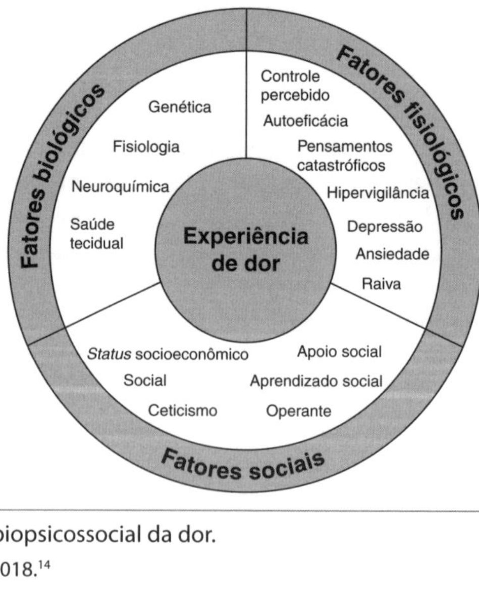

Figura 1 Modelo biopsicossocial da dor.
Fonte: Adams e Turk, 2018.[14]

estilo de vida, mostrando que fatores ambientais durante o período fetal até a primeira infância podem afetar o risco de doenças não transmissíveis na vida adulta. Esses estudos geraram o conceito de origem desenvolvimentista da saúde e das doenças (DOHaD), abordagem que enfatiza o papel da exposição pré-natal e perinatal a fatores ambientais, como desnutrição, na determinação do desenvolvimento de desequilíbrios na fase adulta.[17]

Os efeitos de uma abordagem integrativa também têm sido explicados a partir desses mecanismos epigenéticos.[18]

Entretanto, medicina e saúde integrativa não se trata apenas de combinar biomedicina e práticas e abordagens das MTCI. A abordagem integrativa representa uma síntese de sistemas de cuidados de ordem superior que enfatiza o bem-estar e a recuperação da saúde de uma pessoa como um todo (dimensões biopsicossocial e espiritual), utilizando tanto abordagens convencionais como recursos e terapias complementares no contexto de uma relação de suporte e corresponsabilidade com o paciente.

Embora a maioria das dores seja de origem aguda e se resolva em poucos dias ou semanas, milhões de pessoas têm dores persistentes ou recorrentes que podem se tornar crônicas e debilitantes. Os medicamentos podem proporcionar um alívio apenas parcial da dor crônica e podem estar associados a efeitos indesejados. Como resultado, muitos indivíduos recorrem a abordagens de saúde complementares como parte de sua estratégia de gerenciamento da dor.

Nessa direção, a literatura tem enfatizado a ideia de que pacientes que sofrem de dor crônica submetidos a uma abordagem multidisciplinar de tratamento com enfoque não farmacológico têm melhores prognósticos e indicadores de saúde física, mental e social, sem aumento do uso de medicamentos opioides para a dor.[19]

Entre as muitas abordagens farmacológicas e não farmacológicas incorporadas às estratégias de gerenciamento da dor estão as abordagens complementares de saúde. Essa ampla categoria de cuidados inclui procedimentos por profissionais licenciados como acupunturistas, quiropraxistas e massagistas, bem como abordagens de autocuidado como técnicas de meditação e abordagens baseadas em movimentos, por exemplo, ioga e tai chi, e produtos naturais como glucosamina e fitoterápicos.[20]

Com uma abordagem integrativa, podem-se alcançar melhores resultados a longo prazo do que com o foco apenas no controle dos sintomas. Assim, um dos principais pilares da medicina e saúde integrativa tem sido a valorização da salutogênese, ou seja, da promoção da saúde e da resiliência.[21] Nessa perspectiva, podem-se classificar as abordagens como reguladoras de dois tipos de fatores: endógenos e exógenos.

A eficiência terapêutica focada apenas nos fatores externos sintomáticos pode custar a autonomia futura do paciente sobre os fatores que o mantêm adoecido.

Portanto, educação e mudança de hábitos do indivíduo utilizando terapias e recursos não farmacológicos têm sido descritas na literatura como fundamentais para o manejo da dor crônica.[22]

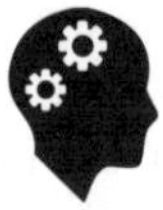

Endógenos
(promotores de resiliência e adaptação biológica)
Aumento de autonomia, Consciência do Processo de Adoecimento, Caminhos Individuais e menos Generalizáveis, mais relacionado aos fatores multicausais do adoecimento.

Exógenos
(promotores de alívio e controle da resposta sintomática)
Diminutivo de Autonomia, tendência a projetar que as causas desaparecem com o manejo do sintoma, em geral leva a um caminho de não conscientização e não mudança pois o fator doloroso ou incômodo é "removido".

Figura 2 Fatores de regulação.

Para o paciente com dor crônica, a melhora dos sintomas não significa que o processo terapêutico desencadeador da recuperação da saúde nas várias dimensões foi deflagrado.

Os fatores endógenos de regulação e resiliência, impulsionados pela mudança de hábitos e de conscientização sobre seu próprio caminho de adoecimento e de cura, devem ser promovidos por uma abordagem terapêutica com abordagem multidimensional. O cuidado e a recuperação desses fatores positivos de vitalidade, qualidade de vida e bem-estar do paciente, ao longo do tempo, constroem a capacidade de adaptação biológica e não biológica que se relaciona diretamente com a percepção da dor. Alguns autores vêm demonstrando exatamente essa estreita relação entre a presença do estresse crônico e a gênese e perpetuação da dor crônica, por um lado, e a presença da resiliência na redução da percepção dolorosa por outro.[23]

Nessa perspectiva, são fatores relevantes o ganho na qualidade do sono e a melhora na postura corporal, na alimentação ou mesmo na conscientização de hábitos que precisam ser mudados, mesmo não tendo impacto inicial na dor.

Essa necessidade de uma abordagem ampliada e multidimensional tem sido foco de diversos materiais e *guidelines* internacionais para o cuidado da dor, em especial pelo crescente número de evidências científicas na área.

CIÊNCIA E SAÚDE INTEGRATIVA

A produção de evidências sobre as MTCI tem aumentado significativamente nos últimos 20 anos, na virada do século XX para o século XXI.[6,24] Historicamente, a América do Norte, a Ásia oriental e a Europa têm se destacado nessa produção científica. Os EUA são mundialmente reconhecidos pelo grande volume de investimento em pesquisa na área de MTCI por meio do NCCIH-NIH, criado como principal agência do governo federal para a investigação científica sobre os diversos sistemas, práticas e produtos de saúde que geralmente não são considerados parte da medicina convencional. O NCCIH, anteriormente conhecido como National Center for Complementary and Alternative Medicine, criado em 1998, investe ao redor de 150 milhões de dólares anualmente em pesquisa com ênfase no estudo de produtos naturais e terapias mente-corpo como meditação e ioga e tem se dedicado ao combate a crise dos opioides nos EUA.[25]

Em 2003, delegados do 10º Annual Symposium on Complementary Healthcare, realizado no Royal College of Physicians em Londres, deram um passo importante na história da investigação em MTCI fundando a International Society of Complementary Medicine Research (ISCMR), que em 2019 mudou de nome para International Society of Traditional, Complementary and Integrative Medicine Research, seguindo a tendência da OMS, mantendo a mesma sigla.[25] Atualmente vários países vêm criando representações formais do ISCMR, como Chapters Canadá, China e Coreia e, em 2020, Brasil, por meio do Consórcio Acadêmico Brasileiro de Saúde Integrativa (CABSIN).[26]

O Relatório Global da OMS sobre Medicina Tradicional e Complementar em 2019 informou que os Estados-membros consideram a "falta de dados de pesquisa" no campo o principal desafio enfrentado para avançar nos processos de regulamentação para integrar essas práticas aos sistemas e serviços de saúde. Essa percepção é frequentemente baseada na falta de conhecimento das evidências existentes, que começam com barreiras de acesso, como linguagem da publicação e acesso pago e vão até dificuldades de busca pela falta de padronização dos termos de indexação adequados nas bases de dados, ou mesmo dificuldades na interpretação dos resultados.[27]

No Brasil, o CABSIN atua como uma rede colaborativa de pesquisadores, universidades e instituições de pesquisa de todo o Brasil na área de MTCI. As atividades do CABSIN ocorrem principalmente por meio de comitês temáticos e projetos especiais. Esses comitês reúnem pesquisadores de referência das áreas a fim de produzir evidências em MTCI, assim como fomentam a extensão e a pesquisa por meio de congressos/simpósios nacionais e internacionais nos quais desenvolvem diretrizes globais das MTCI nas diversas áreas da assistência. No CABSIN, o Comitê de Dor vem participando ativamente no desenvolvimento de documentos científicos na área de MTCI/PICS.

Outra instituição nacional, o Observatório de Práticas Integrativas e Complementares em Saúde, tem como objetivo debater e articular a troca de conhecimento, assim como estimular e produzir pesquisas, comparar e responder diferentes questões quanto à validação dessa abordagem e sua integração às práticas de saúde do paradigma biomédico. Também promove a reflexão teórico-conceitual e prática, o mapeamento e a análise crítica das medicinas tradicionais e PICS, com ênfase nas experiências do SUS.

Na pesquisa de cunho exploratório feita pelo Observatório de Práticas Integrativas e Complementares em Saúde foram identificados, em 2019, 548 grupos que apresentaram descritores e linhas de pesquisas relacionadas às PICS no Conselho Nacional de Desenvolvimento Científico e Tecnológico (CNPq), com destaque para a região Sudeste (31%). Desses grupos, 85% eram vinculados a instituições públicas de ensino, 31% de diferentes áreas do conhecimento, com ênfase nas Ciências da Saúde, e a temática de Plantas Medicinais é a prática que concentra maior interesse dos grupos (65%), com a maior parte dos estudos vinculada às Ciências Biológicas.

EVIDÊNCIAS CLÍNICAS PARA DOR CRÔNICA

O uso de recursos integrativos está listado em recomendações e *guidelines* sobre dor crônica em vários países (Tabela 1).

Tabela 1 Principais *guidelines* disponíveis na literatura que incluem recursos integrativos

Guideline	Instituição
Chiropractic Management of Fibromyalgia Syndrome: Summary of Clinical Practice Recommendations	Council on Chiropractic Guidelines and Practice Parameters
Migraine Headaches in Children and Adolescents	*Journal of Pediatric Health Care*
Practice Parameter: Evidence-based Guidelines for Migraine Headache	*Neurology*
Practice Guidelines for Chronic Pain Management	*Anesthesiology*
Nonpharmacologic and Pharmacologic Therapies for Osteoarthritis of the Hand, Hip, and Knee	American College of Rheumatology
Guidelines for the Non-Surgical Management of Knee Osteoarthritis	*Osteoarthritis and Cartilage*
Osteopathic Manipulative Treatment for Low-Back Pain	*Journal of the American Osteopathic Association*
Low Back Pain: Clinical Practice Guidelines Linked to the International Classification of Functioning, Disability, and Health	*Journal of Orthopedic and Sports Physical Therapy*
Noninvasive Treatments for Acute, Subacute, and Chronic Low Back Pain: A Clinical Practice Guideline	*Annals of Internal Medicine*
Diagnosis and Treatment of Low Back Pain	*Annals of Internal Medicine*
Prevention and treatment of low back pain: evidence, challenges, and promising directions	Lancet Low Back Pain Series Working Group
EULAR revised recommendations for the management of fibromyalgia	European League Against Rheumatism (EULAR)
The Ottawa panel clinical practice guidelines for the management of knee osteoarthritis	The Ottawa Panel Clinical Practice Guidelines
Noninvasive Treatments for Acute, Subacute, and Chronic Low Back Pain	American College of Physicians (ACP)
Providing a Standardized DoD and VHA Vision and Approach to Pain Management to Optimize the Care for Warriors and their Families	Office of The Army Surgeon General, USA

O NIH, uma das principais referências de protocolos de saúde com base em evidências, fornece em seu portal uma série de recursos, tendo publicado a síntese *Pain: considering complementary approaches*, na qual se recomendam acupuntura, massagem, meditação, *qigong*, técnicas de relaxamento, manipulação da coluna vertebral, tai chi e ioga, além de suplementos e fitoterápicos no manejo da dor.

Como contribuição para informar políticas públicas, facilitar o acesso às evidências clínicas disponíveis e identificar lacunas de conhecimento, foram feitos mapas de evidências da efetividade clínica em MTCI/PICS, a partir de uma parceria CABSIN-Bireme/OPAS/OMS e financiados pelo Ministério da Saúde e Fundação Oswaldo Cruz (Fiocruz).[28]

Os mapas de evidências apresentam, em uma matriz de intervenções e resultados, uma visão geral e uma síntese gráfica das evidências sobre intervenções de sistemas médicos e métodos terapêuticos das MTCI para subsidiar políticas públicas para os principais problemas de saúde da população. Os mapas são elaborados em um processo que envolve uma busca sistemática de revisões nas principais bases de dados, seleção dos estudos de acordo com os critérios de inclusão e sua subsequente caracterização.

De 2019 a 2021 foram elaborados 18 mapas de evidências, focados nas diferentes abordagens integrativas, a pedido do Ministério da Saúde: Mapa de Plantas Medicinais, Mapa de Acupuntura, Mapa da Yoga, Mapa da Meditação etc. No final de 2021, a pedido da Organização Pan-Americana da Saúde (OPAS), foi realizado um mapeamento amplo a partir dos mapas existentes agrupando e analisando as diferentes abordagens terapêuticas para o mesmo grupo de desfechos clínicos de saúde relacionados com dor crônica.

As evidências agrupadas se referem a revisões sistemáticas (RS) de estudos clínicos que apresentam como desfecho clínico o tema da dor.

A Figura 3 lista, em ordem decrescente, o número de RS referentes aos principais desfechos em que são empregados recursos e abordagens integrativas.

Para uma análise breve dos estudos de revisão sistemática levantados, eles foram agrupados em algumas categorias:

A. Topografia da dor:
- Dor musculoesquelética – 134 revisões:
  - Dor lombar (35), osteoartrite (21), dor articular (20), dor cervical (19), dor muscular (8), artrite (6), artrite reumatoide (18), transtorno de articulação temporomandibular (3), dor nas costas (3), doenças reumáticas (1).
- Dor em região de coluna – 57 revisões:
  - Dor lombar (35), dor cervical (19), dor nas costas (3).

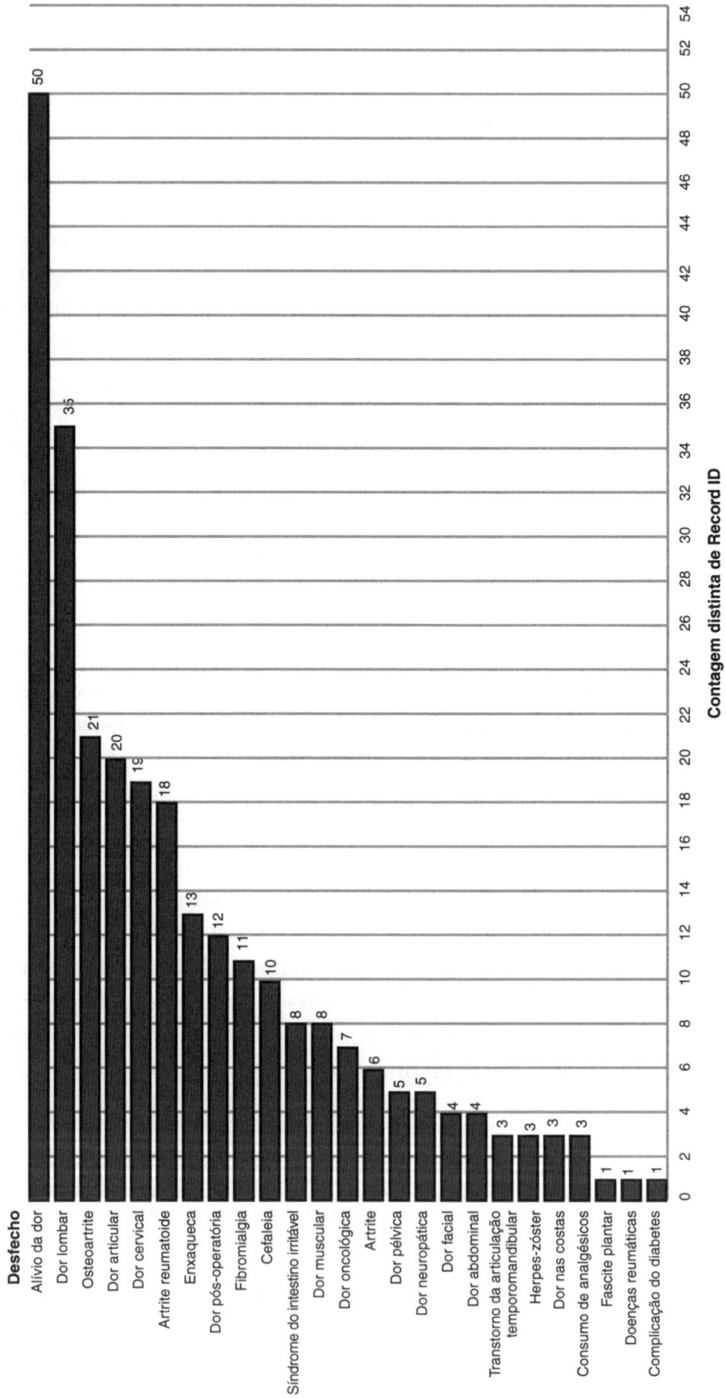

Figura 3 Número de revisões sistemáticas por desfecho clínico (Mapa de Evidências da Dor, CABSIN).

- Dor em região da cabeça – 30 revisões:
  - Enxaqueca (13), cefaleia (10), transtorno de articulação temporomandibular (3), dor facial (4).
- Dor em região abdominal e pélvica – 17 revisões:
  - Síndrome do intestino irritável (8), dor pélvica (5), dor abdominal (4).
- Dor em sistema nervoso – 8 revisões:
  - Dor neuropática (5), herpes-zóster (3).
- Dor na região podálica – 1 revisão:
  - Fascite plantar (1).

B. Dor por efeito analgésico e consumo de analgésicos – 53 revisões:
  - Alívio da dor – 50 revisões.
  - Consumo de analgésicos – 3 revisões.

C. Dor em condições clínicas específicas – 65 revisões:
  - Artrite reumatoide (18), enxaqueca (13), fibromialgia (11), síndrome do intestino irritável (8), câncer (7), transtorno de articulação temporomandibular (3), herpes-zóster (3), fascite plantar (1), *diabetes mellitus* (1).

A Tabela 2 analisa as principais plantas medicinais e fórmulas utilizadas para desfechos relacionados à dor crônica, apresentando o efeito e o nível de confiança da revisão.

A Tabela 3 analisa as principais intervenções não farmacológicas utilizadas para desfechos relacionados à dor crônica, apresentando o efeito e o nível de confiança da revisão.

Dentre os estudos mapeados, destacam-se alguns estudos com bons resultados para os pacientes com dor crônica.

A meditação teve seus efeitos avaliados sobre as várias dores crônicas, incluindo a dor pélvica. Estudo publicado na Inglaterra em 2017[29] demonstrou como fatores psicológicos estão associados à dor crônica e que a meditação pode melhorar os sintomas. Os autores do estudo concluíram que a prática tem efeito mais proeminente nos aspectos psíquicos dos portadores de dor crônica, "melhorando a depressão associada e a qualidade de vida".

Pesquisa publicada na *JAMA Internal Medicine* em 2018,[30] sobre a eficácia das terapias cognitivas e mente-corpo para dor lombar crônica e dor cervical, demonstrou que o uso de acupuntura, meditação e ioga proporcionou redução significativa da dor e melhora da função corporal.

A ioga foi eficaz no tratamento das dores lombares e cervicais e na redução do uso de analgésicos, conforme estudo publicado na National Library of Medicine.[31]

Plantas medicinais como o *Allium sativum* (alho), a *Aloe vera* (babosa) e a *Camellia sinensis* (chá-da-índia ou chá-verde) também podem ser utilizadas no manejo da dor em casos de artrite reumatoide, por exemplo.[32]

Tabela 2 Revisões sistemáticas de plantas medicinais homeopatia e aromaterapia por desfecho, efeito e nível de confiança

Intervenção (detalhe)	Técnica	Desfecho																
		Enxaqueca	Artrite reumatoide	Alívio da dor	Dor pós-operatória	Síndrome do intestino irritável	Osteoartrite	Dor lombar	Dor articular	Fibromialgia	Dor nas costas	Dor muscular	Dor abdominal	Cefaleia	Dor oncológica	Dor neurológica	Dor facial	Artrite
Aconitum (potência não declarada)	Homeopatia				▲													
Acorus calamus	Plantas medicinais															△		
Aloe vera	Plantas medicinais		▲		▲	▲											△	
Angélica sinensis	Plantas medicinais												▲					
Arnica & *Rhus tox* & Sacolatic acid 30CH	Homeopatia											×						
Arnica montana (potência não declarada)	Homeopatia											□						
Arnica montana 1DH	Homeopatia											×						
Arnica montana 200CH	Homeopatia											×						
Arnica montana 30CH	Homeopatia				×													
Arnica montana 30DH	Homeopatia											□×						
Arnica montana 4DH	Homeopatia											×						
Arnica montana 6CH	Homeopatia				×													
Arnica montana 6DH	Homeopatia				△													
Blatta officinalis 6CH	Homeopatia		△															
Borago officinalis	Plantas medicinais		▲															

continua

Tabela 2 Revisões sistemáticas de plantas medicinais homeopatia e aromaterapia por desfecho, efeito e nível de confiança (*Continuação*)

		Desfecho																
Intervenção (detalhe)	**Técnica**	**Enxaqueca**	**Artrite reumatoide**	**Alívio da dor**	**Dor pós-operatória**	**Síndrome do intestino irritável**	**Osteoartrite**	**Dor lombar**	**Dor articular**	**Fibromialgia**	**Dor nas costas**	**Dor muscular**	**Dor abdominal**	**Cefaleia**	**Dor oncológica**	**Dor neurológica**	**Dor facial**	**Artrite**
Boswellia serrata	Plantas medicinais						▲	□	▲		□							▲
Camellia sinensis	Plantas medicinais		▲															
Cannabis sativa	Plantas medicinais															△		
Capsicum frutescens	Plantas medicinais							▲										
Chelidonium majus	Plantas medicinais												▲					
Cinnamomum verum/C. aromaticum/ C. zeylanicum	Plantas medicinais		▲															
Coriandrum sativum	Plantas medicinais	□																
Cuminum cyminum	Plantas medicinais												▲					
Curcuma domestica e *Curcuma longa*	Plantas medicinais	▲			▲	□	▲▲		△▲									▲
Fraxinus excelsior	Plantas medicinais		×															
Ginkgo biloba	Plantas medicinais															△		
Glycyrrhiza glabra	Plantas medicinais												▲					
Harpagophytum procumbens	Plantas medicinais						△▲	▲▲			▲							
Hypericum perforatum	Plantas medicinais			×														
Iberis amara	Plantas medicinais												▲					

continua

Tabela 2 Revisões sistemáticas de plantas medicinais homeopatia e aromaterapia por desfecho, efeito e nível de confiança (*Continuação*)

Intervenção (detalhe)	Técnica	Desfecho																
		Enxaqueca	Artrite reumatoide	Alívio da dor	Dor pós-operatória	Síndrome do intestino irritável	Osteoartrite	Dor lombar	Dor articular	Fibromialgia	Dor nas costas	Dor muscular	Dor abdominal	Cefaleia	Dor oncológica	Dor neurológica	Dor facial	Artrite
Inalação – *Citrus limon*	Aromaterapia			▲														
Inalação – *Lavandula angustifolia*	Aromaterapia			▲	△													
Inalação – *Rosa x damascena*	Aromaterapia			△×	△													
Inalação – *Rosa x damascena, Lavandula angustifolia*	Aromaterapia			△														
Ingestão – *Mentha x piperita, Carum carvi*	Aromaterapia			△														
Ingestão – *Mentha x piperita L.*	Aromaterapia					▲▲							▲					
Lavandula angustifolia e *Lavandula latifolia*	Plantas medicinais	▲						▲										
Massagem – *Citrus reticulata* Blanco	Aromaterapia				×													
Massagem – *Eucalyptus globulus*	Aromaterapia				△													
Massagem – *Lavandula angustifolia*	Aromaterapia														△			
Massagem – *Lavandula angustifolia, Aniba rosaeodora, Citrus limon, Rosa x damascena,* Valeri.	Aromaterapia			▲														
Massagem – *Lavandula angustifolia, Salvia sclarea, Origanum majorana*	Aromaterapia			▲														
Matricaria chamomilla/Matricaria recutita	Plantas medicinais	▲														△		

continua

Tabela 2 Revisões sistemáticas de plantas medicinais homeopatia e aromaterapia por desfecho, efeito e nível de confiança (*Continuação*)

		Desfecho																
Intervenção (detalhe)	**Técnica**	**Enxaqueca**	**Artrite reumatoide**	**Alívio da dor**	**Dor pós-operatória**	**Síndrome do intestino irritável**	**Osteoartrite**	**Dor lombar**	**Dor articular**	**Fibromialgia**	**Dor nas costas**	**Dor muscular**	**Dor abdominal**	**Cefaleia**	**Dor oncológica**	**Dor neurológica**	**Dor facial**	**Artrite**
Melissa officinalis	Plantas medicinais												▲					
Oenothera biennis	Plantas medicinais		▲															
Opium 15CH	Homeopatia				××													
Pelargonium sidoides	Plantas medicinais										□							
Piper methysticum	Plantas medicinais		▲															
Plantago ovata	Plantas medicinais					▲												
Populus tremula	Plantas medicinais		×															
Pyrogenium 7CH	Homeopatia				△													
Raphanus 7CH	Homeopatia				×													
Reumaseleet®	Homeopatia		▲															
Rhus tox (potência fora de padrão)	Homeopatia						×											
Rhus tox 6CH	Homeopatia											▲						
Ribes nigrum	Plantas medicinais		▲															
Rosa canina	Plantas medicinais							▲			▲							
Salix alba	Plantas medicinais							▲										
Salix daphnoides	Plantas medicinais						△	▲										

continua

Tabela 2 Revisões sistemáticas de plantas medicinais homeopatia e aromaterapia por desfecho, efeito e nível de confiança (*Continuação*)

Intervenção (detalhe)	Técnica	Desfecho																
		Enxaqueca	Artrite reumatoide	Alívio da dor	Dor pós-operatória	Síndrome do intestino irritável	Osteoartrite	Dor lombar	Dor articular	Fibromialgia	Dor nas costas	Dor muscular	Dor abdominal	Cefaleia	Dor oncológica	Dor neurológica	Dor facial	Artrite
Salix sp.	Plantas medicinais							▲			□							
Salvia officinalis	Plantas medicinais															△		
Silybum marianum	Plantas medicinais												▲					
Solidago chilensis e *Solidago microglossa*	Plantas medicinais							▲▲										
Solidago virgaurea	Plantas medicinais		×															
Symphytum officinale	Plantas medicinais							▲										
Tanacetum parthenium	Plantas medicinais	△□▲																
Tópico – *Lavandula angustifolia*	Aromaterapia			▲														
Tratamento individualizado	Homeopatia	□×	▲×						▲▲		▲		×					
Tripterygium wilfordii	Plantas medicinais		□															
Zingiber cassumunar/Z. montanum	Plantas medicinais									×								
Zingiber officinale	Plantas medicinais						▲	▲	▲		▲							

Efeito
□ Inconclusivo/misturado
▲ Positivo
△ Potencial positivo
× Sem efeito

Nível de confiança
■ Alta
■ Moderada
■ Baixa
■ Criticamente baixa

Tabela 3 Estudos de revisão sistemática por desfecho e técnica classificados por efeito

Técnica	Desfecho																							
	Alívio da dor	Dor lombar	Osteoartrite	Dor articular	Dor cervical	Artrite reumatoide	Enxaqueca	Dor pós-operatória	Fibromialgia	Cefaleia	Síndrome do intestino irritável	Dor muscular	Dor oncológica	Artrite	Dor pélvica	Dor neuropática	Dor facial	Dor abdominal	Transtornos da articulação temporomandibular	Herpes-zóster	Consumo de analgésicos	Fascite plantar	Doenças reumáticas	Complicações do diabetes
Acupuntura	▲▲△	□▲	□	▲△	□▲		□▲	▲	▲	▲▲△			□▲△		△	□▲	▲△		▲			△		
Apiterapia	▲□	▲▲	▲	▲	▲			▲				▲		▲	▲	△			▲					
Aromaterapia	△▲ ▲△ ×							△×			▲▲		△					▲						
Auriculoterapia	▲▲	▲			▲			▲▲		△					▲						▲△			
Meditação	×▲	□×			×	▲			×	△			△		△			×						
Moxabustão	△	△	▲△ ▲△			▲△								□▲									□	▲
Práticas corporais chinesas	△▲ △	▲□ ▲×	▲▲ △	▲▲ △	△×				△▲ ×	▲		△	×▲						△					
Reflexologia	□▲ □▲	▲×		□				▲			×							×						
Shantala	□▲																							
Ventosaterapia	□▲ △	▲▲ ▲△	△△		▲▲ △▲ △							□□ △		△		△				▲△ ▲				
Ioga	△	△▲ △□ ▲×	▲▲ △	▲	□▲	△			△	▲▲	▲▲			▲		▲					▲			

Efeito
□ Inconclusivo/misturado
▲ Positivo
△ Potencial positivo
× Sem efeito

Nível de confiança
■ Alta
■ Moderada
■ Baixa
■ Criticamente baixa

Outro estudo com abordagens integrativas envolvendo a medicina antroposófica em abordagem multimodal foi desenvolvido no Departamento de Neurologia e Neurocirurgia da Universidade Federal de São Paulo. O tratamento antroposófico multimodal apresentou segurança e eficácia como analgésico nos grupos que receberam as terapias não farmacológicas como uma intervenção independente, mas exibiu essas propriedades muito mais cedo quando associadas ao gel transdérmico verdadeiro (GTV) em comparação com o gel placebo. Nos grupos que utilizaram o GTV, especialmente quando associado às terapias, houve uma melhora tanto na qualidade de vida como no grau de resiliência.[33]

CONSIDERAÇÕES FINAIS

São crescentes as evidências para o uso seguro e eficaz de recursos dentro de uma abordagem integrativa da saúde. Os principais *guidelines* disponíveis demonstram o papel de recursos e terapias não farmacológicas, bem como o uso de fitoterápicos e outras formulações, para o cuidado integral do paciente com dor crônica.

REFERÊNCIAS BIBLIOGRÁFICAS

1. Maizes V, Caspi O. The principles and challenges of integrative medicine: more than a combination of traditional and alternative therapies. West J Med. 1999;171(3):148-9.
2. Ross C, Haussler KK, Kenney JD, Marks D, Bertone JJ, Henneman K, et al. Frontier medicine: the future and integrative medicine. Vet Clin North Am Equine Pract. 2001;17(2):351-77.
3. Witt CM, Chiaramonte D, Berman S, Chesney MA, Kaplan GA, Stange KC, et al. Defining health in a comprehensive context: a new definition of integrative health. Am J Prev Med. 2017;53(1):134-7.
4. Ding Z, Li F. Publications in integrative and complementary medicine: a ten-year bibliometric survey in the field of ICM. Evid Based Complement Altern Med. 2020;2020.
5. de Sousa IMC, Bodstein RC de A, Tesser CD, Santos F de A da S, Hortale VA. Práticas integrativas e complementares: oferta e produção de atendimentos no SUS e em municípios selecionados. Cad Saude Pública. 2012;28(11):2143-54.
6. World Health Organization (WHO). WHO Traditional Medicine Strategy 2014-2023. World Heal Organ [Internet] 2013 [citado em 07 nov. 2023];1-76. Disponível em: http://apps.who.int/iris/bitstream/10665/92455/1/9789241506090_eng.pdf?ua=1.
7. Brasil. Ministério da Saúde. Secretaria de Atenção à Saúde. Departamento de Atenção Básica. Política Nacional de Práticas Integrativas e Complementares no SUS - PNPIC-SUS. Brasília: Ministério da Saúde; 2006. p. 91.
8. Raja SN, Carr DB, Cohen M, Finnerup NB, Flor H, Gibson S, et al. The Revised IASP definition of pain: concepts, challenges, and compromises HHS Public Access. Pain. 2020;161(9):1976-82.
9. Saunders C. Hospice and palliative care: an interdisciplinary approach. London: Hodder & Stoughton; 2002. p.447-52.
10. Carvalho MMMJ. A dor do adoecer e do morrer. Bol Acad Paul Psicol. 2009;77(2):322-8.
11. Enfermagem D. Dor total e teoria do conforto: implicações no cuidado ao paciente em cuidados paliativos oncológicos. Rev Gaúcha Enferm. 2021;42:1-8.

12. Seth B, de Gray L. The genesis of chronic pain. Anaesth Intensive Care Med. 2019;20(8):410-4.
13. Breeden K, Rowe N. A biopsychosocial approach for addressing chronic pain in everyday occupational therapy practice. OT Pract. 2017;22(13):CE-1-CE-8.
14. Adams LM, Turk DC. Central sensitization and the biopsychosocial approach to understanding pain. J Appl Biobehav Res. 2018;23(2):e12125.
15. Severo SB, Seminotti N. Integralidade e transdisciplinaridade em equipes multiprofissionais na saúde coletiva. Cienc Saúde Colet. 2010;15:1685-98.
16. Martins C, Godycki-Cwirko M, Heleno B, Brodersen J. Quaternary prevention: reviewing the concept: quaternary prevention aims to protect patients from medical harm. Eur J Gen Pract. 2018;24(1):106-11.
17. Gluckman PD, Hanson MA, Buklijas T. A conceptual framework for the developmental origins of health and disease. J Dev Orig Health Dis. 2010;1(1):6-18.
18. Kanherkar RR, Stair SE, Bhatia-Dey N, Mills PJ, Chopra D, Csoka AB. Epigenetic mechanisms of integrative medicine. Evid Based Complement Altern Med. 2017;2017.
19. Znidarsic J, Kirksey KN, Dombrowski SM, Tang A, Lopez R, Blonsky H, et al. Corrigendum to: "Living well with chronic pain": integrative pain management via shared medical appointments. Pain Med. 2022;23(1):226.
20. Nahin RL, Boineau R, Khalsa PS, Stussman BJ, Weber WJ. Evidence-based evaluation of complementary health approaches for pain management in the United States. Mayo Clin Proc. 2016;1292-306.
21. Lindstrom B, Eriksson M. Salutogenesis. J Epidemiol Community Health. 2005;59(6):440.
22. Andrews-Cooper IN, Kozachik SL. How patient education influences utilization of nonpharmacological modalities for persistent pain management: an integrative review. Pain Manag Nurs. 2020;21(2):157-64.
23. Abdallah CG, Geha P. Chronic pain and chronic stress: two sides of the same coin? Chronic Stress. 2017;1:2470547017704763.
24. Treister-Goltzman Y, Peleg R. Trends in publications on complementary and alternative medicine in the medical literature. J Complement Integr Med. 2015;12:111-5.
25. Reddy B. What's new in the NCCIH Strategic Plan. Acupunct Today [Internet]. 2016 [citado em 07 nov. 2023];17(10). Disponível em: http://www.acupuncturetoday.com/mpacms/at/article.php?id=33251.
26. Warber S. Founding the International Society for Complementary Medicine Research. Evid Based Integr Med. 2004;1(3):223.
27. World Health Organization. WHO global report on traditional and complementary medicine 2019. In: WHO global report on traditional and complementary medicine 2019. Geneva: WHO; 2019.
28. Schveitzer MC, Abdala CVM, Portella CFS, Ghelman R. Traditional, complementary, and integrative medicine evidence map: a methodology to an overflowing field of data and noise. Rev Panam Salud Pública. 2021;45:e48.
29. Ball EF, Nur Shafina Muhammad Sharizan E, Franklin G, Rogozińska E. Does mindfulness meditation improve chronic pain? A systematic review. Curr Opin Obstet Gynecol. 2017;29(6):359-66.
30. Cherkin DC, Herman PM. Cognitive and mind body therapies for chronic low back pain and neck pain effectiveness and value. JAMA Intern Med. 2018;178(4):556 7.
31. Posadzki P, Ernst E. Yoga for low back pain: a systematic review of randomized clinical trials. Clin Rheumatol. 2011;30(9):1257-62.
32. Cameron M, Gagnier JJ, Chrubasik S. Herbal therapy for treating rheumatoid arthritis. Cochrane Database Syst Rev. 2011,(2).
33. Ghelman R, Akiyama IY, de Souza VT, Falcão J, Orgolini V, Hosomi JK, et al. A twelve-week, four-arm, randomized, double-blind, placebo-controlled, phase 2 prospective clinical trial to evaluate the efficacy and safety of an anthroposophic multimodal treatment on chronic pain in outpatients with postpolio syndrome. Brain Behav. 2020;10(4):e01590.

Seção 4

Síndromes dolorosas

15

Dor aguda e dor persistente pós-cirúrgica

João Nathanael Lima Torres

INTRODUÇÃO

Nos últimos anos, cerca de 300 milhões de cirurgias são realizadas no mundo anualmente. Estas variam desde procedimentos ambulatoriais até cirurgias de grande porte.

O manejo da dor aguda e o consequente risco de cronificação da dor são imprescindíveis para diminuir complicações associadas. Protocolos de aceleração da recuperação do paciente pós-cirúrgico colocam, entre suas orientações, o manejo da dor como cerne do cuidado. Embora quase metade dos pacientes internados observados na segunda metade do século XX tenha reportado episódios de dor de severa intensidade no pós-operatório, somente em 2017 a dor pós-operatória surgiu como tópico merecedor de estudo sistemático pela International Association for the Study of Pain (IASP).

CASO CLÍNICO INICIAL

J. P. S., 52 anos, hipertenso, tabagista há 30 anos (1 maço por dia), dislipidêmico, com lombalgia prévia, foi diagnosticado com tumor intestinal no sigmoide. Cirurgião propôs tratamento cirúrgico curativo com retossigmoidectomia por laparotomia. Realizou consulta pré-anestésica para checagem de exames e condições clínicas para liberação para cirurgia.

O paciente questiona, entre outras coisas, sobre o risco de dor após a cirurgia, pois relata experiência ruim com sua esposa quando submetida a cirurgia eletiva ginecológica.

A cirurgia transcorreu sem intercorrências, com pós-operatório imediato na unidade de terapia intensiva. Durante o retorno, relatou dor forte nos primeiros três dias após a cirurgia e ainda relata dor na região abdominal, quando necessita usar analgésicos para melhor controle. Pergunta ao cirurgião se é normal sentir dor mesmo semanas após a cirurgia.

Após novo retorno, três meses após a cirurgia, paciente relata vida quase normal, porém ainda se queixa de dor de moderada intensidade na região abdominal, próximo às cicatrizes. Percebe que os analgésicos usados não estão mais fazendo o efeito esperado.

DEFINIÇÃO E INCIDÊNCIA

A dor aguda pós-cirúrgica é definida pela sensação desagradável ocasionada pelo trauma tecidual decorrente do trauma cirúrgico. Muitas vezes diminui após 48 a 72 horas e costuma desaparecer em até 7 a 14 dias. Ou seja, a dor aguda é provocada por um estímulo identificável e desaparece quando o tecido cicatriza.[1]

Sua incidência varia conforme o trauma cirúrgico, porém os pacientes apresentam dor de intensidade moderada a forte em cerca de 20 a 80% dos casos.

Quando a dor aguda persiste por mais de três meses, ela muda de categoria para dor crônica, dor persistente pós-cirúrgica ou dor crônica pós-operatória. Cerca de 3 a 85% dos pacientes desenvolvem dor crônica pós-operatória dependendo do tipo de cirurgia (Tabela 1).[1,2]

A maioria dos pacientes com dor cônica pós-cirúrgica desenvolve sinais de dor neuropática associada. A definição mais aceita é a da IASP:[1,3]

- Dor persistente por mais de três meses após uma cirurgia.
- Dor não presente antes da cirurgia ou que tem características diferentes ou com aumento de intensidade da dor pré-operatória.
- Dor localizada no sítio cirúrgico ou na área referida.
- Outras causas de dor foram excluídas (p. ex., recorrência de câncer, infecção).

Tabela 1 Incidência de dor persistente pós-cirúrgica

Amputação	30-85%
Toracotomia	5-67%
Mastectomia	11-57%
Herniorrafia	0-63%
Esternotomia	28-56%
Colecistectomia	3-56%
Artroplastia de joelho	19-43%
Mamoplastia	13-38%
Vasectomia	0-37%
Prostatectomia radical	35%
Laparotomia ginecológica	32%
Retirada de enxerto ósseo (crista ilíaca)	30%

continua

Tabela 1 Incidência de dor persistente pós-cirúrgica (*Continuação*)

Artroplastia de quadril	28%
Safenectomia	27%
Histerectomia	25%
Craniotomia	6-23%
Amputação retal	12-18%
Parto cesáreo	12%
Cirurgia bucomaxilofacial	5-13%

Fonte: Neil e Bannister, 2015.[1] e Gulur e Nelli, 2019.[2]

ETIOLOGIA E FISIOPATOLOGIA

A dor aguda pós-operatória é uma resposta fisiológica à intervenção cirúrgica, ocorre secundariamente à inflamação por trauma tecidual ou lesão nervosa direta e pode ser classificada como nociceptiva ou neuropática. Representa uma causa de recuperação e alta tardia após a cirurgia. A dor aguda não tratada leva à redução da satisfação do paciente e ao aumento de morbidade e mortalidade, assim como ao aumento dos custos do sistema de saúde. Quando a dor aguda se torna intratável e persistente, é chamada de dor crônica pós-cirúrgica. Esta pode ter um impacto significativo na qualidade de vida e nas atividades diárias do paciente, incluindo distúrbios do sono e humor afetivo.[1,4]

O trauma tecidual libera mediadores inflamatórios locais, que podem produzir hiperalgesia ou alodínia. Outros mecanismos que contribuem para hiperalgesia e alodínia incluem a sensibilização periférica da dor (hiperalgesia primária) e o aumento da excitabilidade dos neurônios do sistema nervoso central (hiperalgesia secundária).[1-4]

É cada vez mais reconhecido que os fatores genéticos devem ser considerados no contexto da interação de fatores fisiológicos, psicológicos e ambientais que influenciam as respostas à dor e a analgesia. Fatores genéticos que regulam a farmacocinética dos opioides (enzimas metabolizadoras, transportadores) e sua farmacodinâmica (receptores e elementos de transdução de sinal) contribuem para uma grande variabilidade entre pacientes nas necessidades de opioides no pós-operatório.

Uma abordagem multimodal reconhecendo a fisiopatologia da dor cirúrgica utiliza vários agentes para diminuir a atividade do receptor de dor e diminuir a resposta hormonal local à lesão. Essa abordagem diminui a dependência de um determinado medicamento e mecanismo.

Alguns mecanismos moleculares responsáveis pela transição da dor aguda para a crônica e seus correlatos neurobiológicos foram identificados em modelos animais de dor crônica.[2-4] Os aspectos sensoriais da dor são transportados por uma rede bidirecional de neurônios que transmite uma variedade de sinais de fibras A delta nociceptivas periféricas e fibras C para o corno dorsal da medula espinhal. Aqui, os sinais nocivos são passados para os neurônios de projeção ascendente que os transportam para o córtex através do tálamo. Sinais nocivos são modulados em todos os níveis do sistema nervoso, incluindo as vias descendentes de dor.

AFERENTES NOCICEPTIVOS

A lesão tecidual durante a cirurgia desempenha um papel definitivo no desenvolvimento da dor crônica pós-cirúrgica (CPSP) e desencadeia profundas alterações nos circuitos somatossensoriais periféricos e centrais. Após a lesão do nervo, os neurônios nociceptivos disparam rapidamente, levando a mudanças na composição e ativação do receptor do n-metil d-aspartato (NMDAR). Os NMDAR são altamente permeáveis ao cálcio, cujo influxo desencadeia cascatas subjacentes à plasticidade sináptica e, em casos extremos, causam excitotoxicidade e morte neuronal. A transição de comportamentos semelhantes à dor aguda para persistente demonstra que glutamato, NMDAR e influxo de cálcio desempenham um papel essencial no desenvolvimento da dor crônica.

Uma estratégia promissora e futura, que pode ser usada durante a cirurgia, é interferir na cascata mediada por RNA mensageiro da síntese proteica induzida pela dor que ocorre após a lesão. Isto é conseguido injetando uma proteína de ligação de RNA "isca" altamente estável no local da lesão quando ela ocorre. Essa estratégia foi testada em uma variedade de modelos de camundongos de sensibilização inflamatória, e a proteína de ligação ao RNA "isca" reduziu os correlatos comportamentais da sensibilização central e aumentou a taxa de recuperação da sensibilização nas horas e dias após o fenômeno inflamatório.[2-4]

MODULAÇÃO DESCENDENTE

A via descendente da dor mais estudada se projeta da substância cinzenta periaquedutal do mesencéfalo (PAG) para a medula ventromedial rostral (RVM), que envia entradas diretamente para os neurônios nociceptivos no corno dorsal da medula. Essa via tem a capacidade de influenciar fortemente a experiência da dor; por exemplo, a estimulação elétrica do PAG bloqueia as respostas espinhais a estímulos nocivos, e a simulação do RVM pode inibir e facilitar os sinais de dor. O local onde as fibras de dor descendentes entram na medula espinhal pode prevenir o desenvolvimento de dor neuropática em modelos animais, o que sugere que evitar o envolvimento de PAG-RVM durante algum período após a cirurgia pode reduzir a incidência de dor crônica pós-cirúrgica. O estudo mostra que apenas um pequeno circuito descendente pode definir limiares de dor e inibir e facilitar respostas a estímulos mecânicos nocivos. Além disso, esse circuito responde de maneira diferente a períodos longos e curtos de estresse e pode ser parte de um mecanismo que explica por que pacientes com estresse preexistente têm maior risco de desenvolver dor crônica pós-cirúrgica (Tabela 2).

Tabela 2 Fatores de risco para dor pós-operatória

▪ Idade
▪ Gênero
▪ Fatores psicossociais
▪ Dor prévia

Fonte: Neil e Bannister, 2015.[1]

AVALIAÇÃO INICIAL DO PACIENTE

A abordagem inicial ocorre durante a avaliação pré-anestésica ou consulta ambulatorial com especialista em dor para predizer o risco de dor de difícil controle após o ato cirúrgico. A entrevista, sempre que possível, deve ser realizada dias antes da cirurgia.

Durante a consulta, alguns questionários (Tabela 3) podem auxiliar no planejamento anestésico, visando ao melhor desfecho no controle de dor.

Alguns tipos de cirurgia têm maior risco de cronificação de dor, apesar do manejo anestésico (Tabela 4).

Tabela 3 Escore pré-operatório de dor intensa

▪ Sexo	Masculino Feminino	0 1 ponto
▪ Idade	< 30 anos 31-65 anos > 65 anos	2 pontos 1 ponto 0
▪ Dor prévia		1 ponto
▪ Uso de crônico de opioides		1 ponto
▪ Uso de antidepressivos/ansiolíticos		1 ponto
▪ Cirurgia aberta		1 ponto
▪ Tipo de cirurgia	Tórax Abdominal Ortopédica	3 pontos 2 pontos 1 ponto
▪ Tempo de cirurgia> 120 min		1 ponto
▪ Obesidade		1 ponto
▪ Ansiedade durante a visita pré-anestésica		1 ponto
▪ Risco de dor intensa		se ≥ que 4 pontos

Fonte: Padma et al., 2019.[13]

Tabela 4 Fator de risco para dor persistente pós-cirúrgica

Fatores pré-operatórios
▪ Dor moderada a forte por mais de 1 mês
▪ Reoperações
▪ Catastrofização
▪ Ansiedade pré-operatória
▪ Sexo feminino
▪ Adulto jovem
▪ Predisposição genética
▪ Seguro trabalhista
▪ Dor moderada a forte no pós-operatório
▪ Radioterapia na área cirúrgica
▪ Quimioterapia neurotóxica
▪ Ansiedade
▪ Depressão

Fonte: Padma et al., 2019.[13]

TRATAMENTO

A analgesia multimodal deve começar no período pré-operatório, estender-se ao manejo intraoperatório e, finalmente, durante o pós-operatório agudo. A analgesia preventiva é definida como um tratamento antinociceptivo pré, intra e pós-operatório, objetivando diminuir a sensibilização da dor e, possivelmente, o risco de sua cronificação. O conceito de analgesia preemptiva, que visa somente administrar analgésicos antes do estímulo cirúrgico, ainda permanece controverso e limitado diante do contexto complexo do perioperatório no controle da dor. Os medicamentos analgésicos intravenosos ou orais mais comumente estudados no contexto da analgesia poupadora de opioides incluem gabapentinoides, anti-inflamatórios não esteroides (AINE), acetaminofeno, cetamina, dexametasona, magnésio e dextrometorfano. Os opioides ainda possuem indicação no controle da dor, principalmente na dor aguda perioperatória, embora muitos trabalhos e recomendações tenham limitado as indicações para seu uso diante dos riscos e efeitos colaterais que provocam aumento de morbidade perioperatória. Muitos dos agentes comumente usados no manejo intraoperatório podem ser continuados durante o período pós-operatório.

Gabapentinoides

Gabapentinoides, como gabapentina e pregabalina, têm sido estudados como parte de um regime analgésico multimodal para fornecer analgesia no período perioperatório. Seu mecanismo de ação envolve o receptor pré-sináptico do canal de cálcio regulado por voltagem no sistema nervoso central e periférico.[4] Várias metanálises foram realizadas para investigar o efeito da administração pré-operatória de gabapentinoides na analgesia pós-operatória.[5,6]

Gabapentina

Duas metanálises encontraram escores de dor e/ou consumo de opioides significativamente menores por 24 horas com gabapentina pré-operatória.[5,6] Uma revisão sistemática adicional e análise de metarregressão de 133 ensaios clínicos randomizados controlados por placebo revelaram melhora nas náuseas e vômitos pós-operatórios, prurido, ansiedade pré-operatória e satisfação do paciente.[6]

Possíveis efeitos colaterais com gabapentinoides incluem sedação e uma revisão retrospectiva encontrou um aumento de 50% no risco de depressão respiratória.[6] Da mesma forma, essa classe de analgésicos também tem sido associada a um risco aumentado de administração de naloxona e atraso na alta da sala de recuperação.[6] Embora distinto da administração pré-operatória de gabapentinoide, dados recentes demonstram uma associação entre mortes relacionadas a opioides ambulatoriais e tratamento concomitante com opioides e gabapentina.[6] Assim, deve-se ter cautela, principalmente com a continuação dos gabapentinoides após o período perioperatório.

Pregabalina

Importante metanálise publicada no *Anesthesiology Journal* em 2020, com cerca de 20 mil pacientes em uso de gabapentinoide no perioperatório, não encontrou relevância clínica para seu uso de rotina no manejo da dor pós-operatória em adultos.[6]

Resultados conflitantes entre diversas populações cirúrgicas e a falta de consenso na dose empregada fazem com que mais estudos controlados de melhor qualidade sejam necessários.[5,6]

Duloxetina

Em metanálise que avaliou o uso pré-operatório de 30 a 60 mg de duloxetina em cirurgias de coluna, de joelho e ginecológicas, os resultados mostram que sua administração no período perioperatório agudo está associada a uma redução significativa na dor pós-operatória imediata (4-48 h) e na administração de opioides em comparação com placebo.

Os agentes antidepressivos podem aliviar indiretamente a dor pós-operatória aguda, melhorando a disposição se administrados pelo menos uma semana antes da cirurgia. Há algumas evidências limitadas de que outras classes de antidepressivos tenham esse mesmo efeito. A duloxetina parece fornecer analgesia em doses e esquemas semelhantes aos dos regimes normalmente fornecidos para o tratamento da depressão. Notavelmente, os ensaios incluídos nesta análise geralmente basearam suas estratégias de dosagem (ou seja, 30-60 mg) em estudos anteriores de dor neuropática crônica que revelaram que 120 mg não eram mais eficazes que 60 mg.[7]

Anti-inflamatórios não esteroides

Metanálise recente de 20 ensaios clínicos randomizados (ECR) documentou uma diminuição no consumo de opioides em 24 horas, escores de dor e náuseas e vômitos pós-operatórios com a administração pré-operatória de celecoxibe para cirurgia não cardíaca.[8]

Outra metanálise de oito ensaios clínicos randomizados envolvendo especificamente cirurgia da coluna lombar mostrou melhora nos escores de dor em pacientes que receberam AINE, especialmente com inibidor seletivo de COX-2, em esquema de administração (pré-operatório, intraoperatório e pós-operatório).

Curiosamente, um ECR recente estudando o celecoxibe em pacientes geriátricos submetidos à artroplastia total do joelho mostrou uma diminuição da incidência de disfunção cognitiva no pós-operatório precoce, destacando assim alguns dos potenciais benefícios não analgésicos da terapia anti-inflamatória no perioperatório.[9]

Os inibidores seletivos da COX-2 minimizam alguns desses efeitos colaterais por sua relativa economia de atividade da COX-1. A ausência de receptores COX-2 nas plaquetas e estudos prospectivos subsequentes levaram ao consenso de que os inibidores seletivos de COX-2 não têm efeito sobre a função plaquetária e o sangramento perioperatório.[10]

Acetaminofeno (paracetamol)

Seu mecanismo de ação analgésica permanece incompletamente compreendido, mas pode ser decorrente da inibição central indireta da COX ou da modulação do sistema canabinoide endógeno.[10] Dada a vantagem de ter formulações intravenosas, orais e retais com um perfil mínimo de efeitos colaterais, o acetaminofeno tem sido amplamente utilizado como adjuvante analgésico perioperatório. A principal preocupação de segurança com o acetaminofeno é sua hepatotoxicidade dose-dependente. Assim, quando administrado no período perioperatório, deve-se ter cuidado para não exceder a dose diária máxima recomendada (4 g em adultos).

A dosagem ideal e a via de administração de acetaminofeno para analgesia preemptiva não foram estabelecidas. Pela alta biodisponibilidade do acetaminofeno oral, o uso da formulação intravenosa é normalmente reservado para pacientes que não toleram a formulação oral.

Cetamina

Em doses subanestésicas, a cetamina exibe propriedades analgésicas e anti-hiperalgésicas principalmente por meio do antagonismo não competitivo do receptor N-metil-D-aspartato (NMDA). Inicialmente, o uso de cetamina foi limitado por seus efeitos adversos, como delírio e náusea, mas a infusão de baixa dose mais recentemente ganhou preferência como parte de um regime multimodal de analgesia poupadora de opioides para o tratamento da dor aguda. Utilizada em algumas instituições como tratamento padrão para o manejo da dor pós-operatória em pacientes tolerantes a opioides.

Os dados envolvendo uma infusão de cetamina isolada sem um *bolus* inicial são limitados, mas sugerem que o efeito poupador de opioides é dependente do local cirúrgico. Pacientes submetidos a cirurgias com dor pós-operatória forte prevista, como procedimentos abdominais inferiores, intra-abdominais e ortopédicos (membros e coluna), mostraram o maior benefício na redução de opioides com cetamina. Pacientes tolerantes a opioides ou dependentes de opioides também apresentam benefícios significativos.

No entanto, quando administrada como uma infusão intraoperatória com ou sem uma infusão de 24 horas acompanhante, tem sido associada a menor dor residual em comparação ao *bolus* de dose única.

Os efeitos colaterais da cetamina incluem efeitos psicomiméticos, como alucinações, sonhos vívidos, diplopia, visão turva, nistagmo, náuseas e/ou vômitos, bem como sedação. Estudos mostram que, durante infusões de baixa dose, os efeitos adversos do medicamento foram mínimos e quase 95% foram resolvidos imediatamente após a descontinuação da infusão.

Lidocaína intravenosa

A lidocaína é um anestésico local tipo amida e antiarrítmico classe 1b, descrito pela primeira vez como analgésico em 1951. A lidocaína interage com vários receptores, incluindo NMDA, no entanto, o mecanismo exato de ação da lidocaína sistêmica na prevenção da dor aguda permanece indefinido. Estudos concluíram que seu efeito analgésico e anti-hiperalgésico é obtido por meio da inibição dos canais de sódio e de cálcio voltagem-dependentes, vários canais de potássio, receptores NMDA, sistema de glicina e vias da proteína G. A lidocaína tem sido associada à redução do consumo de opioides, retorno precoce da função intestinal, reabilitação mais rápida e menor tempo de internação. Há evidências de que a lidocaína intravenosa previne a hipersensibilização e a hiperalgesia.[2,5] As propriedades anti-inflamatórias da lidocaína protegem as células da inflamação, bloqueando os neutrófilos de iniciação e inibindo a liberação de ânions superóxido e interleucina-1 beta. Vários estudos clínicos sugerem que a administração perioperatória de lidocaína sistêmica está associada à atenuação da liberação de citocinas pró-inflamatórias induzida pela cirurgia.

A revisão Cochrane mais recente da lidocaína perioperatória incluiu 68 ensaios com doses variadas de lidocaína IV (1-5 mg/kg/h) e término da infusão (do fim da cirurgia até vários dias depois). Essa revisão determinou que era incerto se a lidocaína perioperatória tem algum impacto na analgesia pós-operatória precoce (0-4 h), recuperação gastrintestinal, náusea pós-operatória ou consumo de opioides.[5]

No entanto, como a cetamina, a lidocaína IV pode mostrar benefício perioperatório específico da cirurgia. Vários estudos demonstram que pacientes submetidos a cirurgia abdominal aberta ou laparoscópica com infusões de lidocaína de pelo menos 2 mg/kg/h no intraoperatório – e continuando por até 8 horas após a cirurgia – reduziram o consumo de opioides e a dor pós-operatória e melhoraram o retorno da função intestinal. Há também algumas evidências de que a lidocaína sistêmica diminui a dor pós-operatória e o consumo de opioides em prostatectomia aberta, procedimentos torácicos e da coluna vertebral. A toxicidade da lidocaína perioperatória é extremamente rara.

Não houve relatos de aumento do risco de eventos com ameaça à vida, como arritmias cardíacas, embora os estudos clínicos nem sempre tenham abordado os eventos adversos. Em uma análise retrospectiva de uma série de casos de 122 infusões de lidocaína, os efeitos colaterais mais comuns foram sonolência (31%), dormência perioral (13%), náusea (6%) e pequenas flutuações da pressão arterial (4%). O monitoramento com eletrocardiograma é recomendado, especialmente no cenário de arritmias cardíacas conhecidas.

Dexmedetomidina

A dexmedetomidina, um agonista alfa-2 adrenérgico, induz múltiplos efeitos ajustantes, incluindo uma diminuição da atividade simpática, atenuação da resposta neuroendócrina e hemodinâmica à cirurgia, redução das necessidades anestésicas e opioides e indução de sedação e analgesia. Existem vários estudos avaliando seu benefício para analgesia pós-operatória quando usada durante o período perioperatório, com resultados mistos. No entanto, muitos estudos demonstraram reduzir o uso de opioides no pós-operatório quando a droga é administrada no intraoperatório, especificamente após laringectomia, cirurgias abdominais, cirurgia bariátrica, cesariana, cirurgia de revascularização do miocárdio sem circulação extracorpórea, cirurgia de joelho, amigdalectomia e histerectomia total abdominal.

Vários estudos demonstraram benefício e seu uso parece apropriado em uma via analgésica multimodal poupadora de opioides para tipos específicos de cirurgia, embora sejam necessários mais dados antes que recomendações definitivas possam ser fornecidas. Os efeitos colaterais da dexmedetomidina incluem depressão cardiovascular, mas tem o benefício de depressão respiratória mínima em comparação com outros analgésicos, como opioides.

Clonidina

A clonidina é outro agonista alfa-2 adrenérgico, que possui propriedades antinociceptivas e tem sido utilizada no cenário perioperatório para analgesia. Em um ensaio clínico investigando pacientes submetidos à artrodese de coluna, os indivíduos foram randomizados para receber uma infusão de clonidina *versus* placebo. Os resultados demonstraram que a clonidina diminuiu os escores de dor e o tempo até a primeira solicitação de injeção de opioide. Em um estudo prospectivo, a eficácia da clonidina perioperatória foi estudada em pacientes submetidos a cirurgias abdominais de grande porte. Demostrou-se que a clonidina intraoperatória reduziu o consumo de opioides sem exacerbar a sedação ou os efeitos colaterais. Com base nesses estudos, a clonidina perioperatória parece ser um agente eficaz incluído em um plano de analgesia multimodal.

Glicocorticoides

A dexametasona é um glicocorticoide comumente usada no perioperatório para a prevenção de náuseas/vômitos pós-operatórios. No entanto, também contém propriedades analgésicas. Os glicocorticoides reduzem a síntese de prostaglandinas inibindo a enzima fosfolipase e a cicloxigenase tipo II. Além disso, eles modulam o sistema inflamatório por meio de mecanismos que envolvem fator de necrose tumoral alfa, interleucina 1 beta e proteína C reativa. A dosagem ideal para a dexametasona permanece indeterminada e pode diferir dependendo da cirurgia. A dose usual é de 0,1 a 0,15 mg/kg.

Sulfato de magnésio

Vários estudos investigaram o uso de sulfato de magnésio intravenoso perioperatório para dor pós-operatória com conclusões mistas. Em uma metanálise, 20 ensaios clínicos controlados e randomizados com 1.257 indivíduos foram analisados e demonstraram que o magnésio melhorou a dor em repouso e em movimento e reduziu o consumo de opioides no pós-operatório, enquanto nenhum estudo relatou toxicidade clínica relacionada ao magnésio. Outra metanálise investigou 22 ensaios que também demonstraram diminuição dos escores de dor e uso de opioides com o uso de magnésio. O magnésio perioperatório parece ser uma adição segura a uma abordagem multimodal poupadora de opioides para analgesia pós-operatória.

Bloqueio de nervos periféricos

Os efeitos analgésicos e poupadores de opioides do bloqueio de nervos periféricos têm sido estudados há muito tempo para cirurgias de extremidades superiores, inferiores e tronculares. O benefício analgésico depende da cirurgia específica e do tipo de bloqueio nervoso realizado. Um dos procedimentos cirúrgicos mais estudados para analgesia pós-operatória inclui as artroplastias totais do joelho. Mais recentemente, os bloqueios do canal adutor têm sido usados para artroplastia total do joelho por sua associação com a melhora da recuperação funcional em curto prazo secundária à diminuição da fraqueza do quadríceps e analgesia semelhante em comparação aos bloqueios do nervo femoral. O bloqueio do canal adutor como parte de uma via analgésica multimodal para pacientes com artroplastia de joelho mostrou estar associado à redução do tempo de internação hospitalar e à diminuição do consumo de opioides.

Embora menos estudados, os bloqueios do plexo braquial têm sido associados a melhores escores de dor, diminuição do consumo de opioides e até diminuição do tempo de permanência após procedimentos como artroplastia do ombro e reparo do manguito rotador. Para cirurgia de mama oncológica e reconstrutiva, os bloqueios de nervos paravertebrais também demonstraram melhorar a analgesia pós-operatória, diminuir o consumo de opioides e diminuir os efeitos colaterais relacionados aos opioides.[11,12]

Em comparação com a analgesia por opioides isolada, os bloqueios nervosos periféricos contínuos (BNPC) demonstraram estar associados a analgesia superior, diminuição do consumo de opioides e diminuição dos efeitos colaterais relacionados aos opioides. Ao comparar bloqueios de nervos periféricos com injeção única aos BNPC, as técnicas contínuas tendem a estar associadas a melhora da analgesia pós-operatória, melhora da satisfação do paciente e diminuição do consumo total de opioides para certas cirurgias. Contudo, ensaios controlados randomizados comparando diretamente as duas técnicas são bastante limitados. As principais limitações do BNPC em relação às técnicas de injeção única incluem tempo de execução do bloqueio, custo, manutenção logística de pacientes com infusões contínuas, infecção e deslocamento do cateter.

Analgesia neuroaxial

A analgesia epidural torácica desempenha um papel importante para pacientes submetidos a procedimentos abdominais ou torácicos abertos. É bem reconhecida como uma escolha analgésica superior aos opioides intravenosos em pacientes submetidos a grandes cirurgias abdominais abertas.

Infiltração da ferida cirúrgica

A ferida cirúrgica e a injeção intra-articular com anestesia local também se mostraram eficazes em alguns estudos para analgesia pós-operatória. Isso foi demonstrado em pacientes submetidas a cesariana, cirurgia de artroplastia do joelho e colecistectomia laparoscópica. No entanto, há relatos de estudos negativos em pacientes submetidos a artroscopia do quadril e cirurgia de artroplastia do joelho.

Novas terapias

Bupivacaína lipossomal[5]

O Exparel (Pacira Pharmaceuticals, Nova Jersey, EUA) é a única formulação lipossomal de anestésico local atualmente disponível. Essa forma de bupivacaína é liberada lentamente de forma contínua por aproximadamente 72 horas à medida que os lipossomas contendo bupivacaína se decompõem gradualmente. Foi inicialmente aprovado pela Food and Drug Administration dos EUA em 2011 para infiltração cirúrgica especificamente para analgesia pós-operatória. Recentemente, recebeu aprovação para uso em bloqueios do plano transverso abdominal e interescalênicos do plexo braquial. A preponderância de evidências dos 13 estudos randomizados e controlados publicados quando este capítulo foi escrito sugere que há pouco ou nenhum benefício em mudar de infiltração intraoperatória com bupivacaína não encapsulada para bupivacaína lipossomal. Em contraste, as primeiras evidências do uso de bupivacaína lipossomal em bloqueios de nervos periféricos parecem promissoras, embora sejam necessárias muito mais pesquisas para documentar e quantificar quaisquer benefícios relacionados à analgesia.

Opioides moduladores da via da proteína G

Existe uma classe de medicamentos – moduladores seletivos da via da proteína μ-G (μ-GPS) – atualmente em desenvolvimento que pode provar ser um avanço significativo em relação aos agonistas dos receptores opioides mu existentes. O primeiro agente dessa classe é a oliceridina. Nosso padrão de opioide, a morfina, juntamente com a maioria dos outros opioides usados clinicamente, medeiam seus efeitos analgésicos primários através do receptor opioide mu. Um ligante opioide liga-se aos receptores opioides e ativa a antinocicepção, bem como os efeitos adversos relacionados aos opioides. A oliceridina é o primeiro de uma nova classe de agonistas opioides tendenciosos que ativam preferencialmente a sinalização da proteína G sobre a beta-arrestina, o que teoricamente melhoraria a analgesia e reduziria o risco de efeitos adversos.

CONSIDERAÇÕES FINAIS

Analgesia multimodal, poupadora de opioides, é ideal para pacientes cirúrgicos. Essa abordagem inclui uma variedade de drogas de diferentes famílias, cada uma com seu mecanismo de ação e perfil de efeitos colaterais únicos. Além disso, a analgesia multimodal deve incluir técnicas de anestesia regional, incluindo abordagens de bloqueio neuroaxial e periférico. Com a crise dos opioides em curso e os custos crescentes da morbidade e mortalidade relacionadas aos opioides, é importante que, para qualquer via multimodal de analgesia, o conceito de economia seja priorizado. Apesar dos avanços em técnicas regionais e multimodais, ainda não temos evidências robustas de que essas práticas reduzam o risco de cronificação da dor pós-operatória de forma rotineira. Mais trabalhos serão necessários para avaliar o real benefício da analgesia multimodal no contexto de risco de cronificação de dor.[11,12]

Tabela 5 Orientação para manejo perioperatório

Pré-operatório	Intraoperatório	Pós-operatório
▪ Parecoxibe, celecoxibe ▪ Pregabina ▪ Duloxetina ▪ Acetominofeno ▪ Anestesia regional	▪ Dexametasona ▪ Acetaminofeno ▪ Opioides ▪ Cetamina ▪ Lidocaína ▪ Dexmedetomidina ▪ Anestesia regional	▪ Otimização da prescrição ▪ Iniciar PCA ▪ Considerar *patch* de lidocaína ▪ Acompanhamento da equipe de dor ▪ Ao iniciar dieta oral, converter analgésicos para via oral sempre que possível

PCA: patient controlled analgesia.
Fonte: Gabriel et al., 2019.[5]

REFERÊNCIAS BIBLIOGRÁFICAS

1. Neil MJE, Bannister J. When acute pain becomes chronic. Anaesthesia. 2015;70:779-83.
2. Gulur P, Nelli A. Persistent postoperative pain: mechanisms and modulators. Curr Opin Anesthesiol. 2019;32:668-73.
3. Lavand'homme P, Pogatzki-Zahn E. Ficha Técnica No. 4. Dor crônica pós-operatória: definição, impacto e prevenção. International Association for the Study of Pain; 2017.
4. Montes A, Roca G, Sabate S, Lao JI, Navarro A, Cantillo J, Canet J; GENDOLCAT Study Group. Genetic and clinical factors associated with chronic postsurgical pain after hernia

repair, hysterectomy and thoractomy: a two-year multicenter cohort study. Anesthesiology. 2015;122:1123-41.
5. Gabriel RA, Swisher MW, Sztain JF, Furnish TJ, Ilfeld BM, Said ET. State of the art opioid-sparing strategies for post-operative pain in adult surgical patients. Expert Opinion Pharmacother. 2019;20(8):949-61.
6. Cavalcante AN, Sprung J, Schroeder DR, Weingarten TN. Multimodal analgesic therapy with gabapentin and its association with postoperative respiratory depression. Anesth Analg. 2017;125:141-6.
7. Zorrilla-Vaca A, Stone A, Caballero-Lozada AF, Paredes S, Grant MC. Perioperative duloxetine for acute postoperative analgesia: a meta-analysis of randomized trials Reg Anesth Pain Med. 2019;44:959-65.
8. Verret M. Perioperative use of gabapentinoids for the management of postoperative acute pain: a systematic review and meta-analysis. Anesthesiology. 2020;133:265-79.
9. Zhu Y, Yao R, Li Y, Wu C, Heng L, Zhou M, et al. Protective effect of celecoxib on early postoperative cognitive dysfunction in geriatric patients. Front Neurol. 2018;9:633.
10. Teerawattananon C, Tantayakom P, Suwanawiboon B, Katchamart W. Risk of perioperative bleeding related to highly selective cyclooxygenase-2 inhibitors: a systematic review and meta-analysis. Semin Arthritis Rheum. 2017;46:520-8.
11. Cata JP, Corrales G, Speer B, Owusu-Agyemang P. Postoperative acute pain challenges in patients with cancer. Best Pract Res Clin Anaesthesiol. 2019;33(3):361e371.
12. Glare P, Aubrey KR, Myles PS. Postoperative pain management and opioids: transition from acute to chronic pain after surgery. Lancet. 2019;393:1537-46.
13. Padma et al. Persistent postoperative pain: mechanisms and modulators Current Opinion in anesthesiology.2019;32: 668-673.

16
Dor oncológica

Carlos Marcelo de Barros
Tainá Melo Vieira Motta Pereira

INTRODUÇÃO

A dor é uma queixa muito prevalente no paciente oncológico, sendo muitas vezes a principal causa de sofrimento e afetando todas as áreas da vida do paciente, como vida social, atividades diárias, *status* emocional e psicológico e convívio familiar. Por isso, é um dos sintomas mais temidos pelos pacientes e seus familiares.[1]

A prevalência geral situa-se entre 33 e 59%, indo para 64 a 74% em pacientes com doença avançada.[2-4] Pesquisas com pacientes com doença avançada mostram que a dor é considerada moderada a severa em 40 a 50% dos casos, sendo severa a excruciante em 25 a 30%. Sugere-se que o alívio satisfatório pode ser atingido em 70 a 90% dos pacientes tratados segundo os melhores *guidelines*,[1] porém ainda existe uma alta taxa de subtratamento nessa população.[3,5] Outro ponto a ser lembrado é que os avanços nos métodos diagnósticos e terapêuticos têm criado uma população cada vez maior de sobreviventes ao câncer. Muitos desses pacientes apresentarão queixas álgicas associadas ao câncer por períodos mais prolongados.[6,7]

AVALIAÇÃO DA DOR ONCOLÓGICA[8]

A avaliação da dor é o primeiro passo para o adequado tratamento da dor. Para isso, uma história clínica detalhada, um exame físico bem-feito e exames complementares bem indicados são fundamentais para a compressão da dor do paciente.

A história clínica é o momento em que a equipe de saúde deve buscar compreender a dor do seu paciente de forma detalhada, bem como entender o impacto da dor em seu sofrimento.[5,7,9] Também é um momento de informar ao paciente as perspectivas do surgimento e/ou evolução da dor ao longo do tratamento, buscando assim educar o paciente e seus familiares sobre seus respectivos papéis no tratamento da dor oncológica.

Essa avaliação é o momento de obter dados demográficos sobre o paciente e sobre a doença oncológica (diagnóstico, *status* da doença, progressão, complicações, tratamentos). Também é importante registrar comorbidades e quadros de dores crônicas preexistentes. A avaliação do estado emocional e do impacto da doença e da dor nas atividades diárias, sociais e familiares ajuda a compreender o sofrimento do paciente. As terapias medicamentosas ou não medicamentosas devem ser registradas, assim como as respostas a essas técnicas.

A avaliação da dor deve incluir seu início, características (pressão, cólicas queimação, entre outras), intensidade, distribuição e alterações de padrão em repouso e movimento. Fatores de melhora ou de piora, assim como resposta a analgésicos ou a outras terapias, também devem ser registrados.

Alguns instrumentos auxiliam na mensuração da intensidade da dor. Diversas escalas parar a avaliação da dor são utilizadas, mas não existe nenhuma validada especificamente para a dor oncológica. Essas escalas podem ser unidimensionais ou multidimensionais.

As escalas unidimensionais validadas mais utilizadas são a Escala Visual Analógica (EVA), a Escala Verbal Numérica (EVN) e a Escala Estimativa Numérica (EEN). Estudos apontam que a EVN é mais confiável que a EVA. O paciente deve ser questionado sobre a dor atual, sobre a pior dor, a dor média e a menor dor nas últimas 24 horas.

A literatura define a dor leve como uma dor de pontuação menor que 4, moderada, de 4 a 6, e intensa, de 7 a 10.

As escalas multidimensionais são mais completas, pois avaliam múltiplas dimensões da queixa de dor, como seu impacto nas funções cognitivas, comportamentais, humor e relações sociais, entre outros. São exemplos desse tipo de escalas o questionário de McGill e o breve inventário da dor (*Brief Pain Inventory*).[10] A dor neuropática especificamente deve ser avaliada por questionários específicos, como o DN4 ou o LANSS.

Após a avaliação adequada, é possível compreender mais detalhadamente sobre a fisiopatologia da dor e definir os passos para seu tratamento. Primeiro, é preciso compreender a etiologia multifatorial da dor oncológica, e essa queixa pode ser associada à própria doença oncológica, a procedimentos diagnósticos ou terapêuticos ou até mesmo a comorbidades do paciente. Alguns pacientes podem inclusive apresentar mais de um componente causador da queixa dolorosa, lembrando que as dores não oncológicas podem também estar presentes nas queixas do paciente.

A dor pode ser aguda ou crônica, muitas vezes sendo associada a outros sintomas psicológicos que pioram ainda mais a qualidade de vida do paciente (depressão, ansiedade, ideação suicida, entre outros).

Fisiopatologicamente, podem-se ter componentes neuropáticos e/ou nociceptivos, sendo na maioria das vezes uma dor mista (Figura 1).[11]

Classificação da dor

1	**Duração**	• Aguda • Crônica
2	**Fisiopatologia**	• Nociceptiva • Neuropática • Mista
3	**Tipo**	• Contínua ou basal • Episódica • Disruptiva (*breakthrough pain*) • Dor no final da dose (*analgesic gaps*)
4	**Intensidade**	• Leve • Moderada • Severa

Figura 1 Classificação da dor.

Fonte: adaptada de Fonseca, 2019.[14]

CAUSAS DE DOR NO CÂNCER

Dor aguda

A dor aguda é definida como a resposta fisiológica a estímulos nocivos de lesão tecidual. Apresenta início súbito e tem duração limitada, e é resolvida quando a doença geradora remite. Ocorre principalmente durante e após procedimentos diagnósticos e terapêuticos, mas também pode ser relacionada a condições como fraturas patológicas ou perfurações viscerais.

O tratamento adequado da dor depende do quadro clínico e da causa subjacente da dor (Figura 2). Podem ser empregados tratamentos clínicos, cirúrgicos ou procedimentos intervencionistas que auxiliem no quadro.

A dor aguda diretamente relacionada ao câncer muitas vezes leva a um tratamento urgente da causa subjacente. As obstruções e perfurações de vísceras são um exemplo dessa situação. As hemorragias tumorais, como a hemorragia do carcinoma hepatocelular, causam uma dor severa e pode ser uma situação de ameaça à vida do paciente, sendo primordial o controle do sangramento, a estabilização hemodinâmica e o alívio da dor. As fraturas patológicas, caracterizadas por início súbito de dor, com ou sem traumas prévios, podem merecer tratamento cirúrgico ou intervencionista (vertebroplatias ou cifoplastias). A trombose venosa profunda é uma complicação comum de doenças oncológicas, e apresenta dor e edema do membro afetado. A síndrome da veia cava superior (edema de face e pescoço, dispneia, dilatação venosa

Dor aguda

Intervenções diagnósticas	Intervenções terapêuticas	Relacionadas ao tratamento	Relacionadas ao tumor
• Cefaleia pós-punção lombar • Biópsias • Coletas de amostras de sangue arterial ou venoso	• Pleurodese/drenos torácicos • *Stents* biliares • Paracentese abdominal • Nefrostomia • Embolização vascular • Quimioterapias • Tratamentos cirúrgicos	• Mucosite oral • Neuropatias • Síndrome mão-pé (eritrodisestesia) • Dor por infusão arterial hepática • Queimação perineal (corticosteroides) • Hiperalgesia opioide • Procedimentos neuroablativos	• Perfuração de vísceras ocas • Obstrução de vísceras • Hemorragia intratumoral • Fraturas patológicas

Figura 2 Dor aguda.
Fonte: adaptada de Fonseca, 2019.[14]

e dor) geralmente é tratada com corticosteroides e radioterapia, envolvendo ou não a terapia endovascular.

A dor aguda mais comum associada ao tratamento oncológico é a mucosite oral, que pode surgir após a quimioterapia (podendo afetar todo o trato gastrintestinal) ou após radioterapia que envolva a região de cabeça e pescoço. Por outro lado, a radioterapia que envolve a região abdominal e pélvica pode levar a enterite (cólicas, vômitos) e proctite (dor, tenesmo, sangramentos).

Outra afecção associada a diversos quimioterápicos são as neuropatias induzidas por quimioterápicos. Essas neuropatias se manifestam mais comumente como polineuropatias e podem evoluir com dor neuropática crônica.

Dor crônica

A dor crônica tradicionalmente foi definida temporalmente, como um quadro de dor que persiste por mais de três meses. Porém, atualmente sabe-se que esse conceito não contempla adequadamente a verdadeira fisiopatologia da cronificação da dor. Assim, caracteriza-se dor crônica como o quadro álgico que pode ser desencadeado por lesão, mas é perpetuado por alterações fisiopatológicas de sensibilização central e periférica, que levam à persistência da dor sem relação com sua causa original, de duração indeterminada, apesar da resolução da lesão inicial. Esse tipo de dor se relaciona mais comumente aos efeitos diretos do tumor ou à terapia antineoplásica (Figura 3).

As dores crônicas nos pacientes oncológicos podem ser relacionadas ao tumor, ao tratamento ou não relacionadas à doença.

Dor crônica

Causas diretas	Causas indiretas	Não relacionada ao câncer
• Síndromes nociceptivas (somáticas ou viscerais) • Síndromes neuropáticas por efeitos diretos do tumor • Dor óssea (metástases) • Compressão medular • Obstrução visceral	• Dor crônica por tratamentos antineoplásicos: ◦ Quimioterapia ◦ Corticosteroides ◦ Terapia hormonal ◦ Radioterapia • Doença do enxerto contra o hospedeiro • Dor crônica pós-operatória	• Dores crônicas prévias ao diagnóstico: ◦ Enxaqueca ◦ Neuropatia diabética ◦ Dor miofascial ◦ Lombalgia ◦ Fibromialgia ◦ Atropatias

Figura 3 Dor crônica.
Fonte: adaptada de Fonseca, 2019.[14]

As dores crônicas relacionadas à doença podem ser nociceptivas ou neuropáticas.[12] O envolvimento tumoral de ossos, articulações, musculatura ou tecido conectivo pode levar a quadros crônicos de dor somática. A obstrução visceral ou o comprometimento de algumas estruturas viscerais sensíveis (cápsula hepática, pleura) podem levar às dores viscerais. A invasão direta de estruturas do sistema somatossensitivo (medula espinhal, raízes nervosas, plexos ou nervos periféricos) pode levar a quadros de dores neuropáticas.

As metástases ósseas são as causas mais prevalentes de dores crônicas nos pacientes oncológicos, apesar de existirem pacientes com comprometimento ósseo indolor. O local mais comum dessas lesões são as vértebras. A dor pode ser um resultado da invasão direta do osso afetado, de fraturas patológicas ou de lesões a estruturas adjacentes, levando a uma dor de características inflamatórias e neuropáticas. A radioterapia é utilizada no tratamento dessas lesões, proporcionando melhora da dor em 80 a 90% dos pacientes.

Outras causas de dores crônicas nos pacientes oncológicos, e que se refletem diretamente na população dos sobreviventes ao câncer, são as dores relacionadas ao tratamento. A neuropatia induzida por quimioterápicos, as complicações ósseas associadas aos glicocorticoides, as síndromes dolorosas associadas à radioterapia e as dores crônicas pós-operatórias fazem parte desse grupo de complicações dos tratamentos antineoplásicos.

FISIOPATOLOGIA DA DOR NO CÂNCER

Dor neuropática[13]

Segundo a definição atualizada da International Association for the Study of Pain (IASP), a dor neuropática é classificada como dor causada por lesão ou doença do sistema nervoso somatossensorial (Figura 4). Esse acometimento pode ocorrer em nível periférico ou central, e a região dolorosa pode não se situar no local afetado, mas sim se relacionar à estrutura comprometida.[14,15]

O diagnóstico da dor neuropática é baseado nos critérios propostos pela IASP, dividindo-se em dor nociceptiva e dor disruptiva ou *breakthrough pain*.

Dor nociceptiva

A dor nociceptiva é explicada por um dano tecidual que causa uma lesão que justifica o quadro doloroso (Figura 5). Esse processo leva ao estímulo dos nociceptores que desencadeiam o estímulo doloroso, podendo ocorrer em nível somático ou visceral.

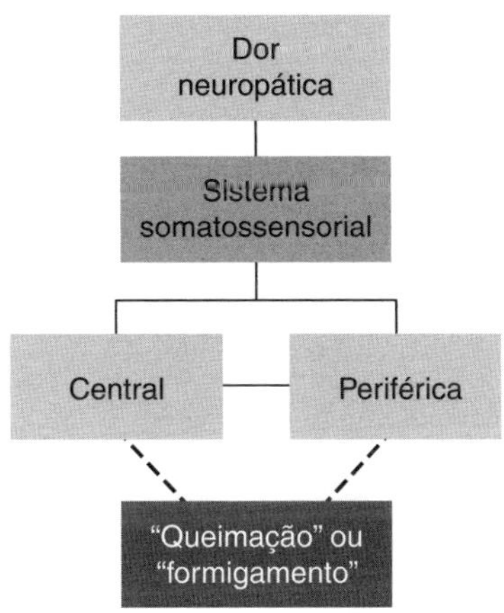

Critério 1	Dor com distribuição neuroanatômica plausível
Critério 2	História sugestiva de lesão ou doença
Critério 3	Sinais sensitivos no território inervado pelo nervo lesado
Critério 4	Confirmação da lesão por exame diagnóstico

DN provável: critérios 1, 2 e 3 ou critérios 1, 2 e 4	DN definida: critérios 1, 2, 3 e 4

Figura 4 Critérios para definição de dor neuropática segundo a IASP.

DN: Dor Neuropática; IASP: International Association for the Study of Pain.
Fonte: International Association for the Study of Pain – https://www.iasp.org.br/.

As dores somáticas são associadas a lesões na pele, musculatura, ossos, tendões, ligamentos e articulações. São relatadas pelo paciente como dores cortantes, perfurantes e/ou latejantes, e geralmente são bem localizadas. Essas dores são mediadas pelos nervos espinhais dorsais. Pela sua natureza, respondem bem aos anti-inflamatórios e opioides.

As dores viscerais, como o próprio nome deixa claro, se originam de lesões nos órgãos internos. São difusas e mal localizadas, profundas, em apertos ou cólicas. São mediadas pelo sistema nervoso autônomo e por isso respondem bem aos procedimentos intervencionistas voltados para esse sistema. Porém, não respondem tão bem ao uso de anti-inflamatórios e opioides.

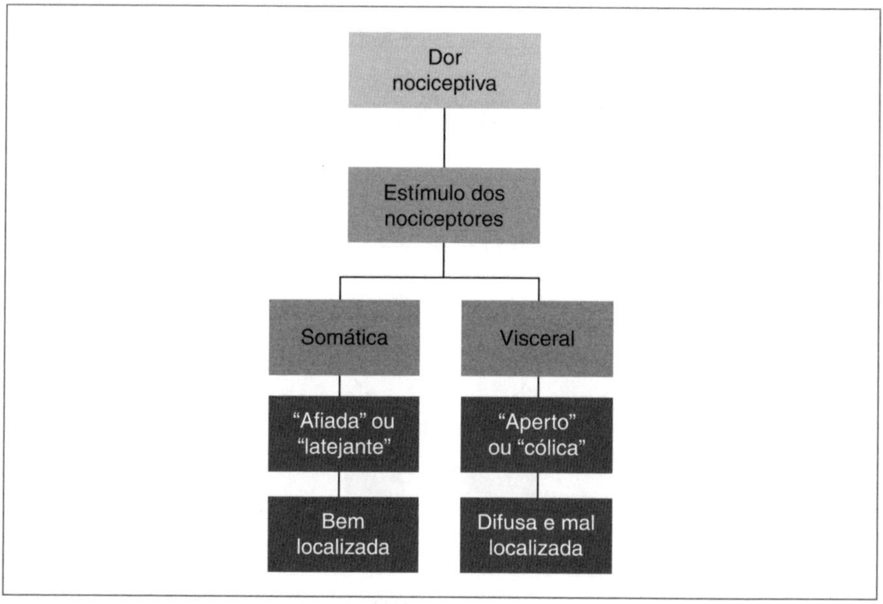

Figura 5 Critérios para definição de dor nociceptiva.

Fonte: International Association for the Study of Pain – https://www.iasp.org.br/.

Breakthrough pain

A dor oncológica pode ocorrer de forma contínua ou intermitente, mas, como característica peculiar, pode apresentar momentos de acentuação intensa, chamados de dor disruptiva ou *breakthrough pain*.

Essa dor é caracterizada como um quadro de exacerbação moderada a severa em pacientes com dor previamente controlada,[16] porém ainda não existe um consenso acerca dos critérios diagnósticos desse quadro de dor. Por isso apresenta uma incidência variável entre os estudos,[17] apresentando uma prevalência de 40 a 80%.

Essas exacerbações podem ser causadas por ações cotidianas (incidentais), como tosse, evacuação ou micção, ou sem qualquer fator precipitante associado (espontâneas). É importante diferenciar o quadro de dor disruptiva dos quadros de falha na analgesia e da dor relacionada ao final da dose (*analgesic gaps*), que é a dor que surge antes da próxima dose programada do opioide, sugerindo que os intervalos entre as doses fixas da medicação devem ser revistos.

A dor disruptiva geralmente tem duração curta, e por isso os opioides de ação rápida devem ser utilizados para o tratamento desse quadro. O fentanil (bucal, sublingual, transmucoso, intranasal ou gengival) é a droga mais indicada para esse quadro, por sua lipossolubilidade e potente ação analgésica. Porém, essa apresentação ainda não está disponível em muitos países. O uso da morfina oral é um dos pilares do tratamento, apesar de essa droga apresentar um pico de analgesia relativamente demorado (60 a 90 minutos).

As medidas não farmacológicas e o tratamento das causas geradoras de gatilhos de dor também devem ser realizados.

TRATAMENTO – ESCADA ANALGÉSICA[18 21]

A criação da escada analgésica pela Organização Mundial da Saúde (OMS) em 1986 foi um grande passo no tratamento adequado da dor (Figura 6).[22] Seu uso correto pode levar ao controle da dor em até 70 a 80% dos casos.[5,7,9] Na América Latina, a escada analgésica foi fundamental para justificar para os governantes o papel essencial dos opioides no tratamento da dor, além de abrir os olhos dos profissionais para o uso dessas medicações.

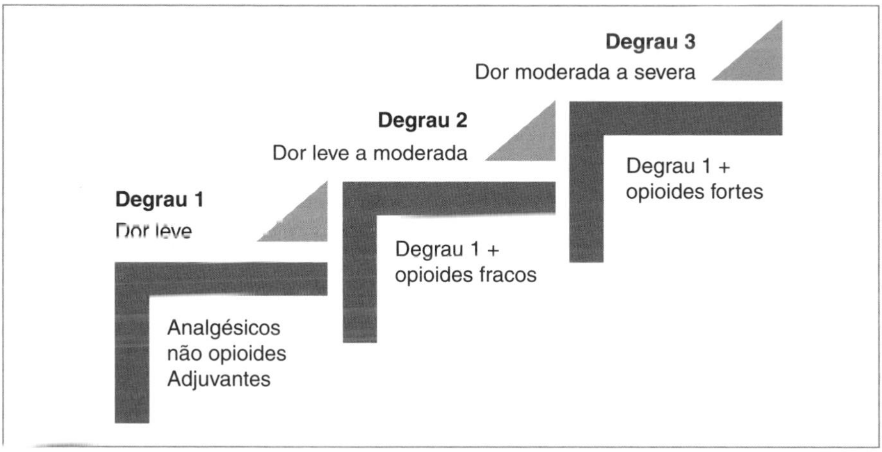

Figura 6 Escada analgésica.

Fonte: Ricardo et al., 2022.[25]

Ao longo dos anos, essa estratégia tem sido utilizada e revisada. Em 1996, a OMS publicou a segunda edição desse protocolo, e fez algumas recomendações sobre o uso correto das medicações indicadas na escada analgésica (Figura 7). É importante lembrar que a escada analgésica deve ser considerada uma referência, mas não um protocolo de condutas.[19,21-26]

A via oral é a mais indicada para a analgesia, sendo evitada em casos específicos (obstrução intestinal, vômitos, disfagia) ou em dores intensas que exigem um ajuste rápido das doses analgésicas.[27] A dor severa não controlada é uma emergência médica e deve ser abordada prontamente.

O tratamento medicamentoso é baseado na administração de doses regulares das medicações analgésicas, com o objetivo de tratar a dor e evitar a piora e/ou surgimento de novo quadro de dor. As doses de resgate devem sempre ser prescritas com medicações de ação rápida e essas doses devem ser computadas para orientar ajustes úteis nas doses regulares. As doses regulares devem ser ajustadas até que seja obtida uma analgesia satisfatória e constante.

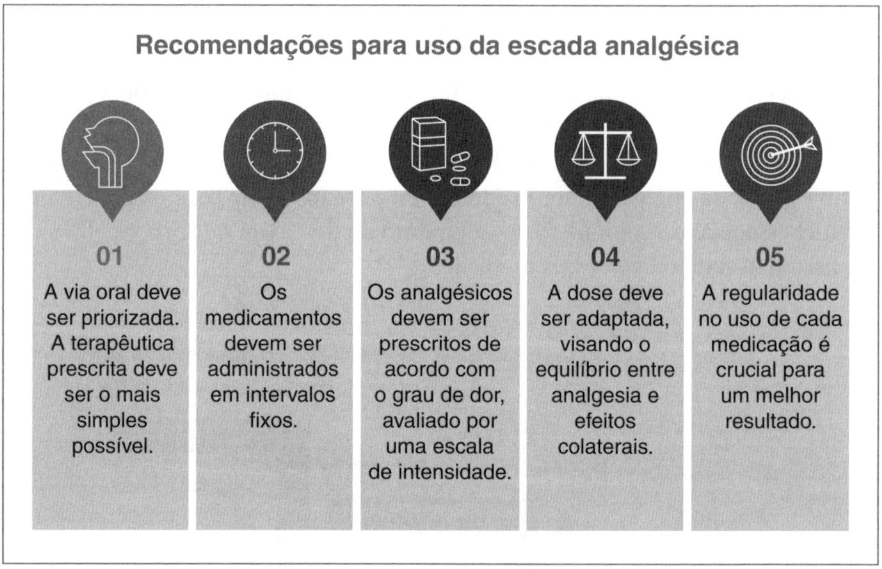

Figura 7 Recomendações para uso da escada analgésica.
Fonte: Ricardo et al., 2022.[25]

Muitas alterações na escada analgésica têm sido sugeridas nos últimos anos e novos modelos têm sido propostos, em razão de questionamentos se esse modelo ainda é o melhor para os pacientes.[19,28,29] Ainda não há validação para esses modelos que incluem alterações importantes no tratamento da dor oncológica. Uma alteração defendida por muitos autores é a eliminação do uso dos opioides fracos e a indicação de opioides fortes em baixas doses como segundo degrau.[30,31] Estudos demostram que o tratamento com o uso de opioides fracos tem uma duração limitada por seu efeito teto e pela ineficácia em atingir uma analgesia adequada. Em contrapartida, não existem evidências de que o uso de opioides fortes em baixas doses cause aumento nos efeitos adversos (Figura 8).

Outra modificação é a indicação de terapias intervencionistas da dor. A medicina intervencionista vem se mostrando cada vez mais importante no contexto da dor oncológica, visto que muitos pacientes não apresentam alívio satisfatório com o tratamento da doença oncológica apenas com o procedimento clínico, mesmo que esse recurso terapêutico esteja otimizado. A indicação precoce de procedimentos intervencionistas da dor em pacientes com tumores de evolução sabidamente dolorosa tem mostrado aumento de sobrevida e de qualidade de vida.[11,32]

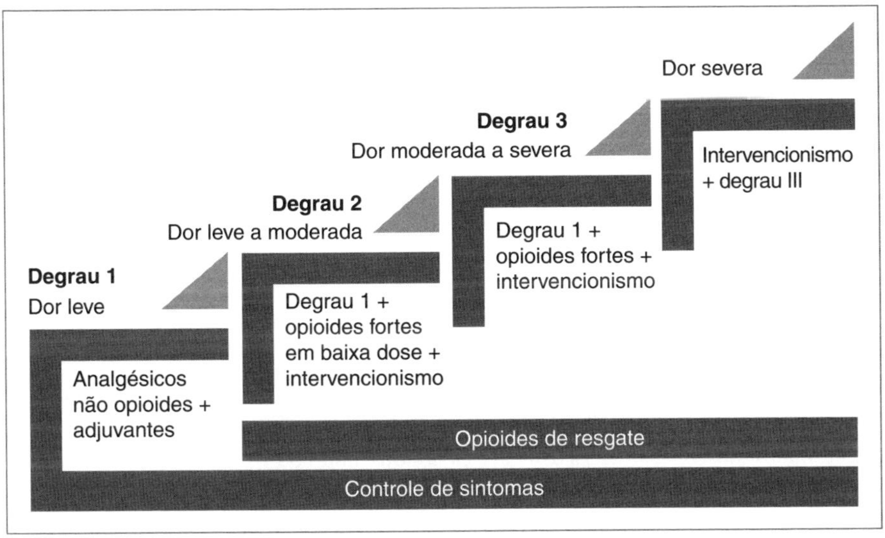

Figura 8 Escada analgésica
Fonte: Ricardo et al., 2022.[25]

TRATAMENTO FARMACOLÓGICO DA DOR ONCOLÓGICA

Degrau I – Tratamento da dor leve

O tratamento inicial dos quadros dolorosos se dá com uso de analgésicos não opioides, adjuvantes e anti-inflamatórios não esteroides (AINE). Seu uso apresenta evidências limitadas em alguns pacientes com dores moderadas/severas, exceto AINE para dor óssea (Figura 9).

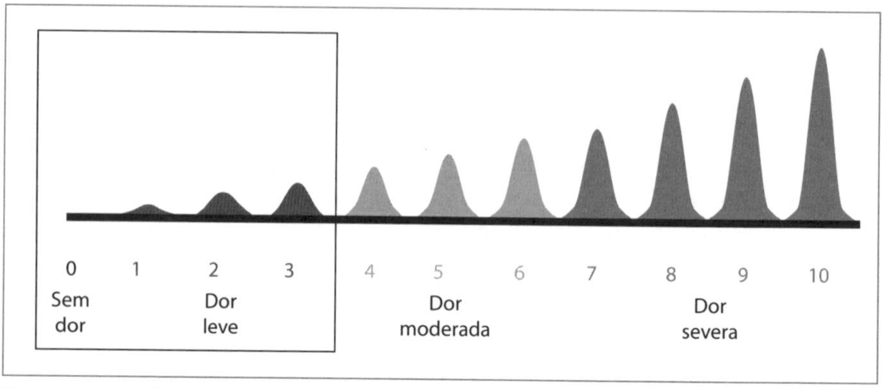

Figura 9 Escala de dor: dor leve.
Fonte: adaptada de Fonseca, 2019.[14]

Analgésicos não opioides

O acetaminofeno possui um mecanismo de ação ainda não completamente compreendido. O principal efeito adverso dessa medicação é a hepatotoxicidade. Pode ser utilizado em doses máximas de 4 g/dia em pacientes com função hepática normal, mas, em pacientes com uso crônico, é prudente considerar um ajuste da dose para 3 g/dia (Tabela 1). Em razão do risco de hepatotoxicidade, essa medicação deve ser usada com cautela ou não utilizada em combinação com opioides para prevenir o excesso da dose de acetaminofeno.

Tabela 1 Doses recomendadas de analgésicos não opioides

Medicamento	Dose usual de analgésico (oral)	Dose máxima por dia (mg)
Acetaminofeno (paracetamol, APAP)	325 a 650 mg a cada 4 ou 6 horas ou 1.000 mg a cada 6 horas até 3×/dia	3.000
Dipirona	500 mg a cada 4 ou 6 horas ou 2.000 mg a cada 6 horas até 4×/dia	4.000
Viminol	70 mg 3×/dia	560 (8 cápsulas)

A dipirona ou metamizol é considerada um AINE atípico, pois sua ação antinociceptiva é independente da inibição da COX. Além de sua ação na via da COX, atua em outras vias da dor. Sua ação se relaciona com a dose prescrita: a dose antipirética é de 10 mg/kg e a dose analgésica é de 30 mg/kg, não devendo ultrapassar 8 g/dia no adulto.

O viminol é um analgésico de ação central, seguro, sem efeitos cardiorrespiratórios, de menor potencial de sonolência e dependência. É seguro para uso prolongado.

Adjuvantes

Os adjuvantes, também chamados de coanalgésicos, são medicações classicamente indicadas para outros tipos de tratamento, mas que apresentam ações analgésicas importantes em dores específicas.[14] São medicações utilizadas para complementar a ação dos analgésicos comuns e opioides no tratamento da dor oncológica.

Os antidepressivos e anticonvulsivantes são a primeira linha no tratamento da dor neuropática relacionada ao câncer.[33] O uso dessas medicações na população oncológica é baseado em *guidelines* desenvolvidos para dor não oncológica. Os mais recomendados são os gabapentinoides (gabapentina e pregabalina) e os antidepressivos tricíclicos e inibidores da recaptação da serotonina e norepinefrina (duloxetina).

Os corticosteroides apresentam efeito anti-inflamatório e atuam na redução do edema,[34] e são especialmente úteis em quadros como síndromes de compressão medular, síndrome da veia cava superior, cefaleia associada à hipertensão intracraniana, linfedema e dor associada a metástases ósseas.[1]

Para as dores ósseas, a radioterapia externa pode ser útil para as dores localizadas, sendo os bifosfonados úteis nas dores ósseas difusas.[35] Os bifosfonados são medicações que possuem atividade inibitória da reabsorção óssea e possível efeito anti-inflamatório.

Os relaxantes musculares podem ter benefício nas dores originadas de estímulos dos tecidos moles. O mais indicado para pacientes oncológicos é o baclofeno, relaxante de ação central e ação antiespasmódica, com ação multifatorial e nas dores de origem neuropática. Sua principal utilização atualmente se dá nas dores mistas.[36]

A lidocaína tópica também apresenta grande benefício nas neuropatias localizadas, como na dor pós-mastectomia.[14] A lidocaína venosa[37] e a cetamina devem ser consideradas nos casos de dores refratárias de origem neuropática.

O uso dos canabinoides na dor oncológica ainda é controverso, ainda sendo indicados apenas para dores refratárias sem resposta ao uso de outras medicações. Faltam boas evidências científicas sobre o uso dessas medicações em pacientes oncológicos, porém existem alguns resultados positivos em pacientes com dores oncológicas neuropáticas.[1,35] Quando associados a baixas doses de agonistas mu opioides, parecem potencializar a ação desses (Figuras 12-14).[34]

Anti-inflamatórios não esteroides

Os anti-inflamatórios não esteroides (AINE) devem ser utilizados com cautela em pacientes oncológicos, especialmente no caso de uso crônico. Muitos desses pacientes apresentam riscos aumentados de toxicidade renal, gastrintestinal ou cardíaca, bem como de sangramentos ou trombocitopenia, e esses riscos podem ser aumentados pelo uso concomitante dos AINE.

O uso dessas medicações deve ser feito na menor duração e nas menores doses possíveis, até que uma estratégia mais segura de tratamento da dor seja iniciada (Tabela 2).

Analgésicos não opioides e AINE disponíveis por via oral podem ser administrados na dosagem usual para adultos com dor ou inflamação (Figuras 12-14).

Tabela 2 Doses recomendadas de anti-inflamatórios não esteroides

Medicamento	Dose inicial	Dose usual	Dose máxima
Salicilato (acetilado)			
Ácido acetilsalicílico	2.600 mg	325 a 650 mg a cada 4 a 6 horas	4.000 mg
Salicilatos (não acetilados)			
Ácidos propiônicos (ácido fenil-propiônico)			
Naproxeno	500 mg (base de naproxeno) 550 mg (naproxeno sódico)	250 a 500 mg a cada 12 horas (base de naproxeno) 275 a 550 mg a cada 12 horas (naproxeno sódico)	1.250 mg (aguda), 1.000 mg (crônica) (base de naproxeno) 1.375 mg (aguda), 1.100 mg (crônica) (naproxeno sódico)
Ibuprofeno*	1.600 mg	400 mg a cada 4 a 6 horas	3.200 mg (aguda), 2.400 mg (crônica)
Cetoprofeno	100 mg	50 mg a cada 6 horas ou 75 mg a cada 8 horas	300 mg
Ácidos acéticos (ácido pirano-indolacético)			
Diclofenaco	75 ou 100 mg (comprimidos convencionais)	50 mg a cada 8 horas	150 mg
Indometacina	75 mg	Liberação imediata: 25 a 50 mg a cada 8 a 12 horas	150 mg
Oxicams (ácidos enólicos)			
Meloxicam	735 mg (comprimidos convencionais)	7,5 a 15 mg 1×/dia	15 mg
Piroxicam	10 mg	10 a 20 mg 1×/dia	20 mg
Fenamatos (ácidos antranílicos)			
Ácido mefenâmico	500 mg	250 mg a cada 6 horas	1.000 mg
Não ácido (naftilalcanona)			
Inibidores seletivos de COX-2			
Celecoxibe	400 mg	200 mg por dia ou 100 mg a cada 12 horas	400 mg
Etoricoxibe	Nenhum	30 a 60 mg 1×/dia	60 mg (dor crônica e inflamação) 120 mg (dor aguda por até 8 dias)

Degrau II – Tratamento da dor moderada

Segundo a escada analgésica, em pacientes virgens de opioides, devem ser utilizados opioides fracos. Uma opção defendida atualmente por algumas organizações é o uso de opioides fortes em baixa dose,[30] ou até mesmo a indicação de procedimentos intervencionistas, principalmente para pacientes com alta chance de piora da dor (Figura 10).

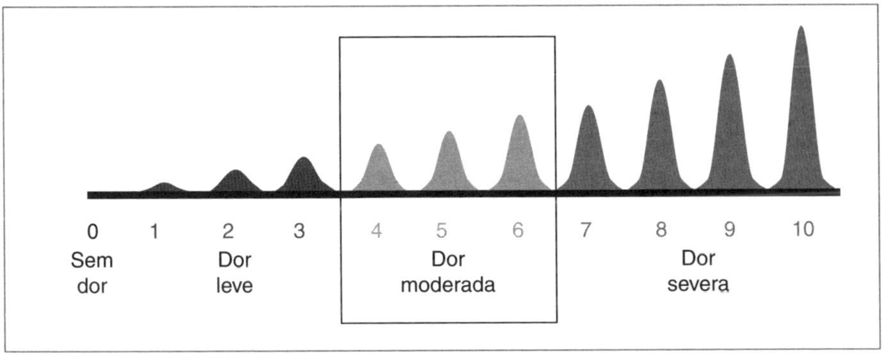

Figura 10 Escala de dor moderada.
Fonte: adaptada de Fonseca, 2019.[14]

A codeína se liga aos receptores mu e é metabolizada principalmente por glucuronidação em morfina. Deve-se ter atenção ao seu uso, pois seu efeito analgésico possui ampla relação com seu metabolismo via citocromo P450 2D6 (CYP2D6). Assim, a atividade dessa enzima, que varia entre diferentes grupos étnicos, altera seu efeito, podendo ser ineficaz em alguns pacientes e causar *overdose* em outros.[27]

O tramadol tem ação central e é uma droga de ação dual, pois, além de ser um agonista fraco dos receptores opioides, também atua inibindo a recaptação de serotonina e noradrenalina. Por isso, é uma medicação utilizada para quadros de dores nociceptivas e neuropáticas. Pode apresentar efeitos colaterais importantes, como constipação, tontura, náuseas e vômitos, além do risco de crises convulsivas, principalmente em idosos, pelo aumento dos níveis serotoninérgicos.[27]

Degrau III – Tratamento da dor severa

Os opioides fortes são a base do tratamento farmacológico da dor oncológica moderada a severa. Várias medicações compõem essa classe de drogas, mas a morfina geralmente é primeira escolha. Além de seu poder analgésico, a morfina também mostra efetividade em aliviar sintomas de dispneia. Porém, vale ressaltar que não existe diferença entre morfina, oxicodona e hidromorfona (Figura 11).

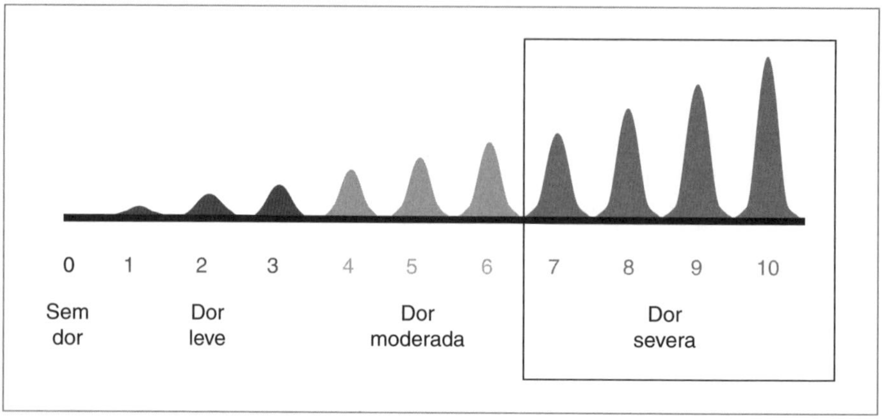

Figura 11 Escala de dor severa.
Fonte: adaptada de Fonseca, 2019.[14]

Dentre as opções de opioides fortes disponíveis comercialmente no Brasil, encontram-se morfina, metadona, oxicodona, fentanil e buprenorfina (Tabela 3). A prescrição de doses de resgate preferencialmente com opioides de ação rápida torna o tratamento mais seguro e racional.

A morfina é o protótipo de droga utilizado no tratamento da dor severa. Sua biodisponibilidade oral é baixa, 20 a 30%,[14] e seu pico plasmático ocorre entre 30 e 90 minutos. Está disponível nas formulações de liberação imediata ou cronogramada. Geralmente, para uso dessa medicação de rotina, a prescrição deve ser feita de acordo com a meia-vida da medicação, para se obter um estado de equilíbrio:[38] com morfina de liberação imediata, essa prescrição acontece a cada 4 horas, com doses de resgate prescritas conforme a necessidade. Após a dose total diária ser estabelecida, pode ser feita a conversão para a morfina de liberação cronogramada. A principal via de metabolização é hepática, com a formação da morfina-3-glicuronídeo (M3G) e morfina-6-glicuronídeo (M6G), sendo essa a principal responsável pelo seu efeito analgésico. A M3G é mais relacionada a efeitos adversos.[39,40] Pacientes hepatopatas e nefropatas devem ter doses ajustadas.[41]

A metadona é um opioide sintético que, além de atuar no receptor mu, também é um antagonista NMDA e bloqueia a receptação de serotonina e norepinefrina. Também atua na plasticidade neuronal e no desenvolvimento da memória e dor. Por isso, o antagonismo NMDA pode tratar a dor. Tais características a tornam uma ótima alternativa no tratamento de dores crônicas mistas de difícil controle.[42] Por ser uma medicação de baixo custo, é uma opção atrativa. Porém, seu manejo requer cuidado e acompanhamento constantes pelos riscos associados.

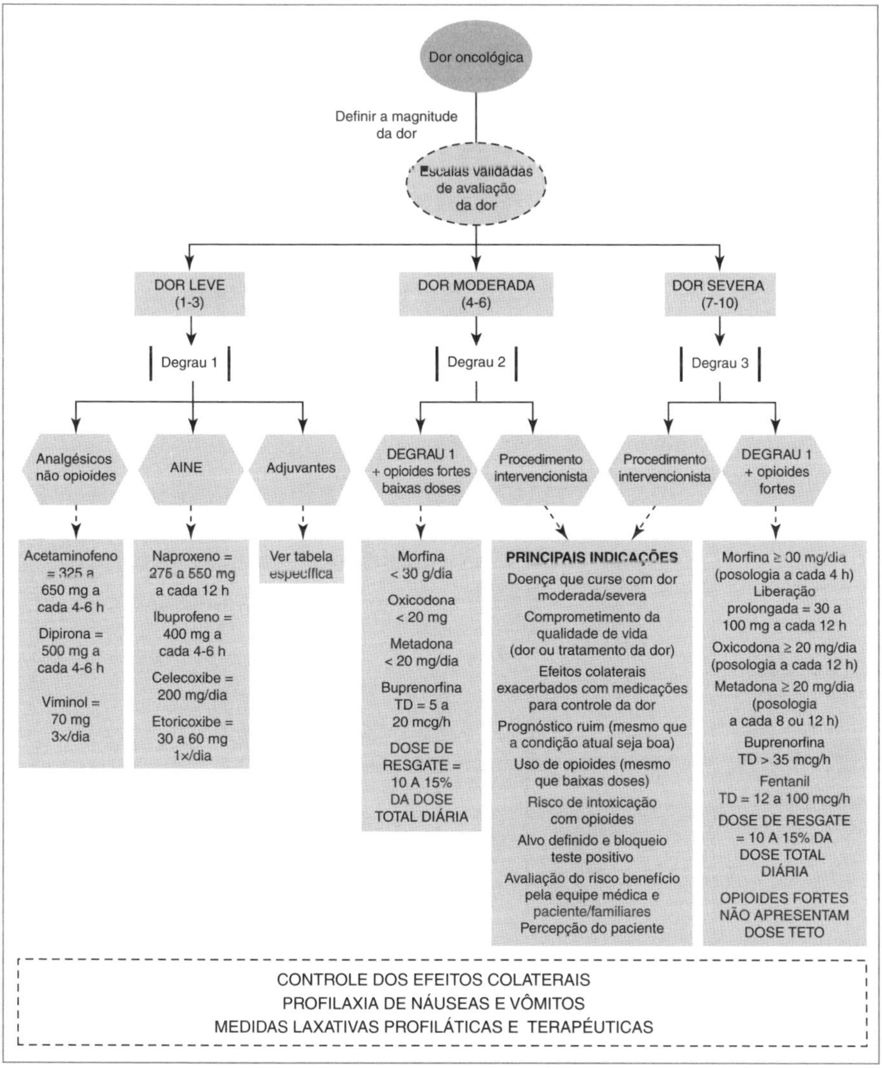

Condição clínica	Melhores opções	Evitar
Constipação intestinal	Fentanil TD ou metadona	
Comprometimento renal	Fentanil TD, buprenorfina TD ou metadona	Morfina, codeína ou meperidina
Dor neuropática	Oxicodona ou metadona	
Paciente sem uso prévio de opioide	Morfina (baixa dose), hidromorfona e oxicodona	Fentanil TD
Risco de depressão respiratória	Buprenorfina TD	

Figura 12 Esquema de tratamento da dor oncológica.

TD: Transdérmico.

Fonte: adaptada de Fonseca, 2019.[14]

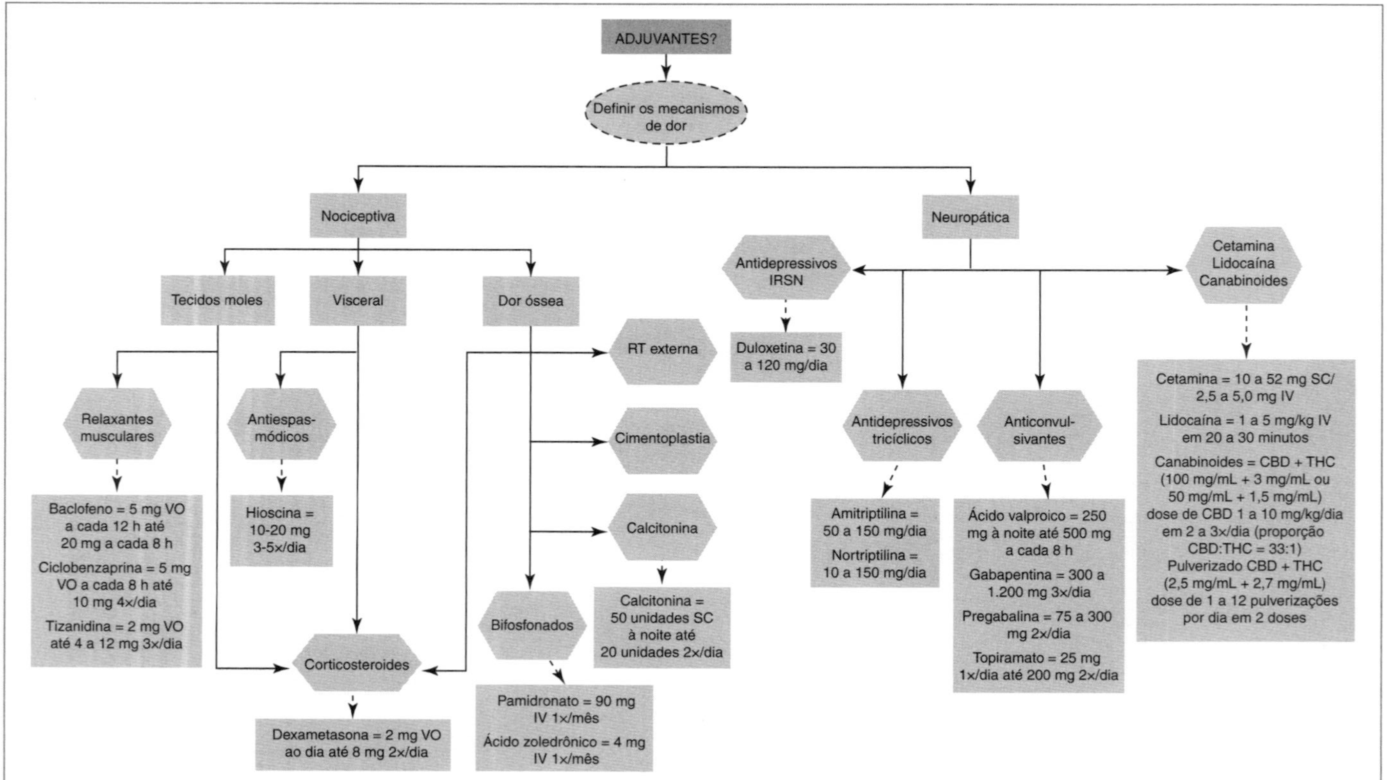

Figura 13 Esquema – uso de adjuvantes na dor oncológica.

VO: via oral, IV: intravenoso, SC: subcutâneo RT, IRSN: inibidores de recaptação de serotonina, CBD+THC: Canabidiol+ delta-9-tetrahodrocanabinol.
Fonte: Fine, 2009.[49]; Chatham et al., 2013.[50]

Apresenta grande biodisponibilidade oral, mas também pode ser administrada por outras vias (epidural, intravenosa, sublingual, nasal e retal).

Sua peculiaridade é uma meia-vida longa e imprevisível, que pode variar de 8,5 a 120 horas,[14] dependendo do paciente. Essa característica aumenta o risco de *overdose* involuntária, pois lhe confere o comportamento de acúmulo. Pode ser necessário reduzir a dose da medicação alguns dias após o início do tratamento.

Além disso, por ser de metabolização hepática, pode apresentar interação com outras medicações, como inibidores da recaptação de serotonina e cetoconazol, aumentando o risco de efeitos adversos. Pode causar aumento do intervalo QT ou *torsades de pointes* (distúrbio de repolarização do miocárdio),[42] sendo importante a avaliação eletrocardiografia dos pacientes candidatos ao uso dessa medicação.

A oxicodona é um opioide semissintético, tem ação mu e kappa, com o dobro da potência analgésica da morfina.[43] Ela apresenta um melhor controle das dores viscerais. No Brasil, essa medicação é encontrada ainda na formulação de liberação controlada, sendo administrada a cada 12 horas.

Para pacientes considerados tolerantes a opioides (pacientes em uso crônico de opioides nas doses mínimas de 60 mg/dia de morfina, 30 mg/dia de oxicodona ou outro opioide em dose equianalgésica), esses tratamentos devem ser mantidos com um opioide de liberação prolongada, com adição de uma medicação de liberação imediata para caso de exacerbação da dor.

A via não parenteral deve ser a primeira opção, especialmente pela autonomia do paciente e/ou familiares em administrar as medicações por essa via.

A via transdérmica (TD) é uma boa opção em pacientes em razão da comodidade terapêutica e estabilidade dos níveis sanguíneos da medicação. Essa via elimina o metabolismo de primeira passagem, aumenta a biodisponibilidade e reduz as doses necessárias de medicação e os efeitos colaterais.[44]

Atualmente encontram-se disponíveis no mercado o fentanil e a buprenorfina transdérmicos. O fentanil é mais potente que a morfina, e os *patches* transdérmicos estão disponíveis em diversas doses, devendo ser trocados a cada 72 horas, podendo ser necessárias até 24 horas para a estabilização dos níveis plasmáticos. Sua ação se mantém até 18 horas após a retirada do adesivo.[14] Uma recomendação da Food and Drug Administration (FDA) é que o fentanil TD seja indicado apenas para dor persistente, moderada a severa em pacientes tolerantes a opioides, com uma dose total diária equivalente a pelo menos 25 mcg/h de fentanil. O uso dessa medicação em pacientes sem tolerância pode se associar à depressão respiratória. A buprenorfina é encontrada em diversas dosagens, podendo ser trocadas a cada 4 ou 7 dias, a depender da formulação prescrita. A redução da dose não é necessária em pacientes com alterações renais e em hepatopatas, pois, apesar do aumento do tempo de meia-vida, existe pouca influência clínica.[14] O risco de depressão respiratória é reduzido em comparação à morfina e ao fentanil, apresentando dose teto para esse efeito colateral.[45,46]

Porém, em casos de crises álgicas que necessitem de alívio imediato, a administração intravenosa deve ser realizada para controle do quadro.[47] Outra indicação importante do uso parenteral dos opioides são os pacientes com queixas recorrentes de náuseas e vômitos, ou aqueles sem condições de dieta oral.

Em pacientes hepatopatas, a meia-vida da morfina pode aumentar, e a dose deve ser administrada em maiores intervalos, de 3 a 4 vezes ao dia.

Em pacientes com alterações renais, são recomendadas doses menores em intervalos aumentados. Esses pacientes apresentam riscos com o uso de morfina e oxicodona, pois os metabólitos dessas drogas podem se acumular nos quadros de insuficiência renal e causar toxicidade. A buprenorfina e o fentanil são as drogas mais seguras para pacientes com doença renal crônica estágio 4 ou 5.[27]

Tabela 3 Classificação de opioides para tratamento da dor

Classe	Droga	Dose	Notas sobre terapia
Agonistas puros	Codeína	Comprimido = 15 a 60 mg a cada 4 a 6 horas Dose máxima = 360 mg/dia	Base da terapia para dor oncológica moderada a grave Nenhum efeito de teto clinicamente relevante para analgesia; conforme a dose é aumentada, os efeitos analgésicos aumentam até que a analgesia seja alcançada ou surjam efeitos colaterais limitantes da dose A meperidina e o propoxifeno não são preferidos devido aos efeitos potenciais dos metabólitos tóxicos A metadona deve ser usada com cautela; apenas os médicos que estão bem-informados sobre os riscos apresentados pela meia-vida longa e variável, potência imprevisível e potencial para prolongamento do QTc devem usar este medicamento sem orientação
	Morfina	Dose inicial: até 60 mg/dia Não apresenta dose teto Apresentação: liberação rápida: posologia a cada 4 ou 6 h Liberação prolongada: posologia a cada 12 h	
	Fentanil	Transdérmico = 12 a 100 mcg/h e trocar a cada 72 h	
	Oxicodona	Liberação prolongada = 10 a 80 mg a cada 12 h	
	Metadona	Posologia inicial: 10 mg/dia Não apresenta dose teto Aumento gradual da posologia	

continua

Tabela 3 Classificação de opioides para tratamento da dor (*Continuação*)

Classe	Droga	Dose	Notas sobre terapia
Agonistas-antagonistas mistos	Buprenorfina	Transdérmico = 5 a 20 mcg/h e trocar a cada 7 dias Transdérmico = 20 a 40 mcg/h e trocar a cada 4 dias	Os agonistas-antagonistas incluem agonistas do receptor um com eficácia intrínseca mais baixa (agonistas parciais) e drogas que têm efeitos agonistas em um receptor opioide e efeitos antagonistas em outro (agonistas-antagonistas mistos) A maioria foi desenvolvida para ser menos atraente para indivíduos com a doença da adicção; esta característica não racionaliza o uso difundido para dor oncológica Todos têm o potencial de induzir abstinência aguda em pacientes com dependência física de opioides agonistas A maioria dos agonistas-antagonistas mistos tem um efeito teto para analgesia. No entanto, a buprenorfina não tem efeito teto. Ela está disponível como um adesivo transdérmico e em uma formulação bucal e pode ser útil em pacientes com câncer relativamente virgens de opioides. Alguns agonistas-antagonistas mistos (pentazocina e butorfanol) apresentam alto risco de efeitos colaterais psicotomiméticos
	Nalbufina	Subcutânea, intramuscular ou intravenosos = 10 mg até 3 a 6 horas Dose máxima = 160 mg	
Medicamentos de mecanismo misto	Tramadol	Comprimido = 50 a 100 mg a cada 4 a 6 h Dose teto = 400 mg/dia Liberação prolongada = 50 a 200 mg 2×/dia	Analgésicos de ação central que têm ações agonistas no receptor mu e bloqueiam a recaptação de monoaminas

Fonte: Pergolizzi et al., 2015.[33]

Os efeitos colaterais associados ao uso dessa classe de medicações incluem alterações intestinais (especialmente a constipação intestinal), náuseas, vômitos, prurido, confusão mental, alucinações, mioclonias, depressão respiratória e hiperalgesia induzida por opioide.[47,48] Vale lembrar que não existe dose máxima para os opioides: o que define a dose máxima prescrita para um paciente é o equilíbrio entre a analgesia e os efeitos colaterais.

O uso de laxativos deve ser feito de maneira profilática e terapêutica nos pacientes com constipação intestinal associada aos opioides, evitando laxativos formadores de massa fecal.[27] Os pacientes não desenvolvem tolerância à constipação e, por isso, essas medicações devem ser mantidas ao longo do tratamento.

Para o controle de náuseas e vômitos, é recomendado o uso de metoclopramida e antidopaminérgicos. A naloxona, antagonista opioide, deve ser usada no tratamento de quadros graves de depressão respiratória.

A troca da medicação (rotação de opioides) deve ser avaliada no caso da perda de analgesia adequada ou na presença de efeitos colaterais severos (Figura 14).

TRATAMENTO DA DOR NEUROPÁTICA

Quadro 1 Principais medicações usadas no tratamento da dor neuropática

Anticonvulsivantes

- Ácido valproico = 250 mg 3×/dia, tomar no período noturno
- Gabapentina = 300 a 1.200 mg 3×/dia
- Pregabalina = 75 a 300 mg 2×/dia
- Topiramato = 25 mg 1×/dia até 200 mg 2×/dia

Antidepressivos

- Amitriptilina = 50 a 150 mg por dia
- Nortiptilina = 10 a 150 mg à noite
- Duloxetina = 30 a 120 mg por dia

Cetamina

- Subcutânea:
  - Dose = 10 a 25 mg (relatos de uso em doses menores de 2,5 a 5,0 mg) – aumento gradual de 25 a 30% em alíquotas
  - Infusão contínua (diluir em solução salina 0,9%) = 1,0 a 2,5 mg/kg/24 h (máximo 500 mg/24 h)
- Intravenosa:
  - Dose = 2,5 a 5,0 mg
  - Procedimentos dolorosos = 500 mcg a 1 mg/kg
  - Infusão contínua (diluir para uma concentração de 1 mg/mL com solução salina ou soro glicosado 5%)
    - Dose = 600 mcg/kg até um máximo de 60 mg ao longo de 4 h (reduzir a dose em pacientes idosos ou clinicamente comprometidos)
    - Se necessário, repetir por até 5 dias e aumentar a dose em 30% se não houver melhoras

continua

Quadro 1 Principais medicações usadas no tratamento da dor neuropática (*Continuação*)

Lidocaína
▪ Intravenosa: ▪ Dose = 1 a 5 mg/kg em 20 a 30 minutos ▪ Tópica: ▪ Dose: emplastro de lidocaína 5% – utilizar no máximo 3 emplastros a cada 12 h (intervalo de 12 h no mínimo entre os adesivos)
Canabinoides
▪ CBD (50 a 200 mg/mL): ▪ Dose: iniciar com 10 mg/dia e titular em 4 a 8 semanas ▪ Dose máxima 1.500 mg/dia ▪ CBD + THC (100 mg/mL + 3 mg/mL ou 50 mg/mL + 1,5 mg/mL): ▪ Dose: CBD 1,0 a 10 mg/kg/dia em 2 a 3 vezes (CBD:THC 33:1) ▪ Iniciar com 10 mg/dia e titular em 4 a 8 semanas ▪ Pulverizado: CBD + THC (2,5 mg/mL + 2,7 mg/mL) 1 a 12 pulverizações por dia divididas em duas doses

Fonte: adaptada de Fonseca, 2019.[14]

TRATAMENTO INTERVENCIONISTA[54,55]

O termo intervencionista geralmente é aplicado a um grupo de terapias analgésicas minimamente invasivas e terapias implantáveis para o tratamento da dor de difícil controle. A prática clínica evidencia que a eficácia do tratamento clínico não é atingida em muitos pacientes. Além disso, outros fatores associados ao uso de medicações, como as interações medicamentosas e a dependência de opioides, geram preocupação nos médicos assistentes. A terapia intervencionista é uma alternativa eficaz que pode melhorar a analgesia e a qualidade de vida do paciente.[11,32,53]

Alguns estudos mostram aumento da sobrevida dos pacientes submetidos a tratamento intervencionista da dor quando comparado ao tratamento fármacológico.[54] Postergar procedimentos intervencionistas pode ter efeito devastador nos cuidados de fim de vida, fazendo com que o paciente tenha que se submeter a procedimentos intervencionistas em condições clínicas ruins ou não ser passível de tratamento intervencionista da dor.

Porém, as implicações de se realizar procedimentos em condições clínicas não ideais não devem ser um impeditivo para a realização de procedimentos que podem aliviar a dor e o sofrimento do paciente (Quadro 2, Tabela 4).

Terapias intervencionistas minimamente invasivas[55-57]

- Infiltração de pontos-gatilho: dor miofascial.[58]
- Infiltração articular: dores articulares.

Orientações para rotação de opioides:[49,50]

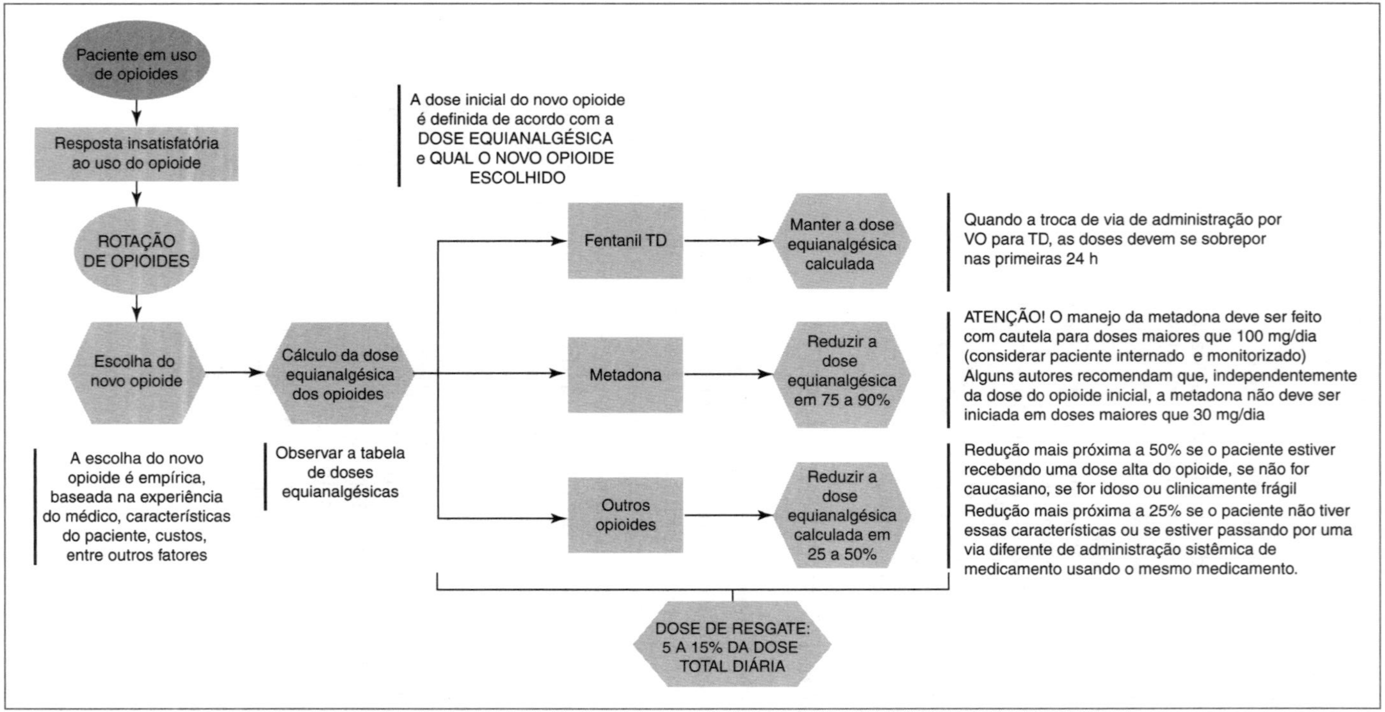

Figura 14 Rotação de opioides (*continua*).

TABELAS PARA ROTAÇÃO DE OPIOIDES

Opioide	Apresentação	Dose equivalente
Morfina	VO	30 mg
Morfina	IV/SC	10 mg
Oxicodona	VO	20 mg
Fentanil	IV	0,1 mg
Fentanil	TD	Checar bula do fabricante*
Tramadol	VO	120 mg
Codeína	VO	200 mg

IV: intravenoso; SC: subcutâneo; TD: transdérmico; VO: via oral.
* Fentanil TD 25 mcg/h = morfina VO 60 a 134 mg/dia.

Dose inicial de morfina	Relação morfina/metadona	Motivo da rotação
< 300 mg/dia	5:1	–
	3:1	Controle inadequado da dor
> 300 mg/dia	10:1	Pacientes ansiosos, deprimidos, *delirium*, aumento de dose rápida, creatinina ≥ 1,5 mg/dL
	5:1	Controle inadequado da dor

Buprenorfina TD	Liberação	Equivalência morfina VO/dia
5 mg	5 mcg/h	9-15 mg
10 mg	10 mcg/h	8-30 mg
20 mg*	20 mcg/h 35 mcg/h	36 mg 60 mg (50-126)
30 mg	52,5 mcg/h	90 mg (75-189)
40 mg	70 mcg/h	120 mg (100-252)

* Checar equivalência na bula de cada fabricante.

Figura 14 Rotação de opioides (*Continuação*).

Quadro 2 Alvo SNA indicação (por referência anatômica)

Esfenopalatino	Cabeça e pescoço
Estrelado	Cabeça e pescoço, membro superior
Simpático torácico	Cabeça e pescoço, membro superior, vísceras torácicas
Esplâncnico	Abdome superior
Celíaco	Abdome superior
Simpático lombar	Membros inferiores
Hipogástrico superior	Pelve
Ímpar	Pelve e períneo

SNA: Sistema Nervoso Autônomo.
Fonte: adaptada de Fonseca, 2019.[14]

Tabela 4 Potencial equianalgésico de opioides conforme a via de administração

	Oral	Parenteral	Epidural	Intratecal
Morfina	300	100	10	1
Hidromorfona	60	20	2	0,2
Fentanil	XXX	1	0,1	0,01

Fonte: adaptada de Fonseca, 2019.[14]

- Bloqueios nervosos: envolvem a injeção de um medicamento próximo a um nervo para fornecer analgesia ou anestesia. Injeções em *bolus* ou infusões contínuas peridurais ou perineurais de anestésicos locais podem ser realizadas para interromper a entrada aferente de áreas específicas do corpo.[59-63]
- Bloqueios neurolíticos: produz analgesia destruindo as vias neurais aferentes ou estruturas simpáticas envolvidas na transmissão da dor. Podem ser realizados bloqueios neurolíticos somáticos e simpáticos. A destruição neural pode ser alcançada com cirurgia, frio (crioterapia) ou calor (coagulação térmica por radiofrequência) ou com a injeção de um agente neurolítico (p. ex., solução salina hipertônica, glicerina, fenol ou álcool).[11,60]
- Simpatectomias:[32,57,64-66] a dor visceral do câncer reflete a entrada aferente que viaja com nervos autonômicos. Bloqueios nervosos simpáticos interrompem essas fibras aferentes.
- Terapias implantáveis:[55,57,62,67,68] as técnicas implantáveis neuroaxiais incluem a neuroestimulação medular, a infusão de analgésicos via cateter epidural ou intratecal (totalmente implantável ou percutâneo) e a bomba intratecal de infusão de fármacos. A seleção adequada dos pacientes é importante para o uso adequado dessas intervenções. As principais desvantagens dessas técnicas são custo, risco de infecção e falha mecânica.

- Cimentoplastias:[69-72] metástases ósseas podem ser muito dolorosas e levar à instabilidade da coluna vertebral. Existem várias técnicas de intervenção que podem ser benéficas e poupadoras de opioides.
- Procedimentos neurocirúrgicos:[73-76]
    - Cordotomia: procedimento de rara indicação que consiste na interrupção por ablação térmica do trato espinotalâmico ao nível de C1-C2 no quadrante anterolateral da medula espinhal, oposto ao lado em que a dor é referida.
    - Neurólise intratecal: a neurólise envolve a administração de agentes neurolíticos no espaço subaracnóideo. O objetivo é conseguir um bloqueio segmentar puramente sensorial, sem causar fraqueza motora no paciente. Em geral, este procedimento é indicado como último recurso para dores intratáveis de câncer em pacientes terminais, sendo contraindicado em pacientes com expectativa de vida ≥ 6 meses ou anormalidades de coagulação. Os agentes químicos comumente usados para neurólise incluem álcool com concentrações de 50 a 100% e fenol de 7 a 12%.

REFERÊNCIAS BIBLIOGRÁFICAS

1. Van den Beuken-van Everdingen MHJJ, de Graeff A, Jongen JLMM, Dijkstra D, Mostovaya I, Vissers KC. Pharmacological treatment of pain in cancer patients: the role of adjuvant analgesics, a systematic review. Pain Pract. 2017;17(3):409-19.
2. Goudas LC, Bloch R, Gialeli-Goudas M, Lau J, Carr DB. The epidemiology of cancer pain. Cancer Invest. 2005;23(2):182-90.
3. Van den Beuken-van Everdingen MHJ, de Rijke JM, Kessels AG, Schouten HC, van Kleef M, Patijn J. Prevalence of pain in patients with cancer: a systematic review of the past 40 years. Ann Oncol. 2007;18(9):1437-49.
4. Zaza C, Baine N. Cancer pain and psychosocial factors: a critical review of the literature. J Pain Symptom Manage. 2002;24(5):526-42.
5. Shen WC, Chen JS, Shao YY, Lee KD, Chiou TJ, Sung YC, et al. Impact of undertreatment of cancer pain with analgesic drugs on patient outcomes: a nationwide survey of outpatient cancer patient care in Taiwan. J Pain Symptom Manage. 2017;54(1):55-65.e1.
6. McMahon S, Koltzenburg M, Tracey I. Wall & Melzack's textbook of pain. 5. ed. Philadelphia: Elsevier Saunders; 2013. p 1029-38.
7. Sharma V, Leon-Casasola O. Cancer pain. In: Benzon H, Rathmell JP, Wu CL. Practical management of pain. Philadelphia: Elsevier Mosby; 2014. p.335-45.e3.
8. Lara-Solares A, Ahumada Olea M, Basantes Pinos A de los A, Bistre Cohén S, Bonilla Sierra P, Duarte Juárez ER, et al. Latin-American guidelines for cancer pain management. Pain Manag. 2017;7(4):287-98.
9. Freedman GM, Kreitzer JM, Thomas V. Cancer pain management. In: Reed AP, Yudkowitz FS. Clinical cases in anesthesia. Philadelphia: Elsevier Saunders; 2014. p.370-3.
10. Ferreira KA, Teixeira MJ, Mendonza TR, Cleeland CS. Validation of brief pain inventory to Brazilian patients with pain. Support Care Cancer. 2011;19(4):505-11.
11. Vissers KCP, Besse K, Wagemans M, Zuurmond W, Giezeman MJMM, Lataster A, et al. Pain in patients with cancer. Pain Pract. 2011;11(5):453-75.

12. Portenoy RK. Treatment of cancer pain. Lancet. 2011;377(9784):2236-47.
13. Vadalouca A, Raptis E, Moka E, Zis P, Sykioti P, Siafaka I. Pharmacological treatment of neuropathic cancer pain: a comprehensive review of the current literature: neuropathic cancer pain pharmacotherapy. Pain Pract. 2012;12(3):219-51.
14. Fonseca PRB. Tratado de dor oncológica Sobramid. Rio de Janeiro: Atheneu; 2019. p.381-8; p.825.
15. Finnerup NB, Haroutounian S, Kamerman P, Baron R, Bennett DLH, Bouhassira D, et al. Neuropathic pain: an updated grading system for research and clinical practice. Pain. 2016;157(8):1599-606.
16. Mercadante S. Breakthrough pain in cancer patients: prevalence, mechanisms and treatment options. Curr Opin Anaesthesiol. 2015;28(5):559-64.
17. Løhre ET, Klepstad P, Bennett MI, Brunelli C, Caraceni A, Fainsinger RL, et al. From "breakthrough" to "episodic" cancer pain? A European association for palliative care research network expert delphi survey toward a common terminology and classification of transient cancer pain exacerbations. J Pain Symptom Manage. 2016;51(6):1013-9.
18. Caraceni A, Hanks G, Kaasa S, Bennett MI, Brunelli C, Cherny N, et al. Use of opioid analgesics in the treatment of cancer pain: evidence-based recommendations from the EAPC. Lancet Oncol. 2012;13(2):e58-68.
19. Vargas-Schaffer G. Is the WHO analgesic ladder still valid? Can Fam Physician. 2010;56(6):514-7.
20. Jadad AR. The WHO analgesic ladder for cancer pain management: stepping up the quality of its evaluation. JAMA. 1995;274(23):1870.
21. Forbes K. Pain in patients with cancer: the World Health Organization analgesic ladder and beyond. Clin Oncol. 2011;23(6):379-80.
22. Ventafridda V, Tamburini M, Caraceni A, De Conno F, Naldi F. A validation study of the WHO method for cancer pain relief. Cancer. 1987;59(4):850-6.
23. Zech DFJ, Grond S, Lynch J, Hertel D, Lehmann KA. Validation of World Health Organization Guidelines for cancer pain relief: a 10-year prospective study. Pain. 1995;63(1):65-76.
24. Jadad AR. The WHO analgesic ladder for cancer pain management: stepping up the quality of its evaluation. JAMA. 1995;274(23):1870.
25. Ricardo TC, Henrique AP. Manual de Cuidados Paliativos – ampliado e atualizado, 2ª ed. ANCP. 2022.
26. van den Beuken-van Everdingen MHJ, Hochstenbach LMJ, Joosten EAJ, Tjan-Heijnen VCG, Janssen DJA. Update on prevalence of pain in patients with cancer: systematic review and meta-analysis. J Pain Symptom Manage. 2016;51(6):1070-90.e9.
27. Fallon M, Giusti R, Aielli F, Hoskin P, Rolke R, Sharma M, et al. Management of cancer pain in adult patients: ESMO Clinical Practice Guidelines. Ann Oncol. 2018;29:iv166-91.
28. Vardy J, Agar M. Nonopioid drugs in the treatment of cancer pain. JCO. 2014;32(16):1677-90.
29. Vardy J, Agar M. Nonopioid drugs in the treatment of cancer pain. Pain J Clin Oncol. 2014;32(16):1677-90.
30. Bandieri E, Romero M, Ripamonti CI, Artioli F, Sichetti D, Fanizza C, et al. Randomized trial of low-dose morphine versus weak opioids in moderate cancer pain. J Clin Oncol [Internet]. 2015 [citado 08 nov. 2022]. Disponível em: https://ascopubs.org/doi/pdf/10.1200/JCO.2015.61.0733?role=tab.
31. Marinangeli F, Ciccozzi A, Leonardis M, Aloisio L, Mazzei A, Paladini A, et al. Use of strong opioids in advanced cancer pain: a randomized trial. J Pain Symptom Manage. 2004;27(5):409-16.
32. Amr YM, Makharita MY. Neurolytic sympathectomy in the management of cancer pain-time effect: a prospective, randomized multicenter study. J Pain Symptom Manage. 2014;48(5):944-56.e2.
33. Pergolizzi JV, Gharibo C, Ho KY. Treatment considerations for cancer pain: a global perspective. Pain Pract. 2015;15(8):778-92.
34. Knotkova H, Pappagallo M. Adjuvant analgesics. Anesthesiol Clin. 2007;91(1):113-24.
35. Schug SA, Chandrasena C. Pain management of the cancer patient. Expert Opin Pharmacother. 2015;16(1):5-15.

36. Yomiya K, Matsuo N, Tomiyasu S, Yoshimoto T, Tamaki T, Suzuki T, et al. Baclofen as an adjuvant analgesic for cancer pain. Am J Hosp Palliat Care. 2009;26(2):112-8.
37. Lee JT, Sanderson CR, Xuan W, Agar M. Lidocaine for cancer pain in adults: a systematic review and meta-analysis. J Palliat Med. 2019;22(3):326-34.
38. Paice JA, Ferrell B. The management of cancer pain. CA Cancer J Clin. 2011;61(3):157-82.
39. Klimas R, Mikus G. Morphine-6-glucuronide is responsible for the analgesic effect after morphine administration: a quantitative review of morphine, mor-phine-6-glucuronide, and morphine-3-glucuronide. Br J Anaesth. 2014;113(6):935-44.
40. Smith M. Neuroexcitatory Effects of morphine and hydromorphone: evidence implicating the 3-glucuronide metabolites. Clin Exp Pharmacol Physiol. 2000;27(7):524-8.
41. Wiffen PJ, Wee B, Derry S, Bell RF, Moore RA. Opioids for cancer pain – an overview of Cochrane reviews. Cochrane Database Syst Rev. 2017;2017(7):CD012592.
42. Smith HS. Opioid metabolism. Mayo Clin Proc. 2009;84(7):613-24.
43. Ashar A, Hardy J, Good P, Fischer A. Corticosteroids as co-analgesics with opioids for cancer-related pain: a feasibility study. J Pain Symptom Manage. 2017;54(6):e1-2.
44. Hadley G, Derry S, Moore RA, Wiffen PJ. Transdermal fentanyl for cancer pain. Cochrane Database Syst Rev. 2013;2013(10):CD010270.
45. Pergolizzi J, Böger RH, Budd K, Dahan A, Erdine S, Hans G, et al. Opioids and the management of chronic severe pain in the elderly: consensus statement of an international expert panel with focus on the six clinically most often used World Health Organization step III opioids (buprenorphine, fentanyl, hydromorphone, methadone, morphine, oxycodone). Pain Pract. 2008;8(4):287-313.
46. Pasero C, McCaffery M. Management of opioid-induced adverse side effects. In: Paseroand C, McCaffery M. Pain assessment and pharmacologic management. St. Louis: Mosby Elsevier. 2001;483-522.
47. Portenoy RK, Ahmed E. Cancer pain syndromes. Hematol Oncol Clin North Am. 2018;32(3):371-86.
48. Corli O, Floriani I, Roberto A, Montanari M, Galli F, Greco MT, et al. Are strong opioids equally effective and safe in the treatment of chronic cancer pain? A multicenter randomized phase IV 'real life' trial on the variability of response to opioids. Ann Oncol. 2016;27(6):1107-15.
49. Fine PG, Portenoy RK. Establishing "best practices" for opioid rotation: conclusions of an expert panel. J Pain Symptom Manage. 2009;38(3):418-25.
50. Chatham MS, Dodds Ashley ES, Svengsouk JS, Juba KM. Dose ratios between high dose oral morphine or equivalents and oral methadone. J Palliat Med. 2013;16(8):947-50.
51. Birthi P, Sloan P. Interventional treatment of refractory cancer pain. Cancer J. 2013;19(5):390-6.
52. Tay W, Ho KY. The role of interventional therapies in cancer pain management. Ann Acad Med Singap. 2009;38(11):989-97.
53. Lipton S. Pain relief in active patients with cancer: the early use of nerve blocks improves the quality of life. BMJ. 1989;298(6665):37-8.
54. Smith TJ, Staats PS, Deer T, Stearns LJ, Rauck RL, Boortz-Marx RL, et al. Randomized clinical trial of an implantable drug delivery system compared with comprehensive medical management for refractory cancer pain: impact on pain, drug-related toxicity, and survival. JCO. 2002;20(19):4040-9.
55. Ferrante FM. Neuraxial infusion in the management of cancer pain. Oncology. 1999;13(5).
56. McCartney CJL, Chambers WA. Central neuraxial techniques for cancer pain. Curr Anaesth Crit Care. 2000;11(3):166-72.
57. Holmfred A, Vikerfors T, Berggren L, Gupta A. Intrathecal catheters with subcutaneous port systems in patients with severe cancer-related pain managed out of hospital: the risk of infection. J Pain Symptom Manage. 2006;31(6):568-72.
58. Hasuo H, Kanbara K, Abe T, Sakuma H, Fukunaga M. Factors associated with the efficacy of trigger point injection in advanced cancer patients. J Palliat Med. 2017;20(10):1085-90.

59. Slatkin NE, Rhiner M. Phenol saddle blocks for intractable pain at end of life: report of four cases and literature review. Am J Hosp Palliat Care. 2003;20(1):62-6.
60. Chambers WA. Nerve blocks in palliative care. Br J Anaesth. 2008;101(1):95-100.
61. Pacenta HL, Kaddoum RN, Pereiras LA, Chidiac EJ, Burgoyne LL. Continuous tunneled femoral nerve block for palliative care of a patient with metastatic osteosarcoma. Anaesth Intensive Care. 2010;38(3):563-5.
62. Smith TJ, Coyne PJ, Staats PS, Deer T, Stearns LJ, Rauck RL, et al. An implantable drug delivery system (IDDS) for refractory cancer pain provides sustained pain control, less drug-related toxicity, and possibly better survival compared with comprehensive medical management (CMM). Ann Oncol. 2005;16(5):825-33.
63. Chambers WA. Nerve blocks in palliative care. Br J Anaesth. 2008;101(1):95-100.
64. Day M. Sympathetic blocks: the evidence. Pain Practice. 2008;8(2):98-109.
65. Arcidiacono PGG, Calori G, Carrara S, McNicol ED, Testoni PA. Celiac plexus block for pancreatic cancer pain in adults. Cochrane Database Syst Rev. 2011;2011(3):CD007519.
66. Mercadante S, Klepstad P, Kurita GP, Sjøgren P, Giarratano A. Sympathetic blocks for visceral cancer pain management: a systematic review and EAPC recommendations. Crit Rev Oncol Hematol. 2015;96(3):577-83.
67. Peng L, Min S, Zejun Z, Wei K, Bennett MI. Spinal cord stimulation for cancer-related pain in adults. Cochrane Database Syst Rev. 2015;2015(6):CD009389.
68. Deer TR, Prager J, Levy R, Rathmell J, Buchser E, Burton A, et al. Polyanalgesic Consensus Conference 2012: recommendations for the management of pain by intrathecal (intraspinal) drug delivery: report of an interdisciplinary expert panel. Neuromodulation. 2012;15(5):436-66.
69. Health Quality Ontario. Vertebral augmentation involving vertebroplasty or kyphoplasty for cancer-related vertebral compression fractures: a systematic review. Ont Health Technol Assess Ser. 2016;16(11):1-202.
70. Chew C, Craig L, Edwards R, Moss J, O'Dwyer PJ. Safety and efficacy of percutaneous vertebroplasty in malignancy: a systematic review. Clin Radiol. 2011;66(1):63-72.
71. Bouza C, López-Cuadrado T, Cediel P, Saz-Parkinson Z, Amate JM. Balloon kyphoplasty in malignant spinal fractures: a systematic review and me-ta-analysis. BMC Palliat Care. 2009;8:12.
72. Berenson J, Pflugmacher R, Jarzem P, Zonder J, Schechtman K, Tillman JB, et al. Balloon kyphoplasty versus non-surgical fracture management for treatment of painful vertebral body compression fractures in patients with cancer: a multicentre, randomised controlled trial. Lancet Oncol. 2011;12(3):225-35.
73. Nauta HJW, Soukup VM, Fabian RH, Lin JT, Grady JJ, Williams CGA, et al. Punctate midline myelotomy for the relief of visceral cancer pain. J Neurosurg. 2000;92(2):125-30.
74. Nauta HJW, Hewitt E, Westlund KN, Willis WD. Surgical interruption of a midline dorsal column visceral pain pathway: case report and review of the literature. J Neurosurg. 1997;86(3):538-42.
75. Poolman M, Makin M, Briggs J, Scofield K, Campkin N, Williams M, et al. Percutaneous cervical cordotomy for cancer-related pain: national data. BMJ Support Palliat Care. 2020;10(4):429-34.
76. Candido K, Stevens RA. Intrathecal neurolytic blocks for the relief of cancer pain. Best Pract Res Clin Anaesthesiol. 2003;17(3):407-28.

17 Dor neuropática: diagnóstico e tratamento

Victor Frandoloso
Marco Antonio Nihi
Daniel Benzecry Almeida

INTRODUÇÃO

Ao depararmos com um paciente possivelmente portador de dor neuropática, são necessárias avaliações clínicas rigorosas e a realização de testes diagnósticos precisos para que o adequado tratamento seja planejado. O conhecimento do arsenal terapêutico, que inclui terapias não farmacológicas, farmacológicas e procedimentos invasivos, é fundamental para o correto manejo desses pacientes, visto que a dor neuropática está associada a baixa qualidade de vida e grande comprometimento funcional dos indivíduos acometidos. Este capítulo tem por objetivo ilustrar ao profissional da saúde uma abordagem diagnóstica e terapêutica baseada nas últimas atualizações da literatura.

AVALIAÇÃO INICIAL DO PACIENTE

Ao avaliar o paciente com suspeita de dor neuropática, uma história clínica e exame físico bem detalhados são passos fundamentais para o correto diagnóstico sindrômico, topográfico e etiológico.

História

Lesões de nervos periféricos ou de estruturas do sistema nervoso central podem causar déficits sensitivos no território de inervação. É comum os pacientes referirem alterações de hipo ou hipersensibilidade na área afetada. Podem-se dividir tais sinais e sintomas em positivos e negativos (Tabelas 1 e 2).

Sintomas positivos são decorrentes da atividade excessiva das vias sensitivas em decorrência de um limiar de excitabilidade aumentado ou reduzido. Por outro lado, os sintomas negativos se justificam pela diminuição ou ausência da função sensorial.

Tabela 1 Sinais e sintomas positivos

Sintomas positivos	Definição	Descritores verbais típicos
Dor espontânea	Sensações dolorosas sentidas sem estímulo evidente	Sensação similar a choque elétrico, queimação
Alodínia	Dor decorrente de um estímulo que normalmente não provoca dor (p. ex., toque, movimento, frio, calor)	Varia com estímulos
Hiperalgesia	Resposta aumentada a um estímulo que é normalmente doloroso	Varia com estímulos
Disestesia	Sensação anormal desagradável, seja espontânea, seja provocada	Latejante, aguda, queimação
Parestesia	Sensação anormal não desagradável, seja espontânea, seja provocada	Formigamento, zumbido, vibração

Fonte: Bennett, 2001.[3]

Tabela 2 Sinais e sintomas negativos

Sintomas negativos	Definição	Descritores verbais típicos
Hipoestesia	Sensibilidade reduzida ao estímulo	Dormência
Anestesia	Perda total da sensibilidade (especialmente da tátil)	Dormência
Hipoalgesia	Sensibilidade reduzida a um estímulo doloroso	Dormência
Analgesia	Ausência de dor em resposta a um estímulo doloroso	Dormência

Fonte: Bennett, 2001.[3]

A qualidade dos sintomas também é um dado importante na história clínica, pois a dor neuropática (DN) comumente é descrita como sensação de queimação, formigamento, choque elétrico, frio, picada e prurido. Dentre esses termos, os mais prevalentes foram choque elétrico (53%), queimação (54%) e formigamento (48%).[1]

Outras informações importantes que devem ser perguntadas ao paciente com suspeita de DN são intensidade, duração, localização e gatilhos da dor. A presença de dor evocada ou dor independente do estímulo deve ser observada, pois isso pode interferir na escolha do tratamento.[2]

Exame físico

Um exame neurológico completo é essencial e muitas vezes já é possível localizar a lesão que está causando a DN, além de também avaliar as causas de dores não neuropáticas, uma vez que a grande maioria dos casos de dores de diferentes etiologias ocorre simultaneamente.

No exame físico da sensibilidade, devem-se avaliar as seguintes modalidades: tato, pressão, dor, temperatura, vibração e propriocepção. As sensações de prurido e cócegas estão intimamente associadas à dor (são detectadas pelas mesmas terminações nervosas). O exame da sensibilidade é considerado subjetivo, pois necessita da atenção e cooperação total do paciente. Por isso, é importante que o examinador explique claramente o procedimento e compare áreas homólogas do corpo. As modalidades de tato, pressão, dor e temperatura são transmitidas por pequenas fibras não mielinizadas do tipo C e ascendem pelo trato espinotalâmico; vibração e propriocepção são conduzidas por grandes fibras e ascendem nas colunas dorsais.[2]

O exame neurológico da sensibilidade tátil pode ser avaliado aplicando suavemente um pedaço de algodão ou um pincel sobre a pele; a dor superficial é testada geralmente com a picada de um alfinete; a sensibilidade térmica, com objetos frios e mornos (incluindo alguns instrumentos metálicos); e a sensibilidade profunda é verificada pela identificação da atividade vibratória com o uso de um diapasão, pela sensibilidade cinético-postural e pela dor profunda.[1]

A somação temporal anormal também pode ser avaliada e é o equivalente clínico do aumento da atividade neuronal após estimulação dolorosa repetitiva das fibras C (estímulos mecânicos ou térmicos). Clinicamente, pode se manifestar com alodínia ou hiperalgesia.[1]

TESTES DIAGNÓSTICOS

O diagnóstico da dor neuropática não é facilmente reconhecido na prática clínica pelos diversos profissionais de saúde, ao mesmo tempo que é erroneamente diagnosticada em outras síndromes dolorosas. Atualmente, não há um exame padrão-ouro que verdadeiramente confirme ou descarte o diagnóstico de DN, mas o conjunto de diferentes ferramentas, somadas à anamnese e ao exame físico geral e neurológico, é capaz de identificar de modo relativamente seguro o indivíduo portador de DN.

Instrumentos de autorrelato para avaliação da dor neuropática

A dor é um fenômeno puramente subjetivo e os instrumentos atuais de avaliação têm muitas falhas por contar quase que exclusivamente com informações interpretadas e expressas pelos pacientes. Para muitos indivíduos, transformar sua sensação em palavras, termos e números é uma tarefa difícil. Isso é particularmente mais evidente em pessoas de idade avançada, com baixo nível de escolaridade, com dificuldades de compreensão e portadores de demências. Por isso, o profissional de saúde deve usar esses instrumentos de forma criteriosa e cautelosa.

O primeiro grupo desses instrumentos de investigação são as escalas de intensidade, que no caso das dores neuropáticas são muito similares àquelas escalas tradicionais, como Escala Visual Analógica, Escala Numérica ou Escala de Faces. Têm importância não apenas para identificar o quão forte determinada dor é sentida pelo indivíduo, mas também servem como ferramenta de acompanhamento de determinado tratamento, quer seja ele medicamentoso, quer seja de reabilitação ou intervencionista.

Adicionalmente, vários autores têm tentado criar instrumentos fáceis e confiáveis para identificar portadores de dores neuropáticas, separando-os das clássicas dores nociceptivas e até mesmo das dores nociplásticas, favorecendo a uniformização de condutas e a análise do resultado de possíveis tratamentos. Cada um deles tem suas particularidades, incluindo várias vantagens e desvantagens que serão debatidas de forma sucinta.

O primeiro instrumento de identificação da dor neuropática a ser usado de forma rotineira foi o *Leeds Assessment of Neuropathic Symptoms and Signs* (LANSS). Essa escala consiste em cinco itens de sintomas e dois itens de exame neurológico. A partir daí, a escala foi seguidamente analisada e validada por alguns autores, inclusive com a criação de uma forma de escala autoaplicada (*Self-report* LANSS ou S-LANSS).[3,4] As taxas de sensibilidade para o diagnóstico de dor neuropática variam de 82 a 91%, enquanto a especificidade varia de 80 a 94% nos diversos estudos subsequentes.[5]

O *Neuropathic Pain Questionnaire* (NPQ), de forma similar, foi criado com a finalidade de identificar as dores neuropáticas, incluindo dez itens relacionados a respostas sensitivas e dois itens relacionados a respostas afetivas. As taxas de sensibilidade e especificidade encontradas foram, respectivamente, de 66 e 74%.[6]

A escala *Douleur Neuropathique 4* (DN4) foi desenvolvida com sete descritores de sintomas e mais três itens encontrados durante o exame neurológico. A existência de quatro ou mais desses descritores sugeriria fortemente a existência de dor neuropática. Em um estudo com mais de 160 pacientes, as taxas de sensibilidade e especificidade foram respectivamente de 83 e 90%.[7] Em nosso país, provavelmente é o principal instrumento de identificação de dor neuropática, sendo amplamente usado em sua versão em língua portuguesa.[8]

Outros questionários têm utilização menos frequente e incluem o *PainDetect* e o *ID-Pain*.

A Tabela 3 mostra resumidamente os principais questionários de triagem da dor neuropática.

Por fim, vale a pena comentar sobre a avaliação fenotípica da dor neuropática, no que se refere às suas diferentes apresentações clínicas. Em um trabalho clássico de Fields e Baron, avaliando pacientes portadores de neuralgia pós-herpética,

Tabela 3 Questionários de triagem de dor neuropática

Questionário	Características	Sensibilidade	Especificidade
Leeds Assessment of Neuropathic Symptoms and Signs (LANSS)	▪ Avalia 3 aspectos (qualidade da dor, alterações tróficas e de sensibilidade e teste sensitivo) por meio de 5 perguntas e 2 testes sensitivos ▪ Escore varia de 0 a 24 (DN ≥ 12)	85%	80%
S-LANSS (*self-completed*)	▪ Avalia 4 aspectos por meio de 9 itens (local da dor, intensidade, qualidade, alterações tróficas e de sensibilidade) ▪ Escore varia de 0 a 24 (DN ≥ 12)	74%	83% (entrevista) 76% (autorrelato)
Neuropathic Pain Questionnaire (NPQ)	▪ Avalia 2 aspectos por meio de 12 itens ▪ Ponto de corte ≥ 0	67%	74%
Douleur Neuropathique en 4 Questions (DN4)	▪ Avalia 2 aspectos (qualidade e sinais clínicos sensitivos) por meio de 4 perguntas ▪ Escore varia de 0 a 10 (DN ≥ 24)	83%	90%
painDETECT	▪ Avalia 4 aspectos (qualidade, presença de hipoestesia/alodínia, padrão temporal e irradiação) por meio de 9 perguntas ▪ Escore varia de –1 a 38 (DN ≥ 19)	85%	80%
ID Pain	▪ Avalia 3 aspectos (local, qualidade e alteração da sensibilidade) por meio de 6 perguntas ▪ Escore varia de –1 a 5 (DN ≥ 3)	Não reportado	Não reportado

Fonte: Bennett, 2001.[3]

os autores identificaram três manifestações distintas de sintomas, os quais, segundo eles, se relacionavam de forma próxima aos mecanismos fisiopatológicos predominantes na origem e manutenção da dor.[9] A partir daí, criaram um teste de avaliação minuciosa da sensibilidade na área afetada, que englobaria pelo menos 13 avaliações distintas, chamado de *Quantitative Sensory Testing* (QST).

DIAGNÓSTICO

Lesões ou doenças que envolvem o sistema nervoso somatossensorial podem, paradoxalmente, levar não apenas à perda da função, mas também ao aumento da sensibilidade à dor e à dor espontânea.[10] A dor pode possuir diferentes etiologias, estando relacionada ao sistema nervoso tanto central quanto periférico. A dor neuropática geralmente é uma dor crônica, podendo ser contínua ou episódica-recorrente. Diferentes fenótipos podem ajudar na identificação das síndromes dolorosas e etiologias associadas, mas também pode-se observar mais de um fenótipo para uma mesma etiologia.[11]

Na investigação diagnóstica das dores neuropáticas, podemos classificá-las em possível, provável e definitiva (Figura 1).

Algumas características da dor neuropática persistente permitem o diagnóstico de dor crônica antes de três meses do início dos sintomas. Um exemplo é a neuralgia do trigêmeo, que se caracteriza por dor paroxística tipo choque com duração de poucos segundos, em um ou mais territórios do nervo trigêmeo; os períodos de remissão variam, mas comumente os períodos de dor não desaparecem em menos de três meses.[12] Esse mesmo pensamento é válido para as neuropatias periféricas associadas ao *diabetes mellitus* tipo 2 e à dor secundária a um trauma raquimedular.

Investigação diagnóstica à beira do leito

A dor neuropática apresenta-se com uma combinação de diferentes sinais e sintomas. Tato, pressão, vibração, calor, frio e dor devem ser testados com estímulos precisos e direcionados, sendo graduados como normais, aumentados

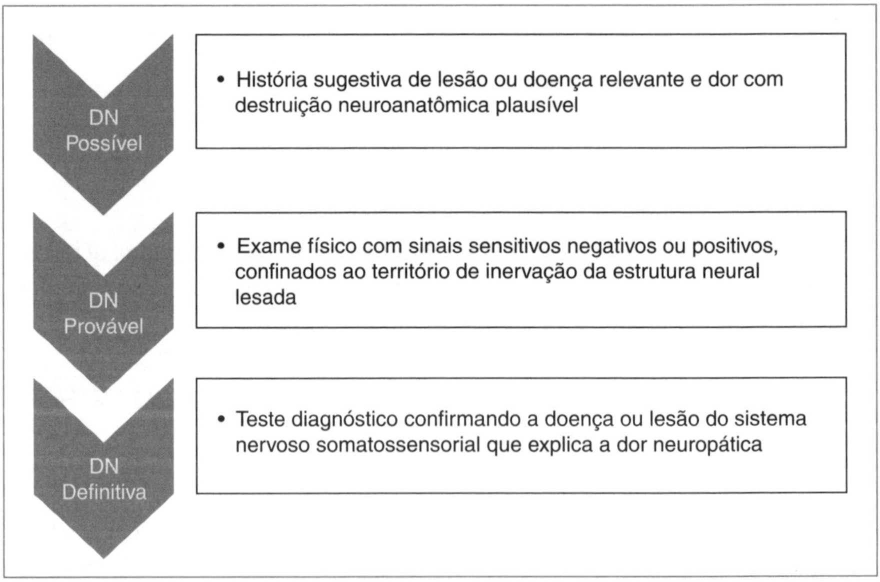

Figura 1 Fluxograma da dor neuropática.

ou diminuídos. Estímulos de dor aumentados são classificados como hiperalgesia. Já a alodínia corresponde à sensação dolorosa causada por um estímulo não doloroso. Outra classificação utilizada é a característica dinâmica ou estática do estímulo.

Avaliação diagnóstica quantitativa

A avaliação quantitativa padronizada de estímulos térmicos e mecânicos visa avaliar a aferência sensitiva periférica e do sistema nervoso central. Essa avaliação permite o teste direcionado às diferentes fibras nervosas (C, A beta, A delta). O Grupo Alemão de Pesquisa em Dor Neuropática propôs uma bateria de testes sensoriais quantitativos que consiste em 13 parâmetros para ajudar a identificar fenótipos somatossensoriais de pacientes com dor neuropática. Esses testes térmicos e mecânicos incluem a determinação de limiares de detecção de frio, calor, sensações de calor paradoxais, toque e vibração; determinação dos limiares de dor para estímulos de frio e calor, picada de agulha e pressão contundente e a determinação de alodínia e somatório da dor.

Técnicas de avaliação neurofisiológica

- Potencial evocado por *laser*: ativa seletivamente fibras C e A delta.
- Biópsia cutânea: ferramenta com maior sensibilidade para o diagnóstico de neuropatia de fibras finas (C). No entanto, a relação entre a biópsia de pele e dor neuropática ainda não está estabelecida.
- Microscopia corneana (confocal): pode avaliar lesões em fibras finas mielinizadas (A delta) e fibras amielínicas (C) em pacientes com neuropatia periférica. No entanto, essa técnica possui diversas limitações, dados seu alto custo e baixa disponibilidade. Nenhum estudo avaliou a relação direta entre alterações nervosas corneanas e dor neuropática.

TRATAMENTOS E RECOMENDAÇÕES

Manejo

Dada a dificuldade no tratamento direto das causas de dor neuropática, o manejo dos sintomas é o principal objetivo. Pacientes com dor neuropática geralmente não apresentam boa resposta aos analgésicos simples, anti-inflamatórios não esteroides ou opioides fracos. A abordagem mais aceita corresponde à utilização de tratamento medicamentoso aliado ao tratamento não farmacológico, como neuromodulação e bloqueios periféricos. Em razão da cronicidade dos sintomas, associada ao aumento da expectativa de vida e à polifarmácia presente em grande parte da população idosa, bem como à toxicidade e aos efeitos adversos dos opioides, as terapias intervencionistas têm ganhado papel promissor.

Tratamentos medicamentosos

Diferentes classes medicamentosas foram propostas para o tratamento sintomático. Com base em revisões sistemáticas e metanálises, pregabalina, gabapentina (bloqueadores dos canais alfa-2-delta), duloxetina (inibidor da receptação de serotonina e noradrenalina) e antidepressivos tricíclicos apresentam forte recomendação para utilização como primeira linha de tratamento. Adesivos de capsaicina, lidocaína e opioides correspondem à segunda linha. Opioides fortes e toxina botulínica possuem baixa recomendação e representam a terceira linha de tratamento.

Tratamentos de primeira linha

Antidepressivos e antiepilépticos são as classes medicamentosas mais estudadas no tratamento da dor neuropática. Dentre os antidepressivos, a classe dos tricíclicos, como nortriptilina e amitriptilina, e os inibidores seletivos da receptação de serotonina e noradrenalina, como a duloxetina, possuem eficácia comprovada em diferentes tipos de dor neuropática. Sua eficiência analgésica está fortemente relacionada com sua atuação no controle de respostas modulatórias inibitórias descendentes, mas outros mecanismos já foram aventados, como sua ação nos receptores beta-2 adrenérgicos.

Dentre as medicações antiepilépticas, a eficácia da pregabalina e da gabapentina (incluindo as formulações de gabapentina enacarbil) está mais bem estabelecida nos quadros de dor neuropática periférica e em alguns casos de dor medular. O efeito analgésico dessas medicações está mais relacionado ao mecanismo de diminuição da sensibilização central por meio da ligação com a subunidade alfa-2-delta dos canais de cálcio voltagem-dependentes.

No tratamento da dor neuropática periférica, a combinação de pregabalina ou gabapentina com um antidepressivo tricíclico ou opioide em baixas doses demonstrou ser benéfica quando comparada com monoterapia. No entanto, ao comparar a eficácia e os efeitos colaterais de monoterapia em alta dose com terapia combinada em dose moderada, a resposta foi similar em pacientes com dor neuropática relacionada ao diabetes que não responderam à monoterapia em dose moderada.

Os antidepressivos tricíclicos são contraindicados para pacientes com distúrbios de condução cardíaca, glaucoma e hiperplasia prostática.[11]

Tratamentos de segunda linha

A lidocaína possui efeito anestésico local ao bloquear canais de sódio dependentes e minimizar descargas neuronais ectópicas. A eficácia de adesivos de lidocaína 5% foi estabelecida junto ao tratamento da neuralgia pós-herpética, mas apresenta melhora modesta quando comparada ao placebo. A capsaicina ativa inicialmente os canais ligantes dos canais de cátions subfamília V membro 1 (TRPV1) do canal de cátions do receptor transitório em fibras nociceptivas, levando a dessensibilização e desfuncionalização do TRPV1. A eficácia persistente de uma aplicação única de capsaicina 8% foi comprovada no tratamento de neuralgia pós-herpética, bem como em neuropatias dolorosas periféricas relacionadas ou não ao diabetes.

O tramadol, um opioide agonista e inibidor da recaptação de serotonina-noradrenalina, também se demonstrou eficiente na dor neuropática periférica. Sua eficácia é menos estabelecida na dor neuropática central. O tapentadol é o único opioide aprovado pela Food and Drug Administration (FDA) para o tratamento da dor neuropática associada à neuropatia periférica diabética.[11]

Tratamentos de terceira linha

A toxina botulínica A é uma potente neurotoxina comumente utilizada no tratamento de hiperatividade muscular focal e mostrou benefícios em aplicações repetidas em seis meses, com aumento de seu efeito após a segunda injeção. Possui capacidade de inibir a exocitose sináptica e, portanto, a transmissão neural.[11] Os principais benefícios podem ser demonstrados no tratamento de dor neuropática relacionada ao diabetes, neuralgia do trigêmeo e neuralgia pós-herpética.

Agonistas opioides, como oxicodona e morfina, possuem eficácia moderada, mas existe certo receio quando da sua prescrição pelo risco de adição e abuso dessas substâncias.

Em geral, outras terapias medicamentosas apresentam recomendações fracas, negativas ou inconclusivas. Outras classes de antiepilépticos não demonstraram benefícios para o tratamento das dores neuropáticas de maneira geral, embora possam apresentar bons resultados em casos específicos.

A Tabela 4 mostra os tratamentos de primeira, segunda e terceira linhas, incluindo dosagem sugerida, valor do *number needed to treat* (NNT) e os principais efeitos adversos.

A Tabela 5 mostra os tratamentos de primeira, segunda e terceira linhas para neuralgia do trigêmeo.

Tratamentos emergentes

Novas drogas estão sendo testadas para o tratamento da dor neuropática. Medicamentos que atuam seletivamente, como bloqueadores do canal de sódio,

Tabela 4 Farmacoterapia indicada para dor neuropática

	Classe	Fármacos	Dose	NNT	Efeitos adversos
Terapias de 1ª linha	Gabapentinoides	Gabapentina	300-3.600 (mg/dia)	7.2	Letargia, vertigem, edema periférico, turvação visual
		Pregabalina	150-600 mg/dia	7.7	Letargia, vertigem, edema periférico, ganho de peso
	Antidepressivos tricíclicos	Amitriptilina	10-150 mg/dia	3.6	Efeitos anticolinérgicos, prolongamento QT (arritmia), risco de suicídio, retenção urinária
	Inibidores da recaptação da serotonina e noradrenalina	Duloxetina	20-120 mg/dia	6.4	Náusea, letargia, constipação, ataxia, boca seca
		Venlafaxina	150-225 mg/dia		Náusea, vertigem, letargia, hiperidrose, hipertensão
Terapias de 2ª linha	Opioides	Tramadol	25-400 mg/dia	4.7	Náusea/vômito, constipação, letargia, crise convulsiva, ataxia
		Tapentadol	50-400 mg/dia	10.2	Náusea/vômito, constipação, letargia, crise convulsiva, ataxia
	Tópicos	Lidocaína	5% emplastro ou gel	–	Eritema local, prurido, *rash*
		Capsaicina	8% emplastro	10.6	Dor, eritema, prurido
Terapias de 3ª linha	Opioides fortes	Morfina	10-120 mg/dia	4.3	Náusea/vômito, constipação, tontura, letargia
		Oxicodona	10-120 mg/dia		Náusea/vômito, constipação, letargia, controle respiratório
	Neurotoxina	Toxina botulínica tipo A	25-300 U	1.9	Dor no local da injeção

Fonte: Krause e Backonja, 2003.[6]

Tabela 5 Farmacoterapia indicada para neuralgia do trigêmeo

	Classe	Fármacos	Dose (mg/dia)	Efeitos adversos
Terapias de 1ª linha	Anticonvulsivantes	Carbamazepina	200-1.200	Tontura, sonolência, diplopia, tremor, ataxia, elevação das transaminases, hiponatremia
		Oxcarbazepina	600-1.800	
	Anticonvulsivante	Lamotrigina	100-400	Tontura, sonolência, cefaleia, ataxia, *rash*, síndrome de Stevens-Johnson
Terapias de 2ª linha	Agonista do receptor GABA-B	Baclofeno	60-80	Sonolência, tontura, fraqueza, fadiga, náusea, hipotensão, constipação
	Antagonista dopaminérgico	Pimozida	2-12	Arritmia, sintomas extrapiramidais, parkinsonismo
Terapias de 3ª linha	Gabapentinoides	Gabapentina	300-1.800	Letargia, vertigem, edema periférico, turvação visual

Fonte: Woolf, 2004.[32]

antagonistas Nav 1.7 e EMA401, um antagonista de angiotensina tipo II que tem apresentado resultados promissores em estudos de fase II. Estudos com células-tronco podem apresentar bons resultados no tratamento da dor neuropática, mas ainda se encontram em fase pré-clínica.

Cetamina, memantina e antagonistas do receptor N-metil-D-aspartato (NMDAR) têm sido empregados em diversos estudos de fase III para o tratamento de dor neuropática, mas ainda não estão aprovados pelo FDA.[11] Os NMDAR são receptores ionotrópicos de glutamato que desempenham um papel na transmissão sináptica, neuroplasticidade e processos subjacentes ao aprendizado e à memória. Alterações nas funções dos NMDAR estão relacionadas a alguns distúrbios do sistema nervoso, como dor neuropática; por isso, são amplamente investigados como possíveis alvos terapêuticos no manejo da dor. A memantina corresponde a um antagonista não competitivo de NMDAR e está aprovada para o tratamento da doença de Alzheimer. Estudos já demonstram melhora em dor neuropática pós-mastectomia, com redução significativa da dor após três meses.[11]

Estudos clínicos sugerem a eficácia dos derivados da *Cannabis sativa* na modulação da dor neuropática. A *C. sativa* é uma planta complexa, que contém cerca de cem canabinoides. O mais investigado entre os canabinoides é o delta-9-tetra-hidrocanabinol (Δ-9-THC), por suas propriedades psicoativas. Recentemente, foi desenvolvida uma mistura (1:1) de Δ-9-THC e canabidiol (CBD) em uma formulação de *spray* bucal (Sativex®; GW Pharma Ltd, Salisbury, Reino Unido), licenciada para melhora dos sintomas de espasticidade na esclerose múltipla. O Sativex® foi utilizado em nove ensaios clínicos controlados com placebo e seu efeito benéfico foi revelado na dor central da esclerose múltipla, dor neuropática após lesão periférica e neuropatia diabética.[11]

Terapias intervencionistas

Tratamentos intervencionistas, como bloqueios de nervos periféricos, modulação neuronal e infusão de fármacos em áreas direcionadas, correspondem a estratégias alternativas ao tratamento puramente medicamentoso e podem ser benéficas em pacientes selecionados.[13,14]

Bloqueios neuronais e infusão de esteroides

A injeção perineural de esteroides pode promover alívio transitório por até três meses em pacientes com histórico de lesões traumáticas ou compressivas de nervos periféricos. Revisões sistemáticas e metanálises de tratamentos com injeção epidural de esteroides na região cervical e lombar para tratamento de radiculopatias cervicais e lombares demonstram melhora modesta da dor por um período de até três meses, mas não apresentaram diferença na redução da indicação cirúrgica subsequente.

Bloqueios epidurais com anestésicos locais ou bloqueios de nervos periféricos com esteroides possuem fraca recomendação para tratamento de radiculopatia lombar e neuralgia pós-herpética em sua fase aguda. No entanto, bloqueios de gânglios simpáticos têm sido utilizados para tratamento da síndrome de dor complexa regional com adequado resultado em curto e médio prazos; as evidências de seu benefício no longo prazo ainda são fracas.[14-16]

Estimulação medular

Estímulos elétricos de baixa intensidade sobre as fibras mielinizadas A beta foram introduzidos na prática médica baseando-se na teoria da comporta, como uma estratégia de modular os estímulos dolorosos transmitidos por fibras nervosas amielínicas tipo C. A estratégia de neuromodulação mais comumente utilizada e estudada corresponde à estimulação medular epidural com pulsos de onda monofásicos (frequência entre 30-100 Hz) que, quando aplicados, resultam em parestesia na região dolorosa. Recentemente, outros parâmetros de estimulação têm sido utilizados e demonstram respostas promissoras. Burst (estímulos de 40 Hz com picos de 500 Hz em cada disparo) e estimulação de alta frequência (10 kHz com ondas sinusoidais) são exemplos de estímulos epidurais que promovem alívio equivalente ou melhora da dor (quando comparados ao estímulo monofásico), sem apresentar sensação de parestesia na área estimulada.[17,18]

A segurança relativa e a reversibilidade da estimulação epidural, bem como seu custo-benefício no tratamento em longo prazo tornaram esta técnica uma estratégia atrativa para pacientes com dor neuropática crônica e refratária. O sucesso do tratamento com este método depende de uma adequada seleção dos pacientes baseando-se no seu perfil psicológico, sintomas sensitivos e sensibilização central.[19,20]

Gânglio da raiz dorsal, nervo periférico e estimulação de campo nervoso periférico

A estimulação de fibras aferentes fora da medula espinhal (gânglio da raiz dorsal e nervo periférico) ou a estimulação subcutânea de campo nervoso periférico foram descritas como mecanismos de alívio álgico em diferentes tipos de dor neuropática periférica, como a neuralgia occipital e a neuralgia pós-herpética.[21]

Neuroestimulação epidural e cortical transcraniana

Estimulação epidural do córtex motor (ECMS), estimulação magnética transcraniana repetitiva (rTMS) e estimulação transcraniana por corrente contínua (tDCS) do córtex motor pré-central em níveis abaixo do limiar motor têm sido propostas para o tratamento de pacientes com dor neuropática crônica refratária. A neuroestimulação cortical está fundamentada na redução da dor relacionada à hiper-reatividade talâmica ou por meio da ativação das vias inibitórias descendentes. Trabalhos recentes e metanálises descrevem que cerca de 60 a 65% dos pacientes apresentam respostas de mais de 40% de redução na dor ao serem submetidos à ECMS. A ECMS é um procedimento neurocirúrgico que requer um posicionamento intraoperatório preciso do eletrodo de estimulação sobre o córtex motor correspondente à área dolorosa para se obter uma melhora adequada.[22,23]

Por sua vez, rTMS e tDCS são terapias não invasivas que envolvem a estimulação cerebral através de ondas eletromagnéticas ou eletrodos fixados no escalpe. Sessões consecutivas (5-10 sessões em 1-2 semanas) com rTMS de alta frequência (5-20 Hz) demonstraram benefícios no tratamento de dores neuropáticas centrais, periféricas e faciais, com alívio sintomático superior a duas semanas após sua utilização. Contraindicações à rTMS incluem histórico de epilepsia, presença de clipes de aneurisma, eletrodos de estimulação profunda, marca-passo cardíaco e implante coclear.[22,24]

Estimulação cerebral profunda

O uso da estimulação cerebral profunda por tempo prolongado para o tratamento de dor neuropática ainda é um tema controverso. Diferentes alvos para a estimulação foram propostos, entre eles cápsula interna, vários núcleos sensitivos do tálamo, substância cinzenta periventricular e periaquedutal, córtex motor, núcleo *accumbens*, hipotálamo posterior e córtex cingulado anterior.[22,24]

Terapias intratecais

As terapias de administração de drogas intratecais foram desenvolvidas com o intuito de entregar menores doses de medicamentos em uma taxa de infusão que pode ser contínua ou programada de acordo com as necessidades do paciente. Seu mecanismo consiste em um cateter que conecta o espaço subdural a um reservatório subcutâneo de medicação. Esta terapia está indicada para pacientes com histórico de dor crônica refratária ao tratamento conservador, incluindo terapias psicológicas, físicas, farmacológicas e neuromodulatórias. As únicas drogas aprovadas pela FDA para uso nesses sistemas de infusão são a morfina e a ziconotida (antagonista de canal de cálcio tipo N).[25-27]

Fisioterapia

Fisioterapia, atividade física e terapias de representação de movimento relacionam-se positivamente ao tratamento da dor neuropática.[28,29]

Psicoterapia

A dor neuropática pode influenciar negativamente a qualidade de vida. Geralmente está associada a perda de função, depressão, ansiedade, distúrbios do sono e alterações cognitivas. Intervenções por meio da psicoterapia estão direcionadas ao manejo da dor e à redução de seus efeitos negativos. Os tratamentos psicológicos geralmente são ofertados após os primeiros sinais de falha da terapia medicamentosa ou fisioterapia, mas deveriam ter sua indicação mais precoce. As terapias cognitivo-comportamentais representam um tratamento múltiplo, em que as estratégias empregadas correspondem a uma narrativa para a mudança pessoal. Esses tratamentos são direcionados para as alterações de humor (depressão e ansiedade), função (incapacidade), engajamento social e indiretamente para a melhora da dor.[30]

Qualidade de vida

Instrumentos objetivos e validados de avaliação da qualidade de vida podem auxiliar na compreensão do impacto negativo experimentado pelo paciente durante suas atividades de vida diária. Questionários como SF-36 e NHP são exemplos de instrumentos de avaliação validados para pacientes com dor neuropática.[31]

CONSIDERAÇÕES FINAIS

A dor neuropática é de difícil diagnóstico pelas condições clínicas associadas e uma grande variedade de lesões nervosas centrais ou periféricas, além das diversas formas de manifestação de dor. É considerada bastante desafiadora, visto que é uma condição altamente subdiagnosticada e com terapias muitas vezes consideradas insatisfatórias. Contudo, atualmente existem diversas possibilidades terapêuticas, que, quando bem indicadas, podem otimizar a qualidade de vida dos indivíduos acometidos. Por isso, o diagnóstico correto e o conhecimento das terapias existentes são essenciais para que o profissional da saúde possa oferecer o máximo de opções de tratamentos e, consequentemente, maior satisfação do paciente.

REFERÊNCIAS BIBLIOGRÁFICAS

1. Baron R, Binder A, Wasner G. Neuropathic pain: diagnosis, pathophysiological mechanisms, and treatment. Lancet Neurol. 2010;9(8):807-19.
2. Charlton E. Neuropathic pain. Prescribers' J. 1993;33(6):244-9.
3. Bennett M. The LANSS Pain Scale: the Leeds assessment of neuropathic symptoms and signs. Pain. 2001;92(1):147-57.
4. Bennett MI, Smith BH, Torrance N, Potter J. The S-LANSS score for identifying pain of predominantly neuropathic origin: Validation for use in clinical and postal research. J Pain. 2005;6(3):149-58.
5. Bennett MI, Attal N, Backonja MM, Baron R, Bouhassira D, Freynhagen R, et al. Using screening tools to identify neuropathic pain. Pain. 2007;127(3):199-203.
6. Krause SJ, Backonja MM. Development of a neuropathic pain questionnaire. Clin J Pain. 2003;19(5):306-14.
7. Bouhassira D, Attal N, Alchaar H, Boureau F, Brochet B, Bruxelle J, et al. Comparison of pain syndromes associated with nervous or somatic lesions and development of a new neuropathic pain diagnostic questionnaire (DN4). Pain. 2005;114(1):29-36.
8. Santos JG, Brito JO, de Andrade DC, Kaziyama VM, Ferreira KA, Souza I, et al. Translation to Portuguese and validation of the Douleur Neuropathique 4 Questionnaire. J Pain. 2010;11(5):484-90.
9. Fields HL, Rowbotham M, Baron R. Postherpetic neuralgia: irritable nociceptors and deafferentation. Neurobiol Dis. 1998;5(4):209-27.
10. Scholz J, Finnerup NB, Attal N, Aziz Q, Baron R, Bennett MI, et al. The IASP classification of chronic pain for ICD-11: chronic neuropathic pain. Pain. 2019;160:53-9.
11. Cavalli E, Mammana S, Nicoletti F, Bramanti P, Mazzon E. The neuropathic pain: an overview of the current treatment and future therapeutic approaches. Int J Immunopathol Pharmacol. 2019;33.
12. Cruccu G, Finnerup NB, Jensen TS, Scholz J, Sindou M, Svensson P, et al. Trigeminal neuralgia: new classification and diagnostic grading for practice and research. Neurology. 2016;87(2):220-8.
13. Colloca L, Ludman T, Bouhassira D, Baron R, Dickenson AH, Yarnitsky D, et al. Neuropathic pain. Nat Rev Dis Primers. 2017;16:3.
14. Dworkin RH, Panarites CJ, Armstrong EP, Malone DC, Pham SV. Is treatment of postherpetic neuralgia in the community consistent with evidence-based recommendations? Pain. 2012;153(4):869-75.

15. Cohen SP, Mao J. Neuropathic pain: mechanisms and their clinical implications. BMJ. 2014;348(feb05 6):f7656–f7656.
16. Bhatia A, Flamer D, Shah PS. Infiltrations péri nerveuses de stéroïdes pour la douleur neuropathique périphérique d'origine traumatique ou compressive: une revue systématique de la littérature et méta-analyse. Can J Anaesth. 2015;62(6):650-62.
17. Manca A, Kumar K, Taylor RS, Jacques L, Eldabe S, Meglio M, et al. Quality of life, resource consumption and costs of spinal cord stimulation versus conventional medical management in neuropathic pain patients with failed back surgery syndrome (PROCESS trial). Eur J Pain. 2008;12(8):1047-58.
18. Russo M, van Buyten JP. 10-kHz high-frequency SCS therapy: a clinical summary. Pain Med (United States). 2015;16(5):934-42.
19. Deer TR, Mekhail N, Provenzano D, Pope J, Krames E, Leong M, et al. The appropriate use of neurostimulation of the spinal cord and peripheral nervous system for the treatment of chronic pain and ischemic diseases: the neuromodulation appropriateness consensus committee. Neuromodulation. 2014;17(6):515-50.
20. Kumar K, Rizvi S. Cost-effectiveness of spinal cord stimulation therapy in management of chronic pain. Pain Med (United States). 2013;14(11):1631-49.
21. Petersen EA, Slavin KV. Peripheral nerve/field stimulation for chronic pain. Neurosurg Clin N Am. 2014;25(4):789-97.
22. Lefaucheur JP, Aleman A, Baeken C, Benninger DH, Brunelin J, di Lazzaro V, et al. Evidence-based guidelines on the therapeutic use of repetitive transcranial magnetic stimulation (rTMS): an update (2014–2018). Clin Neurophysiol. 2020;131(2):474-528.
23. Kumar K, Taylor RS, Jacques L, Eldabe S, Meglio M, Molet J, et al. Spinal cord stimulation versus conventional medical management for neuropathic pain: a multicentre randomised controlled trial in patients with failed back surgery syndrome. Pain. 2007;132(1-2):179-88.
24. Sukul VV, Slavin KV. Deep brain and motor cortex stimulation. Curr Pain Headache Rep. 2014;18(7).
25. Bolash R, Mekhail N. Intrathecal pain pumps: Indications, patient selection, techniques, and outcomes. Neurosurg Clin N Am. 2014;25(4):735-42.
26. Pope JE, Deer TR, Bruel BM, Falowski S. Clinical uses of intrathecal therapy and its placement in the pain care algorithm. Pain Pract. 2016;16(8):1092-106.
27. Prager J, Deer T, Levy R, Bruel B, Buchser E, Caraway D, et al. Best practices for intrathecal drug delivery for pain. Neuromodulation. 2014;17(4):354-72.
28. Smart KM, Wand BM, O'Connell NE. Physiotherapy for pain and disability in adults with complex regional pain syndrome (CRPS) types I and II. Cochrane Database Syst Rev. 2016;2016(2).
29. Thieme H, Morkisch N, Rietz C, Dohle C, Borgetto B. The efficacy of movement representation techniques for treatment of limb pain – a systematic review and meta-analysis. J Pain. 2016;17(2):167-80.
30. Eccleston C, Crombez G. Worry and chronic pain: a misdirected problem solving model. Pain. 2007;132(3):233-6.
31. Ahroni JH, Boyko EJ. Responsiveness of the SF-36 among veterans with diabetes mellitus. J Diabetes Complications. 2000;14(1):31-9.
32. Woolf CJ. Dissecting out mechanisms responsible for peripheral neuropathic pain: implications for diagnosis and therapy. Life Sci. 2004 Apr 9;74(21):2605-10.

18
Cefaleias

Michel Elyas Jung Haziot

INTRODUÇÃO

Este capítulo tem como objetivos entender e reconhecer a diferença entre cefaleias primárias e secundárias; saber identificar as três principais cefaleias primárias: cefaleia tipo tensional, enxaqueca e cefaleia em salvas; entender o manejo e conhecer o tratamento abortivo e profilático das cefaleias primárias.

CASO CLÍNICO INICIAL

G. H., mulher, 32 anos, solteira, arquiteta, sem antecedentes patológicos relatados, procura atendimento em uma clínica especializada em dor, descrevendo uma cefaleia de caráter pulsátil, predomínio na região hemicraniana direita, com irradiação para região cervical ipsilateral, intensidade 9 em 10, com náuseas e fotofobia. A dor impede que ela realize suas tarefas habituais e piora quando ela tenta realizar atividade física. Relata que já teve episódios semelhantes antes do primeiro dia do ciclo menstrual, mas de forma esporádica. Ela descreve o início há cerca de cinco meses, sem saber precisar exatamente a data. Quando questionada se a dor tem a mesma característica em todos os dias, nesses cinco meses, ela detalha que a dor unilateral descrita anteriormente ocorre cerca de três dias por semana, sendo o aumento da intensidade gradual e que diariamente já acorda com outra cefaleia de localização bilateral, intensidade 4 em 10, em aperto, sem náuseas, vômitos ou fotofobia, também percebida há cinco meses. As duas cefaleias descritas têm alívio parcial com analgésicos, que são tomados diariamente desde o início do quadro, e anteriormente seu efeito era mais eficaz do que agora. Ela acrescenta que o humor está deprimido nos últimos meses, justificando que a dor diária é o principal fator responsável. O exame clínico/neurológico é normal.

DEFINIÇÃO E INCIDÊNCIA

Cefaleia é a condição neurológica mais prevalente, além de ser um dos sintomas mais frequentemente vistos na prática clínica. As cefaleias podem ser divididas em dois grupos: primárias (80%) ou secundárias (20%). As cefaleias secundárias correspondem à manifestação de uma situação clínica subjacente em que a cefaleia é um sintoma. Alguns exemplos de cefaleias secundárias são o sangramento de um aneurisma na região subaracnóidea (HSA), a presença de um tumor no sistema nervoso central (SNC) ou a atividade de uma meningite. As cefaleias primárias, por sua vez, apresentam-se como crises de dor recorrentes com características estereotipadas, que permitem agrupá-las em entidades específicas. Em suma, as cefaleias primárias existem independentemente de uma doença subjacente e as secundárias são sintoma de uma doença ou situação clínica adicional, em geral necessitando de investigação complementar breve ou urgente.[1] No Quadro 1 estão listadas as principais cefaleias secundárias.

A cefaleia tipo tensional (CTT) é a dor de cabeça primária mais frequente na população; entretanto, a enxaqueca ou migrânea é a principal cefaleia que motiva o paciente a procurar atendimento médico. A CTT pode ser subdividida, de acordo com o número de dias de dor, em episódica infrequente (máximo 1 dia de dor por mês), episódica frequente (1-14 dias de dor por mês) e cefaleia tipo tensional crônica (15 ou mais dias de dor por mês por mais de 3 meses consecutivos).[2]

A enxaqueca é uma condição altamente prevalente. No Brasil, a prevalência anual da enxaqueca é de 15%, acometendo cerca de 22% das mulheres e 9% dos homens. Ela também pode ser classificada de acordo com o número de dias de dor, sendo a enxaqueca crônica aquela que ocorre por mais de 15 dias no mês, por mais três meses; entretanto, sua principal classificação é aquela referente à presença da aura, definida como um déficit neurológico transitório (geralmente visual), que sempre precede a crise de dor. A enxaqueca com aura corresponde a 20% dos pacientes e a enxaqueca sem aura, a 80% dos indivíduos.[3]

A cefaleia em salvas (CS) é rara. Sua prevalência varia de 0,05 a 0,4%, podendo-se dizer que há uma cefaleia em salvas para cada 100 enxaquecas, embora seja subdiagnosticada. Sua relevância se deve a dois fatores principais: ela é a cefaleia do grupo trigêmino-autonômico mais comum e é uma cefaleia extremamente incapacitante, com crises de dor excruciante. A CS é mais frequente em homens, apesar de ser cada vez mais descrita em mulheres.[4]

Apesar de existirem dezenas de cefaleias primárias descritas com critérios definidos pela International Headache Society (IHS), a maioria dos pacientes com cefaleias primárias corresponderá a uma das três seguintes: CTT, enxaqueca (ou migrânea) ou CS.[5]

Quadro 1 Principais causas de cefaleias secundárias

▪ Hipertensão sistêmica arterial (HSA)
▪ Trombose venosa cerebral
▪ Dissecção de vasos cranianos
▪ Síndrome da hipotensão liquórica
▪ Encefalopatia hipertensiva
▪ Apoplexia hipofisária
▪ Síndrome da vasoconstrição cerebral reversível
▪ Vasculite do sistema nervoso central
▪ Trauma cranioencefálico (TCE)
▪ Meningites
▪ Pseudotumor cerebral
▪ Lesões que ocupem espaço intracraniano (tumores, abscessos, hematomas etc.)
▪ Uso de medicamentos ou substâncias

ETIOLOGIA E FISIOPATOLOGIA

Somente algumas estruturas cranianas como periósteo, meninges e vasos são sensíveis à dor. A principal inervação dessas estruturas é feita pelo trigêmeo e seus ramos, sendo os vasos as mais relevantes, onde constituem o sistema trigêmeo-vascular. A sensação de dor de cabeça resulta de tensão, tração, distensão, dilatação ou inflamação das estruturas sensíveis à dor. As cefaleias secundárias em geral são resultado do aumento da pressão intracraniana. Embora outros mecanismos também estejam envolvidos, sua fisiopatologia também depende da sua etiologia.[6]

A cefaleia tipo tensional tem fisiopatologia multifatorial, mas pode ser caracterizada por aumento da tensão da musculatura pericraniana. Atualmente acredita-se que a cefaleia seja causada por alterações da bioquímica cerebral, sobretudo serotoninérgica, e não somente pela presença de contração de músculos pericranianos ou fatores psíquicos, ou mesmo pela coexistência de ambos, como se pensava anteriormente.[7]

A enxaqueca é uma doença com base genética estabelecida com influência ambiental importante (hormônios do ciclo menstrual, fatores biopsicossociais, alimentação e sono). Suas duas formas clínicas principais, enxaqueca com aura e enxaqueca sem aura (também conhecida como enxaqueca comum), têm fisiopatologias semelhantes, embora a aura seja um fenômeno com explicação específica. A anomalia primária parece ser um estado de hiperexcitabilidade de certas populações neuronais do tronco cerebral superior e do hipotálamo. É aceita a hipótese de o cérebro inibir-se diante de alguns estímulos, caracterizando a enxaqueca como uma atividade desmodulatória desse fenômeno. A aura enxaquecosa parece depender da depressão alastrante de Leão – fenômeno neuroelétrico caracterizado pela depressão neuronal se alastrando pelo córtex cerebral a partir de sua origem no polo occipital. Ou seja, é um fenômeno em que ocorre uma queda acentuada na amplitude da atividade elétrica espontânea observada no eletrocorticograma (ECoG) após estímulo artificial. A cefaleia traduz um comprometimento do sistema trigêminovascular pela liberação de neuropeptídeos (como CGRP, serotonina e substância P) que provocam inflamação dolorosa nos vasos cranianos do sistema. A recorrência das crises enxaquecosas pode perpetuar essa situação (sensibilização) e pode transformar uma cefaleia episódica em uma cefaleia crônica, resultante da desmodulação do sistema central do controle da dor.[8,9]

A fisiopatologia da CS envolve de forma integrada áreas do hipotálamo (e algumas outras áreas corticais do processamento da dor), sistema trigêminovascular e sistema parassimpático craniano. O envolvimento do hipotálamo explica a regularidade e o padrão sazonal da cefaleia em salvas, em conjunto com a apresentação remitente-recorrente periódica característica. Áreas hipotalâmicas ativadas na crise de CS são associadas à ativação autonômica ipsilateral e foram demonstradas em estudos de neuroimagem funcional.[4,10]

AVALIAÇÃO INICIAL DO PACIENTE

A avaliação correta de uma dor de cabeça deve compreender os seguintes componentes essenciais: descartar uma doença grave subjacente e procurar outras causas secundárias que expliquem a dor de cabeça ou determiná-la utilizando a história clínica como principal ferramenta, procurando responder qual cefaleia primária é responsável pelo quadro do paciente.

O primeiro passo, portanto, independentemente do cenário clínico (emergência, ambulatório etc.), é determinar se a cefaleia é primária ou secundária. A anamnese realizada de forma correta é a principal ferramenta diagnóstica, mas nem sempre é uma tarefa fácil, mesmo para examinadores experientes. A necessidade de maior sensibilidade para detectar cefaleias secundárias por meio da história clínica motivou a disseminação do uso de "sinais de alerta" e "sinais de conforto" para definir se determinada dor de cabeça provavelmente é secundária ou primária. Para os sinais de alerta, ou seja, aqueles que, quando presentes, devem levantar a suspeita de uma cefaleia secundária, provavelmente uma conduta com investigação complementar será necessária: o mnemônico SNOOP é o mais utilizado (Tabela 1).[11]

Tabela 1 Sinais de alerta para cefaleias secundárias (SNOOP)

S (*Systemic*)	▪ Sinais de doença sistêmica (febre, rigidez de nuca, desorientação) ▪ Portadores (ou suspeitos) de neoplasia, doença hematológica grave ou imunossupressão
N (*Neurologic*)	▪ Exame neurológico alterado (déficit focal, edema de papila, alteração do nível de consciência)
O (*Onset*)	▪ Início súbito, que atinge sua máxima intensidade em um minuto ou menos. Sinal de alerta muito importante ▪ Relacionada ao coito ou esforço físico ▪ Início na gestação ou puerpério
O (*Older*)	▪ Cefaleia nova iniciada após os 50 anos
P (*Pattern*)	▪ Mudança do padrão de cefaleia prévia ▪ Cefaleias progressivas: desde o início não existe período de remissão

As cefaleias secundárias devem ser abordadas a depender da suspeita clínica e conduzidas de acordo com a sua etiologia; por exemplo, caso a suspeita clínica seja HSA, inicialmente deverá ser solicitado um exame de neuroimagem.

HISTÓRIA/EXAME FÍSICO

A história clínica é fundamental para o diagnóstico das cefaleias. Apesar de a dor ser uma experiência subjetiva, deve-se questionar o paciente até que se obtenha o dado clínico da forma mais precisa possível. A anamnese deve ser feita de maneira sistematizada e os dados obtidos devem ser sempre organizados cronologicamente para facilitar o processo diagnóstico. Não existe um biomarcador ou exame complementar capaz de distinguir as cefaleias primárias entre si. Portanto, as características da dor, sua cronologia e modo de instalação, duração, frequência e sinais e sintomas associados, são dados fundamentais para o diagnóstico. O Quadro 2 descreve os principais pontos a serem abordados em uma anamnese sobre cefaleia.

É importante lembrar que não é raro o mesmo paciente apresentar mais de uma cefaleia primária, e mesmo aqueles que possuem uma cefaleia primária já estabelecida podem apresentar em algum momento outra cefaleia de padrão diferente, devendo-se pensar em uma cefaleia secundária como diagnóstico diferencial. A Tabela 2 descreve as principais diferenças entre as três cefaleias primárias principais.[1,12]

A CTT é uma dor de intensidade leve a moderada; portanto, ao contrário da enxaqueca e da CS, não impede que o indivíduo continue realizando suas tarefas diárias durante o episódio de dor. Sua localização é bilateral, mais comumente descrita como aperto. Não é acompanhada de náuseas ou vômitos. A aversão à luz (fotofobia) ou a fonofobia em geral são raras, mas podem ocorrer. A duração

Quadro 2 Principais pontos na história clínica das cefaleias
▪ Idade quando teve início
▪ Modo de início e tempo de instalação
▪ Frequência, intensidade e duração do ataque
▪ Número de dias de dor de cabeça por mês
▪ Presença ou ausência de aura e pródromo
▪ Tipo, local e irradiação da dor
▪ Sintomas associados
▪ Histórico familiar
▪ Fatores desencadeantes e de alívio
▪ Efeito da atividade física sobre a dor
▪ Relação decúbito ou ortostase
▪ Revisão dos medicamentos atuais e tratamentos prévios
▪ Frequência do uso de analgésicos
▪ Alterações do humor/comorbidades psicoafetivas
▪ Associação com TCE recente
▪ Mudanças recentes no sono, exercício, peso ou dieta
▪ Mudança na rotina trabalho ou estilo de vida
▪ Efeitos do ciclo menstrual e hormônios exógenos (mulheres)

TCE: trauma cranioencefálico.

(quando não tratada) pode ser de poucas horas a vários dias, e sua recorrência é o parâmetro que a classificará como frequente ou infrequente.

A enxaqueca é uma dor incapacitante. Esse é um aspecto essencial que a difere da CTT. A experiência da enxaqueca pode ser descrita em quatro fases. A primeira, chamada de pródromo, se inicia de 24 a 48 horas antes da dor. O paciente queixa-se de alteração de alguns comportamentos, como aumento do apetite ou anorexia, dificuldade de concentração e bocejos frequentes, entre outros. Depois, em 20% dos pacientes com enxaqueca ocorre a fase de aura. A aura é uma manifestação neurológica focal que sempre antecede a dor; em geral dura menos de 10 minutos, mas até 60 minutos ainda é considerada normal. O mais comum são manifestações visuais, descritas como escotomas ou borramentos da visão, e diminuição de campo visual, entre outros. A terceira fase é a dor, que é moderada a intensa, dura mais de 24 horas, é pulsátil, vem acompanhada de náuseas e aversão à luz e ao barulho, o que faz o paciente preferir o isolamento. Pode ser bilateral, embora 60% dos pacientes tenham crises unilaterais. A última fase, conhecida como resolução, dura cerca de 24 horas e é descrita como uma sensação de fadiga ou "ressaca". Importante ressaltar que a crise de enxaqueca não necessariamente apresenta todas as fases sempre, podendo ocorrer somente a dor ou somente a aura sem dor por exemplo.[13-15]

A CS, além dos sinais de ativação autonômica durante a crise de dor, tem duração curta, o que às vezes permite a ocorrência de mais de um episódio no mesmo dia. Os sinais de ativação devem ocorrer no mesmo lado da dor, que é sempre unilateral durante aquele período de salva, podendo ser: hiperemia conjuntival, lacrimejamento, miose, semiptose irritação ocular, dificuldade de fechar o olho completamente, fadiga, dores de cabeça, obstrução da parte superior da visão e muitas vezes visão dupla e coriza. A dor é descrita na região como facada retro-orbitária ou orbitária, e sua duração é geralmente de cerca 60 minutos (de 30 a 180 minutos), podendo ocorrer um ou mais episódios no mesmo dia, diariamente ou separados por poucos dias de intervalo. Esses dias de dor ocorrem em séries, durando semanas até meses (os chamados períodos de salva), separados por períodos de remissão que geralmente duram meses ou anos. Os períodos de dor e de remissão têm duração muito semelhante no mesmo paciente quando se repetem ao longo da vida. Cerca de 10 a 15% dos pacientes têm a forma de CS crônica, caracterizada pela ausência de remissão entre as salvas.[4,12]

Tabela 2 Principais características das cefaleias primárias

Sintoma	Enxaqueca	Cefaleia tensional	Cefaleia em salvas
Localização	Unilateral (70%)	Bilateral	Sempre unilateral
Características	Início gradual, pulsátil, moderada a forte. Unilateral em 60% dos pacientes. Piora com atividade física e causa prejuízo para realizar atividades habituais	Pressão ou aperto, com intensidade leve a moderada. Consegue realizar atividades habituais normalmente. Predomínio no final do dia	Dor de início intenso, explosiva, em facada, muito forte. Dura menos que 2 horas, normalmente 30 minutos. Localização retro-orbitária ou periorbitária
Atitude do paciente	Em silêncio, procura isolamento em ambiente silencioso e escuro	Normal	Agitado, não consegue ficar calmo ou em repouso
Duração	4-72 horas	30 minutos a 7 dias	15 minutos a 3 horas
Sinais associados	Náusea, vômito, fotofobia ou fonofobia. Pode ter ativação autonômica. Cerca de 20% dos casos têm aura	Nenhum, mas pode ocorrer fotofobia	Ipsilateral à dor: olho vermelho, lacrimejamento, miose, semiptose e coriza. Considerar agitação como critério

TESTES DIAGNÓSTICOS

Conforme descrito anteriormente, a história clínica é o melhor teste para o diagnóstico das cefaleias. Entretanto, o uso de métodos complementares diagnósticos é comum nas situações em que uma cefaleia secundária é considerada. Deve-se evitar o uso de exames de neuroimagem em pacientes com quadro bem definido de enxaqueca, sem mudanças em seu padrão. Tais exames muitas vezes só retardam o início do tratamento e podem confundir o diagnóstico, já que pode ser encontrada alguma alteração sem relação com a dor de cabeça que motivou a realização do exame. A Tabela 3 resume os principais testes complementares utilizados para manejo das cefaleias.[16]

Tabela 3 Principais exames complementares utilizados no manejo das cefaleias

Exame	Resultado
RM de encéfalo	Normal para cefaleias primárias, embora a enxaqueca esteja associada a alterações inespecíficas de sinal na substância branca em exames de RM. É o exame padrão a ser solicitado quando a investigação com neuroimagem está indicada, sendo mais sensível que a tomografia para visualizar alterações associadas às cefaleias secundárias
Angiorressonância de vasos cranianos	Rotineiramente solicitada em conjunto com a RM de encéfalo, pode ser dividida em: angio-RM arterial, útil para diagnóstico de aneurismas, dissecções, malformações arteriais e vasculites; e angio-RM venosa, útil para diagnóstico de trombose venosa cerebral
TC de crânio	Exame de escolha para detectar sangramento na fase aguda, portanto é útil quando o paciente se apresenta no cenário de emergência com cefaleia de início súbito e a hipótese principal é a HSA. Apesar da inferioridade em relação à RM para visualizar detalhes das estruturas encefálicas, tem a vantagem de ser um exame rápido e amplamente disponível
Angio-TC de vasos cranianos	Tem as mesmas indicações que a angio-RM, mas com sensibilidade menor, sobretudo para aneurismas muito pequenos e dissecções
Punção com exame do LCR	Exame de escolha para diagnóstico das meningites, sendo também útil para pequenos sangramentos não visualizados na TC de crânio ou RM. Também fornece informação importante sobre o valor da pressão intracraniana, útil nos casos de trombose e pseudotumor cerebral, por exemplo. O liquor deve ser solicitado (exceto em situações específicas) após o exame de neuroimagem demonstrar segurança para a punção
Exames laboratoriais	Podem fornecer evidências de doença sistêmica em atividade, sendo alguns exames úteis em certas situações como a arterite temporal, que invariavelmente está associada a valores elevados de VHS
Angiografia digital	É o exame padrão-ouro para diagnóstico dos aneurismas. Por ser um procedimento invasivo, já que requer a cateterização dos vasos cranianos, seu uso é restrito e substituído pela angiorressonância ou angio-TC na maioria das situações

HSA: Hipertensão sistêmica arterial; LCR: líquido cefalorraquidiano; RM: ressonância magnética; TC: tomografia computadorizada; VHS: velocidade de hemossedimentação.

TRATAMENTO/RECOMENDAÇÕES

O tratamento das cefaleias primárias pode ser divido em duas modalidades: abortivo (tratamento que visa interromper a dor de uma crise já instalada) e profilático (tratamento que tem o objetivo de evitar a ocorrência das crises).

Em geral, o tratamento abortivo da CTT é simples. Analgésicos comuns e anti-inflamatórios não esteroides (AINE) são opções eficazes. Podem-se associar relaxantes musculares e medidas não farmacológicas, como fisioterapia analgésica ou outras terapias que visam ao relaxamento miofascial.

A enxaqueca requer tratamento abortivo medicamentoso e deve ser oferecido para todos os pacientes. O tratamento abortivo para enxaqueca deve ser estratificado; crises leves podem ser tratadas com medicamentos por via oral, sem a necessidade de procurar por serviços de urgência. Crises fortes devem ser tratadas com medicamentos por via intravenosa em ambiente hospitalar. Os triptanos são as drogas de escolha; os opioides são medicamentos pouco eficazes para crise de enxaqueca e devem ser evitados. A Figura 1 propõe um algoritmo útil para o tratamento abortivo da enxaqueca.[7,17]

A crise de dor na cefaleia em salvas responde bem ao oxigênio inalatório com fluxo alto, o que não ocorre com outras cefaleias primárias, um dos aspectos problemáticos para o tratamento da crise na CS e a curta duração da dor, o que dificulta a decisão de administrar ou não medicamento abortivo. O tratamento abortivo está detalhado para enxaqueca, CTT e CS na Tabela 4.

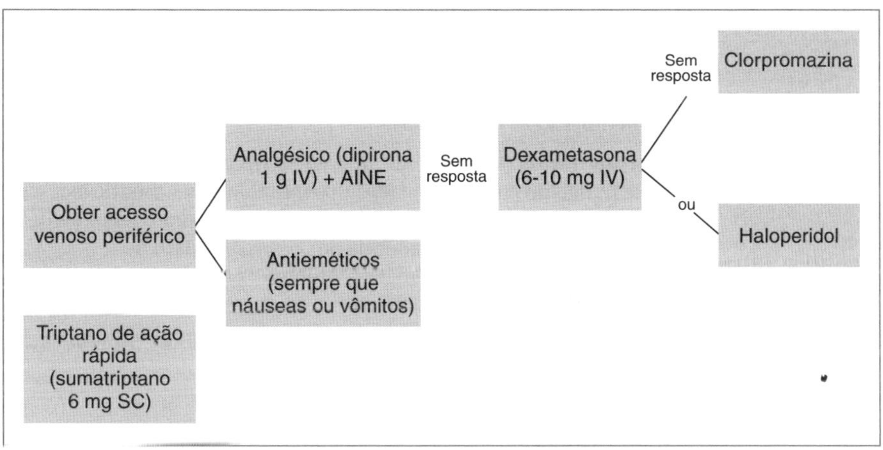

Figura 1 Algoritmo terapêutico tratamento abortivo da enxaqueca na emergência.
SC: subcutaneo.

Tabela 4 Tratamento abortivo da enxaqueca, cefaleia tensional e cefaleia em salvas

Enxaqueca – crise leve a moderada	**AINE** ▪ Naproxeno: 550-1.100 mg VO (máx. 1.650 mg) ▪ Ibuprofeno 800 mg VO (máx. 1.600 mg) ou ▪ Cetoprofeno: 75 mg-150 mg VO ou ▪ Cetorolaco 10 mg VO **Analgésicos simples** ▪ Dipirona 1 g VO a cada 6 horas ▪ Paracetamol 750 mg VO a cada 6 horas **Triptanos** (intervalo mínimo de 2 horas entre duas tomadas): ▪ Sumatriptano: 50-100 mg VO ou 20 mg intranasal ▪ Naratriptano: 2,5 mg VO (máx. 5 mg) ou ▪ Rizatriptano: 10 mg VO (máx. 20 mg)	Triptanos devem ser evitados em coronariopatas pelo risco de vasoespasmo
Enxaqueca – crise moderada a forte	**Analgésicos** ▪ Dipirona: 1 g IV (máx. 2 g) a cada 6 horas **AINE** ▪ Cetorolaco: 30 mg IV (máx. 60 mg) ▪ Cetoprofeno 100 mg IV (máx. 300 mg) ▪ Tenoxicam 20 mg IV **Antieméticos** ▪ Metoclopramida 10 mg IV e/ou ▪ Dimenidrato 30 mg IV e/ou ▪ Ondasentrona 4-8 mg IV. **Corticosteroides** ▪ Dexametasona 6-10 mg IV **Triptanos** ▪ Sumatriptano 6 mg SC (máx. 12 mg/dia) ou ▪ Sumatriptano 20 mg intranasal	Antieméticos devem ser oferecidos sempre que náuseas ou vômitos estiverem presentes
Enxaqueca – crise refratária	▪ **Clorpromazina** (Amplictil®) 0,1 mg/kg dose IV, diluído em SF 0,9% 500-1.000 mL, infundir lentamente (período de 1 a 2 h) para diminuir a frequência de acatisia e reações extrapiramidais. Infundir de preferência com o paciente em decúbito dorsal, para evitar hipotensão postural ▪ **Haloperidol** (Haldol®) é uma opção com dose de 5 mg IV, diluído em SF 0,9% 500-1000 mL, infundir lentamente (período de 1 a 2 h) para diminuir a frequência de acatisia e reações extrapiramidais	Os neurolépticos intravenosos devem ser infundidos lentamente pelo risco de hipotensão, sedação e reações extrapiramidais

continua

Tabela 4 Tratamento abortivo da enxaqueca, cefaleia tensional e cefaleia em salvas (*Continuação*)

Cefaleia em salvas	**Primeira linha** ▪ Oxigênio inalatório, 6-8 L/min, por 15 minutos; utilizar máscara com reservatório para administração ▪ Sumatriptano injetável, 6 mg SC (dose máxima 12 mg/dia)	Os corticosteroides devem ser iniciados como droga de ponte entre o tratamento abortivo e o início de efeito do tratamento profilático
Cefaleia tipo tensional	**Analgésicos simples** ▪ Paracetamol: 1.000 mg VO (máx. 3 g) ou ▪ Dipirona: 1.000 mg VO/IV (máx. 2 g). **AINE** ▪ Naproxeno: 550-1.100 mg (máx. 1.650 mg); ▪ Ibuprofeno 800 mg (máx. 1.600 mg) ▪ Cetoprofeno: 75 mg-150 mg ou ▪ Cetorolaco 10 mg **Relaxante muscular** ▪ Ciclobenzaprina: 5-10 mg VO	Dor à palpação dos músculos pericranianos e rigidez miofascial cervical associada podem se beneficiar da associação de um relaxante muscular ao analgésico ou AINE

AINE: anti-inflamatórios não esteroides; IV: intravenoso; SC: subcutâneo; VO: via oral.

Tratamento profilático

O tratamento profilático é a principal medida para controle das cefaleias primárias com frequência de crises elevadas (Tabela 5). O tratamento deve ser iniciado em doses baixas e reavaliado periodicamente. A duração ideal do tratamento preventivo deve ser individualizada. Uma vez que o tratamento eficaz é estabelecido, recomenda-se sua manutenção por cerca de seis meses. Nesse período, a dose pode ser lentamente reduzida ao longo de semanas ou meses enquanto se monitora qualquer possível alteração na frequência das cefaleias, retomando-se o tratamento integral quando necessário. Esse período de consolidação é particularmente útil na enxaqueca, em que alguns pacientes com formas crônicas extremamente incapacitantes ou refratárias preferem permanecer com uso do tratamento preventivo indefinidamente.[17]

Na enxaqueca, as principais indicações são: mais de duas crises mensais, os tratamentos abortivos são contraindicados ou ineficazes, a crise provoca efeito negativo relevante nas atividades de vida do paciente, necessidade de ir ao hospital sempre que ocorre crise, enxaquecas crônicas ou complicadas e preferência do paciente. Antes de iniciar a profilaxia, deve-se propor metas realistas de redução dos episódios de dor, além de explicar detalhadamente o mecanismo de ação e efeitos colaterais possíveis do medicamento. Uma ferramenta útil durante o manejo do tratamento profilático é a utilização de um diário de dor pelo

Tabela 5 Tratamento medicamentoso profilático da enxaqueca

Classe	Medicamentos	Observação
Antidepressivos tricíclicos (classe IA)	▪ Amitriptilina (12,5-75 mg) 1×/dia ▪ Nortriptilina (10-75 mg) 1×/dia	Iniciar com dose baixa, uma tomada noturna. Principal efeito colateral é sonolência
Betabloqueadores (classe IA)	▪ Propranolol (40-240 mg) a cada 12 h ▪ Atenolol (25-150 mg) 1×/dia	Pelo risco de bradicardia/ bloqueio iniciar dose mínima, com incrementos semanais de acordo com a frequência cardíaca. CI: asmáticos.
Anticonvulsivantes (classe IA)	▪ Topiramato (25-100 mg) 1×/dia ▪ Ácido valproico (250-750 mg) 1-3x dia ▪ Divalproato de sódio – liberação prolongada (ER) – (250-500 mg) 1×/dia	O topiramato é bem tolerado em doses baixas, mas pode causar lentificação cognitiva, parestesias e litíase renal O ácido valproico e divalproato podem causar ganho de peso, queda de cabelo reversível e alterações do ciclo menstrual. Não utilizar em mulheres em idade fértil
Bloqueador de canal de cálcio (classe IA)	▪ Flunarizina (5-10 mg) 1×/dia	Eficaz, mas início de ação tardio, geralmente 60 dias. Evitar em pacientes idosos e com antecedente de depressão. Útil para adolescentes
Antidepressivos (inibidores seletivos da recaptação de serotonina e noradrenalina) (classe IB)	▪ Venlafaxina (37,5-225 mg) 1×/dia	Iniciar com dose baixa. Diminui incidência de efeitos colaterais; náusea é o mais comum. Boa opção para pacientes com depressão associada
Anticorpos monoclonais anti-CGRP	▪ Galcanezumabe: 120 mg SC 1×/mês (recomendam-se 240 mg como dose de ataque no início do tratamento) ▪ Fremanezumabe: 225 mg SC 1×/mês. ▪ Erenumabe 70 mg SC 1×/mês (uso descontinuado no Brasil)	O principal efeito colateral desta classe são quadros alérgicos como eritema e prurido no local da aplicação. Eles ainda não estão liberados para uso em crianças e adolescentes e são contraindicados para gestantes
Toxina botulínica (classe IB)	▪ Toxina botulínica A: 155 U, distribuídos em 7 pontos específicos da região craniana e pericraniana	Principal indicação para enxaqueca crônica que não teve resposta adequada aos tratamentos de primeira linha

continua

Tabela 5 Tratamento medicamentoso profilático da enxaqueca (*Continuação*)

Classe	Medicamentos	Observação
Tratamentos comprovadamente ineficazes	▪ Gabapentina ▪ Carbamazepina ▪ Lamotrigina ▪ Nimodipina ▪ Clonidina ▪ Fluoxetina, sertralina e outros ISRN	

ISRN: inibidores seletivos da recaptação da noradrenalina; SC: subcutâneo.

paciente; se corretamente preenchido, traz informações relevantes sobre a eficácia da medicação profilática e ajuda a envolver o paciente em seu próprio tratamento. Atualmente o tratamento da enxaqueca e da cefaleia em salvas sofreu grandes avanços com a introdução para uso clínico dos anticorpos monoclonais anti-CGRP, uma substância que possui papel-chave durante a deflagração da crise dor tanto na enxaqueca quanto na CS.[18]

Várias formas de terapia não farmacológicas são eficazes para a prevenção da enxaqueca, incluindo relaxamento assistido por *biofeedback* e terapia cognitivo-comportamental. São especialmente apropriados para gestantes ou pacientes que não toleram a terapia medicamentosa. Não existe comprovação clara do benefício da acupuntura para tratamento da enxaqueca.

Nos pacientes aderentes ao tratamento profilático, sono inadequado, estresse, depressão e ansiedade são gatilhos que explicam muitos casos de falha terapêutica da profilaxia. Outra situação comum e relevante que pode ser responsável tanto pela falha da profilaxia quanto pela cronificação da enxaqueca ou CTT é o uso abusivo de analgésicos. Por mais paradoxal que possa parecer, o uso frequente de analgésicos é um fator muito deletério no curso das cefaleias primárias. A cefaleia por abuso de analgésicos é definida como uso de analgésicos simples por 15 dias no mês (10 dias para triptanos, opioides e analgésicos combinados). O tratamento profilático da CTT em geral é muito menos frequente do que na enxaqueca, e geralmente está indicado na forma crônica ou para alguns pacientes com a forma episódica frequente que não obtêm alívio ou têm contraindicação para uso de analgésicos.[16,18,19]

O tratamento profilático da cefaleia em salvas deve ser iniciado logo no momento inicial do diagnóstico de um período de salvas. O verapamil é a droga de escolha, conforme descrito na Tabela 6. Entretanto, o início de ação não é imediato, sendo a prednisona utilizada em doses elevadas como medicamento profilático nesse período entre a introdução do verapamil e seu início de ação (geralmente 2 semanas). Caso o paciente tenha contraindicação ao uso de corticosteroides ou estes sejam ineficazes, pode-se realizar o procedimento de bloqueio do nervo occipital maior com lidocaína com a mesma finalidade (Tabela 7).[1]

Tabela 6 Tratamento profilático da cefaleia em salvas

Classe	Medicamentos	Observação
Bloqueador do canal de cálcio	▪ Verapamil 80-540 mg (2-3×/dia)	Obter ECG basal e iniciar com 160 mg, fazendo incrementos semanais de acordo com a resposta clínica e tolerância cardiovascular. O aumento gradual é necessário pelo risco de bradiarritmia. Outro efeito limitante comum é a constipação intestinal
Lítio	▪ Carbonato de lítio (300-1.200 mg/dia) nível sérico 0,8 a 1,2 mEq/plasma	O lítio é mais útil nas formas crônicas da CS, sendo inferior ao verapamil em qualquer forma clínica. A dose terapêutica é próxima da tóxica; podem ocorrer tremor, letargia, alopecia, desconforto gastrintestinal, ataxia
Anticorpos monoclonais anti-CGRP	▪ Galcanezumabe 300 mg 1×/mês	A dose mensal é quase o triplo da preconizada para enxaqueca. Os outros anticorpos monoclonais utilizados na enxaqueca ainda não estão liberados para uso clínico na CS
Anticonvulsivantes	▪ Ácido valproico (250-750 mg) 1-3×/dia ▪ Divalproato de sódio – liberação prolongada (ER) (250-500 mg) 1×/dia	Tratamento de segunda linha em relação ao verapamil e ao lítio
Corticosteroides	▪ Prednisona 40-60 mg	A prednisona é útil até o início da ação do tratamento profilático, sendo iniciada já a partir da primeira crise de salvas e então desmamada gradualmente

Tabela 7 Tratamento profilático da cefaleia tipo tensional

Classe	Medicamentos	Observação
Antidepressivos tricíclicos (classe A)	▪ Amitriptilina (12,5-50 mg) 1×/dia ▪ Nortriptilina (10-50 mg) 1×/dia	Drogas de escolha para profilaxia da CTT. Iniciar com dose baixa, uma tomada noturna. Principal efeito colateral é sonolência
Outros antidepressivos	▪ Venlafaxina (75-150 mg) ▪ Mirtazapina (15-45 mg)	
Anticonvulsivantes	▪ Topiramato (25-100 mg) 1×/dia ▪ Gabapentina (300-1.800 mg)	Menor nível de evidência que os antidepressivos quanto à eficácia

CONSIDERAÇÕES FINAIS

Cefaleias são situações comuns na prática clínica geral e para o especialista em dor. É importante lembrar os sinais de alerta para cefaleias secundárias, sobretudo se a cefaleia teve início súbito (atinge o pico de dor em 1 minuto ou menos). A história clínica e o reconhecimento de padrão temporal, frequência, duração, tipo, localização e sintomas associados é suficiente para o diagnóstico das principais cefaleias na prática clínica.

A enxaqueca é uma dor de cabeça incapacitante, principal dado que permite diferenciá-la da cefaleia tensional. Estabelecer o diagnóstico e introduzir tratamento profilático para aqueles que têm frequência de crises elevada ou comprometimento de suas atividades de vida relevante é uma prática recomendada.

Não utilizar opioides como abortivo da enxaqueca e evitar solicitação de exames de imagem em pacientes com diagnóstico estabelecido de enxaqueca sem modificação do padrão.

A CS pode ser diferenciada da enxaqueca sobretudo pela duração da crise (no máximo 180 minutos). Embora muitos pacientes permaneçam com uma dor de fundo, esta é menos intensa que a crise e não apresenta ativação autonômica. A duração da crise unilateral por período muito breve (menos que 30 minutos ou até menos que um minuto) deve levantar a suspeita de outra cefaleia trigêmino-autonômica, como a hemicrania paroxística ou cefaleia de curta duração, unilateral, neuralgiforme com hiperemia conjuntival e lacrimejal (Sunct).

O abuso de analgésicos é um perpetuador das cefaleias primárias, pois diminui a resposta aos tratamentos profiláticos e determina um mecanismo de cronificação da dor.

REFERÊNCIAS BIBLIOGRÁFICAS

1. Do TP, la Cour Karottki NF, Ashina M. Updates in the diagnostic approach of headache. Curr Pain Headache Rep. 2021;25(12):80.
2. Ashina S, Mitsikostas DD, Lee MJ, Yamani N, Wang SJ, Messina R, et al. Tension-type headache. Nat Rev Dis Primers. 2021;7(1):24.
3. Ferrari MD, Goadsby PJ, Burstein R, Kurth T, Ayata C, Charles A, et al. Migraine. Nat Rev Dis Primers. 2022;8(1):2.
4. May A, Schwedt TJ, Magis D, Pozo-Rosich P, Evers S, Wang SJ. Cluster headache. Nat Rev Dis Primers. 2018;4:18006.
5. Headache Classification Committee of the International Headache Society (IHS) The International Classification of Headache Disorders, 3rd edition. Cephalalgia. 2018;38:1-211.
6. Charles A. The pathophysiology of migraine: implications for clinical management. Lancet Neurol. 2018;17.
7. Schindler EAD, Burish MJ. Recent advances in the diagnosis and management of cluster headache. BMJ. 2022;376:e059577.

8. Ashina M, Katsarava Z, Do TP, Buse DC, Pozo-Rosich P, Özge A, et al. Migraine: epidemiology and systems of care. Lancet. 2021;397:1485-95.
9. Ashina M, Terwindt GM, Al-Karagholi MA, de Boer I, Lee MJ, Hay DL, et al. Migraine: disease characterisation, biomarkers, and precision medicine. Lancet. 2021;397:1496-504.
10. Tfelt-Hansen PC, Jensen RH. Management of cluster headache. CNS Drugs. 2012;26:571-80.
11. Pohl H. Red flags in headache care. Headache J Head Face Pain. 2022;62:534-5.
12. Robbins MS. Diagnosis and management of headache. JAMA. 2021;325:1874-85.
13. May A, Schulte LH. Chronic migraine: risk factors, mechanisms and treatment. Nat Rev Neurol. 2016;12:455-64.
14. Mungoven TJ, Henderson LA, Meylakh N. Chronic migraine pathophysiology and treatment: a review of current perspectives. Frontier Pain Res. 2021;2:705276.
15. Krøll L, Hammarlund C, Jensen R, Gard G. Migraine co-existing tension-type headache and neck pain: validation of questionnaires. Scand J Pain. 2015;8:10-16.
16. Kowacs F, Roesler CAP, Piovesan ÉJ, Sarmento EM, Campos HC, Maciel JA Jr, et al. Consensus of the Brazilian Headache Society on the treatment of chronic migraine. Arq Neuropsiquiatr. 2019;77:509-20.
17. Burch R. Preventive migraine treatment. Continuum (Minneap Minn). 2021;27:613-32.
18. Da Silva AN, Lake AE 3rd. Clinical aspects of medication overuse headaches. Headache. 2014;54:211-7.
19. Diener HC, Holle D, Solbach K, Gaul C. Medication-overuse headache: risk factors, pathophysiology and management. Nat Rev Neurol. 2016;12:575-83.

19
Dor orofacial

Silvia Regina Dowgan Tesseroli de Siqueira

INTRODUÇÃO

Dor orofacial é toda dor que ocorre na região da face e da boca, englobando diversas condições dos dentes e tecidos adjacentes, bem como dor referida de outras regiões próximas, ou que se irradia para essas áreas. Conforme a International Headache Society (IHS),[1] a dor orofacial pode ser sintoma de diversas cefaleias secundárias que, somadas aos diagnósticos da American Academy of Orofacial Pain (AAOP) e aos critérios da International Association for the Study of Pain (IASP), resultam em um compilado de centenas de condições que devem ser incluídas no diagnóstico diferencial para a abordagem desses pacientes.[2]

Enquanto grande número dessas condições faz parte do campo de atuação do cirurgião-dentista, há algumas que se situam em uma área de interface e que também devem ser conhecidas para um correto referenciamento do paciente aos colegas da equipe interdisciplinar.[3-8] O segmento craniofacial, em particular, é objeto de atuação de diversas áreas médicas além do odontólogo, o que, somado à complexidade morfofuncional do sistema trigeminal, faz com que o treinamento apropriado seja necessário para a abordagem correta desses pacientes.

EPIDEMIOLOGIA E FATORES ASSOCIADOS À DOR OROFACIAL

A dor que persiste por meses é considerada crônica, apresentando-se como doença, enquanto a dor de curta duração é chamada aguda e frequentemente tem uma causa primária associada.[9] Sua prevalência é de cerca de 8%,[10,11] e está relacionada a um importante ônus de saúde, chegando a mais de 65 bilhões de dólares nos Estados Unidos.[12] Aproximadamente 70% dos indivíduos apresentam dor craniofacial.[13] Essa alta frequência está associada a peculiaridades morfofuncionais do segmento craniofacial, bem como a aspectos psicológicos relacionados à importância da face, entre outros fatores.[14-16] Dentre as dores craniofaciais mais comuns, destacam-se as cefaleias presentes em 40% dos brasileiros, seguidas das dores dentoalveolares, e as disfunções temporomandibulares (DTM), presentes em cerca de 20 a 30%.[17,18]

Em geral, a dor orofacial afeta principalmente mulheres, podendo estar associada a outras síndromes dolorosas no segmento craniofacial ou em outras partes do corpo. Dores odontológicas tendem a aumentar com a aproximação da fase adulta e a diminuir com o envelhecimento. Diversos fatores podem estar associados à dor orofacial, como estalos e crepitação das articulações temporomandibulares, limitação e dor em abertura e outros movimentos bucais, anormalidades mastigatórias, aspectos dentários e gengivais, entre outros.

Para a compreensão dos aspectos relacionados, é importante destacar algumas particularidades morfofuncionais da face, que auxiliam na reflexão quanto a sua complexidade e peculiaridades diante da importância que a região apresenta para a vida humana. A face é porta de entrada para os principais recursos necessários à sobrevivência, como o alimento, a água e o oxigênio, além de ser essencial na comunicação e no relacionamento social, expressão das emoções e centro do contato visual interpessoal.

A mandíbula é um osso único que une os dois lados da face e que apresenta movimentos bastante amplos; e há duas articulações temporomandibulares (ATM) que a relacionam com os ossos temporais de cada lado e que por si sós são bastante complexas. Os principais músculos mastigatórios são os músculos masseteres, temporais, pterigóideos laterais e pterigóideos mediais, cuja função é complementada de forma direta ou indireta por outros músculos, a exemplo do músculo supra-hióideo digástrico.

A anatomia da ATM inclui um disco interposto entre as superfícies ósseas. Essas articulações, em conjunto com os dentes, compõem a multiplicidade articular da mandíbula em relação ao crânio, que, junto com os músculos, têm seu papel na harmonia e no funcionamento do aparelho musculoesquelético mastigatório.

CLASSIFICAÇÃO

Os maiores desafios para o cirurgião-dentista que avalia o sintoma dor são a compreensão dos processos fisiopatológicos da dor e como estes correspondem aos sinais e sintomas clínicos, bem como a identificação das centenas de condições que podem causar dor na região orofacial. Mas, além disso, o cirurgião-dentista deve conhecer entidades nosológicas das áreas médicas que fazem interface com sua atuação, porque estas podem se referir à região orofacial e necessitam ser corretamente referenciadas.

Dentre tantas possibilidades de manifestação clínica e associação de condições álgicas, alguns diagnósticos diferenciais são mais frequentemente observados por quem avalia pacientes com dor orofacial, incluindo a diferenciação entre:

- Odontalgia, sinusite e neuralgia trigeminal do ramo maxilar.
- Odontalgia por pulpite referida ao crânio e cefaleias primárias.
- DTM por bruxismo e/ou apertamento de dentes e cefaleia tipo tensional.
- Neuralgia trigeminal do ramo mandibular e odontalgias de dentes inferiores.
- Odontalgias típicas ou atípicas.
- Periodontites e DTM referida aos dentes.

Para diferenciar essas condições, é preciso observar as características da dor e fatores associados e como se encaixam nos principais grupos de dor, conforme seus aspectos etiofisiopatológicos. Conforme apresentado no início deste capítulo, destacam-se as classificações da IHS, da AAOP e da IASP. Do ponto de vista clínico, será apresentada a classificação utilizada no Hospital das Clínicas da Faculdade de Medicina da Universidade de São Paulo, desenvolvida a partir das dores bucofaciais de Bell e disponível no livro de Siqueira e Teixeira,[18] e que foram adaptadas para a identificação das queixas, sinais e sintomas apresentados pelos pacientes e avaliados por um instrumento sistematizado.[19] Em ordem de prevalência, as dores craniofaciais se apresentam nos seguintes grupos: neurovasculares, dentoalveolares, musculoesqueléticas mastigatórias, neuropáticas e atípicas, e outras dores orofaciais de relevância (Figura 1).

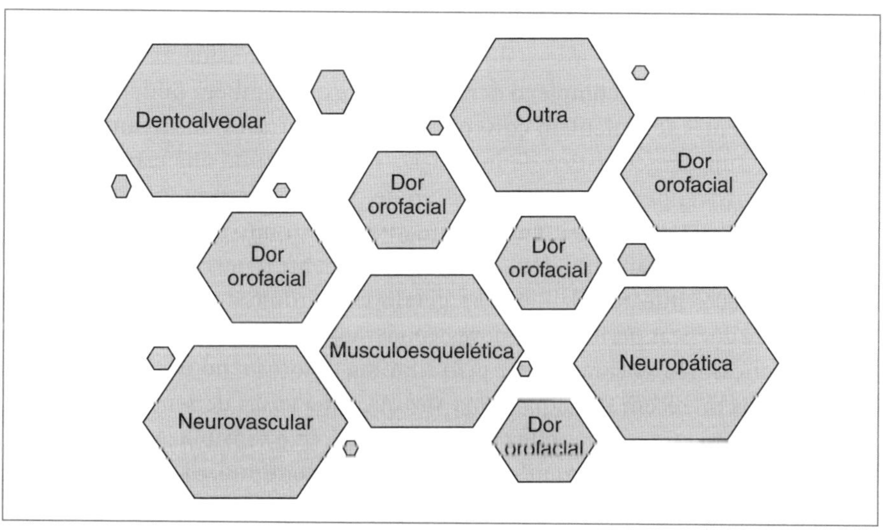

Figura 1 Ordem de prevalência das dores craniofaciais.

Neste capítulo, não serão estudadas as dores neurovasculares ou cefaleias primárias, uma vez que fazem parte de outros capítulos e não constituem objeto de estudo da dor orofacial.

Dores dentoalveolares

O órgão dentário é composto de uma complexa estrutura que inclui um tecido conjuntivo frouxo (polpa) cercado por paredes rígidas de dentina, cobertos por esmalte (na coroa) e cemento (na raiz). A polpa é inervada por fibras finas, especialmente as de tipo A delta e C polimodais, que fazem com que estímulos variados (mecânicos, térmicos, químicos) resultem em impulsos dolorosos. Estes impulsos trafegam no sistema trigeminal e são percebidos como de localização pobre, associados à intensa sensibilização periférica e central, bem como inflamação neurogênica.[15]

Quanto às causas, a dor dentária pode ocorrer por infecções (cáries), traumatismos (fraturas, traumatismo oclusal) ou por sensibilidade dentinária. Em estágios mais iniciais, pode ser descrita como pontada, o que torna necessário diferenciá-la de condições cuja dor é descrita como choque, como a neuralgia trigeminal. No caso das inflamações pulpares, a dor pode ser frequentemente referida a segmentos adjacentes, inclusive cranianos, e apresenta característica inflamatória, latejante ou pulsátil.[18] Embora seja geralmente provocada, a dor pode se tornar espontânea em estágios mais avançados, e eventualmente evoluir para necrose pulpar, infecção periapical e osteomielite. É importante salientar que a dor pode apresentar diferentes características em cada um desses estágios, o que necessita ser cuidadosamente avaliado pelo cirurgião-dentista na investigação da causa em potencial.

Além da estrutura intrínseca dos dentes, devem-se considerar tecidos adjacentes que compõem o complexo dentoalveolar e que também podem ser causa de dor. Os dentes se articulam com o osso alveolar através dos ligamentos periodontais, cuja característica de inervação apresenta uma alta especificidade, tornando possível perceber a interposição de poucos micrômetros na linha de oclusão. Além de estar sujeito aos traumatismos durante a mastigação ou em decorrência do apertamento dentário, frequentemente o periodonto pode apresentar condições infectoinflamatórias, geralmente crônicas, que vão desde uma gengivite até doenças periodontais leves, moderadas e graves. Apesar de boa parte dessas doenças não se caracterizar pelo sintoma doloroso, no paciente com dor orofacial elas merecem destaque, uma vez que são causas de sensibilização periférica e inflamação, o que reduz os limiares álgicos e sensibiliza o sistema trigeminal, podendo caracterizar dor de caráter mais contínuo, não muito intenso, eventualmente descrita como dolorida, cansativa, ou em coceira, e que pode frequentemente estar associada a outras condições dolorosas.[20]

As infecções periodontais merecem destaque especial quanto ao impacto que podem provocar na saúde sistêmica, estando associadas a diversos comprometimentos como endocardite bacteriana, *diabetes mellitus*, doenças reumatológicas, neurodegenerativas (doença de Alzheimer), parto prematuro, entre outros.[21-26]

Dores musculoesqueléticas mastigatórias

As dores musculoesqueléticas mastigatórias englobam as DTM, que são um grupo de condições geralmente não progressivas e crônicas que têm impactos na qualidade de vida, e cuja frequência é de 2 mil em cada 1 milhão de pessoas.[27] A DTM é mais prevalente em mulheres, e a faixa etária dependerá do tipo de DTM em questão, predominando deslocamentos de disco articular em adultos jovens e condições degenerativas da articulação em indivíduos mais idosos.

Deve-se destacar que, na perspectiva de avaliação da dor orofacial, deve-se considerar uma abordagem de investigação das queixas, sintomas e sinais que o paciente apresenta, com o intuito de identificar se há componentes musculares, articulares ou ambos, e quais fatores associados podem atuar como perpetuadores da dor.[18] A subclassificação, conforme os critérios reconhecidos, deve acontecer em uma segunda etapa, quando houve o diagnóstico efetivo de DTM no paciente em questão.

Comorbidades são muito comuns nesses pacientes, e a avaliação cuidadosa para determinar condições álgicas associadas ou primárias à dor muscular é crucial nesses casos. Cerca de metade dos pacientes com neuralgia trigeminal possui DTM associada;[28] pacientes com dor orofacial persistente, aguda ou crônica, podem apresentar sensibilização muscular, e é bastante comum haver outras síndromes miofasciais localizadas, bem como impacto emocional.[29] A fibromialgia pode ser uma comorbidade presente.

A dor pode ser descrita como cansaço, pesada ou dolorida, eventualmente latejante, e é muito frequente haver pobre localização e dor referida, o que torna as DTM o diagnóstico diferencial de dores atípicas e odontalgias. Os sintomas incluem otalgia reflexa, dor ou cansaço ao mastigar e cefaleia. Deve-se inquirir o paciente quanto ao apertamento dentário e/ou bruxismo do sono, um fator perpetuador.[18]

No exame, deve-se observar dor desencadeada pela movimentação da mandíbula, limitação de movimentos mandibulares, dor à palpação de músculos mastigatórios e ruídos (crepitação e estalos), entre outros.[18] Anormalidades de oclusão dentária podem representar fatores que a perpetuam em 10 a 20% dos casos, e é importante salientar que o tratamento deve sempre ser iniciado com o alívio da dor, para que quaisquer indicações de reabilitação sejam executadas quando o paciente estiver sem crises.

Dores neuropáticas e atípicas

A dor neuropática orofacial pode apresentar mecanismo central e/ou periférico, pode ser de causa traumática, neuroinfecciosa, neuroendócrina, central ou idiopática, e sua classificação inicial, do ponto de vista de avaliação, a distribui em dores paroxísticas e não paroxísticas. Conforme os critérios da IASP, anormalidades sensitivas devem estar presentes, à exceção da neuralgia trigeminal, cuja alteração sensitiva costuma ser mais discreta.[30]

A neuralgia trigeminal é a principal dor neuropática paroxística da face; é descrita como choque, pontadas, raios, relâmpagos ou eletricidade e se espalha pelo território de um ou mais ramos trigeminais. Sua etiologia é desconhecida e a fisiopatologia envolve lesões discretas na zona de entrada da raiz trigeminal.[31] É unilateral e os raros casos bilaterais não apresentam início simultâneo da dor nos dois lados. Os pacientes têm em média 60 anos de idade e cerca de 70% dos casos apresentam zona de gatilho. Trata-se de uma dor muito intensa e excruciante, que causa enorme sofrimento e pode comprometer gravemente a qualidade de vida, embora não seja causa de depressão ou ansiedade como doenças, já que os pacientes costumam melhorar dos seus sintomas quando fora das crises. A dor deve ser diferenciada das odontalgias, especialmente as que se caracterizam como pontadas, e das DTM, uma vez que expressiva parte dos pacientes apresenta dor miofascial associada.[28] Também deve ser realizado o diagnóstico diferencial com esclerose múltipla e tumores, entre outros, por meio de exames de imagem.

Dentre as dores neuropáticas de etiologia neuroinfecciosa, destaca-se a neuralgia pós-herpética trigeminal, com padrão não paroxístico, embora apresente paroxismos associados. Quanto às dores pós-traumáticas, estas apresentam padrão contínuo de dor por desaferentação (interrupção da atividade aferente) e histórico de traumatismo que inclui procedimentos cirúrgicos, restauradores, tratamentos odontológicos em geral e implantes.[32]

A síndrome da ardência bucal é caracterizada por ardor ou queimação na boca, especialmente na língua, geralmente em mulheres após a menopausa. É idiopática e a identificação de causa local ou sistêmica constitui os principais diagnósticos diferenciais, a exemplo de candidíase, outras infecções orais, mucosites, traumatismos locais, *diabetes mellitus*, doenças reumatológicas, endocrinometabólicas (em destaque ardor bucal por neuropatia diabética), deficiências vitamínicas, entre outros.[33,34]

Por fim, inclui-se neste grupo a dor atípica e de diagnóstico de exclusão, denominada dor facial idiopática persistente. Trata-se de dor crônica, recorrente, de pobre localização, difusa, uni ou bilateral, descrita como dolorida ou maçante e cujo exame neurológico é normal. Pode ser agravada pelo estresse e apresenta frequentes comorbidades emocionais. Todas as condições orofaciais que podem ser causas de dor devem ter sido excluídas para que se conclua esse diagnóstico, conforme os critérios. Há um subgrupo dessa condição, denominado odontalgia atípica, que corresponde a dores intraorais após traumatismos menores intraorais e que deve ser diferenciado das odontalgias típicas.[1]

Outras dores orofaciais de relevância

Além das dores orofaciais mais prevalentes, destacam-se outras dores que, dadas sua morbidade, mortalidade ou impacto sistêmico, devem ser lembradas como diagnósticos diferenciais. Entre elas, o câncer bucal pode apresentar dor como sinal inicial e, por ser comumente maligno e de difícil prognóstico, deve ser considerado durante a avaliação dos pacientes. Doenças coronarianas podem irradiar-se para a mandíbula e precisam ser diferenciadas de odontalgias e DTM, e condições sistêmicas comumente associadas à dor, como doenças reumatológicas, podem apresentar comprometimento da região orofacial.

COMORBIDADES

Foram abordadas as principais condições dolorosas que afetam a região orofacial e a gama de sinais e sintomas que as compõem e que precisam ser observados durante a avaliação clínica e o exame dos pacientes. Além das características da dor, o impacto na mastigação, nos movimentos mandibulares, fatores associados, periodicidade da dor, duração das crises e comorbidades presentes devem ser levados em conta para que hipóteses diagnósticas sejam levantadas.[19]

ASPECTOS COMPLEMENTARES

Os pacientes apresentam condições associadas e é importante salientar que, independentemente da causa, pessoas com dor crônica frequentemente possuem comprometimento psíquico, limitações e sofrimento,[35] além de sintomas de depressão e ansiedade. Mais além, há perfis de personalidade associados, como esquiva ao dano, busca por novidade e baixa cooperação,[16] o que torna a nossa abordagem mais desafiadora. Há profundos impactos existenciais que a dor imprime em quem sofre por ela.[36]

CONSIDERAÇÕES FINAIS

Além dos tratamentos para a dor, é necessária uma postura acolhedora, com estratégias criativas para colaboração e adesão aos tratamentos, além de apoio no enfrentamento, começando por uma abordagem educativa que procure informar com clareza ao paciente seu diagnóstico, limitações e prognóstico. Grupos educativos organizados com pacientes refratários têm se mostrado eficientes.[37] A psicoterapia pode ser uma ferramenta auxiliar ao enfrentamento, acolhimento, esclarecimento e resolução de conflitos pessoais.[38]

REFERÊNCIAS BIBLIOGRÁFICAS

1. Headache Classification Committee of the International Headache Society (IHS). The International Classification of Headache Disorders, 3rd edition (beta version). Cephalalgia. 2013;33(9):629-808.
2. Klasser GD, Goulet JP, De Laat A, Manfredini D. Classification of orofacial pain. In: Farah C, Balasubramaniam R, McCullough M, editors. Contemporary oral medicine. Cham: Springer; 2018. p.1-24.
3. Siqueira JTT, Siqueira SRDT, Fujarra F, Camparis CM, Savioli C, Teixeira MJ. Dor orofacial – experiência interdisciplinar em hospital universitário. Rev Dor. 2003;3(1):122-35.
4. Siqueira SRDT. Existential meaning of patients with chronic facial pain. J Relig Health. 2018;57(3):1125-32.
5. Siqueira SRDT. The challenge of complex facial pain syndromes. SM Gerontol Geriatr Res. 2018;2(1):1012.
6. Puerta MY, Galhardoni R, Teixeira MJ, Siqueira JT, Siqueira SR. Chronic facial pain: different comorbidities and characteristics between neuropathic and non-neuropathic conditions: chronic facial pain and comorbidities. Oral Surg Oral Med Oral Pathol Pral Radiol Endod. 2020;130(3):273-82.
7. Siqueira SR, Siqueira JT, Teixeira MJ. Chronic pain, somatic unexplained complaints and multimorbidity: a multimorbidity painful syndrome? Med Hypotheses. 2020;138:109598.
8. Siqueira SRDT, de Siqueira JTT, Teixeira MJ. Association between craniofacial pain complaints, somatoform symptoms and chronic diseases. Arch Oral Biol. 2021;122:104892.
9. Loeser JD, editor. Bonica's management of pain. 3. ed. Philadelphia: Lippincott Williams and Wilkins; 2000.
10. VonKorff A, Dworkin SF, LeResche L, Kruger A. An epidemiologic comparison of pain complaints. Pain. 1988;32:173-83.
11. Nickel R, Raspe HH. Chronic pain: epidemiology and health care utilization. Nervenarzt. 2001;72(12):897-906.
12. Bonica JJ. Pain research and therapy: recent advances and future needs. In: Kruger L, Liebeskind JC, editors. Advances in pain research and therapy. v. 6. New York: Raven Press; 1984. p.1-22.
13. Teixeira MJ, Pimenta CAM. Epidemiologia da dor. In: Teixeira MJ, editor. Dor: conceitos gerais. São Paulo: Limay; 1994. p.57-61.
14. Sessle BJ. Acute and chronic craniofacial pain: brainstem mechanisms of nociceptive transmission and neuroplasticity, and their clinical correlates. Crit Rev Oral Biol Med. 2000;11(1):57-91.
15. Sessle BJ. Chronic orofacial pain: models, mechanisms, and genetic and related environmental influences. Int J Mol Sci. 2021;22(13):7112.
16. Christofoletti L, de Oliveira FV, Siqueira SR. Personality, coping and atypical facial pain: case series. Braz J Pain. 2018;1(1):77-9.
17. Siqueira JTT, Ching LH, Nasri C, Siqueira SRDT, Teixeira MJ, Heir G, Valle LBS. Clinical study of patients with persistent orofacial pain. Arp Neuropsiquiatr. 2004;62(4):988-96.
18. Siqueira JTT, Teixeira MJ. Dores orofaciais: diagnóstico e tratamento. São Paulo: Artes Médicas; 2012. 816p.
19. Siqueira SRDT, Teixeira MJ, Siqueira JTT. The Orofacial Pain Clinic Questionnaire (EDOF-HC) in the evaluation and diagnosis of orofacial pain. Arq Neuropsiquiatr, 2020;78(6):321-30.

20. Fabri GM, Pereira RM, Savioli C, Saad CG, de Moraes JC, Siqueira JT, Bonfa E. Periodontitis Response to Anti-TNF Therapy in Ankylosing Spondylitis. J Clin Rheumatol. 2015 Oct;21(7):341-5.
21. Franco AL, Runho GH, Siqueira JT, Camparis CM. Medical conditions and body pain in patients presenting orofacial pain. Arq Neuropsiquiatr. 2012;70(5):348-51.
22. Rolim TS, Fabri GMC, Nitrini R, Anguinah R, Teixeira MJ, Siqueira JTT, et al. Oral infections and orofacial pain in Alzheimer's disease: a case-control study. J Alzheimers Dis. 2014;38(4):823-9.
23. Fabri GM, Savioli C, Siqueira JT, Campos LM, Bonfá E, Silva CA. [Periodontal disease in pediatric rheumatic diseases]. Rev Bras Reumatol. 2014;54(4):311-7.
24. Kocher T, König J, Borgnakke WS, Pink C, Meisel P. Periodontal complications of hyperglycemia/diabetes mellitus: epidemiologic complexity and clinical challenge. Periodontol 2000. 2018;78(1):59-97.
25. Puertas A, Magan-Fernandez A, Blanc V, Revelles L, O'Valle F, et al. Association of periodontitis with preterm birth and low birth weight: a comprehensive review. J Matern Fetal Neonatal Med. 2018;31(5):597-602.
26. Akashi M, Nanba N, Kusumoto J, Komori T. Perioperative intervention by oral medicine team in cardiovascular surgery patients. Gen Thorac Cardiovasc Surg. 2019;67(2):197-202.
27. Von Korff M, LeResche L, Dworkin SF. First onset of common pain symptoms: a prospective study of depression as a risk factor. Pain. 1993;55:251-8.
28. Siqueira SRDT, Nobrega CM, Teixeira MJ, Siqueira JTT. Masticatory problems after balloon compression for trigeminal neuralgia: a longitudinal study. J Oral Rehabil. 2007;34(2):88-96.
29. Fernandes G, Gonçalves DA, de Siqueira JT, Camparis CM. Painful temporomandibular disorders, self reported tinnitus, and depression are highly associated. Arq Neuropsiquiatr. 2013;71(12):943-7.
30. Scholz J, Finnerup NB, Attal N, Aziz Q, Baron R, Bennett NI, et al. The IASP classification of chronic pain for ICD-11: chronic neuropathic pain. Pain. 2019;160(1):53-9.
31. Siqueira SR, Alves B, Malpartida HM, Teixeira MJ, Siqueira JT. Abnormal expression of voltage-gated sodium channels Nav1.7, Nav1.3 and Nav1.8 in trigeminal neuralgia. Neuroscience. 2009;164(2):573-7.
32. Siqueira JTT, Dias PV, Siqueira SR. Nerve injury, sensory abnormalities and persistent pain in implantology: should I remove the implant? Implant News. 2011;8:315-9.
33. Silva LA, Siqueira JT, Teixeira MJ, Siqueira SR. The role of xerostomia in burning mouth syndrome: a case-control study. Arq Neuropsiquiatr. 2014;72(2):91-8.
34. Nasri-Heir C, Zagury JG, Thomas D, Ananthan S. Burning mouth syndrome: current concepts. J Indian Prosthodont Soc. 2015;15(4):300-7.
35. Castro AR, Siqueira SR, Perissinotti DM, Siqueira JT. Psychological evaluation and cope with trigeminal neuralgia and temporomandibular disorder. Arq Neuropsiquiatr. 2008;66(3B):716-9.
36. Siqueira JT, Camparis CM, de Siqueira SR, Teixeira MJ, Bittencourt L, Tufik S. Effects of localized versus widespread TMD pain on sleep parameters in patients with bruxism: A single-night polysomnographic study. Arch Oral Biol. 2017 Apr;76:36-41. Epub 2017 Jan 16. PMID: 28110177.
37. Siqueira SR, Siqueira JT, Teixeira MJ. Could pain understanding by patients help in the assessment of trigeminal neuralgia? Rev Dor. 2016;17(2):93-5.
38. Yamaguchi MB, Oliveira MFV, Siqueira SRDT. Psicoterapia no tratamento da dor orofacial crônica refratária. Relato de casos. Braz J Pain. 2022;5(2):172-7.

20
Síndrome da dor regional complexa

Benedito Domingos Amorim Filho

INTRODUÇÃO

Alguns pacientes, após determinados traumas, podem desenvolver um tipo de dor que costuma ser desproporcionalmente maior em relação à lesão. Esse tipo de dor pode vir acompanhado de alterações vegetativas, tróficas e inflamatórias, o que provoca profundo comprometimento funcional nos pacientes acometidos. É comum que pacientes com essa dor permaneçam anos sem um diagnóstico adequado e, consequentemente, sem um tratamento satisfatório.

Neste capítulo, vamos discorrer sobre a síndrome da dor regional complexa (SDRC) e suas características, tipos, causas, métodos diagnósticos e tratamento. Serão abordadas as opções de tratamento farmacológico, procedimentos intervencionistas e cirúrgicos. O leitor será capaz de reconhecer essa dor, assim como identificar quais os melhores métodos diagnósticos e terapêuticos na condução do caso.

CASO CLÍNICO INICIAL

M. F. M., 29 anos, sexo feminino, vítima de queda na escada batendo o joelho contra o degrau, sofrendo luxação de patela. Começou tratamento ortopédico e fisioterápico e, após um ano, teve início dor em perna esquerda com alteração na cor da pele do pé, ficando com coloração arroxeada e pele mais fria em relação ao membro contralateral. As dores passaram a ficar mais limitantes, começando a claudicar e assumindo uma distribuição por todo o membro inferior esquerdo descendo da região lombar. A dor era amenizada por compressa quente e uso de analgésicos. Passou a ter acompanhamento com a equipe de dor com uso de pregabalina, magnésio, metadona e amitriptilina, além de fisioterápico e psicoterápico para transtorno bipolar que foi agravado durante esse ano. Após um ano do acidente, foi submetida a um bloqueio anestésico simpático lombar que resultou em melhora superior a 80% de suas dores, retornando após dois meses, quando foi submetida à neurotomia de cadeia simpática por radiofrequência. Ficou dois anos com a dor relativamente controlada quando foi submetida a um teste e implante de estimulação medular com resposta satisfatória e melhora de mais de 90%. Atualmente, após cinco anos do acidente e dois anos após sua última intervenção, a paciente se apresenta sem dores e com suspensão completa do uso de pregabalina e metadona, permanecendo apenas com a terapia de estimulação medular e o tratamento para transtorno bipolar, o qual já fazia anteriormente, sendo completamente reintegrada funcionalmente à sua rotina de trabalho.

DEFINIÇÃO E INCIDÊNCIA

A SDRC é uma dor neuropática localizada em uma parte do corpo, geralmente distalmente em um membro e que costuma ser acompanhada de alterações vasomotoras e tróficas, como edema, eritema, alterações na pele e anexos (pelos, unhas).

Em 2007, um consenso propôs a seguinte definição: a SDRC descreve uma gama de condições álgicas caracterizadas por uma dor contínua (espontânea ou evocada), aparentemente desproporcional em tempo ou intensidade para a evolução esperada de determinado trauma ou lesão conhecidos.[1]

A SDRC já foi chamada de outros nomes, a saber: distrofia simpático-reflexa, causalgia, síndrome de Sudeck, algodistrofia, osteoporose transitória, atrofia óssea transitória. Hoje, todas essas apresentações foram compiladas dentro de uma mesma denominação.

A SDRC é comumente dividida em dois tipos:[1,2]

- Tipo 1: neste caso, não se observa uma lesão acometendo o nervo periférico como sendo a causa primária da dor. Este tipo também pode ser chamado de distrofia simpático-reflexa. Compreende 90% dos casos.
- Tipo 2: nesta situação, há geralmente uma lesão de nervo periférico precedendo o quadro de dor. Este tipo era anteriormente chamado de causalgia.

Além dessa divisão, a SDRC pode também ser classificada em inicialmente "quente" ou inicialmente 'fria", ou ainda em aguda, distrófica ou atrófica.

Em relação à prevalência, a SDRC é mais prevalente em mulheres (71%) quando comparadas a homens (29%), é mais frequente na faixa etária de 40 a 50 anos de idade e mais frequente nos membros superiores (70%).[3]

Sabe-se que pessoas com quadros de ansiedade ou medo em relação ao sofrimento causado pela dor estão mais suscetíveis a desenvolver SDRC,[3] assim como pacientes que sofreram de transtorno do estresse pós-traumático tendem a desenvolver formas mais graves dessa dor.[4]

ETIOLOGIA E FISIOPATOLOGIA

Existem vários mecanismos fisiopatológicos envolvidos na dor da SDRC, entre os quais se podem citar:

- Processos inflamatórios.
- Inflamação neurogênica.
- Sensibilização periférica.
- Sensibilização central.
- Modulação autonômica.
- Aumento de catecolaminas.
- Disfunção simpática.
- Neuroplasticidade.
- Psicológicos.

De forma prática, pode-se dizer que a fisiopatologia dessa condição se resume em três mecanismos básicos: inflamação neurogênica, disfunção autonômica e alterações neuroplásticas.[5] Vamos abordar cada um desses mecanismos a seguir:

A. Inflamação neurogênica: sabe-se que a transmissão nociceptiva através de fibras amielínicas (fibras C) ou pobremente mielinizadas (fibras A delta) seguem uma orientação centrípeta da transmissão do potencial de ação (via aferente). No entanto, descobriu-se que as fibras C ligadas a quimiorreceptores (insensíveis a estímulos mecânico e térmico) podem se comportar como neurônios eferentes.[6] Essas fibras foram, então, denominadas nociceptores silentes. Em suas terminações, há a liberação nas suas terminações de substâncias pro-inflamatórias, através de reflexo axônico após estimulação de nociceptores inicialmente, como peptídeo relacionado ao gene da calcitonina (PRGC) e substância P. O PRGC causa vasodilatação local intensa e a substância P provoca extravasamento de plasma para o meio, levando ao edema.

   Outras ações atribuídas à essas substâncias são o envolvimento do PRGC no crescimento de pelos[7,8] e a ação da substância P na função osteoclástica.[9]

B. Disfunção autonômica: o envolvimento do sistema nervoso simpático nos casos de SDRC é bem conhecido. De acordo com o tempo de evolução da doença, no início pode-se identificar uma fase mais inflamatória e quente provocada por uma vasodilatação mediada por inflamação neurogênica. Nessa fase, observa-se que os reflexos simpáticos estão inibidos como quando se provocam ventilação forçada, estresse e resfriamento corporal. Posteriormente, o membro afetado vai apresentando vasoconstrição e esfriamento. Ainda não se sabe exatamente como o sistema nervoso autônomo se conecta à via aferente nociceptiva nas dores mediadas pelo simpático. Com o tempo, o tônus simpático vai levar a uma redistribuição circulatória regional, levando a um comprometimento da perfusão capilar regional[10,11] e consequentemente, provocando hipóxia tecidual e acidose.[12]

C. Alterações neuroplásticas: hoje sabe-se perfeitamente que a SDRC é uma doença do sistema nervoso central. O envolvimento do sistema nervoso periférico autonômico costuma ocorrer em paralelo a alterações sensitivo-motoras. Um fato observado nesses pacientes é que, com o avanço da doença, muitos passam a ter comprometimento motor do membro afetado ou mesmo hemiparestesia do lado de acometimento. Estudos de imagem por ressonância magnética funcional têm mostrado uma reorganização da representação corporal, como observado na Figura 1.

Provavelmente as alterações da plasticidade cerebral podem explicar alterações sensitivas muitas vezes bizarras que o paciente com SDRC pode apresentar.

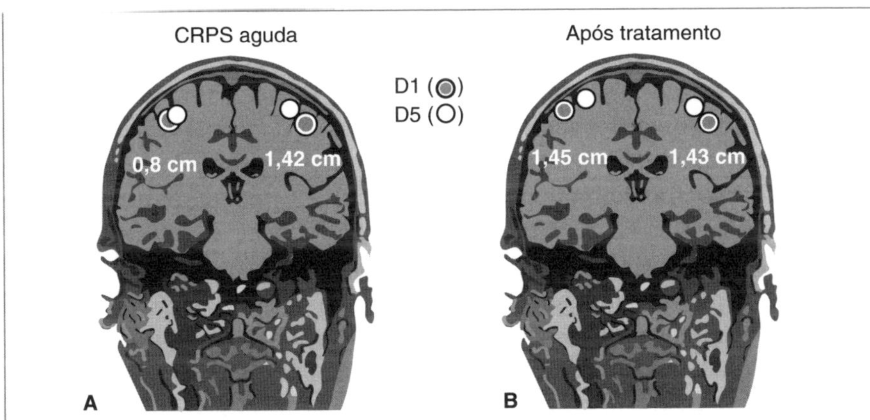

Figura 1 Reorganização cortical na síndrome da dor regional complexa. Neste caso, a mão esquerda estava afetada. A: a extensão cortical da mão (distância entre o primeiro e o quinto dedo da mão (D1 e D5) foi reduzida de 1,42 cm para 0,8 cm no lado afetado. B: normalização da distância da representação dos dedos após o tratamento.

Fonte: adaptada de Maihofner et al., 2010.[5]

AVALIAÇÃO INICIAL DO PACIENTE

O diagnóstico do paciente com SDRC é essencialmente clínico. Em 2003,[3] organizou-se um critério diagnóstico no consenso de Budapeste (Quadro 1). É muito importante que o médico procure investigar na história clínica a ocorrência de traumas, procedimentos ou intervenções cirúrgicas que possam estar

Quadro 1

Consenso de Budapeste para o diagnóstico da síndrome da dor regional complexa

1. Dor contínua desproporcional a qualquer evento causador
2. O paciente deve relatar um sintoma em 3 das 4 categorias a seguir:
   a. Sensitiva: alodínia ou hiperalgesia
   b. Vasomotora: assimetria de temperatura, alterações na cor da pele
   c. Sudomotora/edema: edema, alterações na sudorese
   d. Motora/trófica: diminuição da amplitude de movimento, disfunção motora (fraqueza, tremor, distonia), alterações tróficas (pelo, unhas e pele)
3. Deve exibir um sinal no momento da avaliação em, pelo menos, duas das seguintes categorias:
   a. Sensitiva: evidência de hiperalgesia e alodínia
   b. Vasomotora: evidência de assimetria de temperatura ou alterações na cor da pele
   c. Sudomotora: evidência de edema, alteração da sudorese
   d. Motora: evidência de fraqueza/diminuição da amplitude de movimento, disfunção motora (fraqueza, tremor, distonia)
4. Não há outro diagnóstico que explique os sinais ou sintomas do paciente

relacionados à clínica do paciente. O tempo investido na anamnese e exame clínico poupará tempo na investigação complementar e, consequentemente, permitirá ao clínico ser mais assertivo no tratamento do seu paciente.

HISTÓRIA

Na história clínica, deve-se procurar identificar as características da dor, intensidade, periodicidade, fatores agravantes e de melhora e evolução ao longo do tempo. Por se tratar de dor neuropática, além de características da dor em queimação, agulhadas e choque, devem-se investigar queixas de alodínia e parestesias localizadas não apenas no local da dor, mas também em outras áreas, correlatas ou não. Também podem ser investigadas alterações de mobilidade ou queixas motoras (paresias) ou mesmo queixas tróficas ou relacionadas à pele e às unhas, que podem ficar mais quebradiças.

São relação aos fatores que podem contribuir para a doença:

- Imobilizações.
- Desuso do membro.
- Inatividade.
- Postura passiva.
- Estímulos nocivos repetitivos.
- Fatores psicológicos.
- Tabagismo.
- Predisposição genética.

Também existem fatores que podem agravar a dor, como:

- Estimulação física.
- Estímulo doloroso.
- Alteração da temperatura do ambiente.
- Ortostase.
- Movimentos intensos.

EXAME FÍSICO

No exame físico, devem-se avaliar as características do local da dor, aspecto, cor da pele, temperatura, perda de pilificação ou alterações ungueais e presença de edema. Pode haver uma fase "quente", com aumento de temperatura e edema, e outra fase "fria", com palidez, vasoconstrição e pele fria.

DIAGNÓSTICO DIFERENCIAL

O diagnóstico diferencial na SDRC é importante, pois o 4º Critério de Budapeste para o diagnóstico deve excluir quaisquer outras possibilidades diagnósticas. Como diagnóstico diferencial, podem-se citar:

- Neuropatia periférica.
- Neuralgia pós-herpética.
- Erisipela.
- Artropatia inflamatória.
- Trombose venosa profunda.
- Fratura óssea.
- Osteoporose.
- Síndrome somatoforme.

TESTES DIAGNÓSTICOS

Atualmente o único teste diagnóstico que representa um valor relativamente importante no diagnóstico da SDRC é a termografia. As alterações vasomotoras e de tônus simpático promovem uma alteração no mapa térmico do corpo que favorece o diagnóstico, mas o exame também possibilita a realização de teste calorimétrico.[13]

TRATAMENTO/RECOMENDAÇÕES

O tratamento dos pacientes com SDRC deve ser, assim como todos os tratamentos de dor crônica, realizado de forma multidisciplinar. São pacientes que possuem profundo sofrimento com suas dores e limitações funcionais importantes que levam a questões de incapacidade funcional e laboral. Esses pacientes acabam tendo comorbidades psiquiátricas que devem ser tratadas, frequentemente apresentando certo grau de ansiedade ou depressão.

Assim, o tratamento vai envolver o uso de medicamentos, mas também acompanhamento fisioterápico, de terapia ocupacional, psicoterápico, psiquiátrico e de medicina integrativa. Além disso, os pacientes também podem se beneficiar de algumas intervenções ou cirurgias para o controle da dor, citados a seguir.

Tratamento farmacológico

O tratamento farmacológico pode ser indicado dependendo da fase e dos mecanismos envolvidos na doença. Dessa forma, na fase inicial da doença (fase inflamatória), podem ser usados os analgésicos anti-inflamatórios esteroides ou não esteroides.[14] Além deles, medicamentos antirradicais livres, como acetilcisteína, dimetilsulfóxido tópico ou manitol venoso, são outras opções. Nessa fase inflamatória, os bisfosfonados também podem ser indicados.[14]

Para a dor neuropática, geralmente se utilizam opioides, de preferência com ação bloqueadora de receptores do glutamato NMDA, drogas anticonvulsivantes gabapentinoides (gabapentina, pregabalina), antidepressivos inibidores da recaptação da serotonina e noradrenalina, como a duloxetina, antidepressivos tricíclicos, magnésio.

Os bloqueios anestésicos venosos com lidocaína (bloqueio de canais de sódio, inibindo a aferência nociceptiva e inflamação neurogênica) e/ou cetamina também são uma opção para resgatar o paciente de uma crise álgica intensa e com objetivo de controlar sintomas de ordem psíquica por causa da cetamina.

Além do bloqueio venoso, há também os bloqueios regionais de plexo, cadeia simpática (bloqueio de gânglio estrelado, bloqueio simpático lombar, bloqueio de plexo hipogástrico superior), dependendo de onde a dor se localizar. Os bloqueios simpáticos também têm a vantagem de auxiliar na melhora dos sintomas vasomotores em decorrência do tônus simpático presente.

Tratamento não farmacológico

Algumas vezes, em casos refratários, há a possibilidade de algumas intervenções cirúrgicas para o controle da dor. Normalmente, são procedimentos modulatórios com a utilização de corrente elétrica que pode ser aplicada sobre o corno posterior da medula, gânglio da raiz dorsal ou nervo periférico.[15] Recentemente, a estimulação do gânglio da raiz dorsal tem apresentado resultados animadores no controle dessa doença.

CONSIDERAÇÕES FINAIS

A SDRC é uma doença muito limitante e que envolve múltiplos mecanismos fisiopatológicos, o que impõe um maior grau de complexidade no manejo terapêutico. É fundamental que o profissional invista um tempo maior na exploração clínica do caso, uma vez que o diagnóstico é essencialmente clínico, e, de acordo com os achados, encaminhar corretamente o paciente para o tratamento adequado dentro de uma equipe multiprofissional coordenada em direção ao mesmo objetivo.

REFERÊNCIAS BIBLIOGRÁFICAS

1. Harden RN, Bruehl S, Stanton-Hicks M, Wilson PR. Proposed new diagnostic criteria for complex regional pain syndrome. Pain Med. 2007;8(4):326-31.
2. Stanton-Hicks M, Jänig W, Hassenbusch S, Haddox JD, Boas R, Wilson P. Reflex sympathetic dystrophy: changing concepts and taxonomy. Pain [Internet]. 1995;63(1):127-33.
3. Shim H, Rose J, Halle S, Shekane P. Complex regional pain syndrome: a narrative review for the practising clinician. Br J Anaesth. 2019;123(2):e424-33.
4. Speck V, Schlereth T, Birklein F, Maihöfner C. Increased prevalence of posttraumatic stress disorder in CRPS. Eur J Pain. 2017;21(3):466-73.
5. Maihöfner C, Seifert F, Markovic K. Complex regional pain syndromes: new pathophysiological concepts and therapies. Eur J Neurol. 2010;17(5):649-60.
6. Herbert MK, Holzer P. [Neurogenic inflammation. I. Basic mechanisms, physiology and pharmacology]. Anasthesiol Intensivmed Notfallmed Schmerzther [Internet]. 2002;37(6):314-25.
7. Kruger L, Silverman JD, Mantyh PW, Sternini C, Brecha NC. Peripheral patterns of calcitonin-gene-related peptide general somatic sensory innervation: cutaneous and deep terminations. J Comp Neurol. 1989;280(2):291-302.
8. Hagner S, Haberberger RV, Overkamp D, Hoffmann R, Voigt KH, McGregor GP. Expression and distribution of calcitonin receptor-like receptor in human hairy skin. Peptides. 2002;23(1):109-16.
9. Goto T, Tanaka T. Tachykinins and tachykinin receptors in bone. Microsc Res Tech. 2002;58(2):91-7.
10. Kurvers HAJM, Jacobs MJHM, Beuk RJ, Van den Wildenberg FAJM, Kitslaar PJEHM, Slaaf DW, et al. Reflex sympathetic dystrophy: evolution of microcirculatory disturbances in time. Pain. 1995;60(3).
11. Koban M, Leis S, Schultze-Mosgau S, Birklein F. Tissue hypoxia in complex regional pain syndrome. Pain. 2003;104(1-2):149-57.
12. Birklein F, Weber M, Neundörfer B. Increased skin lactate in complex regional pain syndrome: evidence for tissue hypoxia? Neurology. 2000;55(8):1213-5.
13. Cheon M, Kang HJ, Do KH, Yang HS, Han EJ, Yoo J. Diagnostic performance of three-phase bone scintigraphy and digital infrared thermography imaging for chronic post-traumatic complex regional pain syndrome. Diagnostics. 2021;11(8).
14. Duong S, Bravo D, Todd KJ, Finlayson RJ, Tran DQ. Treatment of complex regional pain syndrome: an updated systematic review and narrative synthesis. Can J Anaesth. 2018;65(6):658-84.
15. Deer TR, Mekhail N, Provenzano D, Pope J, Krames E, Leong M, et al. The appropriate use of neurostimulation of the spinal cord and peripheral nervous system for the treatment of chronic pain and ischemic diseases: the Neuromodulation Appropriateness Consensus Committee. Neuromodulation. 2014;17(6):515-50.

21
Dores musculoesqueléticas

Keity Nascimento de Sá Monte Veloso Fernandes

INTRODUÇÃO

A dor musculoesquelética tem alta prevalência e impacto no cotidiano humano e dos profissionais da saúde, levando à diminuição da qualidade de vida, aumento dos custos previdenciários e de tratamento multi e transdisciplinar. A incapacidade física e funcional, além do absenteísmo no trabalho e em atividades afins tornam este capítulo necessário à compreensão dos diversos aspectos envolvidos na etiologia, fisiopatologia e tratamento das principais doenças musculoesqueléticas. Dessa maneira, o objetivo deste capítulo é trazer aspectos genéricos característicos das principais dores musculoesqueléticas, bem como permitir o raciocínio clínico diante de suas manifestações, e ultrapassar a barreira de achados unicamente estruturais, de causa única, envolvendo o sistema musculoesquelético.

CASO CLÍNICO INICIAL

Paciente do sexo feminino, 32 anos, queixa-se que há um ano tem apresentado dor constante nos braços, pernas, quadris e região dorsal, que a impede de realizar suas atividades diárias, precisando ficar a maior parte do tempo deitada. Por isso, está dormindo mal, sentindo-se muito desanimada, apática e impaciente com as pessoas e para cumprir suas obrigações. No exame físico, não apresenta alteração neurológica, apenas dor à palpação nos locais que já informara durante a anamnese. Traz exames de ressonância de neuroeixo; *screening* metabólico, infeccioso e reumatológico; tomografias de tórax e abdome, que se encontram todos normais. Já passou por diversos médicos que a orientaram a conviver com a dor. Recebeu o diagnóstico de fibromialgia.

DEFINIÇÃO E EPIDEMIOLOGIA

A dor é o sintoma mais comum na maioria das doenças musculoesqueléticas. A dor varia de leve a grave, bem como de aguda e de curta duração a crônica e de longa duração, podendo ser localizada ou generalizada (difusa).[1]

Está presente como experiência desagradável na vida da maior parte dos seres humanos e ainda se constitui em um mecanismo fisiológico de proteção que possibilita a detecção de estímulos físicos e químicos nocivos. Trata-se de um fenômeno complexo e multifatorial, com envolvimento de processos sensoriais periféricos e centrais, bem como a interação com elementos afetivos, cognitivo-comportamentais e socioculturais.[2]

Conforme a última definição de dor revisada pela International Association for the Study of Pain (IASP),[3] a dor é "uma experiência sensitiva e emocional desagradável associada, ou semelhante àquela associada, a uma lesão tecidual real ou potencial". Assim, esse conceito de dor valoriza a experiência de dor pelo paciente, mesmo na ausência de uma lesão tecidual evidente, tanto por meio de sensações percebidas em uma ou diversas partes do corpo, quanto por seu impacto emocional. A ausência de uma lesão precipitando a dor pode estar relacionada a uma manifestação somática de um transtorno psicológico, bem como ser consequência de um processo de sensibilização central pela dor, em que a percepção de sensação dolorosa, inicialmente desencadeada por uma lesão tecidual, passa a prescindir dela.

Estudos epidemiológicos relacionados à dor são de difícil execução, mas, por exemplo, a dor pós-operatória ainda é prevalente, especialmente ortopédica, em mais de 80% dos casos, e a dor pélvica crônica após cirurgia abdominal ou do trato genital é estimada em 20 a 40% das pacientes do sexo feminino. Entre outras, há também as crises dolorosas de anemia falciforme, politraumatismo e a dor lombar aguda.[1,4]

ETIOLOGIA E FISIOPATOLOGIA DAS DORES MUSCULOESQUELÉTICAS

A dor musculoesquelética pode ser causada por doenças nos ossos, articulações, músculos, tendões, ligamentos, bursas ou por uma combinação desses quadros clínicos. O sistema musculoesquelético dá forma, estabilidade e movimento ao corpo humano.[1]

Ele é constituído pelos ossos, músculos, tendões, ligamentos, articulações, cartilagem e outros tecidos conjuntivos do corpo. O termo "tecido conjuntivo" é usado para descrever o tecido que suporta e liga tecidos e órgãos entre si. É composto, essencialmente, por colágeno e fibras elásticas, que são compostas por diferentes proteínas.

O sistema musculoesquelético sofre muitas mudanças conforme as pessoas envelhecem. Suas articulações são afetadas por mudanças na cartilagem e no tecido conjuntivo. A cartilagem dentro da articulação se torna mais fina e os componentes da cartilagem (proteoglicanos – substâncias que ajudam a fornecer resistência à cartilagem) alteram-se, o que pode tornar a articulação menos resistente e mais suscetível a danos. Assim, em algumas pessoas, as superfícies articulares não deslizam bem umas sobre as outras como antes. Esse processo pode levar à osteoartrite. Além disso, as articulações ficam mais rígidas, porque o tecido conjuntivo no interior dos ligamentos e tendões torna-se mais rígido e sensível. Essa mudança também limita a amplitude de movimento das articulações.[1,6]

A perda de força e massa muscular (sarcopenia) é um processo que se inicia por volta dos 30 anos e progride ao longo da vida. Nesse processo, a quantidade de tecido muscular e o número e tamanho das fibras musculares diminuem gradualmente. Essa perda leve de força muscular aumenta o esforço em certas articulações (como nos joelhos) e pode predispor uma pessoa à artrite ou a quedas. Felizmente, a perda de massa e força muscular pode ser parcialmente superada, ou pelo menos significativamente retardada, por meio de um programa de exercícios físicos regulares. Os tipos de fibras musculares também são afetados pelo envelhecimento. O número de fibras musculares que se contraem mais rapidamente diminui muito mais do que o número de fibras musculares que se contraem lentamente. Dessa forma, os músculos não são capazes de se contrair tão rapidamente na velhice.[1,6]

Lesões são a causa mais comum de dor musculoesquelética.[1]

A dor óssea é geralmente profunda e penetrante, resultado de uma lesão. Outras causas menos comuns da dor óssea incluem infecção do osso (osteomielite), distúrbios hormonais e tumores.

A dor muscular (conhecida como mialgia) geralmente é menos intensa do que a dor óssea, mas pode ser bem desagradável. Por exemplo, um espasmo muscular (uma contração muscular dolorida contínua) na panturrilha é uma dor intensa popularmente conhecida como cãibra. A dor ocorre quando o músculo é afetado por uma lesão ou quando há perda de fluxo sanguíneo para o músculo, infecção ou tumor. Polimialgia reumática é um distúrbio que causa dor intensa e rigidez em pescoço, ombros, parte superior e inferior das costas e quadris.

A dor no tendão e ligamento geralmente é menos intensa que a dor óssea. Ela é descrita frequentemente como "aguda", piora quando o tendão ou ligamento afetados são alongados ou movimentados e geralmente melhora com o repouso. As causas comuns de dor no tendão incluem tendinite, tenossinovite, epicondilite lateral ou medial e lesões no tendão. A causa mais comum de dor no ligamento é lesão (entorse).

A dor nas bursas pode ser causada por trauma, uso excessivo, gota ou infecção. As bursas são pequenas bolsas preenchidas com líquido que fornecem um amortecimento protetor ao redor das articulações. Geralmente a dor piora com movimento envolvendo a bursa e melhora com repouso. A bursa afetada pode ficar inchada.

Dor articular (denominada artralgia) pode ou não estar relacionada à inflamação da articulação (denominada artrite). A artrite pode causar inchaço e dor. Uma grande variedade de distúrbios pode causar artrite, incluindo artrite inflamatória (como artrite reumatoide), osteoartrite, artrite infecciosa, gota e doenças relacionadas, doenças autoimunes (como lúpus eritematoso sistêmico) e vasculites (como vasculite associada à imunoglobulina A), osteonecrose e lesões que afetam a parte do osso dentro da articulação. A dor relacionada à artrite pode ser nova (p. ex., aguda, quando causada por infecções, lesões ou gota) ou persistente (p. ex., crônica, quando causada por artrite reumatoide ou osteoartrite). A dor resultante da artrite geralmente é pior quando a articulação é movimentada, mas normalmente está presente quando a articulação não está em movimento. Algumas vezes a dor originada nas estruturas próximas da articulação, como ligamentos, tendões e bursa, parece vir da articulação.[1,6]

A fibromialgia (FM) pode causar dor nos músculos, tendões ou ligamentos. A dor é geralmente sentida ou causa sensibilidade em diversos locais e pode ser difícil descrevê-la precisamente, porém ela normalmente não é originada nas articulações. As pessoas afetadas geralmente apresentam outros sintomas, como fadiga e sono de má qualidade.[7]

A síndrome fibromiálgica acomete cerca de 1,5% (0,7 a 5%) da população geral, podendo chegar a 40% dos pacientes avaliados em centros terciários de dor. Uma característica frequente das síndromes disfuncionais é o impacto negativo sobre a qualidade de vida, aparentemente desproporcional à rarefação de achados de lesões macroscópicas que justifiquem o quadro. Isso frequentemente leva à marginalização dos doentes e a um atraso diagnóstico e terapêutico.[7,8]

A fisiopatologia da FM é sensibilização central, hiperatividade do sistema autônomo simpático e alterações hormonais na resposta ao estresse. Pode haver predisposição genética.[8]

A FM é uma síndrome dolorosa crônica, caracterizada por dor espacialmente difusa ou generalizada, que pode ser migratória, associada a distúrbio do sono (insônia, sono não reparador), fadiga e alteração do humor. Trata-se de um diagnóstico sindrômico que guia o profissional de saúde a identificá-la e tratá-la de forma específica. Atualmente, o termo fibromialgia é reservado exclusivamente a quadros primários, ou seja, aqueles em que a síndrome não é acompanhada de outras doenças sistêmicas que possam explicar seus sintomas, como hipotireoidismo ou doenças inflamatórias. Mas, do ponto de vista prático, o reconhecimento da síndrome, mesmo que secundária a outra doença sistêmica, é útil, uma vez que reflete um mecanismo de ocorrência de dor específico que possui propostas terapêuticas preestabelecidas.

O sono não restaurador está presente em aproximadamente 75% dos doentes, que se queixam da sensação de cansaço logo ao acordar e de que o sono pode ser facilmente interrompido, com despertares noturnos frequentes. A queixa de rigidez matinal também é comum em pacientes com fibromialgia, bem como sensação de inchaço nos pés e nas mãos. Durante o exame físico, podem-se constatar alodínia mecânica à pressão, hiperalgesia e disestesias. Sintomas depressivos e de ansiedade também estão presentes em grande parte dos doentes, apesar de a depressão maior ocorrer na minoria dos casos. Contudo, o tratamento e a melhora da depressão podem não influenciar na melhora do quadro doloroso, o que tem sido documentado em estudos clínicos.

A FM não possui marcador biológico. Recomenda-se consultar critérios clínicos diagnósticos atuais. Assim, o diagnóstico depende de avaliação clínica e exame físico. Frequentemente, pode ser confundida com a síndrome dolorosa miofascial e que tem importante papel gerador periférico (e central) de dor. Por exemplo, áreas de dor referida muscular não devem ser confundidas com áreas de dor radicular ou como sinais de neuropatias periféricas, o que se vê com alguma frequência na prática clínica. Outro ponto importante é reconhecer que parte dos pacientes apresenta quadro clínico assimétrico e que, apesar de preencherem os critérios atuais de fibromialgia, possivelmente apresentam particularidades no tocante à sensibilidade exteroceptiva; além disso, o padrão de processamento de informação sensitiva é o que difere dos pacientes com apresentação simétrica. Sabe-se que a FM é causada por desregulação da integração e processamento central dos estímulos nociceptivos, nos quais o sistema supressor endógeno de dor está hipofuncionante. É sabido, ainda, que pacientes acometidos pela síndrome apresentam alterações da excitabilidade cortical, as quais se correlacionam ao comprometimento clínico e a sintomas como dor, fadiga e alterações do sono.[7-9]

A síndrome dolorosa miofascial (SDM) caracteriza-se como dor regional originada de pontos hiperirritáveis, denominados pontos-gatilho miofasciais (PGM), localizados em bandas dos músculos. É facilmente confundida com a FM, pois o diagnóstico depende exclusivamente da história clínica e dos achados do exame físico.

A prevalência ocorre entre 21 e 93% dos indivíduos com queixa de dor regionalizada atendidos em centros de dor, consultórios odontológicos e clínicas especializadas. O pico de ocorrência situa-se entre 31 e 50 anos de idade. Com o progredir da idade, há redução das atividades físicas e, consequentemente, da frequência das SDM e dos PGM ativos, limitação da amplitude de movimentos articulares (ADM) e predomínio da presença dos PGM latentes.[1,10]

Ocorrem em quase todos os pacientes com cefaleia cervicogênica, em cerca de 95% dos pacientes com distúrbios osteomusculares relacionados ao trabalho (lesões por esforços repetitivos – LER; ou distúrbios osteomusculares relacionados ao trabalho – DORT) e em cerca de 55% com dor pelviperineal de origem não visceral. Ainda ocorrem em cerca de 60% dos indivíduos com neuralgia pós-herpética, em cerca de 35% dos com dor oncológica e em 30% dos com dor mielopática.

Pode ser causada por fatores predisponentes, assimetria dos membros inferiores, malformações da pelve (hemipelve), adoção de posturas inadequadas, imobilismo prolongado, anormalidades nutricionais, endócrinas, reumatológicas, infecciosas virais, bacterianas crônicas, infestações parasitárias etc. Macrotraumatismos, sobrecargas agudas de segmentos musculares isolados ou da musculatura antigravitária durante a execução das atividades laborais ou de lazer ou microtraumatismos musculoesqueléticos repetitivos durante a execução das atividades de vida diária ou do trabalho, além de estresses psíquicos, resultam em fadiga e em sobrecarga dos músculos descondicionados; enquanto acidentes, síndrome do chicote e exposição prolongada ao frio ou à umidade sensibilizam as terminações nervosas periféricas.[1,10,11]

As principais características clínicas das síndromes dolorosas miofasciais são: dor em um músculo ou grupo de músculos sem padrão radicular ou neuropático; dor regionalizada em peso, queimor ou latejamento, referida a distância e associada ou não a parestesias (formigamento) sem distribuição neuropática; banda muscular tensa palpável contendo PG; reprodução das queixas durante a compressão dos PG; desencadeamento do reflexo contrátil localizado com a inserção da agulha ou palpação transversal do ponto hipersensível da banda de tensão muscular; alívio da dor após o estiramento do músculo ou infiltração; limitação da amplitude dos movimentos; encurtamento muscular diante do estiramento passivo e possível redução da força muscular evidenciada com o teste de contrarresistência.[10,11]

Os exames complementares séricos, do líquido cefalorraquidiano (LCR), eletrofisiológicos e de imagem (radiográficos, ultrassonográficos, cintilográficos, de ressonância magnética) são normais ou compatíveis com as alterações causais das SDM. O exame ultrassonográfico de alta resolução pode demonstrar as bandas de tensão nas regiões com PGM e o fenômeno de reação contrátil durante a inserção da agulha. A termografia com infravermelho revela que a região tegumentar que cobre os PGM e onde se localiza a zona reflexa torna-se hipertérmica.[1]

Algumas doenças musculoesqueléticas causam dor ao comprimirem os nervos. Essas doenças incluem síndromes do túnel (p. ex., síndrome do túnel do carpo, do túnel cubital e do túnel do tarso). A dor tende a se irradiar pelo percurso do nervo e pode estar associada a ardor. Geralmente, é acompanhada de formigamento, dormência ou ambos.

A síndrome do túnel do carpo é a neuropatia mais comum nos membros superiores, que ocorre como resultado de uma compressão do nervo mediano no punho em razão do confinamento no espaço do túnel carpal que restringe o movimento dos tecidos. Dessa forma, aumento de pressão externa ou interna resultam em impacto neurológico com dormência e formigamento ao longo da distribuição desse nervo. Os pacientes com síndrome do túnel do carpo podem apresentar dor na região do punho, parestesias dos dedos inervados por ele, fraqueza à abdução do polegar e parestesias noturnas, podendo despertar em razão dessa queixa. Sua lesão pode ser decorrente de esforço manual repetitivo ou estar associada a condições como artrite reumatoide, gravidez, menopausa, acromegalia, *diabetes mellitus*, amiloidose, hipotireoidismo, edema mixoide, inflamações e degenerações tendíneas. O diagnóstico é baseado na história clínica e no exame físico, com as manobras de Tinel e Phalen (características do exame físico do punho) sendo altamente sugestivas desse diagnóstico. O estudo eletroneuromiográfico é geralmente solicitado para documentar a lesão, porém não é um método agradável e geralmente é doloroso. Pode-se optar pela ultrassonografia para a confirmação do diagnóstico.[12-14]

Algumas vezes, uma dor que parece ser musculoesquelética é, na verdade, causada por uma doença em outro sistema orgânico. Por exemplo, dor no ombro pode ser causada por um distúrbio que afeta pulmões, baço ou vesícula biliar. Dor nas costas pode ser causada por um cálculo renal, aneurisma da aorta abdominal, inflamação do pâncreas ou, em mulheres, por distúrbios pélvicos. Dor no braço pode estar associada a um infarto do miocárdio.

A dor cervical é definida como um sintoma localizado na região do pescoço, em uma região delimitada superiormente pela linha nucal, lateralmente pelas margens do pescoço e inferiormente por uma linha imaginária transversa através do processo espinhoso em nível de coluna torácica 1 (T1). As estruturas que podem causar dor são a musculatura cervical, os discos intervertebrais, as articulações zigoapofisárias, as articulações occipitocervical e atlantoaxial e seus ligamentos inervados por terminações sensitivas, que provocam dor se estimuladas. É um sintoma frequente na prática clínica, com diversas etiologias, e que ocorrerá em 50% das pessoas ao longo da vida. Pode se resolver espontaneamente em sua maioria, porém, de 33 a 65% dos casos apresentam recorrência em um ano. Ocorre na maior parte em mulheres, ocasionada por dor miofascial, doença discal degenerativa, artrose facetária, estenose do canal cervical, neoplasias e infecções.[1]

O exame físico do paciente com dor cervical deve se iniciar com a inspeção estática, observar vícios posturais e posições anômalas, e seguir com a inspeção dinâmica, em que a amplitude de movimento deverá ser avaliada, detectando restrições e/ou bloqueios, assimetrias ou dor. Segue-se com a palpação cervical e deve-se observar a presença de contraturas musculares, dores, ligamentos e crepitações em proeminências ósseas. A manobra provocativa de Spurling, característica do pescoço, deverá ser realizada, bem como o exame neurológico do paciente na presença de cervicobraquialgia e mielopatia cervical.[1,15]

A dor lombar é definida como dor e desconforto localizado entre a margem costal e a prega glútea inferior, com ou sem irradiação para a perna. A irradiação para o membro inferior ocorre em cerca de 60% dos casos. Tem grande impacto socioeconômico, sendo responsável por parte das dores crônicas no mundo todo e a principal causa de anos vividos com incapacidade. É a responsável pela aposentadoria precoce de trabalhadores, sendo comum em indivíduos do sexo feminino e entre 40 e 69 anos.[1]

Pode ser classificada, de acordo com a duração, em aguda, subaguda e crônica (menos que 6 semanas, entre 6 e 12 semanas e maior que 12 semanas, respectivamente). Tem como principal fator etiológico a inespecificidade, isto é, a origem da dor não tem uma causa específica. Quando se torna específica, as principais causas são: câncer (0,7%), fraturas por insuficiência (4%), infecções (0,01%), espondilite anquilosante (0,3 a 5%), hérnia de disco e estenose do canal vertebral (3-4%). Trata-se de dor mista, dor nociceptiva, neuropática, esta especialmente na dor lombar com irradiação.[1,16]

Devem-se aplicar os questionários para diferenciação entre dor nociceptiva e neuropática na dor lombar crônica (DN4, LANSS, *painDETECT*). Sinais de alerta devem ser valorizados, como perda de peso sem explicação, história prévia de câncer, dor noturna, mais de 50 anos de idade, trauma, febre, anestesia em sela, alterações urinárias, uso de drogas injetáveis, alterações neurológicas progressivas e uso de corticosteroides sistêmicos.[1,16,17]

AVALIAÇÃO DA DOR MUSCULOESQUELÉTICA

Ao tentar estabelecer a causa da dor articular, deve-se primeiro determinar:

- Quantas e quais articulações estão envolvidas.[1]
- Se a parte central do esqueleto (como a coluna vertebral e a pelve) está envolvida.[1]
- Se a dor articular é grave ou crônica.[1]
- Quais fatores diminuem ou pioram a dor.[18,19]
- Se há outros sintomas afetando outros órgãos (p. ex., erupções cutâneas, febre ou secura ocular).[19]

Determinar esses fatores fornece pistas importantes sobre qual distúrbio provavelmente está causando a dor. A realização do exame físico é fundamental para ajudar a determinar esses fatores e detectar outros achados importantes que podem determinar a causa da dor.[19]

Em alguns casos, o tipo de dor sugere sua origem. Por exemplo, uma dor que piora com movimento sugere doença musculoesquelética. Dor com espasmo muscular sugere doença muscular (algumas vezes uma lesão crônica da medula espinhal). O local do edema ou sensível ao toque quando o médico examina (palpação) a área (p. ex., articulação, ligamento ou bursa) ou movimenta passivamente uma articulação em geral indica a fonte da dor. No entanto, essas características da dor frequentemente não indicam sua origem ou causa. Portanto, tais achados são necessários para estabelecer um diagnóstico específico com base na presença de outros sintomas, achados de exame físico e, frequentemente, resultados de exames laboratoriais e radiografias. Por exemplo, muitas vezes a doença de Lyme provoca dores nas articulações, com inchaço e prurido de caráter circular, e exames de sangue indicam anticorpos contra a bactéria que causa a doença. A gota é caracterizada por uma crise repentina de dor, edema e hiperemia na articulação na base do primeiro pododáctilo ou em outras articulações. Exames realizados no líquido articular geralmente mostram a presença de cristais de ácido úrico.

EXAME FÍSICO DO PACIENTE COM DOR MUSCULOESQUELÉTICA[18-22]

- Anamnese: início, ordem do aparecimento dos sintomas, surtos, agressões, medidas terapêuticas, fatores de melhora e de piora.
- Interrogatório especial: desmaios, convulsões, tonturas, vertigens, cefaleia, dores, desordens sensitivas, parestesias, distúrbios esfincterianos, alteração do sono, alteração do humor.
- Antecedentes: condições de nascimento, desenvolvimento neuropsicomotor (DNPM), moléstias anteriores, passado de infecções sexualmente transmissíveis, traumatismo, hábitos alimentares e vícios, moléstias hereditárias, drogas.
- Exame psíquico: estado de consciência, memória, atenção, afetividade, humor, exame sucinto do estado mental, informações sobre a aparência, discurso.
- Linguagem: compreensão e expressão (disartrias e afasias, perturbações motoras e de fala, respectivamente).
- Praxias (habilidades motoras adquiridas): face e membros.
- Atitude: da cabeça e membros, decúbito, fácies.
- Perturbações tróficas e distúrbios neurovegetativos:
  a) pele e anexos: mal perfurante, escaras e pigmentação;
  b) trofismo: perimetria, atrofia, fasciculações, hipertrofia, pseudo hipertrofia, retrações;
  c) ósseas;
  d) articulações: amplitude de movimento global, osteoarticulares, deformações, retrações e anquiloses;
  e) esfíncteres;
  f) distúrbios vasomotores e secretores dermografismos, eritemas, cianose, edema, anidroses;
  g) potência sexual – libido;
  h) enoftalmia, síndrome de Horner.
- Nervos cranianos:
  - Olfatório (I): hiper, hipo e anosmia.
  - Óptico (II): acuidade visual (hemianopsia); fundoscopia; motricidade extrínseca ocular; diplopias, desvio conjugado.
  - Oculomotor (III): músculos extrínsecos, oblíquo inferior e retos medial, superior e inferior. Pupilas: diâmetro, conformações, reflexos à luz, acomodação, levantador das pálpebras.
  - Troclear (IV): músculo oblíquo superior.

  - Trigêmeo (V): músculos da mastigação, sensibilidade da face e mucosas, reflexo corneopalpebral.
  - Abducente (VI): músculo reto lateral.
  - Facial (VII): motricidade da face, gustação dos dois terços anteriores da língua. Secreção lacrimal e salivar.
  - Auditivo/vestibular (vestibulococlear) (VIII): hiper, hipoacusia, zoadas/zumbidos, vertigens, nistagmo.
  - Glossofaríngeo (IX): deglutição, sensibilidade faríngea, reflexos faríngeos.
  - Vago (X): motricidade e sensibilidade do véu palatino, faringe, laringe, fonação, deglutição, respiração, circulação.
  - Acessório/espinal (XI): motricidade e trofismo dos músculos trapézio e esternocleidomastóideo.
  - Hipoglosso (XII): motricidade da língua, atrofia, fasciculação.[21,22]
- Motricidade: passiva e voluntária (classificação em graus de força muscular – 0 a 5):
  - Manobras deficitárias: Mingazzini (membros superiores e inferiores), Barré, Raimiste.
  - Tônus muscular: observação, palpação e movimentação passiva e voluntária – hipo, hiper, normo e atonia muscular; escala de Ashworth; clônus; tríplice retirada/automatismos; reflexo cutaneoplantar em extensão.
  - Involuntária: espontânea: hipercinesias (coreia, tetose, distonia, balismos, mioclonias); tiques, espasmos, cãibras, convulsões; sincinesias (globais, imitação e de coordenação).[21,22]
- Sensibilidade:
  - Subjetiva: dores, sede, irradiação, modo de aparecimento, natureza, intensidade, duração, frequência, parestesias, distúrbios cinestésicos, sensibilidade visceral.
  - Objetiva: 1. Superficial: tátil, pressão (trato espinotalâmico anterior), térmica e dolorosa (trato espinotalâmico lateral); 2. Profunda: consciente-palestésica/vibratória, dolorosa profunda, segmentar e cinética-postural (fascículo grácil e cuneiforme); 3. Estereognosia, grafosestesia, esquema corporal, barognosia, topognosia.[18,19,21,22]
- Reflexos profundos: bicipital, estilorradial, tricipital, patelar e aquileu (normo+2, arreflexia 0, hipo +1, hiper +3 e +4).[18,19,21,22]
- Coordenação e equilíbrio: índex-índex, índex-nariz, índex-orelha, calcanhar joelho. Diadococinesia. Ortostatismo. Romberg. Marcha: velocidade, pureza, direção, medida, presença de movimentos involuntários; seriação proposicional, cadência, velocidade, passo, passada, dissociação de cinturas e equilíbrio dinâmico. Classificação do tipo de marcha.
- Sinais meningorradiculares: rigidez de nuca, Lasègue, Kernig, Brudzinski.
- Testes especiais: ombro, cotovelo, punho, quadril, joelho, tornozelo, coluna cervical, lombossacral, sacroilíaca. Escalas especiais.[18-22]

Os exames laboratoriais são úteis apenas como suporte a um diagnóstico após um exame. O diagnóstico não é estabelecido ou confirmado apenas pelo exame de sangue. Exemplos desses exames incluem fator reumatoide e anticorpos antinucleares, utilizados para ajudar a diagnosticar causas frequentes da artrite, como artrite reumatoide e lúpus eritematoso sistêmico. Geralmente, esses exames só são recomendados se os sintomas sugerirem especificamente algum quadro clínico desse tipo. Na análise laboratorial, fator antinuclear (FAN) e anti-DNA (nativo e dupla-hélice, ambos para diagnóstico de autoimunidade).[1]

As radiografias são utilizadas principalmente para capturar imagens dos ossos, mas não mostram músculos, tendões e ligamentos. Em geral, faz-se uma radiografia se existe a suspeita de uma fratura ou, menos frequentemente, de um tumor ou infecção no osso, bem como para procurar alterações que confirmem que a pessoa tem certo tipo de artrite (p. ex., artrite reumatoide ou osteoartrite).[1]

A ressonância magnética (RM), diferentemente da radiografia simples, pode identificar anomalias dos tecidos moles, como músculos, bursas, ligamentos e tendões. Portanto, a RM pode ser utilizada quando existe a suspeita de lesão em um ligamento ou tendão de grande porte ou lesão em uma estrutura importante dentro da articulação; ela pode não ser melhor do que uma radiografia padrão na avaliação de muitos quadros clínicos dolorosos. A RM pode detectar fraturas que não são visíveis em radiografias.[1,18,19]

A tomografia computadorizada (TC) é mais sensível que a radiografia e é utilizada com frequência para a obtenção de mais detalhes sobre uma fratura ou problema no osso que foram identificados na radiografia simples. Pode ser feita uma TC se não puder ser feita uma RM ou se esta não estiver disponível.[1]

Outros exames de imagem incluem ultrassonografia, artrografia (procedimento radiográfico em que o contraste radiopaco é injetado no espaço articular para delinear as estruturas, como ligamentos dentro da articulação) e cintilografia óssea. Esses exames podem auxiliar no diagnóstico médico.

Uma amostra do osso do revestimento da articulação (sinóvia) ou de outros tecidos para exame microscópio (biópsia) também podem ser coletadas.

No geral, o exame do líquido articular é realizado quando a articulação está edemaciada. Para a extração do líquido articular, inicialmente a área é esterilizada com solução antisséptica e, em seguida, a pele recebe um anestésico. Então, uma agulha é inserida na articulação e o líquido é retirado (um procedimento chamado aspiração articular ou artrocentese). Esse procedimento causa pouca ou nenhuma dor. O líquido geralmente é testado para, entre outras coisas, verificar a presença de bactérias que podem causar infecção, além de ser examinado em um microscópio para verificar a presença de cristais que causam gota e doenças relacionadas.[1,18,19]

TRATAMENTO DE DORES MUSCULOESQUELÉTICAS

As dores musculoesqueléticas são complexas e envolvem uma ampla gama de lesões e fisiopatologias. Assim, requerem um planejamento para o tratamento multimodal e ajustado para o segmento acometido, características clínicas envolvidas, fase e duração da dor, comprometimento funcional e da qualidade de vida, entre outros fatores. É de fundamental importância a organização das etapas e técnicas de tratamento, bem como do profissional capacitado e treinado na abordagem de pacientes com dor, que deve saber utilizar recursos e mobiliários que ofereçam suporte nas diferentes fases de tratamento, como órteses e estabilizadores segmentares, se for o caso.

Tratamento não farmacológico

Diversos estudos mostraram que a educação em saúde é um pilar importante no tratamento de pacientes com dor musculoesquelética, especialmente se for do tipo crônica. Medidas gerais como redução de peso, correção de postura, controle de estresse e orientações sobre as atividades diárias são fatores importantes no tratamento não farmacológico.[23]

A atividade física influencia positivamente na maioria dos componentes do sistema musculoesquelético que está relacionado à capacidade funcional e ao risco de doenças degenerativas. Assim, a prática de exercícios físicos tem potencial para postergar e prevenir doenças musculoesqueléticas. Além disso, contribui para sua reabilitação quando em fases avançadas. O programa de atividade física visa à restauração da função, força e trofismo muscular, ao desenvolvimento do senso de propriocepção, ao relaxamento da musculatura, à restauração da flexibilidade articular e à prevenção da síndrome do desuso. Além disso, a prática regular de exercícios ativa mecanismos antinociceptivos, os quais induzem a produção de opioides endógenos.

Os exercícios de alongamento procuram devolver ao músculo fatigado e encurtado seu comprimento de repouso, condição fundamental para que adquira potência máxima. Os exercícios isométricos devem ser seguidos dos resistidos manualmente e progredir para a utilização de bandas elásticas de resistência progressiva.

A marcha, os exercícios na água (hidroterapia) e o condicionamento dos aparelhos cardiovascular e respiratório também são instrumentos que contribuem para melhorar a reabilitação dos pacientes com dor.

Vale ressaltar, no entanto, que as atividades físicas devem ser adequadas às capacidades de cada indivíduo. Na fase crônica, as atividades físicas de flexibilidade, fortalecimento muscular e condicionamento cardiovascular são fundamentais para a manutenção do bem-estar e para a prevenção de recorrências ou agravamento de dor. Devem-se sempre respeitar restrições individuais em relação às atividades indicadas para cada tipo de doença.[24,25]

A fisioterapia permanece como auxiliar no tratamento da dor musculoesquelética. As técnicas aplicadas são variadas, como ultrassonografia ou estimulação elétrica de baixa voltagem, terapias manuais (Maitland, Mulligan, mobilização neural, osteopatia, quiropraxia, facilitação neuromuscular proprioceptiva etc.). Embora os estudos tenham dificuldades metodológicas, os resultados são positivos em curto prazo. Qualquer que seja a técnica analgésica escolhida, parece haver melhora temporária da dor, especialmente quando envolve associadamente a atividade física.[26]

A acupuntura atua por meio da estimulação de estruturas nervosas discriminativas dérmicas, subdérmicas e musculares que ativam o sistema supressor de dor na medula espinhal e no encéfalo, promovendo analgesia e relaxamento muscular. Alguns estudos demonstraram que a acupuntura proporciona resultados mais favoráveis que o placebo no tratamento da dor crônica.[27] Dependendo da causa, aplicar compressas frias ou quentes ou imobilizar a articulação são medidas que podem ajudar a aliviar a dor musculoesquelética.

Recentemente, a literatura e a prática clínica inseriram novas abordagens, como a terapia por ondas de choque, medicina regenerativa e proloterapia, como opções complementares do tratamento das dores musculoesqueléticas, associadas ou não ao tratamento farmacológico.[1,14,27]

Tratamento farmacológico

Em geral, o paciente com dor musculoesquelética visa ao alívio da dor antes de qualquer outro objetivo funcional. Isso só será possível se houver o melhor tratamento da causa da dor. É possível e frequente a recomendação de analgésicos para o tratamento da dor, como paracetamol, anti-inflamatórios não esteroides (AINE) ou, se a dor for intensa, opioides.

As Tabelas 1 a 4 apresentam substâncias e doses, de acordo com os estágios da dor.[1,6,28]

Tabela 1 Diretrizes para a prescrição de fármacos anti-inflamatórios não esteroides

Fármaco	Dosagem	Dose máxima diária
Ácidos acéticos		
Diclofenaco	50 mg VO 2 ou 3×/dia	200 mg
	100 mg VO 1 ou 2×/dia	200 mg
Etodolaco	200 a 400 mg VO a cada 6-8 h	1.200 mg
	400 a 1.000 mg VO 1×/dia	1.200 mg

continua

Tabela 1 Diretrizes para a prescrição de fármacos anti-inflamatórios não esteroides (*Continuação*)

Fármaco	Dosagem	Dose máxima diária
Indometacina	25 a 50 mg VO/VR 3×/dia	200 mg
	Também disponível como suspensão com 5 mg/mL ou como supositório com 50 mg	
	75 mg VO 1 ou 2×/dia	150 mg
Cetorolaco	10 mg VO a cada 4-6 h	40 mg
	30 mg IM/IV a cada 6 h (15 mg se paciente > 65 anos)	120 mg; NE 5 dias
Sulindaco	150-200 mg VO 2×/dia	400 mg
Tolmedina	200-600 mg VO 3×/dia	1.800 mg
	400 mg VO 3×/dia	1.600 mg
Inibidor da COX-2		
Celecoxibe	100-200 mg VO 2×/dia	400 mg
Fenamatos		
Meclofenamato	50-100 mg VO a cada 4-6 h	400 mg
Ácido mefenâmico	50-100 mg VO 3 ou 4×/dia	400 mg
	250 mg VO a cada 6 h conforme necessário	750 mg
Naftilalcanonas		
Nabumetona	1 g VO 1 ou 2×/dia	2 g
Oxicans		
Meloxicam	7,5-15 mg VO/dia	15 mg
	(Também disponível como solução com 7,5 mg/5 mL)	
Piroxicam	10-20 mg VO 1×/dia	20 mg
Ácidos propiônicos		
Fenoprofeno	200-600 mg VO 3 ou 4×/dia	3.200 mg
Flurbiprofeno	50-100 mg VO 3 ou 4×/dia	300 mg
Ibuprofeno	200-800 mg VO a cada 4 ou 6 h	3.200 mg
Cetoprofeno	25-75 mg VO a cada 6-8 h	300 mg
Cetoprofeno SR	200 mg VO 1×/dia	200 mg
Naproxeno	200-400 mg VO a cada 8-12 h	1.200 mg
	275-550 mg VO 2×/dia	1.100 mg
	550 mg VO 2×/dia	1.100 mg
	375-1.000 mg VO 1×/dia	1.500 mg
	250-500 mg VO 1×/dia	1.500 mg
Oxaprozina	600-1.800 mg VO 1×/dia	1.800 mg
Salicilatos acetilados		
Ácido acetilsalicílico	375-650 mg VO a cada 4 h	4.000 mg
	300-600 mg VR a cada 4 h	
Salicilatos não acetilados		
Difunisal	250-500 mg VO a cada 8-12 h	1.500 mg
Salsalato	500-1.000 mg VO 3×/dia	3.000 mg

IM: intramuscular; IV: intravenoso; NE: não exceder; VO: via oral; VR: via retal.

Tabela 2 Medicamentos utilizados no segundo degrau: tratamento da dor moderada

Nome genérico	Formulação (mg)	Classificação da FDA	Dose máxima*
Acetominofeno/ codeína	(300/15)	III	
	(300/30)	III	
	(300/60)	III	
Acetominofeno/ hidrocodona	(500/5)	III	
	(500/5)	III	
	(650/7,5)	III	
	(650/10)	III	
	(500/2,5) (500/5) (500/7,5) (500/10)	III	
	(500/7,5 em cada 15 mL)	III	
	(750/10)	III	
	(325/5) (325/7,5) (325/10)	III	
	(500/5)	III	
	(750/7,5)	III	
	(660/10)	III	
	(400/5) (400/7,5) (400/10)	III	
Acetaminofeno/ oxicodona	(325/5) (325/7,5) (325/10) (500/7,5) (650/10)	II	
	(325/5) (500/5)	II	
	(325/5 em cada 5 mL) (500/5)	II II	
Acetaminofeno/ tramadol	(325/37,5)	Não controlado	
Ibuprofeno/ hidrocodona	(200/7,5)	III	
Ibuprofeno/oxicodona	(400/5)	II	
Tramadol	(50)	Não controlado	400 mg

Os comprimidos citados podem ser administrados por via oral, 1 a 2 a cada 4 a 6 horas, conforme necessário.
*Indica a dose máxima limitada pelo componente do primeiro degrau.

Tabela 3 Diretrizes para a administração de doses equianalgésicas na dor crônica

Troca de opioides		
Dose oral/retal (mg)	**Analgésico**	**Dose parenteral IV/SC/IM (mg)**
150	Meperidina	50
150	Tramadol	-
150	Codeína	50
15	Hidrocodona	-
15	Morfina	5
10	Oxicodona	-
3	Hidromorfona	1
2	Levorfanol	1
–	Fentanila	0,050
	Fentanila transdérmica	
Morfina 50 mg VO nas 24 h = adesivo transdérmico de fentanila 25 mcg/h		
	Metadona	
	Razão de conversão	
Dose diária de morfina (mg/24 h VO)	**Morfina VO**	**Metadona VO**
< 100	3:	1
101-300	5:	1
30-600	10:	1
601-800	12:	1
801-1.000	15:	1
> 1.000	20:	1
Ajuste conforme a tolerância cruzada incompleta tendo como base o controle da dor		
Ruim	100%	
Moderado	75%	
Excelente	50%	

Fonte: adaptada de Herbst L. Hospice care at the end of life.[5]

Tabela 4 Diretrizes para a prescrição de medicamentos adjuvantes

Fármaco	Dosagem	Dose máxima diária
Antidepressivos tricíclicos		
Amitriptilina	10-150 mg VO ao se deitar	150 mg
Nortriptilina	10-150 mg VO ao se deitar	150 mg
Desipramina	10-150 mg VO ao se deitar	150 mg
Inibidores seletivos da recaptação da serotonina e da noradrenalina		
Duloxetina	60 mg/dia VO	60 mg
Venlafaxina	37,5-75 mg VO 2 ou 3×/dia	375 mg
	37,5-225 mg/dia VO	225 mg
Anticonvulsivantes		
Gabapentina	100 a 1.200 mg VO 3×/dia (Também disponível como solução com 50 mg/mL)	3.600 mg
Pregabalina	25-200 mg VO 3×/dia	600 mg
Carbamazepina	200 a 800 mg VO 2×/dia (Também disponível como solução com 100 mg/5 mL)	1.600 mg
Oxcarbazepina	150-600 mg VO 2×/dia	2.400 mg
	(Também disponível como solução com 300 mg/5 mL)	
Lamotrigina	25-200 mg VO 2×/dia	400 mg
Ácido valproico	10-15 mg/kg/dia	60 mg/kg/dia
	(Também disponível como solução com 250 mg/5 mL)	
Topiramato	25-200 mg VO 2×/dia	400 mg
Bloqueadores do canal de sódio		
Lidocaína parenteral	Infusão de cerca de 1 mg/kg/h	Os níveis séricos devem ser monitorados; o objetivo é 3 a 5 mg/L
Adesivo de lidocaína a 5%	1-3 adesivos a cada 12-24 h	NA
Metilexetina	150-250 mg VO 1-3×/dia	10 mg/kg/dia
Antagonistas dos receptores NMDA		
Dextrometorfano	20 a 90 mg VO 3×/dia (Disponível como solução com 30 mg/5 mL ou com 10 mg/5 mL)	120 mg
Cetamina	Iniciar com 0,1 mg/kg/h por via parenteral	Aumentar até o efeito ou até que surja um efeito colateral

continua

Tabela 4 Diretrizes para a prescrição de medicamentos adjuvantes (*Continuação*)

Fármaco	Dosagem	Dose máxima diária
Metadona	Disponível em comprimidos de 5, 10 e 40 mg ou como solução com 1 mg/mL ou 10 mg/mL	
Agonistas alfa-2		
Clonidina	0,1-0,3 mg VO 3×/dia	2,4 mg
	Um adesivo de 0-0,3 mg/24 h a cada semana	
Corticosteroides		
Dexametasona	2-20 mg/dia VO/SC/IV	Variável
	(Também disponível como solução com 4 mg/mL)	
Prednisona	5-60 mg/dia VO	Variável

IV: intravenoso; NA: não se aplica; NMDA: N-metil-D-aspartato; SC: subcutâneo; VO: via oral.

Recentemente, o tapentadol e a buprenorfina entraram na lista de medicamentos autorizados para o tratamento das dores musculoesqueléticas.

CONSIDERAÇÕES FINAIS

A abordagem adequada das dores musculoesqueléticas depende de exame físico pormenorizado, conhecimento da anatomia, da fisiopatologia e dos instrumentos facilitadores de achados e correlações clínicas para identificação etiológica. Utilizar instrumentos e recursos, vestuários e ambientes com condições apropriadas permite a condução do tratamento multimodal com mais segurança e assertividade. Além disso, por meio da aplicação de avaliações sistematizadas, pode-se quantificar e qualificar os resultados obtidos e o impacto na qualidade de vida do paciente.

REFERÊNCIAS BIBLIOGRÁFICAS

1. Kobayashi R, Luzo MMV, Cohen M. Tratado de dor musculoesquelética/Sociedade Brasileira de Ortopedia e Traumatologia. São Paulo, SP: Alef; 2019.
2. IASP Terminology Working Group. Descriptions of chronic pain syndromes and definitions of pain terms. In: Merkey H, Bogduk N, editors. Classification of chronic pain, second edition (revised). Seattle: IASP Press; 2017. p.209-14.
3. Srinivasa NR. Definição revisada de dor pela Associação Internacional para o Estudo da Dor: conceitos, desafios e compromissos e tradução para a língua portuguesa da definição revisada de dor pela Sociedade Brasileira para o Estudo da Dor. J Dor. 2020 [citado em 12 nov. 2023];74. Disponível em: https://sbed.org.br/wp-content/uploads/2020/09/Jornal-Dor-n-74.pdf.

4. Kent ML, Tighe PJ, Belfer I, Brennn TJ, Bruehi S, Brummett CM, et al. The ACTTION-APS-AAPM Pain Taxonomy (AAPT) multidimensional approach to classifying acute pain conditions. Pin Med. 2017;18:947-58.
5. Herbst L. Hospice care at the end of life. Clin Geriatr Med. 2004 Nov;20(4):753-65, vii. doi: 10.1016/j.cger.2004.07.007. PMID: 15541624.
6. Roenn JHV, Paice JA, Preodor ME. Editors. Current diagnóstico e tratamento; traduzido por Carlos Henrique de Araújo Cosendey, Sérgio Setubal. Rio de Janeiro: McGraw-Hill Interamericana do Brasil; 2008.
7. Lawson E, Wallace MS. Editors. Fibromyalgia – clinical guidelines and treatments. New York: Springer; 2015.
8. Schestatsky P, Speciali JG. Questões comentadas: dor. São Paulo: Editora e Eventos Omnifarma; 2013.
9. Souza JB de, Perissinotti DMN. The prevalence of the fibromyalgia in Brazil – a population-based study with secondary data of the study on chronic pain prevalence in Brazil. Braz J Pain. 2018;1:345-8p.
10. Dommerholt J, Gerwin RD, Courtney CA. Pain sciences and myofascial pain. In: Donnelly JM, las Peñas CF, Finnegan M, Freeman JL, editors. Travell, Simons & Simons' myofascial pain and dysfunction: the trigger point manual. 3. ed. Philadelphia: Wolters Kluwer; 2019. p.60-121.
11. Yeng LT, Kaziyama HH, Rosi Jr J, Teixeira MJ. Síndrome dolorosa miofascial. In: Teixeira MJ, Andrade DC, Yeng LT, organizadores. Dor para o clínico. 2. ed. São Paulo: Atheneu; 2019.p.259-71.
12. Klokkari D, Mamais I. Effectiveness of surgical versus conservative treatment for carpal tunnel syndrome: a systematic review, meta-analysis and qualitative analysis. Hong Kong Physiother J. 2018;38 (2):91-114.
13. Mizia E, Tomaszewisk K, Depukat P, Klimek-Piotrowska W, Pasternak A, Mroz I, Bonczar T. Median nerve (anatomical variations) and carpal tunnel syndrome – revisited. Folia Med Cracov. 2013;53(4):37-46.
14. Palladini MC, Castro APCR, Pelloso LRCA, Fonseca PRB, Raffaini AT, Gonçalves AC, et al. Tratado de dor neuropática: Sociedade Brasileira para Estudos da Dor (SBED). Rio de Janeiro: Atheneu; 2021.
15. Cohen SP. Epidemiology, diagnosis, and treatment of neck pain. Mayo Clin Proc. 2015; 90(2):284-99.
16. Maher C, Underwood M, Buchbinder R. Non-specific low back pain. Lancet. 2017;389:736-47.
17. Stump PRNAG, Kobayashi R, Campos AW. Low back pain – Consenso Brasileiro de Dor Neuropática. Rev Dor. 2016;17(Suppl1):63-6.
18. Khouri JMN. O exame neurológico. 2. ed. Curitiba: Jussara MNKhouri; 2016.
19. Mutarelli EG. Propedêutica neurológica: do sintoma ao diagnóstico. 2. ed. revisada: São Paulo: Sarvier; 2014.
20. Sanvito WL. Propedêutica neurológica. São Paulo: Atheneu; 2000.
21. Hoppenfeld S. Propedêutica ortopédica – coluna e extremidades. São Paulo: Atheneu; 1987.
22. Brust JCM. Current: diagnóstico e tratamento – neurologia. 2. ed. Rio de Janeiro: Revinter; 2016.
23. Camargo Neto AA, Motta CM, Senger MH e col Recomendações para a abordagem de dor musculoesquelética crônica em unidades básicas de saúde. Rev Bras Clin Med. 2010; 8(5):428-33.
24. Christensen R, Astrup A, Bliddal H. Weight loss: the treatment of choice for knee osteoarthritis? A randomized trial. Osteoarthritis Cartilage. 2005;13(1):20-7.

25. Focht BC, Rejeski WJ, Ambrosius WT, Katula JA, Messier SP. Exercise, self-efficacy, and mobility performance in overweight and obese older adults with knee osteoarthritis. Arthritis Rheum. 2005;53(5):659-65.
26. Tavares MRG. Diretriz clínica sobre o cuidado da pessoa com osteoartrose em atenção primária. Sociedade Brasileira em Medicina da Família e Comunidade. 2007;1:1-34.
27. Yeng LT, Teixeira MJ, Kaziyama HHS, et al. Medicina física em reabilitação em doentes com dor crônica. In: Teixeira MJ, editor. Dor: manual para o clínico. São Paulo: Atheneu; 2006. p.119-20.
28. Fishman SM, Ballantymw JC, Rathmell J. Bonica's management of pain. 4./5. ed. Philadelphia/Baltimore: Wolters Kluwer/Lippincott-Willians & Wilkins; 2010/2019.

22 Síndromes dolorosas em reumatologia

Levi Higino Jales Neto
Patricia Andrade de Macedo Melo

INTRODUÇÃO

A reumatologia é uma especialidade clínica que estuda doenças crônicas que afetam o sistema osteomuscular, acometendo articulações, músculos, tendões e ligamentos. Atualmente são conhecidas mais de 200 doenças que atingem as articulações.

No mundo industrializado, as doenças reumáticas afetam mais indivíduos do que qualquer outro grupo de doenças. Na verdade, um terço das pessoas de todas as idades são afetadas em algum momento da vida.

Além disso, doenças reumáticas não tratadas podem reduzir a expectativa de vida.[1] Essas doenças devem ser classificadas em degenerativas ou inflamatórias e ter investigadas suas etiologias, para ser instituído um tratamento eficaz e definir-se um prognóstico, baseando-se em evidências clínicas.[2]

Embora as doenças reumáticas sejam notavelmente heterogêneas, a maioria tem em comum o papel central da dor. Os pacientes podem sentir dor aguda e regional nas articulações afetadas durante as crises, bem como dor crônica generalizada.[3] A dor tem grande impacto na qualidade de vida pela perda de função, incapacidade de realizar atividades cotidianas, necessidade de desenvolver estratégias de enfrentamento, dificuldade de relacionamento interpessoal e sentimentos de medo e isolamento.[3]

É também a motivação mais comum para os pacientes procurarem cuidados médicos para doenças reumáticas, levando a altos custos do sistema de saúde americano. Levantamento de 2019 nos Estados Unidos mostrou que 54 milhões e 66 milhões de indivíduos têm, respectivamente, artrite diagnosticada e autorreferida.[4] O custo médico anual da artrite é de US$ 9.554 por paciente, enquanto o custo incremental é de US$ 1.352 por paciente. O custo total da artrite nos EUA é estimado em US$ 303,5 (US$ 331,4) bilhões.[4] Na Europa, seu custo é estimado em mais de 200 bilhões de euros por ano.[1]

A dor é um grande desafio para o reumatologista, não só porque os pacientes têm artrite em atividade, mas também principalmente porque aqueles considerados em remissão, em sua grande maioria, mantêm algum grau de dor articular persistente. Tem sido proposto que um estímulo nociceptivo doloroso crônico pode ter grande impacto em um estado inflamatório crônico, assim como este último tem grande impacto no processamento da dor, podendo se tornar um desencadeante do processo de dor crônica generalizada (nociplástica). Além disso, muitos desses pacientes apresentam componente de dor neuropática dentro do componente de dor global do indivíduo.[5]

Estudos da European Alliance of Associations for Rheumatology (Eular) enfatizam a importância de os profissionais da saúde adotarem uma estrutura centrada no paciente dentro de uma perspectiva biopsicossocial, terem conhecimento suficiente da patogênese da artrite inflamatória e da osteoartrite e serem capazes de diferenciar a dor localizada da generalizada.[6]

O tratamento deve ser orientado por evidências científicas e pela avaliação de: necessidades, preferências e prioridades do paciente; características da dor; tratamentos de dor anteriores e em andamento; inflamação e danos nas articulações; psicológicos e outros fatores relacionados à dor.

As opções de tratamento da dor geralmente incluem educação complementada por atividade física e exercício, órteses, intervenções psicológicas e sociais, educação sobre higiene do sono, controle de peso, opções de tratamento farmacológico e específico para articulações ou controle interdisciplinar da dor.

Os efeitos sobre a dor foram mais uniformemente positivos para atividades físicas, exercícios e intervenções psicológicas. Efeitos sobre a dor por meio de intervenções educacionais, órteses, controle de peso e tratamento multidisciplinar demonstraram funcionar melhor em grupos de doenças específicas.[6]

A identificação precoce dos sintomas e o diagnóstico correto são importantes para direcionar o tratamento desses pacientes. Diagnóstico precoce implica melhor resposta terapêutica à terapia farmacológica, assim como prevenção de danos articulares crônicos e do estímulo nociceptivo crônico, melhorando o prognóstico da dor. Infelizmente, diagnósticos tardios (com mais de 1 ano de evolução da doença) ainda são comuns, e suas consequências são danosas.

Nesses pacientes portadores de dor crônica será importante, além do diagnóstico correto, a identificação precisa do mecanismo de dor, visto que, como citado, múltiplos mecanismos de dor podem estar envolvidos, tornando esses pacientes complexos e de difícil manejo.

A queixa principal na reumatologia é a dor osteomuscular, geralmente crônica. Essa dor deve ser valorizada e deve ter sua anatomia, etiologia e patogênese investigadas.

Durante a avaliação de um paciente com dor osteomuscular, deve-se diferenciar anatomicamente a área afetada. A limitação da amplitude de movimento da articulação sugere acometimento intra-articular.[7]

Em uma articulação temos diversas estruturas, como: cartilagem, cápsula articular, membrana sinovial, ligamentos e osso subcondral; além de estruturas extra-articulares, que podem causar dor próximo às articulações ou irradiar a dor para tendões, bursas, músculo e periósteo.

É importante entender que a cartilagem articular não apresenta inervação, portanto, sua lesão exclusiva não causa dor. Porém, quando apresentar dor, será devida ao acometimento de estruturas adjacentes.

Na avaliação da dor articular, é importante diferenciar artralgia de artrite, pois a artrite, além da dor articular, tem associação com sinais flogísticos como calor, rubor ou edema articular. Uma vez definida a presença de artrite pela história clínica ou pelo exame físico, caracteriza-se uma doença inflamatória.

O número de articulações com artrite é útil para classificar a doença em monoartrite (1 articulação acometida), oligoartrite (2 a 4 articulações acometidas) ou poliartrite (≥ 5 articulações acometidas). Com base nessa classificação deverá ser investigada a sua causa. Exemplificando: monoartrite sugere causas infecciosas ou artropatia microcristalina (gota e pseudogota); oligoartrite sugere espondiloartropatia (espondilite anquilosante, artrite reativa, artrite psoriásica e artrite enteropática); poliartrite sugere colagenoses (artrite reumatoide, lúpus eritematoso sistêmico, doença mista do tecido conjuntivo, esclerose sistêmica, síndrome de Sjögren, miosites e vasculites primárias).[7]

A análise da dor quanto a sua característica ao exame físico, amplitude do movimento e dor ao movimento ativo e passivo auxiliam a diferenciar a dor intra-articular da dor periarticular, neurogênica e referida, conforme mostra o Quadro 1.

Outro tipo de dor que acomete o sistema osteomuscular é a dor óssea. Esta pode se caracterizar como uma dor profunda, algumas vezes com localização mal definida, e outras vezes com dor localizada, de característica inflamatória, sobre um ponto ósseo.

A lombalgia deve ser diferenciada em causas mecânicas e inflamatórias pela história clínica. A lombalgia mecânica é a mais comum e acomete pacientes maiores de 40 anos. Caracteriza-se pela redução da dor em repouso com piora aos movimentos e por não apresentar dor noturna. Quando se tem um paciente com lombalgia mecânica, a principal hipótese diagnóstica é a osteoartrite. A lombalgia de causa inflamatória tem uma história de dor em repouso que reduz de intensidade após exercícios. Acomete com maior frequência homens jovens (< 40 anos), sendo comum a dor lombar noturna, induzindo o despertar. Quando se tem um paciente com lombalgia inflamatória, deve-se pensar em espondiloartrites, neoplasias ou doenças infecciosas.[7]

Quadro 1 Características das dores articular, periarticular e neuropática

	Dor periarticular	Dor articular	Dor neurogênica	Dor referida
Investigação	Apenas alguns movimentos específicos são dolorosos	Todos os movimentos articulares são dolorosos	Disestesia; agravada pela compressão do nervo ou movimento da coluna	Não relacionada ao movimento Tempo visceral Pobremente localizada
Dor no movimento	Ativo > passivo	Ativo e passivo	Normal	Normal
	Dor a manobras específicas	Diversas direções	Se dor radicular: dor ao movimento do segmento da coluna afetado	
Amplitude de movimento	Movimento ativo pode ser limitado em razão da dor e o movimento passivo não tem limitação do movimento	Pode ser limitada igualmente em movimento passivo e ativo	Normal	Normal
Dor ao movimento resistido	Dor as específicas manobras	Sem efeito	Sem efeito	Sem efeito
Palpação local	Doloroso sobre a área periarticular afetada (geralmente longe da linha articular)	Doloroso sobre a linha articular, pode ter crepitações, edema capsular, derrame articular e aumento de temperatura	Normal	Normal
Exame neurológico	Normal	Normal	Pode ser anormal	Normal

Fonte: adaptado de Seifert et al., 2020.[5]

Outros sintomas comuns das doenças reumatológicas são a rigidez matinal, que é diretamente proporcional ao grau de inflamação articular. Quanto mais intensa for a inflamação articular, maiores serão a proliferação sinovial, a produção de líquido intra-articular (derrame articular) e o tempo de rigidez da articulação após repouso prolongado, sendo essa rigidez um sintoma importante para diagnóstico e acompanhamento das doenças inflamatórias. Na artrite reumatoide, a rigidez matinal costuma ter duração maior que uma hora, sendo um dos critérios diagnósticos do American College of Rheumatology.[8]

Manifestações sistêmicas como febre, fadiga e perda de peso podem estar presentes em colagenoses e vasculites primárias, sendo importante seu questionamento durante a anamnese para pensar em diagnósticos diferenciais de doenças degenerativas, como osteoartrite, bursite e tendinite.[8]

Além do aparelho osteomuscular, as doenças reumatológicas sistêmicas podem acometer diversos órgãos e sistemas, com manifestações dolorosas, como cefaleia, peritonite, pleurite, pericardite, uveíte, conjuntivite, esclerite, dermatite, condrites, úlceras orais, genitais e cutâneas e neurites. Essas manifestações estão presentes principalmente em doenças autoimunes, conforme mostra o Quadro 2.[9]

As principais síndromes inflamatórias dolorosas em reumatologia estão listadas no Quadro 3.

Quadro 2 Doenças autoimunes e sintomas dolorosos

Doenças autoimunes	Sintomas dolorosos
Artrite reumatoide Lúpus eritematoso sistêmico Síndrome de Sjögren Dermatopolimiosite Esclerose sistêmica Síndrome antifosfolípide Artrite psoriásica Artrites reativas Espondilite anquilosante Vasculites primárias	Artralgia Artrite Mialgia Neuropatias Cefaleia Lesões isquêmicas Lesões oftálmicas Dermatite Úlceras Condrite Parotidite Pneumonite Pericardite

Fonte: Barnabe et al., 2012.[9]

Quadro 3 Principais síndromes articulares inflamatórias

Principais síndromes articulares inflamatórias
Artrite reumatoide
Espondiloartrites: ▪ Espondilite anquilosante ▪ Artrite psoriásica ▪ Artrite reacional ▪ Artrite da doença inflamatória intestinal
Colagenoses: ▪ Lúpus eritematoso sistêmico ▪ Síndrome de Sjögren ▪ Esclerose distêmica ▪ Doença mista do tecido conjuntivo ▪ Miosite autoimune
Doenças de depósito ▪ Gota ▪ Pseudogota

Fonte: Barnabe et al., 2012.[9]

A **artrite reumatoide** (AR) é uma doença inflamatória, imunomediada, erosiva e destrutiva, sistêmica e crônica das articulações sinoviais, que afeta aproximadamente 0,5 a 1% da população mundial. Uma das principais manifestações da AR é a dor. Este sintoma é de particular importância para os pacientes porque piora sua qualidade de vida, conjuntamente com as limitações funcionais tradicionalmente associadas à doença. A dor da AR se manifesta com diferentes qualidades, distribuição e intensidade entre os pacientes e piora ao longo do tempo, principalmente em casos com controle pobre da doença. Essa dor na AR sempre foi atribuída ao processo inflamatório articular periférico (dor nociceptiva). Recentemente, estudos clínicos confirmam que pacientes com AR podem continuar a sentir dor mesmo quando esse processo inflamatório está sob controle.[10] Embora tradicionalmente atribuída à inflamação subclínica, acredita-se atualmente que a dor residual também esteja ligada a mecanismos não inflamatórios, bem como mecanismos de sensibilização periférica (dor neuropática) e central (dor nociplástica).

Já as **espondiloartrites** (EpA) são um conjunto de doenças inflamatórias, imunomediadas e crônicas que acometem principalmente o esqueleto axial (coluna e articulações sacroilíacas), as articulações periféricas e enteses. Sintomas predominantemente axiais podem ser classificados como espondiloartrite axial (axSpA), que engloba pacientes com axSpA radiográfica (r-axSpA, com sacroileíte presente em exame de radiografia convencional) e axSpA não radiográfica (nr-axSpA, sem sinais definitivos de dano estrutural na radiografia, mas com sinais inflamatórios em articulações sacroilíacas presentes na ressonância magnética de sacroilíacas).[11]

O sintoma característico em pacientes com axSpA é a dor lombar inflamatória, causada principalmente pela inflamação das articulações sacroilíacas e da coluna. Para caracterizar uma lombalgia sugestiva de espondiloartrite, espera-se encontrar um padrão de lombalgia crônica (> 3 meses), de início insidioso, com rigidez matinal significativa e boa resposta aos anti-inflamatórios convencionais (AINE).[12] Além da doença em si, alterações degenerativas na coluna, como espondilolistese, prolapso de disco, alterações degenerativas nas articulações facetárias e estenose do canal, demonstraram contribuir para a dor nas EpA.

Outras causas comuns de dor no sistema musculoesquelético em consultório de reumatologia são as dores secundárias à osteoartrite e a fibromialgia. A **osteoartrite** (OA) é a causa mais frequente de dor articular e é uma doença de toda a articulação, envolvendo alterações estruturais em cartilagem articular, osso subcondral, ligamentos e meniscos, cápsula articular, sinóvia e musculatura adjacente. Sua fisiopatologia é complexa e envolve fatores mecânicos, inflamatórios e metabólicos, que acabam levando à destruição estrutural e redução da função articular.[13] A dor é o sintoma predominante da OA e é o que leva o indivíduo a procurar atendimento médico, sendo tipicamente agravada pelo uso da articulação (movimento) e aliviada pelo repouso. Ela tende a ser localizada nas articulações afetadas, embora possa ser referida em grupos musculares próximos e até em articulação contígua. Sinais e sintomas como rigidez matinal de curta duração, crepitações, derrame e instabilidade articular, fraqueza muscular, fadiga e alterações de humor associados à dor crônica são frequentes nesses pacientes. A patogênese da dor nesses pacientes é multifatorial e envolve mecanismos nociceptivos, neuropáticos e nociplásticos.[14]

A **fibromialgia** é uma doença em que a principal característica é dor decorrente de sensibilização central. Atualmente é considerada uma síndrome de dor crônica, caracterizada por dor musculoesquelética generalizada, fadiga extrema e distúrbios do sono, com prevalência de 1 a 5%.[15] Sua fisiopatologia é complexa e tem associação com padrões genéticos, inflamatórios, hormonais e psicológicos.[16] Alterações nas vias ascendente e descendente da dor com facilitação dessas vias também estão envolvidas. Manifestações neuropsiquiátricas como déficit cognitivo e transtornos do humor como depressão e ansiedade também são observados. O diagnóstico é clínico e pode ser auxiliado pelos critérios do American College of Rheumatology publicados em 2010 (que incluem índice de dor difusa e escala de severidade de sintomas), e modificados em 2016 (inclusão de dor generalizada como sintoma obrigatório na classificação da fibromialgia).[17] O diagnóstico diferencial com outras causas de dor musculoesquelética é importante, visto que doenças com padrão de dor articular periférica em estágios iniciais, como a AR e as espondiloartrites, podem se assemelhar ao quadro clínico de pacientes com fibromialgia. Seu tratamento ainda é um desafio para o médico reumatologista, sendo recomendadas drogas moduladoras de dor com ação no sistema nervoso central, como a amitriptilina e a duloxetina, além de intervenções não farmacológicas, como atividade física, psicoterapia, terapias meditativas e acupuntura.

INVESTIGAÇÃO DIAGNÓSTICA

A investigação diagnóstica é baseada em história clínica, exame físico, exames laboratoriais e exames de imagem. As provas inflamatórias mais utilizadas são velocidade de hemossedimentação e PCR (proteína C reativa) que, quando elevadas, são indicativas de processo inflamatório, sendo exames muito sensíveis, mas pouco específicos. A investigação dos anticorpos como FAN, fator reumatoide, anti-RO, anti-LA, anti-DNA, anti-ENA, anti-Sm, anti-RNP, anti-SCL 70, anticentrômero, anticardiolipinas, anticoagulante lúpico, anti-Jo[1] e anti-CCP são importantes na suspeita de causas autoimunes. Os exames de imagem mais utilizados são a radiografia das mãos e pés e a ultrassonografia de partes moles. A ressonância magnética é o exame de imagem mais sensível e específico para avaliar sinovites iniciais, osteomielites e lesões de partes moles.[9] O diferencial por imagens das doenças reumatológicas pode ser resumido na Tabela 1.

Tabela 1 Diferencial das doenças reumáticas quanto ao achado radiográfico e local de acometimento

Achados	Artrite reumatoide	Soronegativas	DDTC	Osteoartrite
Sinovite	++++	+++	++ Variável	+
Erosões	++++	+++	–/+	++
Axial	++	++++	–	+++
Sacroilíacas	+	++++	–	–
Mãos	+++	+	++	+
IF distal	–	+	–/+	+++

Fonte: adaptada de https://www.uptodate.com/contents/evaluation-of-the-adult-with-polyarticular-pain#topicContent

TRATAMENTO

O tratamento varia conforme a doença reumática diagnosticada, podendo ser utilizados imunossupressores nas doenças autoimunes.

Metotrexato, azatioprina, ciclosporina, ciclofosfamida e micofenolato são medicações que têm em comum o início tardio de ação analgésica e o potencial de retardar a evolução natural das doenças autoimunes, como AR e lúpus eritematoso sistêmico. Em razão desse efeito analgésico tardio, é necessário associar medicações analgésicas de ação imediata nas primeiras semanas do tratamento, como analgésicos comuns (paracetamol e dipirona), AINE (como cetoprofeno, naproxeno, meloxicam, tenoxicam, diclofenaco, ibuprofeno), corticosteroides (prednisona, deflazacorte, hidrocortisona), opioides fracos (tramadol, codeína) e, em alguns casos, opioides fortes (morfina, hidromorfona, oxicodona, metadona).

A terapia combinada de AINE com analgésicos tem efeito sinérgico e deve ser recomendada, apresentando melhor controle álgico em comparação à monoterapia.[7,8] Conforme revisão da Cochrane Database, não é recomendada a utilização de benzodiazepínicos para as doenças reumáticas como a AR, pois não há diferença na analgesia após duas semanas e apresenta elevada incidência de tontura e sonolência.[18] A capsaicina tópica pode ser utilizada em casos de dor persistentes, como terapia adjuvante no controle da dor.[19]

Ocorreram avanços significativos no tratamento das doenças reumatológicas com as medicações imunobiológicas, que apresentam ação específica na patogênese de doenças, como os anti-TNF-alfa em AR, artrite psoriásica e espondiloartrites. Os principais anti-TNF são: infliximabe, etanercepte, adalimumabe, certolizumabe e golimumabe.

O rituximabe é outra medicação imunobiológica que atua bloqueando os linfócitos B anti-CD20, sendo indicado em casos de AR e lúpus refratários ao anti-TNF. O tocilizumabe inibe a interleucina-6 (IL-6) bloqueando a amplificação do processo inflamatório, sendo também indicado na AR. O abatacepte bloqueia o receptor

CTLA4, inibindo a coestimulação da célula apresentadora de antígeno com o linfócito T CD4, também apresentando evidências científicas no tratamento da AR.

O secukinumabe e o ixekizumabe são medicações inibidoras da IL-17, com eficácia demonstrada no tratamento de espondiloartrites e artrite psoriásica.

Nos últimos anos, novas drogas, chamadas de inibidores de JAK quinases, vêm se estabelecendo como terapia efetiva em portadores de AR. São drogas com mecanismo de ação intracelular que inibem a síntese de citocinas como IL-6, IL-17 e interferon-gama, reduzindo o processo inflamatório sistêmico e articular, contribuindo para o manejo desses pacientes. Baricitinibe, tofacitinibe e upadacitinibe são os inibidores de JAK quinase aprovados no Brasil para tratamento da AR.

Além da terapia medicamentosa, é necessário hidroterapia, exercícios de fortalecimento muscular, termoterapia, alongamentos, infiltrações com corticosteroide ou ácido hialurônico e acupuntura. Orientações sobre calçados, postura e atividades cotidianas também devem ser realizadas em conjunto com essas medidas.[20-25]

Acupuntura na reumatologia

Diversos estudos mostraram a eficácia da acupuntura no controle da dor osteomuscular, devendo ser uma técnica complementar, recomendada em casos de tendinites, osteoartrites e fibromialgia.[26]

Neuromodulação no controle da dor

A estimulação transcraniana por corrente contínua (ETCC) é uma intervenção segura com potencial para diminuir a intensidade da dor na fibromialgia. No entanto, há necessidade de mais pesquisas empíricas dos locais-alvo neurais e parâmetros de estimulação ideais para alcançar os maiores efeitos. A aplicação de ETCC em área de córtex motor é a única intervenção que demonstrou diminuir a dor em curto e médio prazo em pacientes com fibromialgia. A aplicação de ambas as intervenções mostrou melhorias no limiar de dor à pressão, catastrofização e qualidade de vida, quando aplicadas no córtex motor, e na fadiga, quando aplicadas no córtex pré-frontal dorsolateral.[27-29]

Sistema canabidiol no tratamento da dor

Estudos sobre o canabidiol associado ao delta-9-tetra-hidrocanabinol (THC) têm mostrado evidências de controle álgico na fibromialgia associada à depressão, sendo seguro e eficaz no controle da dor. Entretanto, padronização da dosagem, tempo de uso, efeitos adversos, acompanhamento a longo prazo e dependência precisam de mais investigação.[30]

Dieta e reumatologia

Fatores genéticos e ambientais podem contribuir para a formação de anticorpos e citocinas inflamatórias. Já está bem estabelecido que os alimentos interagem com o microbioma intestinal, influenciando a expressão gênica, podendo contribuir para a ativação de citocinas e a resposta inflamatória sistêmica. A dieta mediterrânea tem se mostrado promissora no controle do processo inflamatório. Ensaios clínicos que utilizaram a suplementação com ômega-3 mostraram resultados positivos, embora a dosagem e o tempo de tratamento ainda precisem ser definidos. Recomenda-se controlar o peso, evitando a obesidade, como uma meta a ser buscada para ajudar no controle da artrite. A obesidade tem sido associada a um maior risco de artrite e mais dor em casos de osteoartrite de joelhos e mãos. Foram incluídos 12 artigos na revisão sistemática e 7 na metanálise. Todos os estudos tiveram um alto risco de viés e a evidência foi muito baixa. A principal conclusão é que as dietas anti-inflamatórias resultaram em dor significativamente menor que as dietas comuns (–9,22 mm; IC 95% –14,15 a –4,29; p = 0,0002; 7 RCT, 326 participantes).[31]

FATORES EMOCIONAIS E REUMATOLOGIA

A depressão é duas vezes mais comum em pacientes com AR do que na população geral e, curiosamente, em estudos transversais foi demonstrada uma relação bidirecional com a AR. A inflamação crônica prejudica as respostas fisiológicas ao estresse, incluindo comportamentos de enfrentamento eficazes, resultando em depressão, o que leva a um pior resultado na AR em longo prazo. Em pacientes com AR, o escore de dor nem sempre está relacionado apenas à artrite inflamatória e à atividade da doença imunológica. A dor não inflamatória secundária a ansiedade, depressão, distúrbios do sono e a situação psicossocial precisam ser consideradas, enquanto fibromialgia, dor mecânica e dor neuropática também podem contribuir para os escores gerais de dor. A diretriz do Institute National for Health and Care Excellence (NICE) do Reino Unido para o manejo da AR incluiu intervenções psicológicas para fadiga, humor deprimido e bem-estar social, sugerindo o gerenciamento da saúde mental e da depressão em condições médicas crônicas para melhorar os resultados do tratamento.[32]

Muitos estudos mostraram claramente que o estresse crônico leve (familiar ou profissional) pode levar a efeitos pró-inflamatórios, aumentando a atividade da doença. Além disso, pode ser demonstrada uma correlação positiva entre o nível de estresse no início da AR e a progressão radiológica. O aparecimento da

AR foi associado ao estresse moderado no trabalho, evidenciando as possíveis interações entre os diversos sistemas de estresse e o sistema imunológico. Nesse sentido, pode-se demonstrar que as estratégias de enfrentamento reduzem os episódios de estresse e alteram o manejo do estresse com impacto positivo na atividade da doença na AR. No entanto, mais estudos são necessários para explorar ainda mais as implicações fisiopatológicas do estresse no início e na atividade de doenças autoimunes crônicas.

Estudos retrospectivos mostraram que 50% das doenças autoimunes são idiopáticas e, entre elas, 80% têm fatores emocionais desencadeantes, como traumas emocionais e estresse crônico diário, podendo ser fator de gatilho da doença reumática predisposta. Portanto, entender as causas e os fatores emocionais envolvidos nos pacientes com doenças reumáticas é fundamental para tratar o paciente e suas causas, não se limitando apenas ao controle álgico articular.[33]

Estudos de revisão demonstraram que fatores hormonais e neuronais, liberados durante situações estressantes, podem influenciar desfavoravelmente as duas doenças crônicas, a AR e a artrite idiopática juvenil. A noradrenalina e o cortisol estão no foco dos estudos atuais. Nas referidas doenças inflamatórias crônicas, fica claro que, além do sistema imunológico, o sistema endócrino e o sistema nervoso também desempenham um papel essencial na iniciação e no agravamento dessas doenças induzidas pelo estresse.[34-36]

Os principais fatores que influenciam o trauma emocional e podem induzir alteração de imunidade são a qualidade e quantidade do estímulo estressante, habilidade da pessoa em lidar com o evento estressante, relação temporal entre o estresse e o estímulo imunogênico, ambiente e fatores relacionados ao hospedeiro, como idade, sexo e estado nutricional.[37] Dentre as técnicas de controle emocional, psicoterapia com terapia cognitivo-comportamental e atividade física têm a capacidade de estimular a neuroplasticidade.[38,39] Acupuntura e técnicas meditativas como ioga e *mindfulness* mostraram reduzir o estresse crônico diário.[40,41] Arteterapia, musicoterapia e interação social devem ser encorajadas para o controle das emoções.[42,43]

CONSIDERAÇÕES FINAIS

Conclui-se que o paciente com dor osteomuscular precisa ser avaliado e tratado como um todo. Deve-se tratar a pessoa e não só a doença, entendendo os fatores emocionais e hábitos de vida, e fazendo um diagnóstico reumatológico preciso, para que seja realizada uma analgesia adequada, com a utilização de medicações que atuem na patogênese da doença e promovam uma reabilitação precoce.

REFERÊNCIAS BIBLIOGRÁFICAS

1. Kay J, Upchurch KS. ACR/EULAR 2010 rheumatoid arthritis classification criteria. Rheumatology (Oxford). 2012;51(Suppl 6):vi5-9.
2. Ramiro S, Radner H, van der Heijde D, van Tubergen A, Buchbinder R, Aletaha D, Landewé RB. Combination therapy for pain management in inflammatory arthritis (rheumatoid arthritis, ankylosing spondylitis, psoriatic arthritis, other spondyloarthritis). Cochrane Database Syst Rev. 2012;90:47-55.
3. Sarzi-Puttini P, Atzeni F, Clauw DJ, Perrot S. The impact of pain on systemic rheumatic diseases. Best Pract Res Clin Rheumatol. 2015;29:1-5.
4. Lo J, Chan L, Flynn S. A systematic review of the incidence, prevalence, costs, and activity and work limitations of amputation, osteoarthritis, rheumatoid arthritis, back pain, multiple sclerosis, spinal cord injury, stroke, and traumatic brain injury in the United States: a 2019 update. Arch Phys Med Rehabil. 2021;102(1):115-31.
5. Seifert O, Baerwald C. Pain and neuropathic pain in rheumatic diseases. Akt Rheumatol. 2020;45:443-52.
6. Geenen R, Overman CL, Christensen R, Åsenlöf P, Capela S, Huisinga KL, et al. EULAR recommendations for the health professional's approach to pain management in inflammatory arthritis and osteoarthritis. Ann Rheum Dis. 2018;77(6):797-807.
7. Ramiro S, Radner H, van der Heijde D, van Tubergen A, Buchbinder R, Aletaha D, Landewé RB. Combination therapy for pain management in inflammatory arthritis (rheumatoid arthritis, ankylosing spondylitis, psoriatic arthritis, other spondyloarthritis). Cochrane Database Syst Rev. 2012;90:47-55.
8. Radner H, Ramiro S, Buchbinder R, Landewé RB, van der Heijde D, Aletaha D. Pain management for inflammatory arthritis (rheumatoid arthritis, psoriatic arthritis, ankylosing spondylitis and other spondylarthritis) and gastrointestinal or liver comorbidity. Cochrane Database Syst Rev. 2012;1(1):CD008951.
9. Barnabe C, Bessette L, Flanagan C, Leclercq S, Steiman A, Kalache F, et al. Sex differences in pain scores and localization in inflammatory arthritis: a systematic review and metaanalysis. J Rheumatol. 2012;39(6):1221-30.
10. Ishida M, Kuroiwa Y, Yoshida E, Sato M, Krupa D, Henry N, et al. Residual symptoms and disease burden among patients with rheumatoid arthritis in remission or low disease activity: a systematic literature review. Mod Rheumatol 2018;28(5):789-99.
11. Rudwaleit M, van der Heijde D, Landewé R, Listing J, Akkoc N, Brandt J, et al. The development of assessment of spondyloarthritis international society classification criteria for axial spondyloarthritis (part II): validation and final selection. Ann Rheum Dis. 2009;68:777-83.
12. Sieper J, van der Heijde D, Landewé R, Brandt J, Burgos-Vagas R, Collantes-Estevez E, et al. New criteria for inflammatory back pain in patients with chronic back pain: a real patient exercise by experts from the Assessment of SpondyloArthritis international Society (ASAS). Ann Rheum Dis. 2009;68(6):784-8.
13. O'Neill TW, Felson DT. Mechanisms of osteoarthritis (OA) pain. Curr Osteoporos Rep. 2018;16(5):611-6.
14. Hunter DJ, Bierma-Zeinstra S. Osteoarthritis. Lancet. 2019;393(10182):1745-59.
15. Jones GT, Atzeni F, Beasley M, Flüß E, Sarzi-Puttini P, Macfarlane GJ. The prevalence of fibromyalgia in the general population: a comparison of the American College of Rheumatology 1990, 2010, and modified 2010 classification criteria. Arthritis Rheumatol. 2015;67:568-75.
16. Alciati A, Nucera V, Masala IF, Giallanza M, La Corte L, Giorgi V, et al. One year in review 2021: fibromyalgia. Clin Exp Rheumatol. 2021;39 Suppl 130(3):3-12.
17. Wolfe F, Clauw DJ, Fitzcharles MA, Goldenberg DL, Häuser W, Katz RL, et al. 2016 Revisions to the 2010/2011 fibromyalgia diagnostic criteria. Semin Arthritis Rheum. 2016;46:319-29.

18. Richards BL, Whittle SL, Buchbinder R. Muscle relaxants for pain management in rheumatoid arthritis. Cochrane Database Syst Rev. 2012;(1):CD008922.
19. Richards BL, Whittle SL, Buchbinder R. Neuromodulators for pain management in rheumatoid arthritis. Cochrane Database Syst Rev. 2012;(1):CD008921.
20. Nordgren B, Fridén C, Demmelmaier I, Bergström G, Opava CH. Long-term health-enhancing physical activity in rheumatoid arthritis - the PARA 2010 study. BMC Public Health. 2012;12(1):397.
21. Cheng OT, Souzdalnitski D, Vrooman B, Cheng J. Evidence-based knee injections for the management of arthritis. Pain Med. 2012;13(6):740-53.
22. Maese J, García De Yébenes MJ, Carmona L, Hernández-García C; el Grupo de Estudio emAR II. Management of rheumatoid arthritis in Spain (emAR II). Clinical characteristics of the patients. Reumatol Clin. 2012;8(5):236-42.
23. Derendorf H, Ruebsamen K, Clarke L, Schaeffler A, Kirwan JR. Pharmacokinetics of modified-release prednisone tablets in healthy subjects and patients with rheumatoid arthritis. J Clin Pharmacol. 2013;53(3):326-33.
24. Buttgereit F, Mehta D, Kirwan J, Szechinski J, Boers M, Alten RE, et al Low-dose prednisone chronotherapy for rheumatoid arthritis: a randomised clinical trial (CAPRA-2). Ann Rheum Dis. 2013;72(2):204-10.
25. Hurkmans EJ, Li L, Verhoef J, Vliet Vlieland TP. Physical therapists' management of rheumatoid arthritis: results of a Dutch survey. Musculoskeletal Care. 2012;10(3):142-8.
26. Macfarlane GJ, Kronisch C, Dean LE, Atzeni F, Häuser W, Fluß E, et al. EULAR revised recommendations for the management of fibromyalgia. Ann Rheum Dis. 2017;76(2):318-28.
27. Lloyd DM, Wittkopf PG, Arendsen LJ, Jones AKP. Is transcranial direct current stimulation (tDCS) effective for the treatment of pain in fibromyalgia? A systematic review and meta-analysis. J Pain. 2020;21(11-12):1085-100.
28. Conde-Antón Á, Hernando-Garijo I, Jiménez-Del-Barrio S, Mingo-Gómez MT, Medrano-de-la-Fuente R, Ceballos-Laita L. Effects of transcranial direct current stimulation and transcranial magnetic stimulation in patients with fibromyalgia. A systematic review. Neurologia (Engl Ed). 2020:S0213-4853(20)30278-4.
29. Health Quality Ontario. Repetitive transcranial magnetic stimulation for treatment-resistant depression: a systematic review and meta-analysis of randomized controlled trials. Ont Health Technol Assess Ser. 2016;16(5):1-66.
30. Khurshid H, Qureshi IA, Jahan N, Went TR, Sultan W, Sapkota A, Alfonso M. A systematic review of fibromyalgia and recent advancements in treatment: is medicinal cannabis a new hope? Cureus. 2021;13(8):e17332.
31. Schönenberger KA, Schüpfer AC, Gloy VL, Hasler P, Stanga Z, Kaegi-Braun N, Reber E. Effect of anti-inflammatory diets on pain in rheumatoid arthritis: a systematic review and meta-analysis. Nutrients. 2021;13(12):4221.
32. Lwin MN, Serhal L, Holroyd C, Edwards CJ. Rheumatoid arthritis: the impact of mental health on disease: a narrative review. Rheumatol Ther. 2020;7(3):457-71.
33. Malysheva O, Pierer M, Wagner U, Baerwald CG. Stress und Rheuma [Stress and rheumatoid arthritis]. Z Rheumatol. 2010;69(6):539-43. German.
34. Straub RH, Härle P. Stress, Hormone und neuronale Signale bei rheumatoider Arthritis Der negative Einfluss auf das chronische Entzündungsgeschehen [Stress, hormones, and neuronal signals in the pathophysiology of rheumatoid arthritis. The negative impact on chronic inflammation]. Med Klin (Munich). 2005;100(12):794-803. German.
35. Cutolo M, Straub RH. Stress as a risk factor in the pathogenesis of rheumatoid arthritis. Neuroimmunomodulation. 2006;13(5-6):277-82.
36. Stojanovich L, Marisavljevich D. Stress as a trigger of autoimmune disease. Autoimmun Rev. 2008;7(3):209-13.

37. Ader R, Cohen N, Felten D. Psychoneuroimmunology: interactions between the nervous system and the immune system. Lancet. 1995;345(8942):99-103.
38. Eller-Smith OC, Nicol AL, Christianson JA. Potential mechanisms underlying centralized pain and emerging therapeutic interventions. Front Cell Neurosci. 2018;12:35.
39. Lazaridou A, Kim J, Cahalan CM, Loggia ML, Franceschelli O, Berna C, et al. Effects of cognitive-behavioral therapy (CBT) on brain connectivity supporting catastrophizing in fibromyalgia. Clin J Pain. 2017;33(3):215-21.
40. Schroeder S, Burnis J, Denton A, Krasnow A, Raghu TS, Mathis K. Effectiveness of acupuncture therapy on stress in a large urban college population. J Acupunct Meridian Stud. 2017;10(3):165-70.
41. Saeed SA, Cunningham K, Bloch RM. Depression and anxiety disorders: benefits of exercise, yoga, and meditation. Am Fam Physician. 2019;99(10):620-7.
42. Skowron J, Tyszkiewicz M. Arteterapia jako pomocnicza metoda psychoprofilaktyczna u młodocianych [Art therapy as an assisting psychotherapeutic method for adolescents]. Psychiatr Pol. 1996;30(2):247-54.
43. Umbrello M, Sorrenti T, Mistraletti G, Formenti P, Chiumello D, Terzoni S. Music therapy reduces stress and anxiety in critically ill patients: a systematic review of randomized clinical trials. Minerva Anestesiol. 2019;85(8):886-98.

23
Lombalgias

Daniel Benzecry Almeida
Marcelo Antonio Duva Borgheresi

INTRODUÇÃO

Atualmente a lombalgia é considerada muito mais do que um sintoma ou uma doença propriamente dita. Entende-se como um problema de saúde pública global.

Sua elevada e crescente prevalência mundial (3 a 7% de toda população, aproximadamente 540 milhões de habitantes) a coloca como a primeira causa de incapacidade (*disability*).[1] É também a principal causa de perda laboral, o que gera um extremo impacto negativo, tanto financeiro quanto social.[1]

Dessa forma, são fundamentais a compreensão global sobre esse tema, o desenvolvimento de terapias mais eficazes e a elaboração de políticas de saúde.

Este capítulo tem por finalidade ajudar o clínico a conhecer os principais aspectos sobre esta doença, capacitando-o para a elaboração de diagnóstico e tratamento corretos.

DEFINIÇÃO E MANEJO

Lombalgia, por definição, "é uma dor de origem musculoesquelética que vai da última costela até a região glútea e que às vezes se estende como dor somática referida até a coxa, acima do joelho".[1]

A questão é que, apesar da definição clara e objetiva, o manejo da lombalgia é extremamente complexo, por vários fatores:

1º fator: como visto na Figura 1, a lombalgia pode ter origem em diversas estruturas do corpo, desde a musculatura e fáscia muscular, até coluna, quadril, medula, nervos etc. Além disso, muitas vezes não se consegue identificar o local exato de origem da dor.

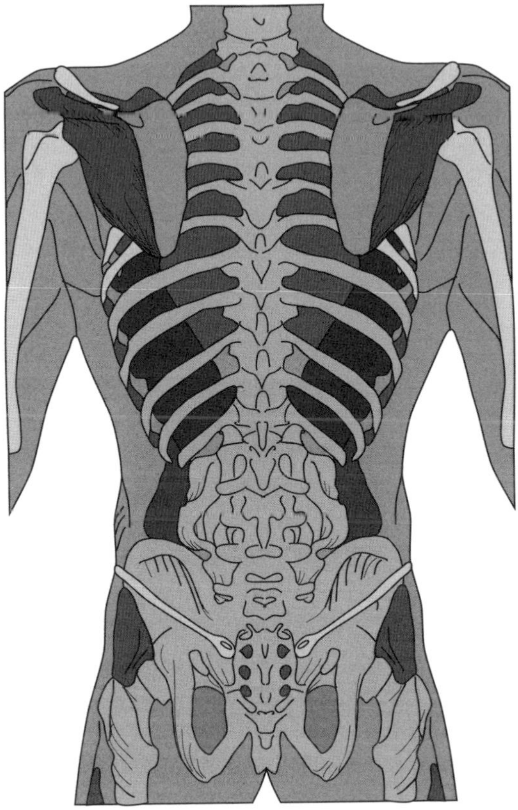

Figura 1 Anatomia do dorso. A dor vai além da coluna.

2º fator: a complexidade e a multifatoriedade fisiopatológica da lombalgia fazem com que várias questões estejam envolvidas tanto na gênese da dor quanto em sua percepção, evolução e enfrentamento (Figura 2).[2]

3º fator: a lombalgia pode se apresentar por meio dos três tipos de dor, de forma isolada ou combinada.[2]

Tipos de dor:

1. Dor nociceptiva:
   - Dor causada por uma lesão tecidual (musculoesquelética, cutânea ou visceral).
   - Geralmente latejante, dor à palpação e ao movimento.
   - Região dolorosa habitualmente no local da lesão.

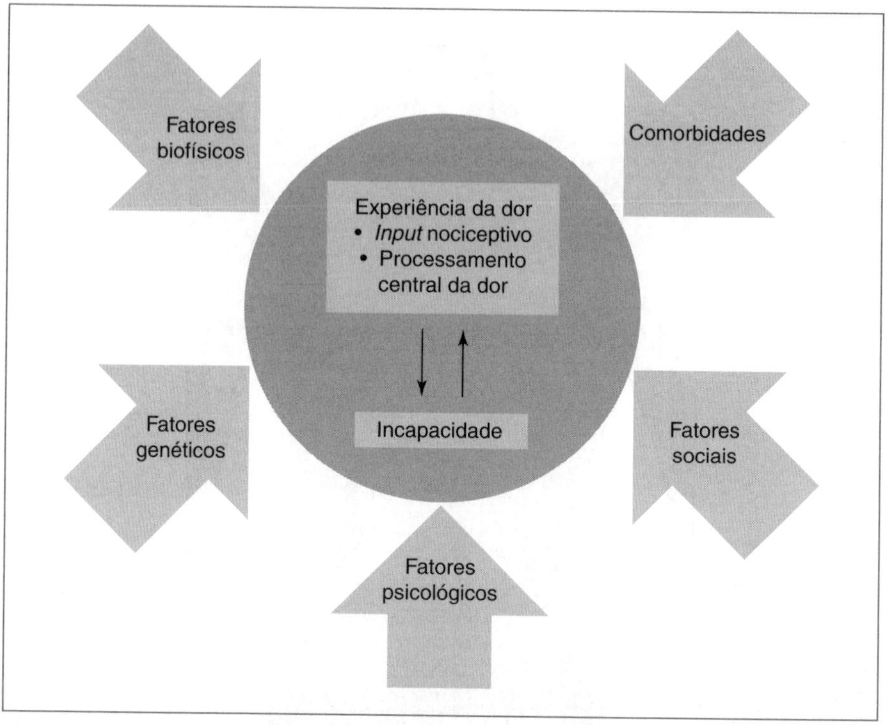

Figura 2 Fisiopatologia da lombalgia.

2. Dor neuropática:
   - Dor causada por uma lesão ou disfunção do sistema nervoso somatossensorial central ou periférico.
   - Parestesia, hipoestesia, disestesia, alodínia etc.
   - Distribuição dermatomérica.
3. Dor nociplástica:
   - Dor em decorrência de alterações na nocicepção, apesar da ausência de dano tecidual real ou potencial.

Critérios definidos pela International Association for the Study of Pain (IASP) em 2021:

- Dor > 3 meses.
- Dor difusa.
- Sem explicação clara por mecanismos nociceptivos ou neuropáticos.
- Hipersensibilidade à dor na região afetada.
- Comorbidades (fibromialgia, síndrome do cólon irritável, sintomas psicológicos, hipersensibilidades, outros sintomas dolorosos crônicos).

Além disso, com o passar do tempo, essa dor pode apresentar um fenômeno álgico chamado sensibilização, que pode ser central e/ou periférica.[3]

A. Sensibilização central
   Pode ser caracterizada pelas seguintes alterações:
   - Processamento encefálico alterado.
   - Discrepância entre o *input* álgico e a magnitude da dor e incapacidade.
   - Agravada pelo estresse.
   - Insônia, dificuldade de concentração e de memória.
   - Hipersensibilidade a luz e odores.

B. Sensibilização periférica
   Caracterizada por:
   - Sensibilização anormal dos nociceptores, levando a uma atividade neuronal aferente espontânea e aumentada dos axônios.

O conhecimento e a identificação do tipo de dor que o paciente está apresentando, bem como a existência ou não da sensibilização central e/ou periférica, é fundamental tanto na formulação da hipótese diagnóstica da causa da lombalgia quanto em seu tratamento.

CLASSIFICAÇÕES

A lombalgia pode ser classificada de algumas formas. As mais utilizadas são:

1. Classificação cronológica:
   A. Aguda – duração < 3 meses.
   B. Crônica – duração > 6 meses.

É importante saber que a maioria das lombalgias melhora em até 6 semanas, porém, destas, 35% cronificam.

As lombalgias crônicas tendem a ser mais complexas do ponto de vista tanto diagnóstico quanto terapêutico. Isso se deve à variedade de apresentações clínicas concomitantes à dor. Muito disso é explicado pela sua própria via anatomofisiológica, com mais sinapses, principalmente centrais (Figura 3).[3]

2. Classificação etiológica

A. Lombalgia inespecífica:
   - Aquela sem uma causa conhecida ou definida.
   - Corresponde à maior parte das lombalgias (80-85% das dores lombares).

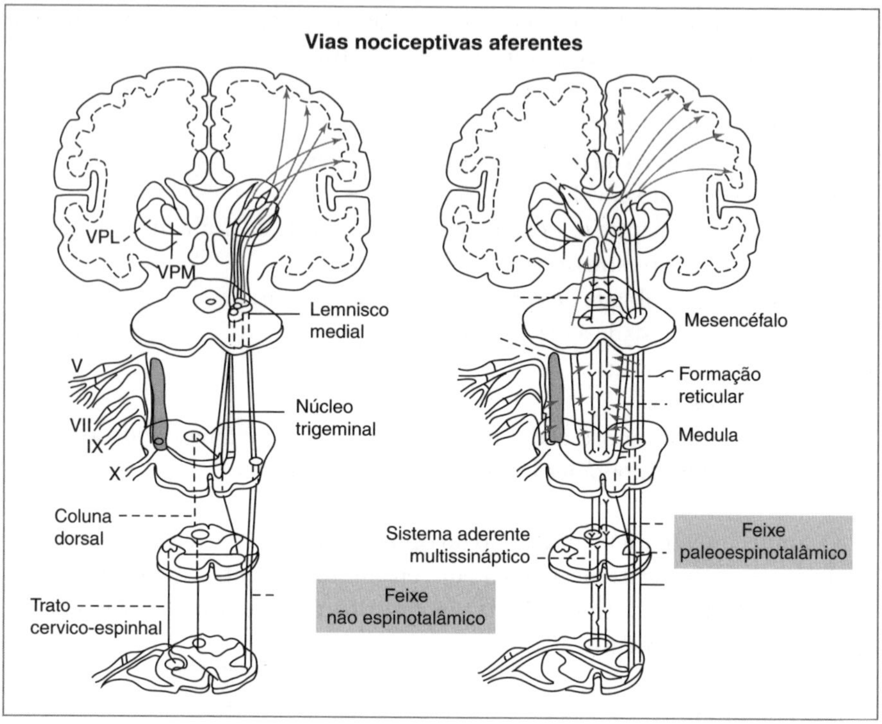

Figura 3 Vias da dor aguda e dor crônica.

Sua causa é multifatorial e pode ser influenciada por diversas condições, como fatores genéticos, psicológicos, socioeconômicos, culturais, comorbidades, entre outros.[3]

B. Lombalgia específica:

- É aquela em que há uma causa definida para a dor.
- Normalmente é o sintoma de uma doença primária.
- Corresponde a 15 a 20% das lombalgias.

Essas duas classificações são extremamente importantes, porque nos norteiam a respeito tanto da hipótese diagnóstica quanto do tratamento da doença primária específica.

AVALIAÇÃO DO PACIENTE

Diante de um paciente com queixa de lombalgia, a primeira tarefa deve ser afastar causas específicas para essa dor. Isso porque, como já se sabe, esse tipo de lombalgia é a expressão de uma doença de base e muitas vezes essa doença primária, se não diagnosticada, pode retardar um tratamento mais efetivo e determinar um pior prognóstico. Bons exemplos disso são as lombalgias secundárias ao câncer e aos processos infecciosos.

Para isso, realizam-se anamnese e exame físico minuciosos e atentos, sempre pesquisando os sinais de alarme (*red flags*). Essas *red flags* são sinais, sintomas e informações que indicam a possibilidade de uma causa específica para a lombalgia.[4]

Quadro 1 Sinais de alarme ou *red flags*

Idade > 70 anos e < 20 anos
Histórico de câncer
Perda de peso inexplicada
Imunossupressão
Permanência recente em UTI, usuários de drogas, febre e calafrios
Histórico de trauma
Uso prolongado de corticosteroides
Retenção ou incontinência urinária/fecal
Anestesia em sela, nível sensitivo
Perda de força em membros inferiores ou superiores

UTI: unidade de terapia intensiva.

Exemplos de lombalgias específicas e seus principais sinais de alarme:

A. Traumáticas: as lombalgias de origem traumática que habitualmente chegam para o especialista em dor são
   - Crônicas ou subagudas e normalmente decorrem de fraturas por insuficiência do trabeculado ósseo – as populares fraturas osteoporóticas (Figura 4).
   - As lombalgias de causas traumáticas agudas normalmente são decorrentes de fraturas de alto impacto e direcionadas para o pronto-socorro.[3]

B. Neoplásicas: as causas oncológicas são habitualmente malignas, decorrentes de metástases vertebrais ou paravertebrais (Figura 5).
   - Existem causas oncológicas benignas, porém em menor número.[3]

C. Infecciosas: podem decorrer de
   - Infecções na coluna, como espondilodiscites (Figura 6) e osteomielites, que são classificadas como específicas (p. ex., tuberculose/mal de Pott) ou inespecíficas (mais comuns e habitualmente causadas por bactérias piogênicas, sendo o *Staphylococcus aureus* a mais frequente).[3]
   - Infecção de outras partes, como abcessos no músculo iliopsoas (psoíte – Figura 7), habitualmente causados por disseminação hematogênica bacteriana de *S. aureus*.[3]

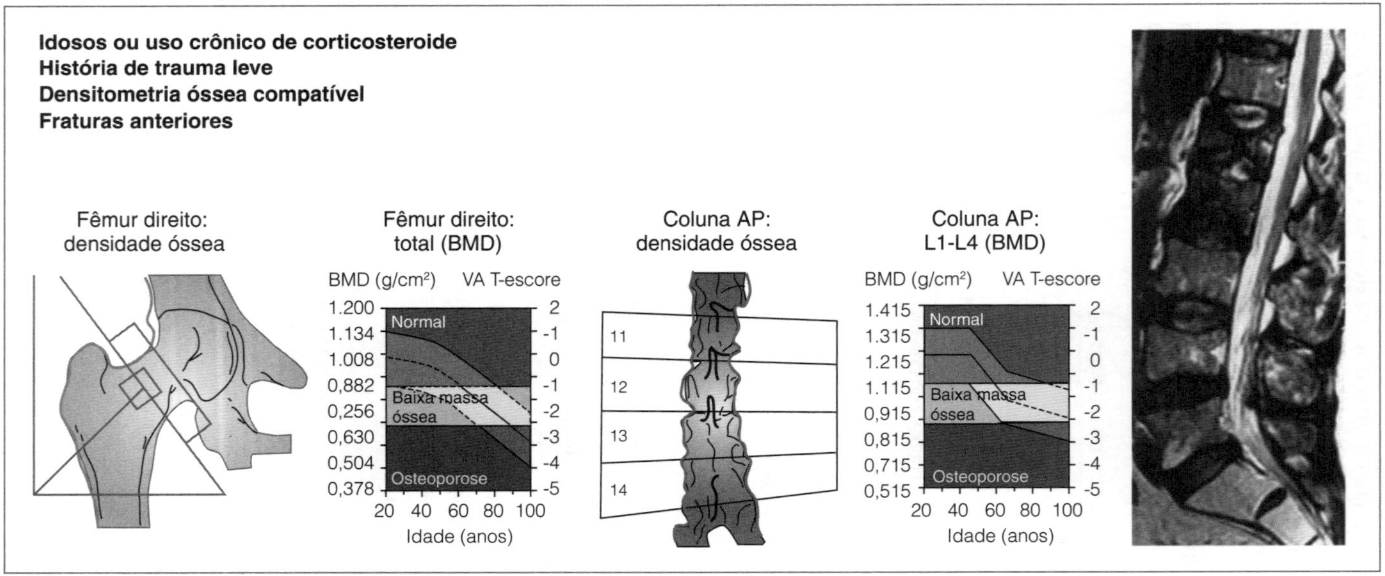

Figura 4 Fratura osteoporótica da coluna vertebral e *red flags*.

AP: atenção primária.

Metástases

3 a 7%

AP: câncer (mama, próstata, pulmão, hematológicos)

Red flags

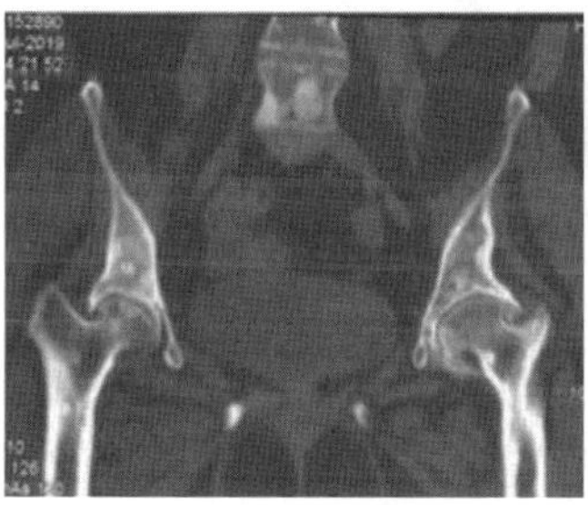

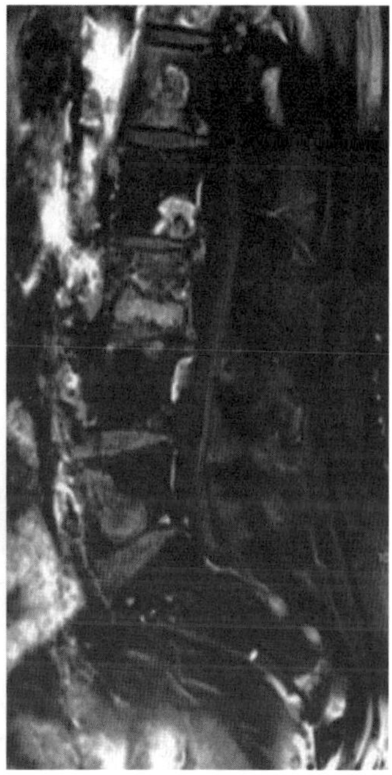

Figura 5 Metástases vertebrais e *red flags*.

AP: atenção primária.

Específicas e não específicas

Comorbidades (*diabetes mellitus*, imunossuprimidos etc.)

Exames laboratoriais

Febre?

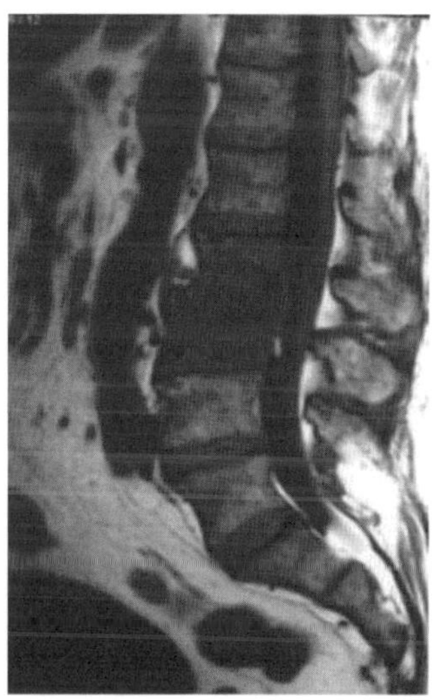

Figura 6 Espondilodiscite L2L3 e *red flags*.

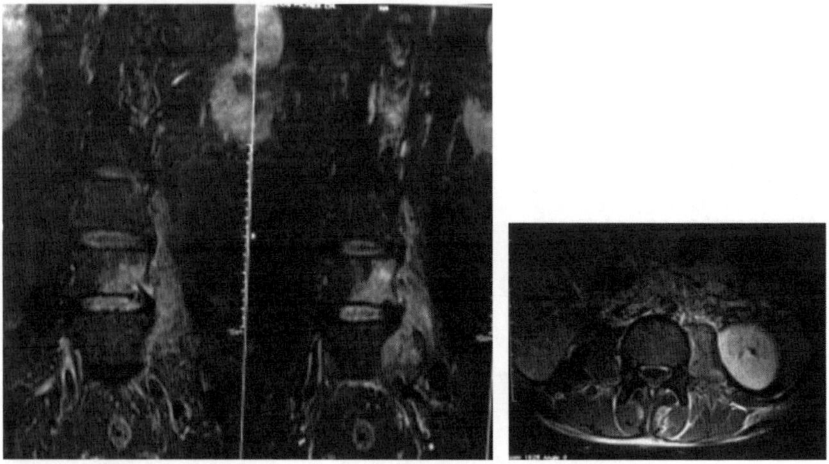

Figura 7 Psoíte esquerda.

D. Inflamatórias: habitualmente causadas por processos inflamatórios reumatológicos, acometendo os quadris (como as tendinites e bursites) ou a bacia (como as sacroileítes e espondilites - Figura 8).[3]

E. Degenerativas: as causas degenerativas mais comuns podem ser divididas naquelas que ocorrem predominantemente em:[3]
   - Idosos - como as espondiloartrites e as estenoses do canal vertebral (Figura 9).
   - Jovens - hérnias de disco (Figura 10).

F. Outras causas: existem várias outras causas de lombalgias específicas, muitas delas subdiagnosticadas.

Jovem, lombalgia crônica
Rigidez matinal, melhora com exercícios
HLA B27, doenças associadas
Ressonância magnética
Atraso diagnóstico – 10 anos

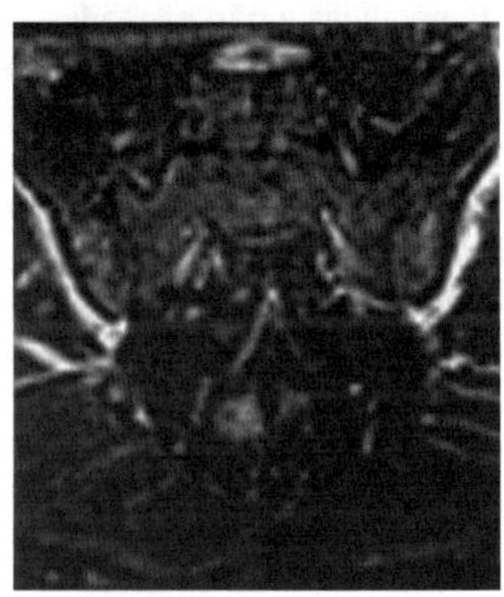

Figura 8 Espondilite bilateral e *red flags*.

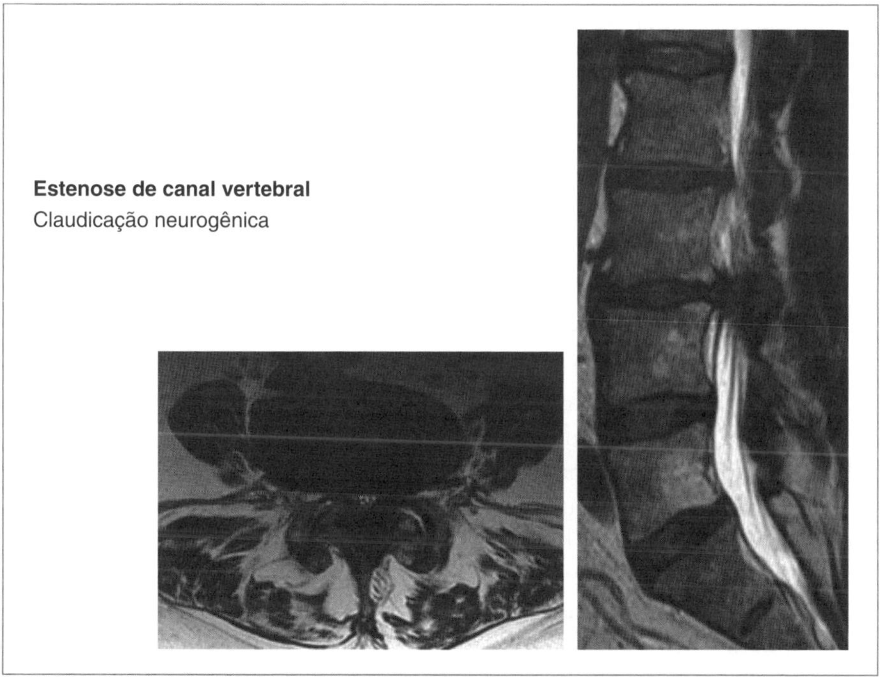

Figura 9 Estenose do canal vertebral L2L3, L3L4 e *red flags*.

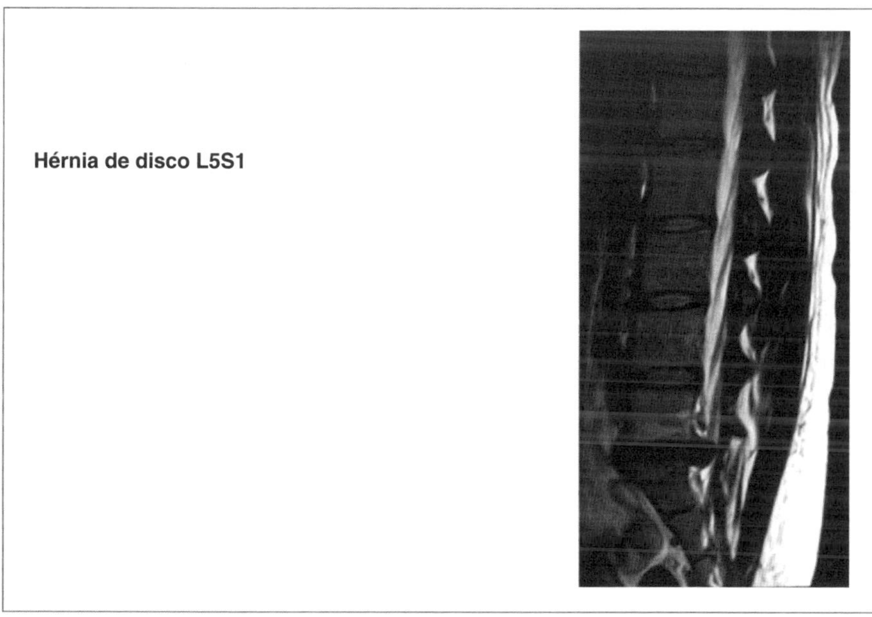

Figura 10 Hérnia de disco.

Em especial, uma bem frequente é a lombalgia decorrente da doença de Parkinson. Esta é causada predominantemente pela hipertonia muscular característica da doença.[3]

DIAGNÓSTICO

O diagnóstico da lombalgia é baseado principalmente na história clínica e no exame físico, sempre com a procura ativa dos sinais de alarme (*red flags*). Se for identificado algum sinal de alarme, exames complementares devem ser solicitados para elucidação etiológica.

O tipo de exame solicitado deve ser correspondente à hipótese diagnóstica. Assim, na suspeita de uma fratura patológica, deve-se solicitar inicialmente uma radiografia ou tomografia computadorizada. Já na suspeita de neoplasia, deve-se solicitar uma ressonância magnética, e assim por diante.[4]

Se nenhum sinal de alarme for identificado e essa lombalgia for classificada como inespecífica, a realização inicial de exames complementares não é necessária. Isso porque essa condição não apresenta uma causa definida, é habitualmente autolimitada e não existe uma correlação clara entre o exame e a sintomatologia.

Esses pacientes devem ser acompanhados de forma regular, atentando-se a futuros sinais de alarme que podem surgir no decorrer da doença.[4]

PREVENÇÃO

A prevenção da dor lombar recentemente tem recebido maior atenção pelas entidades sanitárias na procura de soluções práticas para implementar. Uma razão pela dificuldade de progresso nesse objetivo poderia ser atribuída à subestimação de fatores de risco psicossociais que contribuem para a dor lombar[5] e a subutilização do enfoque multidisciplinar.[6] Estudos anteriores sobre intervenções como exercícios, educação e modificações na ergonomia produziram resultados moderados, com necessidade de estudos mais focados.[7] Uma revisão sistemática em adultos encontrou evidências de qualidade moderada de que o exercício com ou sem educação postural foi eficaz para prevenção primária e secundária da dor lombar, assim como evidência de baixa qualidade de que educação, uso de aparelhos, palmilhas e correções ergonômicas foram ineficazes para a prevenção primária da dor lombar.[8,9]

TRATAMENTO

Terapia comportamental

Várias diretrizes publicadas têm proposto terapias não farmacológicas, como exercício e fisioterapia, como tratamentos de primeira linha para a dor lombar. A primeira consulta de pacientes com lombalgia deve ocorrer em uma unidade de atenção primária,[10] ambiente no qual o paciente começa a se familiarizar com a sua condição e começa a implementar técnicas de autocuidado após orientação. Se essas medidas não funcionarem, métodos estratificados de risco, como exercícios e terapia comportamental, podem ser considerados. Por último, se a dor lombar persistir, as opções farmacológicas e intervencionistas podem ser levadas em conta.

O papel proeminente de pensamentos negativos, medo relacionado à dor e comportamentos para evitar a dor[11] garante uma consideração no contexto comportamental.[12] No entanto, não há consenso sobre a duração ideal do tratamento.[13] A terapia pode ser classificada em "treinamento cognitivo" e "baseada em exposição". Intervenções orientadas no treinamento cognitivo ajudam os pacientes a se desvincularem dos comportamentos de evitação, fornecendo inequivocamente nova informação de que a dor pode ser autogerida e não requer proteção agressiva.[14] Os tratamentos baseados em exposição incluem atividade gradual, usando princípios de aprendizagem para encorajar comportamentos saudáveis,[15] e tratamento de exposição, centrando-se na redução dos medos relacionados com a dor e comportamentos de evitação mal adaptativos.[14] Uma revisão sistemática avaliando terapia cognitivo-comportamental (TCC) para dor lombar subaguda relatou benefício estatisticamente significativo no acompanhamento.[16] A TCC também demonstrou diminuição do tempo de recuperação e prevenção no desenvolvimento de dor lombar crônica.[17] Uma revisão sistemática sobre redução do estresse baseada em *mindfulness* encontrou pouca diferença a curto prazo para melhora funcional e dor.[18]

Tratamento não farmacológico

Oliveira et al.[19] resumiram recomendações de 15 diretrizes para manejo de lombalgia inespecífica. Onze de 12 diretrizes não recomendaram o repouso no leito para dor lombar aguda e quatro eram contra no repouso no leito por qualquer duração da dor. Mais da metade reforçou a manutenção das atividades normais como parte do tratamento da dor lombar aguda. A reabilitação com equipe multidisciplinar de reabilitação foi recomendada por 9 das 11 diretrizes para dor lombar crônica. Os diferentes tipos de tratamentos não farmacológicos são mostrados na Tabela 1.

Tabela 1 Tratamentos não farmacológicos para lombalgia crônica

Terapia	Descrição	Resultados
Massagem[20]	Terapia manual para reduzir o espasmo muscular e aumentar a mobilidade articular	Benefício imediato para dor lombar inespecífica *versus* nenhum tratamento, controles inativos ou placebo, diferenças nas melhorias pequenas; mais benefício como complemento de exercício ou educação
Acupuntura[20]	Inserção manual de agulhas em pontos particulares de diferentes planos anatômicos para reduzir a dor	Melhoria global em comparação com AINE, mas efeito pequeno; acupuntura + medicação é mais eficaz que apenas medicação; maior alívio imediato da dor e melhora funcional comparada com acupuntura *sham*, nenhum tratamento, AINE ou relaxantes musculares, com pequenas diferenças
Aplicação de calor ou frio local[21]	Aumenta o fluxo sanguíneo cutâneo e provoca uma reação de esfriamento; pode também ser feita com compressas quentes úmidas, fluidoterapia, hidromassagem ou parafina; usada para aliviar espasmos musculares, contraturas articulares e diminuição da amplitude de movimento	Redução da dor e incapacidade em curto prazo (4 dias) para compressas quentes contínuas *versus* placebo oral em casos de lombalgia aguda e subaguda (≤ 3 meses); benefício adicional como terapia complementar ao exercício; evidência insuficiente para dor lombar crônica; evidência insuficiente sobre os efeitos da terapia fria
Psicoterapia[20]	A TCC envolve o manejo da dor modificando crenças e comportamentos por meio de educação e métodos para manejar os sintomas; a terapia ocupacional envolve o aprendizado por meio do reforço positivo de comportamentos para melhorar a saúde	Comparada com grupo controle ou sem terapia psicológica, a terapia ocupacional e a TCC mostraram melhora superior da dor pós-tratamento a curto prazo; nenhuma diferença terapêutica em 6 meses
Ioga[20]	Antiga prática indiana pela qual exercícios físicos, mentais e espirituais são usados para melhorar a postura corporal e emocional e o bem-estar físico	Ioga é superior ao exercício não ioga para dor e funcionalidade na dor lombar crônica (> 12 semanas); melhor função a curto prazo (≤ 3 meses) e a longo prazo (≤ 1 ano)

continua

Tabela 1 Tratamentos não farmacológicos para lombalgia crônica (*Continuação*)

Terapia	Descrição	Resultados
Tai chi[20]	Arte chinesa antiga praticada como uma série de movimentos lentos e focados, acompanhados de respiração profunda	Tai chi como terapia autônoma ou complementar pode melhorar a dor e a funcionalidade
Exercícios de controle motor[22]	Exercícios físicos projetados para fortalecimento muscular, aliviar a dor e melhorar a postura	Efeito positivo na incapacidade imediatamente após o tratamento e após 12 meses
Quiropraxia[20]	Manipulação controlada da coluna para alívio da dor e alinhamento postural	A quiropraxia é melhor que quiropraxia simulada e intervenções "inertes" e como adjuvante de outras intervenções para melhora da dor e da qualidade de vida; efeito não significativo a curto prazo (1-3 meses) na dor ou funcionalidade quando comparada com quiropraxia simulada
TENS[23,24]	Estimulação elétrica transcutânea com corrente de baixa voltagem	Revisões sistemáticas sem evidência para recomendar o uso rotineiro na dor lombar aguda e crônica

AINE: anti-inflamatórios não esteroides; TCC: terapia cognitivo-comportamental; TENS: estimulação elétrica transcutânea.

Opções de tratamento farmacológico

Tratamentos farmacológicos podem ser ideais para pacientes com dor lombar mais complexa de múltiplas origens, para indivíduos que rejeitam procedimentos ou com alto risco de complicações, e para indivíduos com dor nociplástica. De acordo com as diretrizes do American College of Physicians (ACP),[25] a terapia para dor lombar aguda e subaguda deve começar com anti-inflamatórios não esteroides (AINE) ou relaxantes musculares (evidência de qualidade moderada). Não há consenso sobre a duração da terapia.

Recomenda-se cautela com o uso persistente de AINE em virtude dos eventos adversos gastrintestinais e cardiovasculares. Uma revisão da Cochrane não encontrou diferença de eficácia entre AINE seletivos e não seletivos para dor lombar.[26] Diretrizes do ACP[25] recomendam tramadol ou duloxetina como tratamento de segunda linha e opioides como tratamento de última linha para a dor lombar crônica. As diretrizes do National Institute for Health and Care Excellence (NICE)[27] recomendam não usar opioides rotineiramente para dor lombar aguda e são contra seu uso para dor lombar crônica.[28] Embora os opioides sejam igual ou mais eficazes que outros analgésicos tanto para dor neuropática quanto para dor não neuropática,[28] uma metanálise mostrou apenas um alívio modesto e de curto prazo na dor lombar crônica.[29] A potencial dependência dos opioides, juntamente com uma infinidade de efeitos colaterais, levaram várias organizações a recomendá-los apenas para lombalgia refratária a outros tratamentos.[25]

Os gabapentinoides são recomendados pela maioria das organizações para o tratamento da dor neuropática;[28] no entanto, uma revisão sistemática não encontrou evidências fortes para apoiar seu uso para dor lombar crônica, com ou sem dor radicular.[30] Os antidepressivos tricíclicos também são usados no tratamento da dor neuropática e a duloxetina, um inibidor da recaptação da serotonina-norepinefrina, foi aprovada pela Food and Drug Administration (FDA) para dor musculoesquelética, incluindo dor lombar. Uma revisão sistemática de Chou et al.[31] encontrou evidência apoiando o uso da duloxetina, mas não de tricíclicos e gabapentinoides para lombalgia crônica.

Infiltração anestésica epidural

Apesar de seu amplo uso, o emprego da infiltração epidural com esteroides é controverso, com estudos e revisões feitas por intervencionistas mostrando resultados positivos em comparação com os não intervencionistas.[32] Por exemplo, embora as diretrizes da Spinal Intervention Society[33] forneçam fortes evidências para apoiar a infiltração epidural com esteroides para dor radicular, uma revisão da Cochrane encontrou pouco benefício em comparação ao grupo placebo.[34] Quando se trata de dor lombar axial, há uma escassez de evidências fortes que apoiem o benefício, e a maioria das diretrizes a recomenda apenas para dor radicular.

Existem várias abordagens para a administração de esteroides epidurais, incluindo transforaminal, interlaminar e vias mais caudais. Uma revisão abrangente encontrou fortes evidências de infiltração peridural transforaminal com esteroides para hérnia de disco por até seis meses, mas evidências de baixa qualidade com pouco efeito para estenose de canal.[35]

Com respeito ao tipo de esteroide, todos os ensaios controlados com placebo foram usando esteroides de depósito, mas comentários são mistos sobre se eles fornecem alívio melhor ou mais longo que esteroides convencionais (p. ex., dexametasona).[35,36] No entanto, a infiltração transforaminal com esteroides de depósito tem sido associada a eventos catastróficos raros, como morte e paralisia, que levou algumas,[36] mas não todas,[37] as forças-tarefa a recomendar que o tratamento transforaminal inicial com esteroide peridural lombar seja feito com esteroides convencionais. Estratificado por doença, a eficácia da injeção peridural de esteroides tende a ser melhor em pacientes com hérnia de disco que em estenose de canal espinhal e mais fraca em indivíduos com dor axial e dor radicular de doença degenerativa de disco sem compressão radicular.[32] A maioria dos primeiros efeitos (< 2 semanas) da injeção peridural de esteroides deriva da própria infiltração (anestésico local e solução salina) em vez dos esteroides, o que leva a questionamentos sobre o que constitui um placebo nas infiltrações.[38,39] Embora vários estudos tenham encontrado evidências de benefício a longo prazo com infiltrações seriadas com esteroides,[40,41] tem como desvantagem que uma única injeção normalmente fornece apenas alívio de curto prazo (< 3 meses). Para a prevenção de intervenção cirúrgica, uma metanálise encontrou evidência controversa para pouco efeito a curto prazo de uma única infiltração com esteroides, sem benefícios a longo prazo (> 1 ano).[42]

Infiltração articular sacroilíaca

Pequenos estudos controlados com acompanhamento a curto prazo (≤ 2 meses) encontraram evidências a favor da infiltração com esteroides intra e extra-articulares em pacientes com e sem espondiloartropatia.[43] Também há evidência de que a combinação de infiltração sacroilíaca intra e extra-articular poderia ter melhor efeito terapêutico.[44] A orientação fluoroscópica foi recomendada nas injeções sacroilíacas, porém, não há consenso sobre tipo e dose de esteroides utilizados.[44]

Bloqueios facetários e ablação por radiofrequência

As articulações facetárias recebem inervação de ramos mediais do ramo dorsal em dois níveis, alvos para bloqueios anestésicos diagnósticos ou prognósticos. Diretrizes internacionais sobre intervenções facetárias não encontraram evidência de benefício terapêutico a longo prazo de bloqueios de ramo medial ou injeções intra-articulares com esteroides, concluindo que os bloqueios do ramo medial devem ser o teste prognóstico preferido antes da radiofrequência.[45] No entanto, outra diretriz forneceu evidência moderada sobre benefício para bloqueio facetário e ablação por radiofrequência.[46] Um estudo randomizado e controlado[47] levantou dúvidas sobre a eficácia da radiofrequência dos ramos mediais do ramo dorsal; no entanto, o estudo foi amplamente criticado por não ser rigoroso nos critérios de seleção e desempenho.[48,49] De acordo com as diretrizes do NICE,[27] a denervação facetária pode ser considerada após refratariedade de tratamento conservador de dor facetária confirmada por bloqueio de teste.

Radiofrequência da articulação sacroilíaca

A articulação sacroilíaca é inervada pelos ramos provenientes de L5 a S3 e às vezes ramos de S4. Em cada nível, esses ramos também formam parte do *feedback* nociceptivo dos ligamentos; portanto, a denervação da articulação sacroilíaca é ideal para indivíduos com suspeita de dor extra-articular. Embora haja numerosos ensaios não controlados que relataram benefício, ensaios randomizados controlados com placebo que avaliaram denervação sacroilíaca são divididos pela eficácia, com a maioria dos estudos positivos sendo financiada pela indústria e usando eletrodos para ablação a frio.[50]

Estimulação medular

Uma revisão sistemática que comparou estimulação medular com terapias convencionais em mais de 300 mil pacientes com dor lombar crônica descobriu que em 8 dos 11 estudos a estimulação medular está associada com melhores resultados e custo-benefício.[51] Uma revisão relatou, com evidências de qualidade baixa a moderada, que a estimulação medular é melhor que reoperação ou tratamento médico convencional para síndrome pós-laminectomia, mas evidências conflitantes quando comparadas à superioridade da estimulação medular com grupo controle.[52] Dentro das maiores limitações dos estudos randomizados com eletrodos de estimulação medular, tem-se o patrocínio da indústria, incluindo programação por representantes de empresas e ausência de cegamento adequado.[52]

A estimulação da medula espinhal tem sido tradicionalmente usada para dor neuropática, particularmente em indivíduos com cirurgias prévias e mais dor em membros inferiores que na lombar. No entanto, um estudo mostrou que a estimulação medular de alta frequência proporcionou melhor analgesia e melhora funcional que a estimulação medular convencional em pacientes com dor lombar e membros inferiores, com ou sem cirurgia prévia.[53] Uma metanálise mostrou que a neuromodulação foi associada com a redução do uso de opioides, uma epidemia de difícil controle na atualidade.[54] Outros grandes avanços na neuromodulação incluem estimulação em salvas (*burst*), sistemas compatíveis com ressonância magnética, estimulação do gânglio da raiz dorsal e uma combinação diversificada de tipos de eletrodos.

Cirurgia

Houve um enorme interesse nas últimas duas décadas sobre as indicações e a utilidade da cirurgia para dor lombar crônica. Estudos mostram que a proporção de cirurgias complexas (p. ex., instrumentação) é maior nos Estados Unidos que em quase todos os outros países, mas não afetam as taxas secundárias à incapacidade por dor lombar.[55]

Para hérnias discais, uma revisão sistemática concluiu que a cirurgia resulta em alívio mais rápido da dor e melhoria funcional que o manejo conservador, mas nenhuma diferença foi observada após 1 a 2 anos.[56] Em 2020, um estudo clínico randomizado encontrou melhora significativa na cirurgia comparada ao tratamento conservador em pacientes com ciatalgia secundária à hérnia de disco, que persistiu por 12 meses.[57] Em pacientes com estenose de canal lombar, uma revisão sistemática descreveu que a descompressão cirúrgica resultou em melhora substancial em comparação com manejo conservador em 3 a 6 meses; no acompanhamento de 2 a 4 anos, resultados de dor e incapacidade continuaram a ser favoráveis no grupo cirúrgico.[58] Posteriormente, uma revisão sistemática não encontrou benefício para descompressão e fusão em comparação com descompressão isolada para estenose de canal lombar.[59] A diretriz NICE de 2016[27] recomenda a descompressão de canal lombar para pessoas com dor radicular quando o tratamento não cirúrgico não melhorou dor ou função e com achados consistentes com sintomas radiculares nos exames radiológicos.

A fusão lombar é frequentemente o tratamento da espondilose sintomática refratária. No entanto, uma metanálise que incluiu estudos com acompanhamento de longo prazo encontrou pouco benefício para a fusão em comparação com o manejo não cirúrgico.[60] Um estudo de coorte avaliando fatores prognósticos após a fusão concluiu que pacientes com mais idade (62 anos comparados com 57 anos), submetidos à fusão de disco lombar de um nível, tiveram os melhores resultados.[61]

Pacientes com lombalgia submetidos à cirurgia podem ter recorrência da dor lombar com ou sem componente radicular, denominada síndrome pós-laminectomia. A incidência varia de 10 a 40% após laminectomia lombar, com ou sem fusão.[62] As causas podem incluir aderências, aracnoidite, instabilidade da coluna vertebral, complicações da cirurgia (lesão de raízes nervosas), seleção inadequada de pacientes e doença do segmento adjacente. A substituição do disco com prótese geralmente é limitada a indivíduos com dor predominantemente discogênica em um ou dois segmentos, e pode estar associada a uma melhor amplitude de movimento que a artrodese. Uma revisão Cochrane relatou que a substituição do disco teve pequenos benefícios, clinicamente questionáveis, em comparação com a fusão cirúrgica e a reabilitação em pacientes com doença degenerativa do disco.[63]

REFERÊNCIAS BIBLIOGRÁFICAS

1. Hartvigsen J, Hancock MJ, Kongsted A, Louw Q, Ferreira ML, Genevay S, Hoy D, Karppinen J, Pransky G, Sieper J, Smeets RJ, Underwood M; Lancet Low Back Pain Series Working Group. What low back pain is and why we need to pay attention. Lancet. 2018;391:1-12.
2. Buchbinder R, van Tulder M, Öberg B, Costa LM, Woolf A, Schoene M, Croft P; Lancet Low Back Pain Series Working Group. Low back pain: a call for action. Lancet. 2018;391:2384-8.
3. Foster NE, Anema JR, Cherkin D, Chou R, Cohen SP, Gross DP, Ferreira PH, Fritz JM, Koes BW, Peul W, Turner JA, Maher CG; Lancet Low Back Pain Series Working Group. Prevention and treatment of low back pain: evidence, challenges, and promising directions. Lancet. 2018;391:2368-83.
4. Kreiner DS, Matz P, Bono CM, Cho CH, Easa JE, Ghiselli G, et al. Evidence-based clinical guidelines for multidisciplinary spinal care: diagnosis and treatment of low back pain. Spine. 2020;20(7):998-1024.

5. Kongsted A, Kent P, Axen I, Downie AS, Dunn KM. What have we learned from ten years of trajectory research in low back pain? BMC Musculoskelet Disord. 2016;17(1):220.
6. Itz CJ, Geurts JW, van Kleef M, Nelemans P. Clinical course of non-specific low back pain: A systematic review of prospective cohort studies set in primary care. Eur J Pain. 2013;17(1):5-15.
7. Vlaeyen JWS, Crombez G. Behavioral conceptualization and treatment of chronic pain. Annu Rev Clin Psychol. 2020;16(1):187-212.
8. Mounce K. Back pain. Rheumatology. 2002;41(1):1-5.
9. Wippert PM, Puschmann AK, Arampatzis A, Schiltenwolf M, Mayer F. Diagnosis of psychosocial risk factors in prevention of low back pain in athletes (MiSpEx). BMJ Open Sport Exerc Med. 2017;3(1):e000295.
10. Dawson AP, McLennan SN, Schiller SD, Jull GA, Hodges PW, Stewart S. Interventions to prevent back pain and back injury in nurses: a systematic review. Occup Environ Med. 2007;64(10):642-50.
11. Foster NE, Anema JR, Cherkin D, et al. Prevention and treatment of low back pain: evidence, challenges, and promising directions. Lancet (London, England). 2018;391(10137):2368-83.
12. Steffens D, Maher CG, Pereira LS, Stevens ML, Oliveira VC, Chapple M, et al. Prevention of low back pain: a systematic review and meta-analysis. JAMA Intern Med. 2016;176(2):199.
13. Huang R, Ning J, Chuter VH, Taylor JB, Christophe D, Meng Z, Xu Y, Jiang L. Exercise alone and exercise combined with education both prevent episodes of low back pain and related absenteeism: systematic review and network meta-analysis of randomised controlled trials (RCTs) aimed at preventing back pain. Br J Sports Med. 2020;54(13):766-70.
14. Vlaeyen JWS, Maher CG, Wiech K, Van Zundert J, Meloto CB, Diatchenko L, et al. Low back pain. Nat Rev Dis Prim. 2018;4(1):52.
15. Wertli MM, Eugster R, Held U, Steurer J, Kofmehl R, Weiser S. Catastrophizing—a prognostic factor for outcome in patients with low back pain: a systematic review. Spine J. 2014;14(11):2639-57.
16. Bunzli S, Watkins R, Smith A, Schütze R, O'Sullivan P. Lives on hold. Clin J Pain. 2013;29(10):907-16.
17. Waterschoot FPC, Dijkstra PU, Hollak N, de Vries HJ, Geertzen JHB, Reneman MF. Dose or content? Effectiveness of pain rehabilitation programs for patients with chronic low back pain: a systematic review. Pain. 2014;155(1):179-89.
18. Vlaeyen JWS, de Jong J, Geilen M, Heuts PHTG, van Breukelen G. The treatment of fear of movement/(re)injury in chronic low back pain: further evidence on the effectiveness of exposure in vivo. Clin J Pain. 2002;18(4):251-61.
19. Kuss K, Leonhardt C, Quint S, Seeger D, Pfingsten M, Wolf Pt U, et al. Graded activity for older adults with chronic low back pain: program development and Mixed Methods Feasibility Cohort Study. Pain Med. 2016;17(12):2218-29.
20. Mariano TY, Urman RD, Hutchison CA, Jamison RN, Edwards RR. Cognitive behavioral therapy (CBT) for subacute low back pain: a systematic review. Curr Pain Headache Rep. 2018;22(3):15.
21. Linton SJ, Ryberg M. A cognitive-behavioral group intervention as prevention for persistent neck and back pain in a non-patient population: a randomized controlled trial. Pain. 2001;90(1):83-90.
22. Anheyer D, Haller H, Barth J, Lauche R, Dobos G, Cramer H. Mindfulness-based stress reduction for treating low back pain. Ann Intern Med. 2017;166(11):799.
23. Oliveira CB, Maher CG, Pinto RZ, Traeger AC, Lin CC, Chenot JF, et al. Clinical practice guidelines for the management of non-specific low back pain in primary care: an updated overview. Eur Spine J. 2018;27(11):2791-803.
24. Chou R, Deyo R, Friedly J, Skelly A, Hashimoto R, Weimer M, et al. Nonpharmacologic therapies for low back pain: a systematic review for an American College of Physicians Clinical Practice Guideline. Ann Intern Med. 2017;166(7):493.
25. French SD, Cameron M, Walker BF, Reggars JW, Esterman AJ. A Cochrane review of superficial heat or cold for low back pain. Spine (Phila Pa 1976). 2006;31(9):998-1006.
26. Luomajoki HA, Bonet Beltran MB, Careddu S, Bauer CM. Effectiveness of movement control exercise on patients with non-specific low back pain and movement control impairment: a systematic review and meta-analysis. Musculoskelet Sci Pract. 2018;36:1-11.

27. Khadilkar A, Odebiyi DO, Brosseau L, Wells GA. Transcutaneous electrical nerve stimulation (TENS) versus placebo for chronic low-back pain. Cochrane Database Syst Rev. 2008;2008(4).
28. Binny J, Joshua Wong NL, Garga S, Lin CC, Maher CG, McLachlan AJ, et al. Transcutaneous electric nerve stimulation (TENS) for acute low back pain: systematic review. Scand J Pain. 2019;19(2):225-33.
29. Qaseem A, Wilt TJ, McLean RM, Forciea MA. Noninvasive treatments for acute, subacute, and chronic low back pain: a clinical practice guideline from the American College of Physicians. Ann Intern Med. 2017;166(7):514.
30. van der Gaag WH, Roelofs PD, Enthoven WT, van Tulder MW, Koes BW. Non-steroidal anti-inflammatory drugs for acute low back pain. Cochrane Database Syst Rev. 2020;4(4):CD013581.
31. National Guideline Centre (UK). Low Back Pain and Sciatica in Over 16s: Assessment and Management. London: National Institute for Health and Care Excellence (NICE); 2016 Nov.
32. Finnerup NB, Attal N, Haroutounian S, McNicol E, Baron R, Dworkin RH, et al. Pharmacotherapy for neuropathic pain in adults: a systematic review and meta-analysis. Lancet Neurol. 2015;14(2):162-73.
33. Abdel Shaheed C, Maher CG, Williams KA, Day R, McLachlan AJ. Efficacy, tolerability, and dose-dependent effects of opioid analgesics for low back pain. JAMA Intern Med. 2016;176(7):958.
34. Enke O, New HA, New CH, Mathieson S, McLachlan AJ, Latimer J, et al. Anticonvulsants in the treatment of low back pain and lumbar radicular pain: a systematic review and meta-analysis. Can Med Assoc J. 2018;190(26):E786-E793.
35. Chou R, Deyo R, Friedly J, Skelly A, Weimer M, Fu R, et al. Systemic pharmacologic therapies for low back pain: a systematic review for an American College of Physicians Clinical Practice guideline. Ann Intern Med. 2017;166(7):480.
36. Cohen SP, Bicket MC, Jamison D, Wilkinson I, Rathmell JP. Epidural steroids. Reg Anesth Pain Med. 2013;38(3):175-200.
37. Bodguk N. Lumbar transforaminal access. In: Practice guidelines for spinal diagnostic and treatment procedures. San Francisco, CA: International Spine Intervention Society; 2013.
38. Rivera CE. Lumbar epidural steroid injections. Phys Med Rehabil Clin N Am. 2018;29(1):73-92.
39. Smith CC, McCormick ZL, Mattie R, MacVicar J, Duszynski B, Stojanovic MP. The effectiveness of lumbar transforaminal injection of steroid for the treatment of radicular pain: a comprehensive review of the published data. Pain Med. 2020;21(3):472-87.
40. Rathmell JP, Benzon HT, Dreyfuss P, Huntoon M, Wallace M, Baker R, et al. Safeguards to prevent neurologic complications after epidural steroid injections. Anesthesiology. 2015;122(5):974-84.
41. Van Boxem K, Rijsdijk M, Hans G, de Jong J, Kallewaard JW, Vissers K, et al. Safe use of epidural corticosteroid injections: recommendations of the WIP Benelux Work Group. Pain Pract. 2019;19(1):61-92.
42. Knezevic NN, Manchikanti L, Urits I, Orhurhu V, Vangala BP, Vanaparthy R, et al. Lack of superiority of epidural injections with lidocaine with steroids compared to without steroids in spinal pain: a systematic review and meta-analysis. Pain Physician. 2020;23(4S):S239-S270.
43. Manchikanti L, Knezevic NN, Parr A, Kaye AD, Sanapati M, Hirsch JA. Does epidural bupivacaine with or without steroids provide long-term relief? A systematic review and meta-analysis. Curr Pain Headache Rep. 2020;24(6):26.
44. Manchikanti L, Buenaventura RM, Manchikanti KN, Ruan X, Gupta S, Smith HS, et al. Effectiveness of therapeutic lumbar transforaminal epidural steroid injections in managing lumbar spinal pain. Pain Physician. 15(3):E199-245.
45. Manchikanti L, Cash KA, McManus CD, Damron KS, Pampati V, Falco FJE. A randomized, double-blind controlled trial of lumbar interlaminar epidural injections in central spinal stenosis: 2-year follow-up. Pain Physician. 18(1):79-92
46. Bicket MC, Horowitz JM, Benzon HT, Cohen SP. Epidural injections in prevention of surgery for spinal pain: systematic review and meta-analysis of randomized controlled trials. Spine J. 2015;15(2):348-62.

47. Simopoulos TT, Manchikanti L, Gupta S, Aydin SM, Kim CH, Solanki D, et al. Systematic review of the diagnostic accuracy and therapeutic effectiveness of sacroiliac joint interventions. Pain Physician. 2015;18(5):E713-E756.
48. Zheng P, Schneider BJ, Yang A, McCormick ZL. Image-guided sacroiliac joint injections: an evidence-based review of best practices and clinical outcomes. PM&R. 2019;11(S1).
49. Cohen SP, Bhaskar A, Bhatia A, Buvanendran A, Deer T, Garg S, et al. Consensus practice guidelines on interventions for lumbar facet joint pain from a multispecialty, international working group. Reg Anesth Pain Med. 2020;45(6):424-467.
50. Manchikanti L, Kaye AD, Soin A, Albers SL, Beall D, Latchaw R, et al. Comprehensive evidence-based guidelines for facet joint interventions in the management of chronic spinal pain: American Society of Interventional Pain Physicians (ASIPP) Guidelines Facet Joint Interventions 2020 Guidelines. Pain Physician. 2020;23(3S):S1-S127.
51. Juch JNS, Maas ET, Ostelo RWJG, Groeneweg JG, Kallewaard JW, Koes BW, et al. Effect of radiofrequency denervation on pain intensity among patients with chronic low back pain. JAMA. 2017;318(1):68.
52. Provenzano DA, Buvanendran A, de León-Casasola OA, Narouze S, Cohen SP. Interpreting the MINT randomized trials evaluating radiofrequency ablation for lumbar facet and sacroiliac joint pain. Reg Anesth Pain Med. 2018;43(1):68-71.
53. van Kuijk SMJ, Van Zundert J, Hans G, Van Boxem K, Vissers K, van Kleef M, et al. Flawed study design and incorrect presentation of data negatively impact potentially useful interventional treatments for patients with low back pain: a critical review of JAMA 's MinT study. Pain Pract. 2018;18(3):292-5.
54. Yang AJ, McCormick ZL, Zheng PZ, Schneider BJ. Radiofrequency ablation for posterior sacroiliac joint complex pain: a narrative review. PM&R. 2019;11(S1).
55. Odonkor CA, Orman S, Orhurhu V, Stone ME, Ahmed S. Spinal cord stimulation vs conventional therapies for the treatment of chronic low back and leg pain: a systematic review of health care resource utilization and outcomes in the last decade. Pain Med. 2019;20(12):2479-94.
56. Knotkova H, Hamani C, Sivanesan E, Le Beuffe MFE, Moon JY, Cohen SP, Huntoon MA. Neuromodulation for chronic pain. Lancet. 2021;397(10289):2111-24.
57. Amirdelfan K, Yu C, Doust MW, Gliner BE, Morgan DM, Kapural L, et al. Long-term quality of life improvement for chronic intractable back and leg pain patients using spinal cord stimulation: 12-month results from the SENZA-RCT. Qual Life Res. 2018;27(8):2035-44.
58. Pollard EM, Lamer TJ, Moeschler SM, Gazelka HM, Hooten WM, Bendel MA, et al. The effect of spinal cord stimulation on pain medication reduction in intractable spine and limb pain: a systematic review of randomized controlled trials and meta-analysis. J Pain Res. 2019;12:1311-24.
59. Deyo RA, Mirza SK. The case for restraint in spinal surgery: does quality management have a role to play? Eur Spine J. 2009;18(S3):331-7.
60. Jacobs WCH, van Tulder M, Arts M, Rubinstein SM, van Middelkoop M, Ostelo R, et al. Surgery versus conservative management of sciatica due to a lumbar herniated disc: a systematic review. Eur Spine J. 2011;20(4):513-22.
61. Bailey CS, Rasoulinejad P, Taylor D, Sequeira K, Miller T, Watson J, et al. Surgery versus conservative care for persistent sciatica lasting 4 to 12 months. N Engl J Med. 2020;382(12):1093-102.
62. Kovacs FM, Urrútia G, Alarcón JD. Surgery versus conservative treatment for symptomatic lumbar spinal stenosis. Spine (Phila Pa 1976). 2011;36(20):E1335-E1351.
63. Machado GC, Ferreira PH, Harris IA, Pinheiro MB, Koes BW, van Tulder M, et al. Effectiveness of surgery for lumbar spinal stenosis: a systematic review and meta-analysis. PLoS One. 2015;10(3):e0122800.

24
Dores ortopédicas

Camila Cohen Kaleka
Juliany Carvalho
Pedro Debieux
Moisés Cohen

INTRODUÇÃO

Este capítulo nos traz o questionamento se o tratamento da dor ortopédica não está sistematizado a receitas-padrão em que todas as formas de dor estão sendo tratadas de maneira similar, com uso abusivo de medicações opioides, sem ênfase na abordagem individual do paciente e da origem de sua sintomatologia.

CASO CLÍNICO INICIAL

Ao iniciar o plantão noturno no hospital de sua cidade, o ortopedista recebe duas fichas para atendimento.

A primeira é de um paciente masculino de 42 anos, tabagista, que trabalha como pedreiro em construção civil e refere início de dor nas costas há dois meses. Conta que no início da dor ele procurou o outro pronto atendimento, onde recebeu medicação intravenosa e foi liberado com uma receita de anti-inflamatório. Retornou, pois não houve melhora dos sintomas. A dor é na região da coluna lombar, interglútea, que se irradia pelo membro inferior direito, sem nenhum trauma associado, alivia parcialmente quando fica deitado ou em pé e se agrava ao final do dia e ao se sentar ou realizar esforço. Ele caracteriza a dor como de moderada intensidade, diária e que lhe causa limitação para as atividades do dia a dia.

Ao exame físico, não tem deformidades visíveis. Apresenta contratura da musculatura da cintura escapular e teste negativo de estiramento do nervo femoral, sem alteração de força e sensibilidade nos membros inferiores. Radiografia com uma pequena listese entre a última vértebra lombar e a primeira vértebra sacral, além de diminuição do espaço interdiscal entre a 4ª e 5ª vértebras lombares. Após receber, novamente, medicação analgésica intravenosa, foi liberado com orientação de repouso, receita de opioide oral, relaxante muscular e encaminhamento para um ortopedista para dar seguimento à investigação diagnóstica.

O segundo paciente é um jovem de 25 anos com queixa de dor e inchaço no joelho após entorse no jogo de futebol, há três dias. Refere que torceu o joelho sozinho, com a sensação de que ele "saiu do lugar". Nega que tenha caído em campo, porém apresenta dificuldade para apoiar o pé direito no solo desde então. Diz que o inchaço diminui, porém a dor continua intensa. Ao exame, apresenta derrame articular moderado, com dificuldade de extensão do joelho e dor à tentativa de flexão. Apresenta instabilidade à manobra de translação anterior da tíbia em 90° de flexão e dor à palpação da interlinha medial do joelho. O plantonista solicitou radiografia para descartar uma fratura e ressonância magnética como exame complementar, pela suspeita de uma ruptura do ligamento cruzado anterior e possível lesão meniscal. O paciente recebeu medicação analgésica e foi liberado com orientação de gelo, repouso, analgésico e anti-inflamatório orais, além de retorno com o exame a um ortopedista.

Embora no primeiro caso a dor do paciente seja mais arrastada, sem um evento traumático inicial, o que difere do segundo, no qual o paciente sofreu um trauma, é a dor de início recente. Ambos nos remetem ao tipo de abordagem terapêutica em que os pacientes são submetidos diante de uma situação dolorosa, seja ela aguda, seja crônica.

Os dois casos relatados são comuns em atendimentos de emergência médica e nota-se que os dois pacientes receberam medicação analgésica intravenosa e receita de medicação analgésica via oral. Este capítulo tem a intenção de discutir sobre o tratamento da dor ortopédica, seja em situações de dores relacionadas a processos degenerativos, seja em eventos pós-traumáticos.

O QUE É "DOR"?

A dor é a queixa mais comum no departamento de emergência, tornando avaliação e gerenciamento apropriados uma habilidade importante para os provedores dominarem.[1] No entanto, a obtenção do controle adequado da dor continua sendo um desafio em virtude da mudança de padrões de prática e protocolos sistêmicos, bem como da educação em torno de complicações sociais de medicamentos comumente prescritos.[2] A dor ainda é difícil de quantificar e a falha em avaliá-la adequadamente é a maior barreira para fornecer controle adequado.

O tratamento precoce da dor é primordial, porque pode se amplificar com a duração. A resposta inicial a um estímulo nociceptivo geralmente é de duração limitada, causando sintomas específicos e localizados. É seguida por uma fase mais longa, interpretada como uma dor difusa e maçante. Diante de lesão tecidual prolongada, pode haver sensibilização neurológica regional, levando a sintomas persistentes que duram muito tempo após a resolução das condições iniciais. Se o estímulo nocivo da cascata for interrompido, há estudos que sugerem que o desenvolvimento de dor crônica pode ser prevenido.[3]

A dor aguda é mais frequentemente associada a uma resposta ao estresse manifestada por sinais vitais (i. e., hipertensão e taquicardia) e alterações fisiológicas (p. ex., contração muscular local, dilatação pupilar). O manejo é baseado em avaliação apropriada, que inclui reavaliação clínica, visão de descrições subjetivas verbais e exame físico. Quando possível, o controle da dor deve ser projetado para tratar a fonte, em oposição a uma tentativa de simplesmente mascarar os sintomas.[4]

Uma caracterização amplamente aceita da dor (Figura 1) a define como uma experiência sensorial e emocional desagradável, associada a danos reais ou potenciais,[5] e é isso que se trata diariamente na ortopedia e traumatologia. A ortopedia é a especialidade médica que cuida da saúde relacionada aos elementos do aparelho locomotor, como ossos, músculos, ligamentos e articulações; já a traumatologia é a especialidade que lida com o trauma do aparelho musculoesquelético. Ambas as especialidades têm foco no tratamento da dor.

A dor aguda pós-operatória deve ser distinguida das condições agudas de dores musculoesqueléticas que são relacionadas ao esporte ou ao trauma. Para pacientes submetidos a um procedimento cirúrgico eletivo, há uma oportunidade de educação no que diz respeito à recuperação pós-operatória e à probabilidade e ao controle da extensão da dor pós-operatória. Esses fatores proporcionam previsibilidade ao curso pós-operatório e permitem alinhar as expectativas com os pacientes.[3]

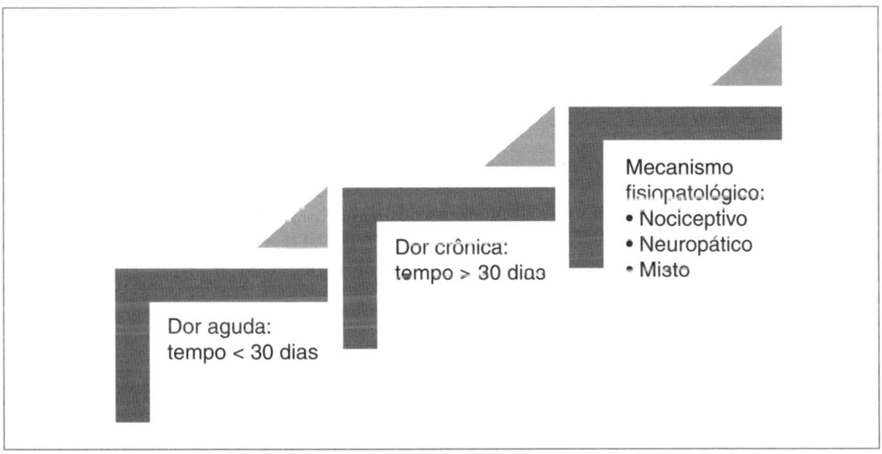

Figura 1 Classificação de dor.

Fonte: International Association for the Study of Pain (IASP).[1]

Dor aguda e dor crônica muitas vezes coexistem; um procedimento cirúrgico pode ser indicado para dor crônica, como no exemplo da osteoartrite degenerativa sintomática com episódios de agudização. A apresentação da dor aguda e crônica também pode ser influenciada por fatores individuais do paciente, como exposição prévia a opioide ou à presença de condições de saúde física, mental e comorbidades. Em linhas gerais, a dor musculoesquelética pode ser categorizada de várias maneiras, o que pode informar ao médico estratégias de manejo da dor.[6]

DOR E USO DE OPIOIDES

No que diz respeito às condições musculoesqueléticas, como a osteoartrite, em que a indicação para um procedimento cirúrgico inclui dor crônica pré-operatória, os fatores de risco tornam-se mais variados. Notavelmente, o uso crônico de opioides é comum entre pacientes submetidos à artroplastia, e seu uso pré-operatório tem sido identificado como um fator de risco independente para o uso persistente após procedimentos cirúrgicos.[4,5] Características como idade não tão avançada, mulheres, maior índice de massa corporal, ansiedade pré-operatória, sintomas depressivos, dor corporal e comprometimento funcional têm sido associadas ao uso persistente de opioides entre pacientes submetidos à artroplastia total.[4,6]

A osteoartrite é definida como uma degeneração dos tecidos intra e periarticulares, decorrente de fatores inflamatórios, mecânicos, genéticos, hormonais, ósseos e metabólicos, que acarretam um desequilíbrio entre a degradação e a síntese da cartilagem articular e do osso subcondral. Manifesta-se por alterações morfológicas, bioquímicas, moleculares e biomecânicas das células e da matriz extracelular que causam amolecimento, fibrilação, ulceração e perda da cartilagem articular, além de esclerose do osso subcondral, formação de osteófitos e cistos subcondrais.

Apesar do conhecimento da fisiopatologia da artrose, ainda falta mais profundidade dos eventos moleculares, fundamentais na gênese da dor nesses pacientes. Classicamente, sabe-se que as possíveis causas de dor na artrose relacionam-se ao aumento da pressão intraóssea por congestão vascular do osso subcondral, crescimento dos osteófitos, sinovite e inflamação, fibrose capsular, contratura e fraqueza muscular.

A hiperalgesia de origem central é responsável por 61% da dor relatada por esses pacientes em escalas de autoavaliação como a Escala Visual Analógica da dor, o *Western Ontario McMaster Osteoarthritis Index* (Womac) e o *Medical Outcomes Study 36-item short form Health Survey* (SF-36). Isso sugere que o sistema nervoso tanto central como periférico deve estar envolvido na manutenção do estado de dor crônica nesses pacientes. Parece que, inicialmente, a hipersensibilidade é observada apenas no local afetado. Entretanto, quando a dor torna-se refratária, mecanismos de sensibilização central e periférica passam a contribuir para a manutenção dos quadros dolorosos, independentes do processo periférico que a originou.[7,8]

Atualmente, os cirurgiões ortopédicos prescrevem aproximadamente 7,7% dos opioides nos Estados Unidos e são os terceiros principais prescritores entre todas as especialidades.[9,10] É importante ressaltar que o aumento da prescrição tem paralelo com o aumento acentuado nas *overdoses* relacionadas com opioides e, apesar de apresentar reduções nos últimos anos, a taxa de mortes relacionadas a opioides continuou a aumentar, segundo dados americanos.

O manejo multimodal da dor é uma abordagem que tem sido comprovada para diminuir complicações e melhorar os resultados dos pacientes, bem como aumentar a satisfação do paciente após artroplastia de quadril e joelho e, portanto, deve ser implementada de forma mais ampla.[11]

O alívio da dor utilizando estratégias alternativas (anti-inflamatórios não esteroides, gelo, intervenções psicológicas, reabilitação motora), em oposição à eliminação de opioides, deve ser um objetivo (Tabela 1).[12,13] As condições de saúde mental, a dor geral do corpo e do local cirúrgico, as comorbidades médicas e o uso de tabaco ou substâncias estão correlacionados com o uso persistente de opioides após procedimentos cirúrgicos.[14,15] Tais fatores devem ser conhecidos pela comunidade ortopédica (Figura 2).

Tabela 1 Escada analgésica da Organização Mundial da Saúde: degraus do tratamento da dor nociceptiva e mista

Degrau	Fármacos
1	Analgésicos e anti-inflamatórios + fármacos adjuvantes*
2	Analgésicos e anti-inflamatórios + fármacos adjuvantes* + opioides fracos
3	Analgésicos e anti-inflamatórios + fármacos adjuvantes* + opioides fortes

* Fármacos destinados ao tratamento das comorbidades (antidepressivos ou relaxantes musculares).
Fonte: OMS, 2009.[16]

A DOR E SUAS APRESENTAÇÕES

A dor lombar é uma queixa extremamente comum, ocorrendo em mais de 80% das pessoas.[7] Nos Estados Unidos, a dor nas costas é a causa mais comum de limitação de atividades em pessoas com menos de 45 anos, o segundo motivo mais frequente de consultas médicas, a quinta causa de admissão hospitalar e a terceira causa mais comum de cirurgias e procedimentos.[6,17] Embora a dor lombar fosse tradicionalmente considerada autolimitada na maioria dos casos, surgiram dados mostrando que muitos indivíduos com dor lombar têm recorrências ou seguem para um curso mais crônico.[18] Fatores psicossociais como estresse, ansiedade, depressão e certos tipos de comportamento de dor estão associados a maiores taxas de dor lombar. A presença dessas condições também aumenta o risco de que o episódio de dor nas costas durará tempo suficiente para ser considerado crônico.[19] Para quem sofre de dor lombar crônica, estima-se que 39% dos casos possam ser atribuídos ao disco intervertebral.[20]

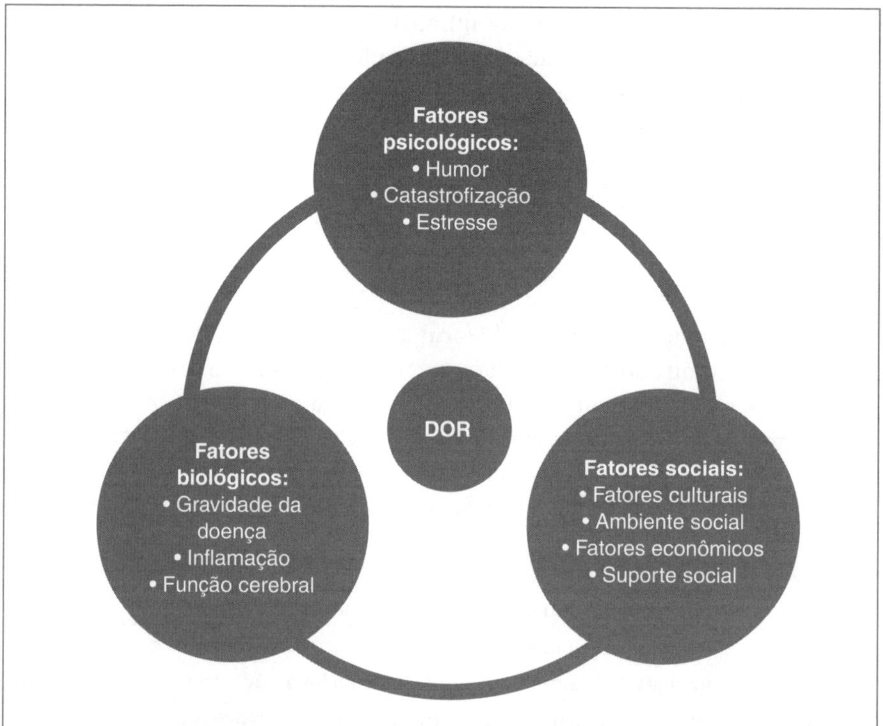

Figura 2 Modelo biopsicossocial de dor. A experiência da dor é esculpida pelas influências de fatores biológicos, psicológicos e sociais.

Fonte: Fillingim, 2017.[21]

Além das alterações degenerativas da coluna e das articulações, a dor musculoesquelética também é comumente relacionada a um evento traumático, sendo os diagnósticos mais comuns: entorses, distensões e contusões (29%); dor nas costas (10,5%); e fraturas (9,5%).[22] Recomendações de medicamentos analgésicos para fraturas de ossos menores, acetaminofeno e anti-inflamatórios não esteroides oferecem analgesia adequada. Para fraturas de ossos longos ou cominutivas, pode ser necessária a adição de medicamentos opioides.[23]

Luxações ocorrem quando há perda da congruência articular, comumente causada por trauma, resultando em danos significativos aos tendões. O manejo definitivo da dor ocorre com a redução da luxação. Quanto maior o atraso desde o momento da lesão, mais difícil e doloroso é obter uma redução (fechada ou aberta). A redução proporciona alívio da dor, reduzindo a tensão dos nervos e vasos distendidos durante a luxação, levando subsequentemente à cessação do risco de exacerbação da lesão. Atrasos também podem aumentar o risco de eventos adversos por compressão de estruturas neurovasculares, espasmo muscular e contratura, tornando imperativo minimizar o tempo de redução sempre que possível.

Uma alternativa à sedação para redução das fraturas é a anestesia local via bloqueio de hematoma, bloqueios nervosos regionais ou injeções intra-articulares. Quando a injeção intra-articular foi comparada com a sedação intravenosa para redução de luxação, houve alívio da dor semelhante, com menos complicações e menor tempo de internação.[24]

Entorses, estiramentos e contusões são lesões comuns observadas no pronto-socorro. Esses mecanismos resultam em dor principalmente pela ativação da cascata inflamatória. Assim, para tratar o quadro agudo, considerado quando inferior a sete dias, o uso de anti-inflamatórios como os não esteroides é a terapia mais eficaz, pesando suas contraindicações e efeitos adversos. Em contraste, os espasmos musculares são frequentemente tratados com relaxantes musculares.[25]

Como com qualquer medicamento, a dose eficaz mais baixa deve ser usada para limitar os efeitos colaterais. A via de administração é determinada com base na gravidade dos sintomas, acesso e rapidez com que a analgesia precisa ser realizada. Em geral, dor leve a moderada pode ser tratada com medicação oral. Em pacientes com dor moderada a intensa, a via intravenosa pode ser considerada para facilitar a titulação. É preferível controlar o número de formas diferentes dos medicamentos administrados, de modo a limitar a confusão sobre a forma de tratamento mais eficaz e, mais importante, minimizar os efeitos colaterais da polifarmácia.

O trauma ortopédico agudo é um motivo comum de procura ao hospital e está frequentemente associado a dor persistente e incapacidade relacionada à dor. Mais de 90% de todas as lesões relacionadas ao esporte são contusões. A força tênsil exercida sobre o músculo leva a um excessivo estiramento das miofibrilas e, consequentemente, a uma ruptura próxima à junção miotendínea. As lesões musculares são tipicamente observadas nos músculos superficiais que trabalham cruzando duas articulações, como os músculos reto femoral, semitendinoso e gastrocnêmio.

A atual classificação das lesões musculares as separa em leve, moderada e grave, a partir dos aspectos clínicos presentes (Figura 3).

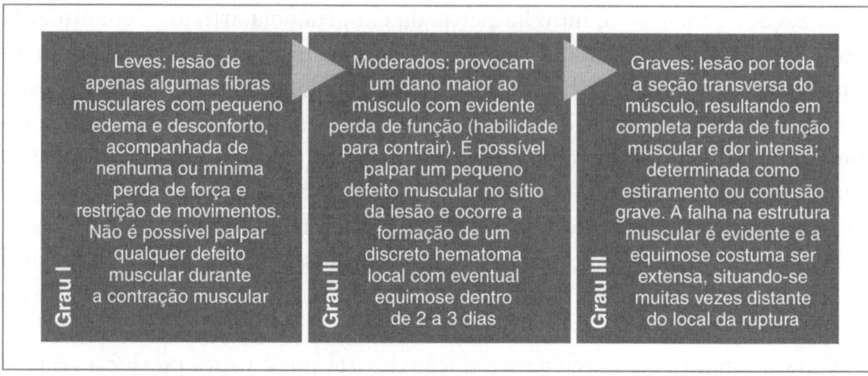

Figura 3 Classificação das lesões musculares.

Fonte: Pedrinelli et al., 2006.[26]

Atualmente, a declaração do Consenso de Munique sobre a terminologia das lesões musculares no esporte visou padronizar as definições e os termos de desordens e lesões musculares com a proposta de uma classificação das lesões estruturais. O consenso propõe usar o termo "lágrima" para lesões estruturais com evidência macroscópica de lesão muscular, sejam elas lesões parciais (pequenas ou moderadas), sejam sub(totais) (Figura 4).

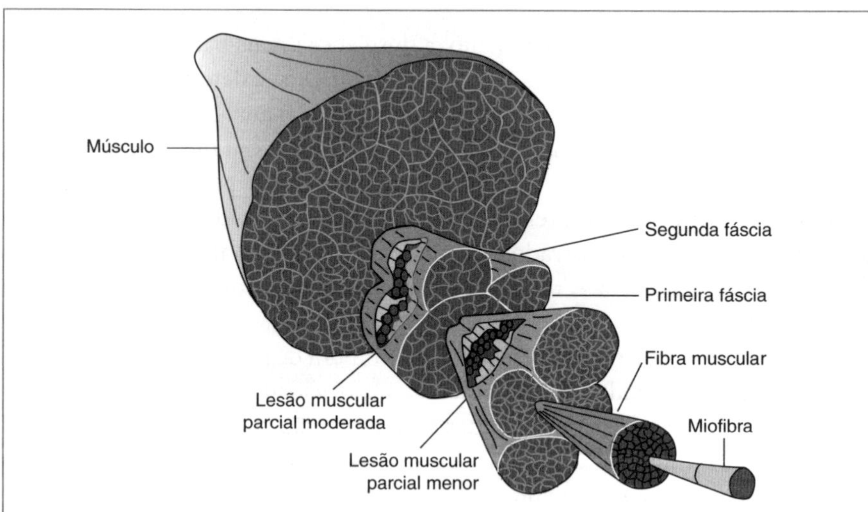

Figura 4 Ilustração anatômica de uma lesão parcial e moderada em relação às estruturas anatômicas.

Fonte: Terminologia e classificação das lesões musculares no esporte: declaração do consenso de Munique.[27]

Variação na dor após trauma agudo é relatada e há incerteza sobre quais pacientes estão em risco de um desfecho adverso da dor. Como os determinantes biopsicossociais associados à variação nos resultados de dor a longo prazo após trauma ortopédico agudo são mal compreendidos, o clínico que o trata se depara com a incerteza ao fornecer aconselhamento prognóstico sobre a recuperação a longo prazo.

Uma síntese das evidências de pesquisa sobre os fatores de risco associados mostra que resultados adversos de dor devem facilitar a identificação precoce de indivíduos com risco de cronificação da dor e, portanto, com necessidade de manejo adicional. Os fatores biológicos associados a doenças crônicas estão provavelmente relacionados a diagnósticos específicos de lesões e fatores socioambientais devem ser comuns a um amplo espectro de lesões traumáticas agudas.[28]

CONSIDERAÇÕES FINAIS

Cabe a nós, médicos e prescritores, uma reflexão sobre a automatização e padronização do uso das medicações para tratamento de dores ortopédicas, procurando garantir, além da segurança do paciente, seu bem-estar por meio do alívio da sua dor.

REFERÊNCIAS BIBLIOGRÁFICAS

1. Merskey H, Bodguk N. Classification of chronic pain: descriptions of chronic pain syndromes and definitions of pain terms. 2. ed. Seattle: IASP Press; 1994.
2. Lawrence RC, Felson DT, Helmick CG, Arnold LM, Choi H, Deyo RA, et al. Estimates of the prevalence of arthritis and other rheumatic conditions in the United States: Part II. Arthritis Rheumatol. 2008;58(1):26-35.
3. Delaney LD, Clauw DJ, Waljee JF. The management of acute pain for musculoskeletal conditions: the challenges of opioids and opportunities for the future. J Bone Joint Surg Am. 2020;102(1):3-9.
4. Goesling J, Moser SE, Zaidi B, Hassett AL, Hilliard P, Hallstrom B, et al. Trends and predictors of opioid use after total knee and total hip arthroplasty. Pain. 2016;157(6):1259-65.
5. Franklin PD, Karbassi JA, Li W, Yang W, Ayers DC. Reduction in narcotic use after primary total knee arthroplasty and association with patient pain relief and satisfaction. J Arthroplasty. 2010;25(6):12-6.
6. Singh JA, Lewallen DG. Predictors of use of pain medications for persistent knee pain after primary total knee arthroplasty: a cohort study using an institutional joint registry. Arthritis Res Ther. 2012;14(6):R248.
7. Rathmell JP, Fields HL. Pain: pathophysiology and management. In: Jameson JL, Fauci AS, Kasper DL, Longo DL, Hauser SL, Loscalzo J, editors. Harrison's principles of internal medicine. 20. ed. New York: McGraw-Hill Education; 2018. p.65-72.
8. Collier R. A short history of pain management. CMAJ. 2018;190(1):E26.
9. Chen JH, Humphreys K, Shah NH, Lembke A. Distribution of opioids by different types of Medicare prescribers. JAMA Intern Med. 2016;176:259-61.
10. Morris BJ, Mir HR. The opioid epidemic: impact on orthopaedic surgery. J Am Acad Orthop Surg. 2015;23:267-71.

11. Gaffney CJ, Pelt CE, Gililland JM, Peters CL. Perioperative pain management in hip and knee arthroplasty. Orthop Clin North Am. 2017;48(4):407-19.
12. Heckman JD, Swiontkowski M, Katz JN, Losina E, Schoenfeld AJ, Bedard NA, et al. Pain management research. Foot Ankle Int. 2020;41(6):761-2.
13. Recommendations for pain management research. J Bone Joint Surg. 2020;102 Suppl 1:61.
14. Sing DC, Barry JJ, Cheah JW, Vail TP, Hansen EN. Long-acting opioid use independently predicts perioperative complication in total joint arthroplasty. J Arthroplasty. 2016;31(9):170-4.e1.
15. Cook DJ, Kaskovich S, Pirkle S, Ho A, Conti Mica M, Shi L, et al. Benchmarks of duration and magnitude of opioid consumption after common spinal procedures a database analysis of 47,823 patients. Spine. 201;44(23):1668-75.
16. OMS, 2009. https://www.who.int/news-room/fact-sheets/detail/musculoskeletal-conditions
17. Todd KH, Ducharme J, Choiniere M, Crandall CS, Fosnocht DE, Home P, et al. Pain in the emergency department: Results of the pain and emergency medicine initiative (PEMI) multicenter study. J Pain. 2007;8(6):460-6.
18. Vuille M, Foerster M, Foucault E, Hugli O. Pain assessment by emergency nurses at triage in the emergency department: a qualitative study. J Clin Nurs. 2018;27(3-4):669-76.
19. Miner JR, Todd KH. Pain management in the emergency department. In: Benzon HT, Raj PP, editors. Raj's practical management of pain. Philadelphia: Mosby-Elsevier; 2008. p.1143-50.
20. Pescatore R, Nyce A. Managing shoulder injuries in the emergency department: fracture, dislocation, and overuse. Emerg Med Pract 2018;20(6):1-28.
21. Fillingim RB. Diferenças individuais na dor: entender o mosaico que torna a dor pessoal. Dor. 2017;158(Suppl 1):S11-S18.
22. Kea B, Fu R, Lowe RA, Sun BC. Interpreting the National Hospital Ambulatory Medical Care Survey: United States emergency department opioid prescribing, 2006–2010. Acad Emerg Med. 2016;23(2):159-65.
23. Bear DM, Friel NA, Lupo CL, Pìtetti R, Ward T. Hematoma block versus sedation for the reduction of distal radius fractures in children. J Hand Surg Am. 2015;40(1):57-61.
24. Menkes JS. Initial evaluation and management of orthopedic injuries. In: Tintinalli JE, Stapczynski JS, Ma OJ, Yealy D, Meckler G, Cline D, editors. Tintinalli's emergency medicine: a comprehensive study guide. 8. ed. New York: McGraw-Hill Education; 2016. p.5172-215.
25. Chou R, Deyo R, Friedly J, Skelly A, Weimer M, Fu R, et al. Systemic pharmacologic therapies for low back pain: a systematic review for an American College of Physicians clinical practice guideline. Ann Intern Med. 2017;166(7):480-92.
26. Pedrinelli A, Fernandes TL, Thiele E, Teixeira WJ. Lesão muscular – ciências básicas, fisiopatologia, diagnóstico e tratamento. In: Alves Júnior WM, Fernandes TD, editores. Programa de atualização em traumatologia e ortopedia (PROATO). Porto Alegre: Artmed; 2006.
27. Terminologia e classificação das lesões musculares no esporte: declaração do consenso de Munique. Stuttgart: Thieme Publishers. https://sbot.org.br/lesoes-musculares/.
28. Harris IA, Young JM, Rae H, Jalaludin BB, Solomon MJ. Factors associated with back pain after physical injury: a survey of consecutive major trauma patients. Spine. 2007;32:1561-5.

25
Dor no idoso

Carolina Barbosa Trindade
Virgílio Augusto Deodato Gonçalves

INTRODUÇÃO

O envelhecimento da população mundial é um fenômeno contemporâneo. As repercussões para a sociedade de populações progressivamente mais idosas são consideráveis, particularmente no que diz respeito à saúde. Dentre as queixas, a dor é um dos principais sintomas que motivam a busca por atendimento médico.

As estatísticas da prevalência de dor em idosos vivendo na comunidade variam de 25 a 80%. Os relatos de prevalência de dor entre os idosos residentes em instituições de longa permanência variam de 45 a 80%. Em geral, a causa mais comum da dor em idosos são as desordens musculoesqueléticas.[1]

A dor passa a ser considerada crônica quando continua além do tempo esperado de cura, ou superior a 3 a 6 meses. Esses quadros de dores persistentes estão associados a diversos desfechos negativos em idosos: redução do desempenho físico, instabilidade postural, quedas, reabilitação lenta, hiporexia, transtornos do sono, depressão, ansiedade, isolamento social e *delirium*, bem como decréscimos mais sutis na função cognitiva.[2]

Apesar de desafiador, o manejo da dor e de suas repercussões negativas pode ser obtido na maioria dos idosos por meio de uma abordagem multidimensional e multidisciplinar.

CASO CLÍNICO INICIAL

Um homem de 40 anos procurou atendimento médico acompanhando seu pai, de 92 anos, que reside em uma instituição de longa permanência. A queixa principal foi registrada pela equipe da triagem como "dor há 18 dias". O paciente não consegue falar e tem um sorriso tranquilizador no rosto. Ele está com vestimentas adequadas e parece pálido e magro. Quando questionado sobre sua dor, ele mantinha o olhar sereno para o filho sem interação expressiva. Permaneceu toda a consulta em silêncio, sem sinais de agitação. Seu filho afirmou: "Eu conheço meu pai, ele está com dor". Após revisão do prontuário, verificou-se que o paciente foi diagnosticado com doença de Alzheimer há cerca de 14 anos e está institucionalizado há oito anos. Seu filho, que tem procuração, mora em outro estado e vem visitar o pai a cada três meses.

Como antecedentes patológicos o paciente apresenta, além da doença de Alzheimer, *diabetes mellitus* tipo 2 com retinopatia diabética e câncer de próstata tratado cirurgicamente há 12 anos. Além do desvio ulnar das mãos nas articulações do punho e marcha com tronco inclinado para frente, o paciente não parecia estar angustiado ou com dor.

AVALIAÇÃO INICIAL DO PACIENTE

Independentemente se a dor é aguda, pós-operatória ou crônica, a avaliação de quadros dolorosos em idosos engloba vários domínios, incluindo sensorial, cognitivo, afetivo, comportamental e sociocultural. Distúrbios cognitivos, neuropatias sensoriais e prejuízos sensoriais podem tornar mais difícil a comunicação da dor.[3]

Um aspecto importante na avaliação da dor no paciente idoso é que esses indivíduos tendem a reportar menos os episódios de dor, uma vez que podem associar a dor ao processo de envelhecimento e temer testes diagnósticos ou outras intervenções.[4]

História clínica

A caracterização da dor é a parte mais importante de seu manejo, por meio da história e do exame físico. Na anamnese, os questionamentos fundamentais são:[5]

- Localização, início dos sintomas, quais eventos ou comorbidades coincidiram com o aparecimento da dor, irradiação ou distribuição, duração (aguda ou crônica), extensão, intensidade, qualidade, fatores desencadeantes, fatores atenuantes ou agravantes, sintomas associados.
- Compreensão e identificação do tipo/caráter de dor (nociceptiva, neuropática, psicogênica ou até mesmo mista).
- Questionamentos sobre doenças preexistentes ou traumas prévios que possam estar associados a dor ou a seu gerenciamento (Quadro 1). Cabe lembrar que quedas e fraturas ocultas são comuns nesse grupo etário.
- A revisão de sistemas deve focar em condições musculoesqueléticas e neurológicas.

- Análise da dimensão psicoafetiva do paciente e seus familiares. Deve-se avaliar se a dor exprime tristeza, depressão, raiva, ansiedade, isolamento social e mudanças na maneira de apreciar a vida, sendo importante definir a relação temporal entre a dor e essas alterações.
- Interpretações da dor pelo paciente e quais são suas expectativas quanto ao problema e seu tratamento. Considerar que a dor é influenciada por fatores culturais, étnicos, espirituais, sociais e familiares.
- Detecção de comportamentos dissociados do componente físico da dor perante os familiares e o meio em que se vive. É importante considerar a ocorrência de "ganhos secundários" em algumas situações.[5]

Quadro 1 Questionamentos para avaliação da dor em idosos

Quão forte é a sua dor (agora, pior/média na semana passada)?
Quantos dias na última semana você foi incapaz de fazer o que gostaria por causa da sua dor?
Na última semana, com que frequência a dor interferiu na sua capacidade de cuidar de si mesmo, por exemplo, ao tomar banho, comer, vestir-se e ir ao banheiro?
Na última semana, com que frequência a dor interferiu na sua capacidade de cuidar de suas tarefas domésticas, como fazer compras, preparar refeições, pagar contas e dirigir? Com que frequência você participa de atividades prazerosas, como *hobbies*, convívio com amigos, viagens? Na última semana, com que frequência a dor interferiu nessas atividades?
Com que frequência você faz algum tipo de exercício? Na última semana, com que frequência a dor interferiu na sua capacidade de se exercitar?
A dor interfere na sua capacidade de pensar com clareza? A dor interfere no seu apetite? Você perdeu peso?
A dor interfere no seu sono? Com que frequência na última semana?
A dor interferiu em sua energia, humor, personalidade ou relacionamentos com outras pessoas?
Na última semana, com que frequência você tomou analgésicos?
Como você avalia sua saúde atualmente? Excelente, boa, regular, ruim ou péssima?

Fonte: Weiner e Herr, 2002.[5]

Exame físico

O exame físico é capaz de confirmar suspeição elencada na história clínica, devendo-se proceder a:

- Inspeção de posturas anormais, alterações da marcha e limitações na amplitude do movimento. Evidências de cifose, escoliose e alinhamentos articulares anormais devem ser identificadas.

- Avaliação dos sinais vitais padrão (temperatura, pressão arterial, frequência respiratória, pulso).
- Palpação na busca por espasmos musculares, pontos-gatilho e estudo dos *tender points.*
- Avaliação neurológica analisando mobilidade, equilíbrio, fraqueza muscular, atrofia, reflexos anormais ou disfunções.[6]

ESCALAS DE AVALIAÇÃO DA DOR

Uma variedade de instrumentos encontra-se disponível na literatura para categorizar e quantificar a dor. Essas escalas auxiliam na documentação inicial e no acompanhamento do tratamento, podendo ser agrupadas em unidimensionais ou multidimensionais.[7]

Escalas unidimensionais

As escalas unidimensionais consistem em um item único que normalmente está relacionado à intensidade da dor.

Escala de classificação numérica

Este tipo de escala de dor envolve o uso de números para avaliar a intensidade da dor. O intervalo mais usado é de 0 a 10. Zero corresponde a "sem dor" e dez corresponde à "pior dor possível" (Figura 1). [7]

Escala Visual Analógica

Este tipo de escala de dor geralmente se apresenta como uma linha reta de 10 centímetros. Os pontos finais de cada lado da linha definem os dois limites extremos: sem dor e dor extrema. Os indivíduos colocam um "x" na linha para indicar o nível de sua dor. O médico então mede onde o "x" está na linha para determinar uma pontuação de dor. [7]

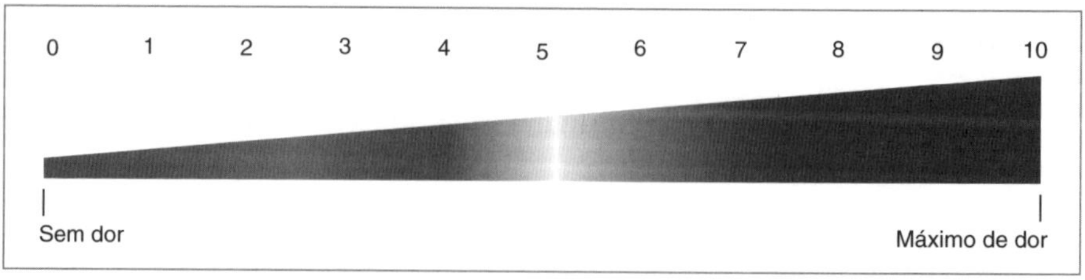

Figura 1 Escala Visual Numérica.

Fonte: Sociedade Brasileira de Geriatria e Gerontologia (SBGG).[7]

Escala categórica

Escala verbal de intensidade da dor que usa adjetivos como "leve", "desconfortante", "estressante", "horrível" e "excruciante" para descrever os níveis de dor (Figura 2). Os indivíduos escolhem um adjetivo que melhor corresponda à intensidade de sua dor.[7]

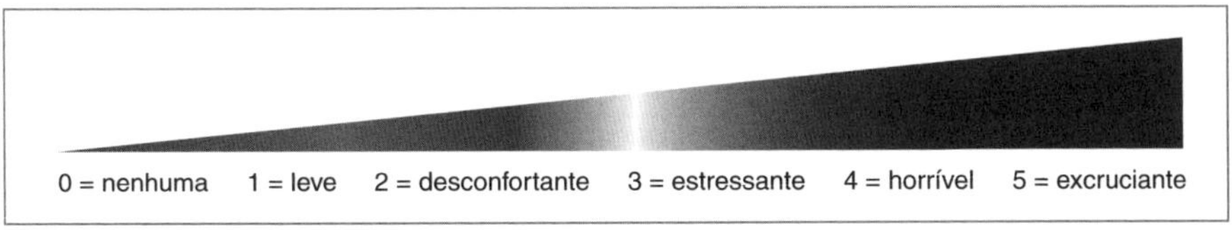

Figura 2 Escala de Intensidade de Dor Presente (PPI).

Fonte: Sociedade Brasileira de Geriatria e Gerontologia (SBGG).[7]

Escala Visual

Escala visual de intensidade da dor que mostra rostos com expressões variadas, desde um grande sorriso até um rosto cheio de lágrimas (Figura 3).[7]

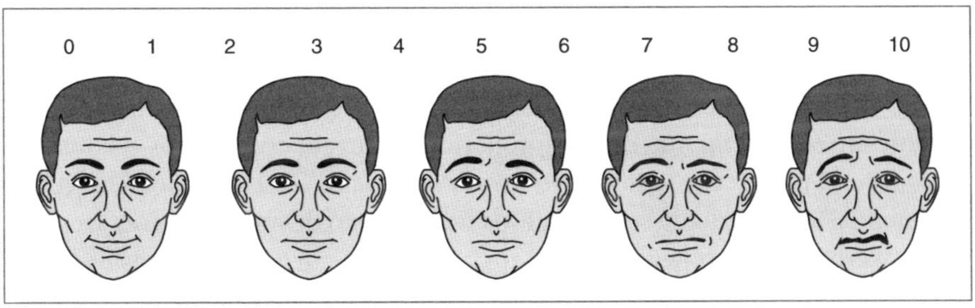

Figura 3 Escala Visual.

Fonte: Sociedade Brasileira de Geriatria e Gerontologia (SBGG).[7]

Escalas multidimensionais de dor

As escalas de dor multidimensionais, apesar de fornecerem mensurações mais estáveis, não são tão comumente usadas quanto as escalas de dor unidimensional.

Medida de Dor Geriátrica

A escala *Geriatric Pain Measure* (GPM) é recomendada para pessoas com múltiplas comorbidades. Avalia a intensidade da dor e os aspectos psicológicos e funcionais, que constituem um elemento-chave da perda da independência, diminuição da aptidão e exclusão da vida social e espiritual (Anexo 1).[9]

Inventário Breve da Dor

É uma ferramenta rápida e simples para os indivíduos indicarem a intensidade de sua dor. Ele usa perguntas para abordar facetas da dor sentida nas últimas 24 horas.

Questionário McGill de Dor

Ajuda a avaliar a dor de uma pessoa com base em um conjunto de adjetivos fornecidos. Os indivíduos atribuem uma classificação numérica a cada adjetivo para indicar como a palavra representa sua dor.[7]

CONSIDERAÇÕES PARA PACIENTES COM PREJUÍZO COGNITIVO

Os idosos com demência leve a moderada podem relatar a dor de forma confiável, ao passo que idosos com graves problemas cognitivos, inconscientes e/ou intubados durante um episódio de doença crônica grave, são incapazes de comunicar suas experiências de dor.[8,10]

A incapacidade de usar a linguagem verbal representa a principal barreira para avaliação e tratamento da dor. Para esses indivíduos, são necessárias abordagens alternativas para avaliação da dor, envolvendo observação de comportamentos da dor e relatos de dor por procuração.

Para idosos com comprometimento cognitivo grave que apresentam dificuldade em verbalizar sua dor, os profissionais devem confiar nos relatos dos cuidadores e nas escalas observacionais. A American Geriatrics Society (AGS) recomenda a avaliação de seis domínios nesse grupo de indivíduos: expressões faciais, verbalizações/vocalizações, movimentos do corpo, mudanças nas interações interpessoais, mudanças nos padrões/rotinas de atividade e alterações do estado mental.[11]

Existem inúmeros instrumentos comportamentais para a avaliação não verbal da dor. Embora existam ferramentas promissoras, atualmente não há recomendação para uma escala específica.

O *Pain Assessment in Advanced Dementia* (PAINAD) é frequentemente usado (Anexo 1). O paciente é observado por 3 a 5 minutos durante uma atividade para observar respiração, vocalizações negativas, expressões faciais, linguagem corporal e consolabilidade. Cada domínio é pontuado de 0 a 2, com uma pontuação total possível de 0 a 10. A versão brasileira já teve analisadas as propriedades psicométricas de validade, confiabilidade e concordância interavaliadores.[10]

O *Pain Assessment Checklist for Seniors with Limited Ability to Communicate* (PACSLAC) consiste em uma lista de verificação com um total de 60 itens e abrange os seis domínios comportamentais anteriormente listados.[12]

EXAMES COMPLEMENTARES

Os exames de imagem devem ser restritos a pacientes nos quais a história e o exame físico estabeleçam a hipótese de uma doença que requeira intervenção (p. ex., dor no quadril indicativa de possível osteoartrite do quadril, claudicação neurogênica indicativa de possível estenose espinhal lombar).[13]

TRATAMENTO

O controle da dor deve ser feito por meio de uma abordagem multidisciplinar, multidimensional e multimodal. Os princípios do controle da dor têm sido resumidos em seis princípios pela Organização Mundial da Saúde (OMS):

1. Pela boca: a via oral é a via de escolha.
2. Pelo relógio: doses fixas das medicações de acordo com a meia-vida de cada medicamento.
3. Pela escada: os degraus clássicos são compostos por analgésicos simples, opioides e métodos invasivos.
4. Para o indivíduo: a dosagem e a escolha do analgésico devem ser definidas de acordo com a característica da dor do paciente. As necessidades individuais para analgesia variam enormemente.
5. Uso de adjuvantes: para aumentar a analgesia (corticosteroides, anticonvulsivantes); para controlar efeitos adversos dos opiáceos (antieméticos, laxativos); para controlar sintomas que contribuem para a dor do paciente, como ansiedade, depressão e insônia.
6. Atenção aos detalhes: explorar a "dor total" do paciente, determinando o que o paciente sabe sobre sua situação, seus medos e crenças.[13]

Tratamento não farmacológico

As terapias não farmacológicas podem ser agrupadas em intervenções físicas (incluindo fisioterapia, atividade física, termoterapia, acupuntura, manipulação quiroprática, massagem e outras) e intervenções psicoeducativas (como terapia cognitivo-comportamental, musicoterapia, arteterapia, higiene do sono, hipnose, meditação e educação do paciente).

O tratamento não farmacológico tem como vantagens o baixo custo financeiro, o fato de ser não invasivo e apresentar pouco ou nenhum efeito colateral, além de poder ser utilizado de forma coadjuvante à terapia farmacológica, contribuindo para reduzir as doses de analgésicos, dessa forma reduzindo o risco de efeitos colaterais.[7]

Tratamento farmacológico

As vias de administração, os medicamentos e suas doses devem ser selecionados com menor probabilidade de causar toxicidade, efeitos colaterais ou interações com outros medicamentos. É prudente reavaliar frequentemente os pacientes para alívio da dor e de efeitos colaterais à medida que as doses são ajustadas.

Analgésicos simples

Dipirona

A dipirona é um derivado pirazolônico não narcótico com efeitos analgésico, antipirético e espasmolítico. O mecanismo de ação ainda não está claramente elucidado, parecendo concorrer com mecanismos periféricos e centrais. Em nível periférico, alguns trabalhos enfatizam a ação da dipirona sobre a hiperalgesia decorrente da lesão tecidual. Em nível central, postula-se a capacidade de inibição das prostaglandinas no sistema nervoso central e sua possível capacidade de inibir uma isoenzima da cicloxigenase-3 (COX 3).

Os efeitos colaterais graves descritos na literatura são: agranulocitose, leucopenia, trombocitopenia, leucopenia, anemia hemolítica, síndrome de Stevens-Johnson, síndrome de Lyell e choque.

A posologia recomendada é de 500 a 2.000 mg a cada seis horas.[13]

Paracetamol (acetaminofeno)

É o tratamento de primeira linha no manejo da dor crônica leve em idosos na literatura americana. Os pacientes devem ser informados sobre a dose máxima segura pela potencial toxicidade hepática. Uma abordagem prudente é uma dose máxima de acetaminofeno inferior a 3 g em 24 horas ou inferior a 2 g por dia em pacientes frágeis, naqueles com mais de 80 anos de idade e naqueles que consomem álcool regularmente.

A posologia recomendada na diretriz da American Geriatric Society sobre o manejo da dor crônica é de 500 a 1.000 mg a cada 4 ou 6 horas, dose máxima de 4 g/dia.[11]

Anti-inflamatórios não esteroides

Acredita-se que a ação anti-inflamatória destes medicamentos esteja relacionada à inibição da COX-2, enquanto seus efeitos indesejáveis – particularmente os que afetam o trato gastrintestinal – resultam sobretudo de sua inibição da COX-1. A maioria dos anti-inflamatórios não esteroides (AINE) tradicionais inibe tanto a COX-1 como a COX-2 (p. ex., ibuprofeno, naproxeno, diclofenaco, cetorolaco, nimesulida e tenoxicam).

Compostos com ação inibitória seletiva sobre a COX-2 (p. ex., celocoxibe, parexocibe) estão hoje em uso clínico; no entanto, apesar de esses fármacos apresentarem menos efeitos gastrinestinais adversos, aumentam o risco de eventos coronarianos e vasculares.

Os AINE são indicados para pacientes com dores visceral, dor óssea, muscular e articular. Atentar para os efeitos colaterais de lesão renal e lesão gastrintestinal. Pacientes em uso de AINE devem ser avaliados periodicamente quanto à sua função renal, coagulação, pressão arterial e função cardíaca, principais sítios de efeitos adversos. O naproxeno é uma escolha razoável em pacientes com risco de doença cardiovascular. Pacientes com risco de toxicidade gastrintestinal devem ter um agente gastroprotetor (inibidor de bomba de prótons ou misoprostol) prescrito.[11]

Para idosos, recomendam-se AINE com menor meia-vida, em vez daqueles com meia-vida mais longa como os oxicans (piroxicam, tenoxicam, meloxicam). Alguns exemplos de AINE são:

- Naproxeno: 250 mg 2×/dia ou 500 mg 1×/dia; dose máxima de 500 mg/dia (não usar por mais de 10 dias).
- Ibuprofeno: 200 a 800 mg a cada 6 a 8 horas; dose máxima de 3.200 mg/dia.
- Diclofenaco: 100 a 150 mg/dia, divididos em 2 a 3 tomadas; dose máxima diária 200 mg/dia.
- Cetoprofeno: 100 mg 2×/dia; dose máxima de 300 mg/dia.
- Celecoxibe: 200 a 400 mg/dia.

Opioides

O ópio é um extrato do suco da papoula (*Papaver somniferum*), que contém morfina, o agonista de opioides prototípico e outros alcaloides relacionados. Os receptores de opioides no organismo são responsáveis pela maioria dos seus efeitos analgésicos e por alguns de seus principais efeitos adversos.

Ao considerar o uso de medicamentos opioides para o paciente idoso com dor crônica, existe a abordagem proposta pela American Geriatrics Society Panel on the Pharmacological Management of Persistent Pain in Older Persons, que preconiza os seguintes questionamentos:

1. Qual é a prática convencional para este tipo de dor ou paciente?
2. Existe uma terapia alternativa que provavelmente terá um índice terapêutico equivalente ou melhor para controle da dor, restauração funcional e melhora na qualidade de vida?
3. O paciente tem problemas médicos que podem aumentar o risco de efeitos adversos relacionados aos opioides?
4. É provável que o paciente gerencie a terapia com opioides de forma responsável (ou um cuidador relevante provavelmente o auxilie nessa prescrição responsavelmente)?

A escolha e a dose do opioide específico dependem da via de administração desejada (p. ex., oral *vs.* transdérmica), tempo de início, duração da ação, interações com outros medicamentos, condições médicas coexistentes e sensibilidade aos efeitos colaterais.[11]

Codeína

A codeína em si não é ativa; ela precisa ser metabolizada no fígado e é convertida em morfina para efeito analgésico. Alguns indivíduos não possuem essa enzima conversora, assim, não metabolizam a medicação e, consequentemente, não têm efeito analgésico com ela.

Apresenta efeito antitussígeno, considerável efeito obstipante (importante lembrar do uso de laxativos irritativos).

Pode ser administrada por via oral, sonda nasoenteral ou gastrostomia. O uso não é recomendado por via intravenosa pelo efeito de apneia e hipotensão arterial decorrente da liberação de histamina.

A posologia inicial é de 7,5 ou 30 mg a cada seis horas. A dose máxima é 360 mg/dia. Equipotência analgésica: 1/10 da morfina oral.[14]

Tramadol

O tramadol apresenta o benefício adicional de ser uma boa opção para casos de dor neuropática. Pode ser administrado por via oral, intravenosa e hipodermóclise.

A posologia inicial é de 37,5 ou 50 mg a cada 8 horas. A dose máxima é 400 mg/dia, a cada 6 ou 8 horas. A formulação intravenosa tem potência analgésica menor que a formulação oral e há relatos de diminuição de limiar convulsivo com a formulação injetável.

A equipotência analgésica é 1/6 a 1/10 da morfina oral.[14]

Morfina

Apresenta meia-vida curta e início de ação rápido. Por essas características, é a droga de escolha para analgesia de resgate em pacientes em uso de opioides fortes.

Apresenta metabolismo hepático e excreção renal. Deve ser usada com cautela em pacientes com doença hepática ou renal.

Pode ser administrada por via oral, sonda nasoenteral, gastrostomia, intravenosa, subcutânea e hipodermóclise.

A posologia inicial dependerá do esquema prévio de opioides utilizados, sendo administrada a cada quatro horas. Recomenda-se ajuste para pacientes com disfunção renal ou hepática, ou idosos frágeis, considerando a cada seis horas. Não tem efeito teto; o que limita o aumento de dose é o efeito colateral.[14]

Metadona

Estudos sugerem melhor ação na dor neuropática. Produz menos euforia e dependência que outros opioides. Por não ter metabólito ativo, é uma opção para pacientes com insuficiência renal.

Sua meia-vida longa e imprevisível exige cautela na titulação de doses, sendo recomendável aguardar de 3 a 5 dias para estabilização de nível sérico antes de considerar aumentar a dose. Embora tenha início de ação rápido, não se recomenda utilizar metadona como resgate.

Pode ser administrada por via oral, intravenosa, subcutânea e hipodermóclise.

A posologia inicial dependerá do esquema prévio de opioides utilizado. Como regra, em pacientes idosos virgens de opioides inicia-se a dose de 2,5 mg/dia.

Em geral, é empregada a cada 8 ou 12 horas. Em caso de doses mais altas, considerar fracionar a cada 6 horas.

A potência com morfina é não linear. Sugere-se o nomograma de conversão de morfina oral (mg/dia) para metadona oral (mg/dia). A metadona intravenosa é cerca de duas vezes mais potente que a oral.

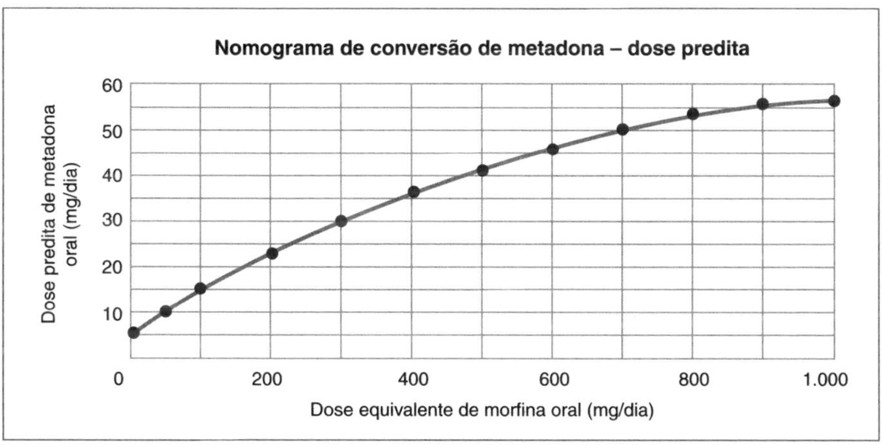

Figura 4 Nomograma de conversão de morfina oral para metadona oral.
Fonte: Toombs, 2008.[17]

Pode alargar o intervalo QT; sugere-se realizar acompanhamento com eletrocardiograma.

Oxicodona

Para a maioria dos pacientes, uma dose inicial razoável consistiria em 10 mg a cada 12 horas. Não tem efeito teto; o que limita o aumento de dose é o efeito colateral. A via de administração é somente oral (o comprimido não pode ser triturado e, consequentemente, não pode ser administrado via sonda nasoenteral ou por gastrostomia).

Para cálculo da equipotência analgésica, é cerca de duas vezes mais potente que a morfina oral. No Brasil existe o comprimido de liberação cronogramada. A absorção tem duas fases: na primeira, a meia-vida é de 0,6 horas e, na segunda fase, de 6,9 horas; logo, promove alívio da dor na primeira hora e seu efeito persiste por 12 horas.[13]

Fentanil transdérmico

Seu uso no controle da dor aguda é pouco prático. Recomenda-se ajustar a analgesia primeiro com morfina e depois de titulada a dose fazer a rotação para fentanil transdérmico.

É uma medicação indicada para pacientes que não possuem a via oral disponível e para pacientes com insuficiência renal. Apresenta menor efeito obstipante que os demais opioides.

Em situações de alta temperatura (p. ex., febre), pode haver maior absorção de medicação e, consequentemente, maior risco de efeitos colaterais.

O adesivo deve ser aplicado na pele e trocado a cada 72 horas (3 dias). Demora cerca de 24 horas para iniciar o efeito analgésico; logo, é importante deixar outro opioide nas primeiras horas de uso do primeiro adesivo para que o paciente não fique sem analgésico. O adesivo tem ação por 72 horas e, após sua retirada, pode haver efeito residual por até 18 horas (portanto, na troca de adesivos não há indicação de utilizar outro opioide), Tabela 1.[13]

Tabela 1 Dose recomendada de Durogesic® D-Trans, com base na dose diária oral de morfina

Dose oral de morfina/24 h (mg/dia)	Dose de Durogesic® D-Trans (mcg/h)
< 90	12
90-134 (adultos)	25
135-224	50
225-314	75
405-494	100
495-584	125
585-674	150
675-764	175
765-854	200
855-944	225
945-1034	275
1035-1124	300

Fonte: Durogesic® D-Trans, 2020.[18]

Buprenorfina transdérmica

A menor posologia disponível é de 5 mcg/hora. O adesivo deve ser trocado a cada 7 dias. Sugere-se ajustar a analgesia primeiro com morfina e depois de titular a dose, fazendo a rotação para adesivo (Tabela 2). Indicada para pacientes que não possuem a via oral disponível e para pacientes com insuficiência renal.[13]

Não é necessário ajuste de dose em pacientes com insuficiência renal nem em idosos. Recomenda-se aguardar até três dias após a aplicação do primeiro adesivo para que se alcance o efeito da medicação, devendo-se aguardar esse prazo para titulação. Utilizar até dois adesivos concomitantes de 5, 10 ou 20 mg de buprenorfina transdérmica.[15]

Tabela 2 Dose inicial recomendada de buprenorfina transdérmica com base na dose diária de morfina oral

Dose diária de morfina oral equivalente	< 30 mg (ou pacientes virgens de opioide)	30-80 mg
Dose inicial recomendada de buprenorfina transdérmica	5 mg (5 mcg/h)	10 mg (10 mcg/h)

Fonte: Wiermann et al., 2014.[14]

Adjuvantes

Especialmente para auxiliar no tratamento da dor crônica, tem-se à disposição uma farmacologia antiálgica adjuvante.

Antidepressivos

Os antidepressivos tricíclicos (ADT) e os inibidores seletivos da recaptação da serotonina e norepinefrina (IRSN) são usados no tratamento da dor neuropática crônica.

Os IRSN não possuem ação agonista sobre os receptores; limitam-se a inibir a recaptação de sertralina e noradrenalina, possuindo, com isso, um perfil farmacológico mais seguro e com menos efeitos adversos. Fazem parte desse grupo os seguintes fármacos:[13]

- Venlafaxina: dose inicial de 75 mg/dia, dose máxima de 225 mg/dia.
- Desvenlafaxina: 50 mg/dia, dose máxima de 200 mg/dia.
- Duloxetina: dose inicial de 30 mg/dia via oral (VO); dose máxima de 60 mg/dia.

Os ADT são altamente anticolinérgicos, levando à sedação, disfunção cognitiva e hipotensão ortostática, esses efeitos adversos são mais proeminentes em ADT mais antigos (p. ex., amitriptilina) e com menor prevalência nas aminas secundárias (p. ex., nortriptilina, desipramina). Todos os ADT constam na lista

Beers, onde se encontram os medicamentos potencialmente inapropriados para adultos mais velhos. Não há relação dose-resposta clara, isto é, o efeito analgésico costuma ser obtido com dosagens baixas (p. ex., amitriptilina 25 mg/dia).

- Amitriptilina: em idosos, começar com 10 mg/dia; não recomendada para pacientes com glaucoma e arritmia cardíaca; dose máxima de 150 mg.
- Nortriptilina: dose inicial de 25 mg; dose máxima de 150 mg à noite.[13]

Anticonvulsivantes

A pregabalina e a gabapentina têm um perfil de segurança melhor em idosos. Os efeitos colaterais mais comuns são tonturas, sonolência, fadiga e alterações de peso.

- Pregabalina: dose inicial de 50 a 75 mg ao dia; dose máxima de 150 a 300 mg, 2×/dia.
- Gabapentina: sugere-se iniciar com doses mais baixas de 100 mg/dia em idosos. O efeito analgésico costuma ser visto a partir de 300 mg 3×/dia VO e a dose máxima é 3.600 mg/dia.[16]

Relaxantes musculares

Relaxantes musculares como baclofeno e ciclobenzaprina podem não ser tolerados em idosos por seus efeitos colaterais, incluindo sedação, tontura, efeitos anticolinérgicos e fraqueza.[13]

Anexo 1 Questionário *Geriatric Pain Measure*, versão em português

Nome:	Data:
Por favor, responda cada pergunta marcando sim ou não	**Resposta**
1. Você tem ou acha que teria dor com atividades intensas como: correr, levantar objetos pesados ou participar de atividades que exigem esforço físico?	( ) Não ( ) Sim
2. Você tem ou acha que teria dor com atividades moderadas como mudar uma mesa pesada de lugar, usar um aspirador de pó, fazer caminhadas ou jogar bola?	( ) Não ( ) Sim
3. Você tem ou acha que teria dor quando levanta ou carrega uma sacola de compras?	( ) Não ( ) Sim
4. Você tem ou acha que teria dor se subisse um lance de escadas?	( ) Não ( ) Sim
5. Você tem ou teria dor se subisse apenas alguns degraus de uma escada?	( ) Não ( ) Sim

continua

Anexo 1 Questionário *Geriatric Pain Measure*, versão em português (*Continuação*)

Nome:	**Data:**
Por favor, responda cada pergunta marcando sim ou não	**Resposta**
6. Você tem ou teria dor quando anda mais que um quarteirão?	( ) Não ( ) Sim
7. Você tem ou teria dor quando anda um quarteirão ou menos?	( ) Não ( ) Sim
8. Você tem ou teria dor quando toma banho ou se veste?	( ) Não ( ) Sim
9. Você já deixou de trabalhar ou fazer atividades por causa da dor?	( ) Não ( ) Sim
10. Você já deixou de fazer algo de que você gosta por causa da dor?	( ) Não ( ) Sim
11. Você tem diminuído o tipo de trabalho ou outras atividades que faz por causa da dor?	( ) Não ( ) Sim
12. O trabalho ou suas atividades já exigiram muito esforço por causa da dor?	( ) Não ( ) Sim
13. Você tem problemas para dormir por causa da dor?	( ) Não ( ) Sim
14. A dor impede que você participe de atividades religiosas?	( ) Não ( ) Sim
15. A dor impede que você participe de qualquer outra atividade social ou recreativa (além de serviços religiosos)?	( ) Não ( ) Sim
16. A dor te impede ou impediria de viajar ou usar transportes comuns?	( ) Não ( ) Sim
17. A dor faz você sentir fadiga ou cansaço?	( ) Não ( ) Sim
18. Você depende de alguém para te ajudar por causa da dor?	( ) Não ( ) Sim
19. Na escala de 0 a 10, com zero significando sem dor e o 10 significando a pior dor que você possa imaginar, como está a sua dor hoje? 0 1 2 3 4 5 6 7 8 9 10	(0-10)
20. Nos últimos sete dias, em uma escala de 0 a 10, com zero significando dor nenhuma e 10 significando a pior dor que você consegue imaginar, indique o quanto em média sua dor tem sido intensa. 0 1 2 3 4 5 6 7 8 9 10	(0-10)
21. Você tem dor que nunca some por completo?	( ) Não ( ) Sim
22- Você tem dor todo dia?	( ) Não ( ) Sim
23. Você tem dor várias vezes por semana?	( ) Não ( ) Sim
24. Durante os últimos sete dias, a dor fez você se sentir triste ou depressivo?	( ) Não ( ) Sim
Pontuação – Dê um ponto para cada "Sim" e some as respostas numéricas	
Pontuação total (0-42) Pontuação ajustada (pontuação total × 2,38) (0-100)	

Fonte: Gambaro et al., 2009.[9]

Anexo 2 Versão brasileira da escala *Pain Assessment in Advanced Dementia* (PAINAD-Brasil)

Itens	0	1	2
Respiração independente de vocalização	Normal	Eventual dificuldade na respiração Período curto de hiperventilação	Respiração ruidosa com dificuldade Período longo de hiperventilação Respirações de Cheyne-Stokes
Vocalização negativa	Nenhuma	Queixas ou gemidos eventuais Fala em baixo volume com qualidade negativa ou desaprovativa	Chama repetidamente de forma perturbada Queixas ou gemidos altos Gritos e choro
Expressão facial	Sorri ou inexpressivo	Triste Assustado Sobrancelhas franzidas	Caretas
Linguagem corporal	Relaxado	Tenso Agitado e aflito Inquieto	Rígido Punhos cerrados Joelhos fletidos Resistência à aproximação ou ao afastamento Agressivo
Consolabilidade	Sem necessidade de consolo	Distraído ou tranquilizado pela voz ou toque	Impossível de ser consolado, distraído ou tranquilizado

REFERÊNCIAS BIBLIOGRÁFICAS

1. Proctor WR, Hirdes JP. Pain and cognitive status among nursing home residents in Canada. Pain Res Manag. 2001;6:119125.
2. Weiner DK, Rudy TE, Morrow L, Slaboda J, Lieber S. The relationship between pain, neuropsychological performance, and physical function in community-dwelling older adults with chronic low back pain. Pain Med. 2006;7:60.
3. Karp JF, Reynolds CF 3rd, Butters MA, Dew MA, Mazumdar S, Begley AE, et al. The relationship between pain and mental flexibility in older adult pain clinic patients. Pain Med. 2006;7:444.
4. Bernabei R, Gambassi G, Lapane K, Landi F, Gatsonis C, Dunlop R, et al. Management of pain in elderly patients with cancer. SAGE Study Group. Systematic Assessment of Geriatric Drug Use via Epidemiology. JAMA. 1998;279:18771882.
5. Weiner D, Herr K. Comprehensive interdisciplinary assessment and treat- ment planning: an integrative overview. In: Weiner D, Herr K, Rudy T, editors. Persistent pain in older adults: an interdisciplinary guide for treatment. New York: Springer; 2002. p.18.

6. Reid MC, Eccleston C, Pillemer K. Management of chronic pain in older adults. BMJ. 2015;350:h532.
7. Sociedade Brasileira de Geriatria e Gerontologia (SBGG). Dor: o quinto sinal vital – abordagem prática no idoso. 2018 [citado em 14 nov. 2023]. Disponível em: http:// https://sbgg.org.br/wp-content/uploads/2018/08/SBGG_-Guia_de_Dor-_final_site.pdf
8. Cardoso J, Apagueno B, Lysne P, Hoyos L, Porges E, Riley JL, et al. Pain and the Montreal Cognitive Assessment (MoCA) in Aging. Pain Med. 2021;22:1776.
9. Gambaro RC, Santos FC, Thé KB, Castro LA, Cendoroglo MS. Avaliação de dor no idoso: proposta de adaptação do "Geriatric Pain Measure" para a língua portuguesa. Rev Bras Med (Rio de Janeiro). 2009;66(1):62-5.
10. Warden V, Hurley AC, Volicer L. Development and psychometric evaluation of the Pain Assessment in Advanced Dementia (PAINAD) scale. J Am Med Dir Assoc. 2003;4:9.
11. American Geriatrics Society Panel on Pharmacological Management of Persistent Pain in Older Persons. Pharmacological management of persistent pain in older persons. J Am Geriatr Soc. 2009;57:1331.
12. Fuchs-Lacelle S, Hadjistavropoulos T. Development and preliminary validation of the pain assessment checklist for seniors with limited ability to communicate (PACSLAC). Pain Manag Nurs. 2004;5:37.
13. D'Alessandro MPS, Pires CT, Forte DN, et al. Manual de cuidados paliativos. São Paulo: Hospital Sírio Libanês/Ministério da Saúde; 2020. 175p.
14. Wiermann EG, Diz MPE, Caponero R, Lages PSM, Araujo CZS, Bettega RTC, Souto AKBA. Consenso Brasileiro sobre Manejo da Dor Relacionada ao Câncer. Rev Bras Oncol Clínica. 2014 [citado em 14 nov. 2023];10(38). Disponível em: https://www.sboc.org.br/sboc-site/revista-sboc/pdfs/38/artigo2.pdf.
15. Vadivelu N, Hines RL. Management of chronic pain in the elderly: focus on transdermal buprenorphine. Clin Interv Aging. 2008;3:421.
16. Reisner L. Pharmacological management of persistent pain in older persons. J Pain. 2011;12:S21.
17. Toombs JD. Oral methadone dosing for chronic pain. A practitioner's guide. Pain treatment topics 2008 [citado em 14 nov. 2023]. Disponível em: http://pain-topics.org/.
18. Durogesic D-Trans (fentanila). São Paulo: Janssen-Cilag Farmacêutica Ltda.; 2020. Bula de remédio. Disponível em: https://www.janssen.com/brasil/ sites/www_janssen_com_brazil/files/prod_files/live/durogesic_d-trans_pub_vps.pdf.

26
Dor em pediatria

Denise Varella Katz

INTRODUÇÃO

Nosso organismo está, desde o nascimento, preparado para responder a alertas de dano potencial ou real, por meio da nocicepção. Até mesmo em neonatos prematuros as funções nociceptivas já estão ativas, e a experiência de dor ou prazer tem um poderoso impacto no aprendizado e no desenvolvimento neurológico.[1]

O processamento nociceptivo na infância sofre importantes mudanças a partir do nascimento. As vias nociceptivas são funcionantes, mas as mudanças estruturais e funcionais que ocorrem em seus diferentes níveis podem alterar as respostas aos estímulos nocivos e influenciam assim na resposta à analgesia e à lesão. Estudos experimentais são essenciais para a investigação e compreensão:

- De alterações na estrutura e função da via nociceptora.
- Da farmacodinâmica analgésica.
- Do impacto agudo e de longo prazo de diferentes formas de lesão.[2]

A adequada avaliação e o tratamento eficaz da dor em crianças são de grande prioridade para pacientes, pais e profissionais de saúde. O termo "crianças" engloba um grupo extremamente amplo, de neonatos prematuros até adolescentes. Há mudanças marcantes relacionadas à idade que afetam todos os aspectos do manejo da dor, incluindo avaliação, respostas fisiológicas e farmacológicas e a importância de diferentes desfechos clínicos.[2]

O modelo multidisciplinar, ideal para a abordagem eficaz da dor, deve ter foco no cuidado centrado no paciente.[3]

A escada analgésica da Organização Mundial da Saúde (OMS)[4] fornece uma base sólida para o tratamento da dor, que pode ser construída para refletir o pensamento e as técnicas mais modernas em torno de sua abordagem (Figura 1).

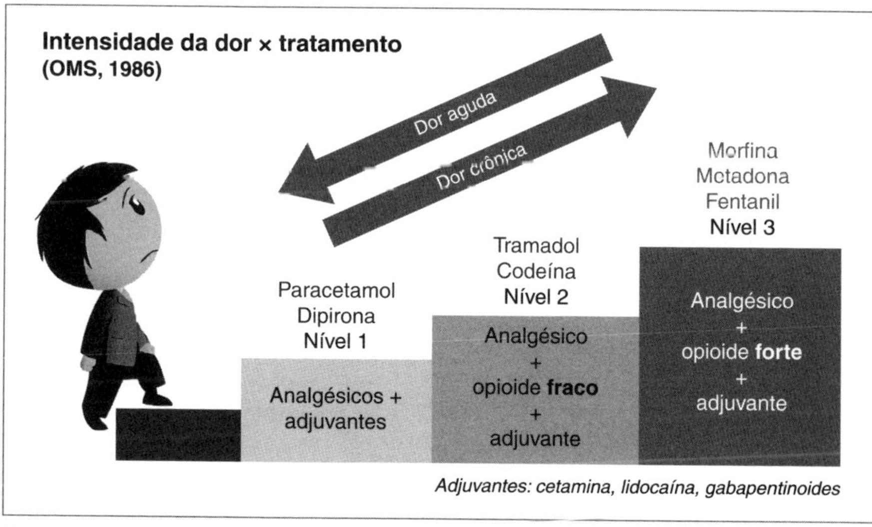

Figura 1 Escada analgésica da OMS.[4]

O manejo pós-operatório da dor aguda[5] traz modificações que atualizam a escada da OMS, preconizando cinco recomendações para o uso correto de analgésicos:

1. Usar a forma oral de medicação sempre que possível.
2. Os analgésicos devem ser administrados em intervalos regulares.
3. Os analgésicos devem ser administrados com base na gravidade da dor, avaliada por meio de uma escala de intensidade.
4. A dosagem do medicamento deve ser adaptada para cada paciente.
5. Deve-se manter a atenção aos detalhes durante a prescrição de medicamentos para a dor (Figura 2).

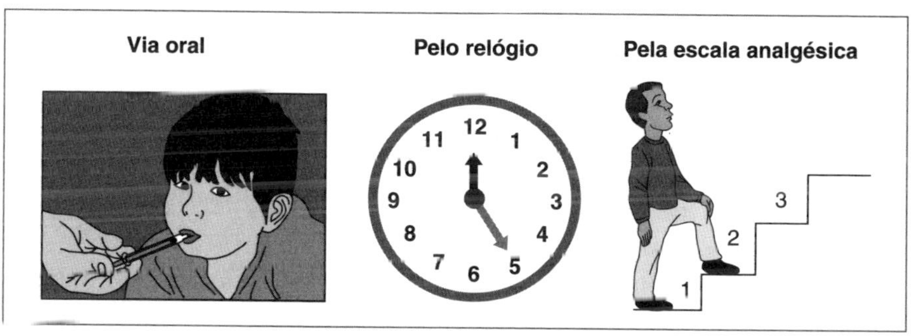

Figura 2 Recomendação da OMS.

Fonte: adaptada de American Society of Anesthesiologists Task Force on Acute Pain Management, 2012.[5]

A definição da International Association for the Study of Pain (IASP), "uma experiência sensorial e emocional desagradável associada a dano real ou potencial ao tecido, ou descrita em termos de tal dano",[6] enfatiza a natureza física e emocional da dor. Uma observação adicional é pertinente à dor sentida por crianças: "A incapacidade de se comunicar verbalmente não nega a possibilidade de que um indivíduo esteja sentindo dor e necessite de tratamento analgésico apropriado. A dor é sempre subjetiva... "[7] (Figura 3).

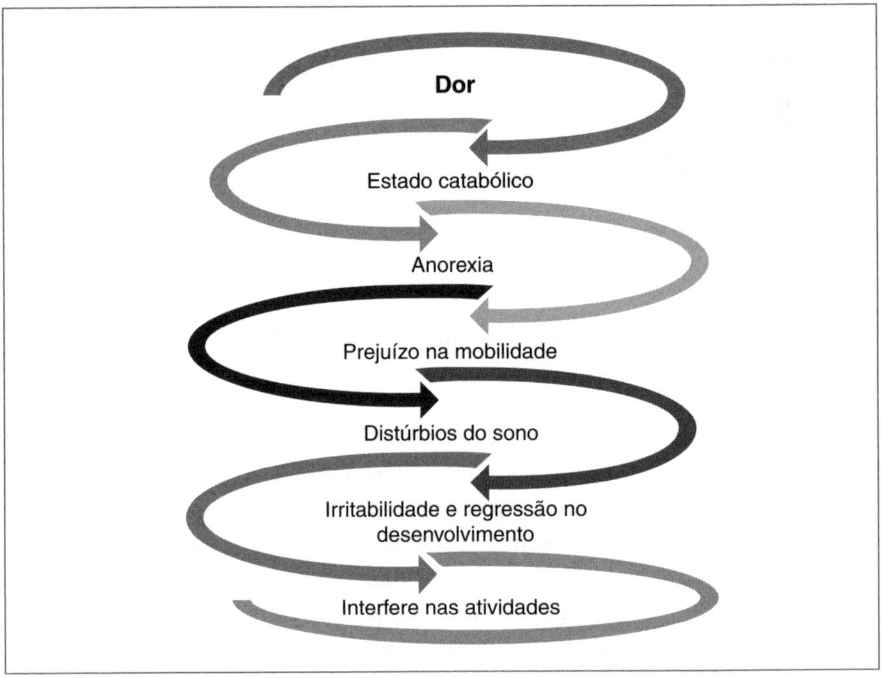

Figura 3 Dor em crianças.

BASES PARA A AVALIAÇÃO DA CRIANÇA COM DOR: HISTÓRIA E EXAME CLÍNICO

A avaliação inicial da dor de uma criança inclui história detalhada, exame físico, diagnóstico das causas e avaliação da intensidade da dor, usando uma ferramenta de medição de dor apropriada para a idade.

Essa avaliação envolve a obtenção de informações sobre localização, duração e características da dor, bem como seu impacto persistente em vários aspectos da vida da criança, como sono, estado emocional, relacionamentos, desenvolvimento e função física (Quadro 1).

Quadro 1 Guia de perguntas na avaliação clínica

- Que palavras a criança e a família usam para designar a dor?
- Quais pistas verbais e comportamentais faz a criança para expressar a dor?
- O que os pais e/ou cuidadores fazem quando a criança sente dor?
- O que os pais e/ou cuidadores não fazem quando a criança sente dor?
- O que funciona melhor para aliviar a dor?
- Onde está a dor e quais são suas características (local, gravidade, caráter da dor como descrito pela criança/pai, p. ex., afiado, queimando, dolorido, apunhalando, atirando, latejando)?
- Como a dor atual começou (foi repentina/gradual)?
- Há quanto tempo a dor está presente (duração desde o início)?
- Onde está a dor (locais únicos/múltiplos)?
- A dor perturba o estado emocional/sono da criança?
- A dor restringe a capacidade da criança de realizar atividades físicas normais (se sentar, ficar em pé, andar, correr)?
- A dor está restringindo a capacidade/vontade da criança de interagir com outras crianças, e a capacidade de brincar?

Deve-se tentar investigar a associação da dor com quaisquer fatores desencadeantes, perguntando sobre fatores agravantes e de alívio. Além disso, deve-se perguntar quais tratamentos de controle da dor foram usados anteriormente e qual foi sua eficácia.[7,8]

Após essa avaliação, um plano detalhado de controle da dor, incluindo intervenções farmacológicas e não farmacológicas, pode ser formulado e implementado com o cuidador principal da criança. A medição da dor deve ser realizada em intervalos regulares durante a implementação do plano de controle da dor. Isso permite a mensuração das mudanças na intensidade da dor ao longo do tempo e a avaliação da adequação e eficácia do tratamento escolhido, além de possibilitar que sejam feitos ajustes conforme necessário.[7,8]

O processo deve incluir uma avaliação do nível de desenvolvimento cognitivo da criança e informações sobre o comportamento normal da criança quando ela não está sentindo dor.[7,8]

Um exame físico completo é essencial e cada localização de dor deve ser avaliada cuidadosamente. Durante o exame, devem-se observar cuidadosamente quaisquer reações da criança, como caretas faciais, rigidez abdominal, flexão involuntária e pistas verbais que podem indicar dor. As informações coletadas da história e do exame físico ajudarão a identificar um diagnóstico diferencial da(s) causa(s) da dor, e podem orientar para a escolha de investigações laboratoriais e radiológicas para confirmar o diagnóstico, se ainda não estabelecido.[7,8]

COMO AVALIAR A DOR NAS DIFERENTES FASES DO DESENVOLVIMENTO

Para pacientes pré-verbais e crianças pequenas (idades entre 2 e 3 anos), devem-se utilizar métodos que envolvem a combinação da observação comportamental, como expressão facial e choro, com parâmetros fisiológicos.[9,10]

Para crianças em idades pré-escolar e escolar precoce (de 3 anos ou de 4 a 8 anos), que são capazes de fornecer algum autorrelato, as escalas de dor passam a incorporar essas medidas. No grupo mais jovem (idades de 3 a 4 anos), a dor pode ser expressa apenas de forma binária (ou seja, presente ou ausente), mas no início da idade escolar as crianças podem ser capazes de comunicar uma variedade de níveis de dor.[9,10]

O medo e a ansiedade podem complicar a avaliação da dor em crianças e, em alguns casos, pode levá-las a superestimar ou subestimar a dor. Por esse motivo, muitas escalas de comportamento são consideradas medidas de "sofrimento", que combinam dor, medo e ansiedade.[9,10]

Para recém-nascidos, bebês prematuros e bebês, as escalas de avaliação da dor são compostas de pontuações que consistem em parâmetros comportamentais, como caretas faciais, postura e choro, combinados com dados mais objetivos, como frequência cardíaca, pressão arterial e saturação de oxigênio. As classificações de dor podem ser errôneas em bebês gravemente doentes, porque, na vigência de sepse, hipotensão, insuficiência respiratória e outras condições, haverá mudanças em parâmetros fisiológicos e comportamentais em escalas compostas de dor. As escalas CRIES e de Rosto, Pernas, Atividade, Choro e Consolabilidade (FLACC), além do Perfil de Dor em Bebês Prematuros, foram validadas para bebês e bebês prematuros.[11-15]

A escala FLACC é amplamente utilizada. Envolve cinco itens, cada um pontuado de 0 a 2 para fornecer uma pontuação composta variando de 0 a 10. Ela é rápida e versátil e seus componentes englobam uma ampla gama de grupos de pacientes, incluindo bebês e pacientes mais velhos com deficiências de desenvolvimento (Tabela 1).[11,12]

Vários escores de dor de autorrelato validados foram desenvolvidos para crianças a partir de 4 anos, incluindo fotos ou desenhos de rostos, em que números apontam diferentes gradações de dor e um dispositivo de régua em que o aumento da intensidade da cor indica o aumento da intensidade da dor. Crianças pequenas são capazes de diferenciar a intensidade da dor quando apresentadas a expressões faciais, embora mais de cinco opções de expressões faciais interfiram na capacidade da criança de indicar a dor de maneira confiável (Figura 4).[10-15]

Tabela 1 Escala FLACC (recém-nascidos, crianças não verbais)

	Pontuação		
Categorias	**0**	**1**	**2**
Face	Nenhuma expressão especial ou sorriso	Caretas ou sobrancelhas franzidas de vez em quando, introversão, desinteresse	Tremor frequente do queixo, mandíbulas cerradas
Pernas	Normais ou relaxadas	Inquietas, agitadas, tensas	Chutando ou esticadas
Atividade	Quieta, na posição normal, movendo-se facilmente	Contorcendo-se, movendo-se para frente e para trás, tensa	Curvada, rígida ou com movimentos bruscos
Choro	Sem choro (acordada ou dormindo)	Gemidos ou choramingos, queixa ocasional	Choro continuado, grito ou soluço, queixa com frequência
Consolabilidade	Satisfeita, relaxada	Tranquilizada por toques, abraços ou conversas ocasionais; pode ser distraída	Difícil de consolar ou confortar

Fonte: Malviya S et al., 2006;[12] Voepel-Lewis et al., 2008.[13]

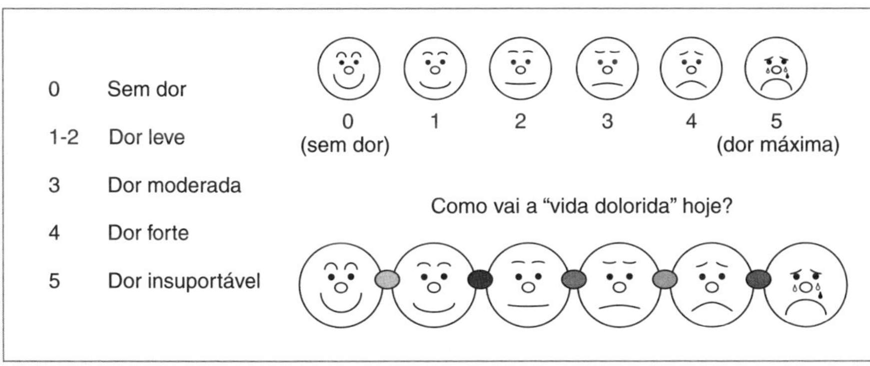

Figura 4 Escala Facial de Dor (> 3 anos).

Fonte: Hicks et al., 2001.[15]

A maioria das crianças e adolescentes em idade escolar tem maturidade cognitiva e emocional para usar escalas visuais analógicas numéricas de adultos; no entanto, a dor, a doença, a hospitalização e a separação dos pais fazem com que algumas crianças mais velhas e adolescentes regridam emocionalmente, tornando mais aplicáveis as escalas usadas para crianças mais novas, como a escala de rostos. A escala facial mais amplamente aceita e validada é a *Bieri Faces Pain Scale-Revised* (Figura 5, Tabela 2).[15]

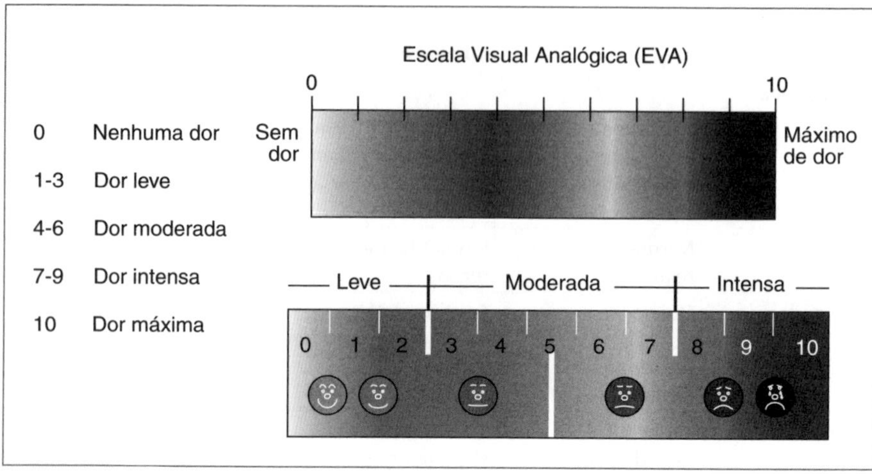

Figura 5 Escala analógica-numérica (> 6 anos).

Fonte: Hicks et al., 2001.[15]

Tabela 2 Resumo das ferramentas para avaliação da dor

Ferramenta	População-alvo	Sistema de pontuação	Escala
Escala de avaliação numérica (NRS) – EVN	7 anos ou mais	Peça ao paciente para atribuir um número à sua dor, sendo 0 sem dor e 10 a pior dor de todos os tempos	0-10 (leve 0-3, moderada 4-6, grave 7-10)
Escala de dor facial revisada (FPS-R) – FACES	5-12 anos	Escala baseada em imagens em que a criança seleciona 1 de 6 faces para representar sua experiência de dor	0-10 (leve 0-3, moderada 4-6, grave 7-10)
Escala de palavras de dor	3-7 anos ou crianças mais velhas que não conseguem usar o NRS	Peça à criança para quantificar a intensidade da dor usando palavras como "nenhuma", "um pouco", "média", "muita"	Palavras descritivas
Rosto revisado, pernas, atividade, grito, consolabilidade (r-FLACC)	2 meses a 7 anos de idade, ou pacientes não verbais/cognitivamente prejudicados de qualquer idade	5 itens de comportamento, cada um pontuado de 0 a 2 para um total de 10 pontos	0-10 (leve: 0-3, moderada 4-6, grave: ≥ 7)

Fonte: Peterson et al., 2019;[9] Brislin RPet al., 2005;[10] Merkel et al.,1997;[11] Malviya et al. 2006;[12] Voepel-Lewis et al., 2008;[13] Voepel-Lewis T et al., 2002;[14] Hicks et al., 2001.[15]

FARMACOLOGIA DOS ANALGÉSICOS EM BEBÊS E CRIANÇAS

As doses necessárias dos diferentes agentes analgésicos variam ao longo do desenvolvimento pós-natal e no primeiro ano de vida.[2,16-18] As variáveis farmacocinéticas mudam rapidamente após o nascimento e serão influenciadas por:

- Maturação do órgão (p. ex., função tubular renal e mudança em taxa de filtração glomerular); recém-nascidos têm taxas de filtração glomerular reduzidas nas primeiras semanas de vida, resultando na eliminação mais lenta de muitos medicamentos e metabólitos ativos de drogas que sofreram metabolismo hepático que são excretados pelos rins.[16-18]
- Composição corporal (p. ex., água corporal total aproxima-se de 85% em neonatos prematuros, 75% a termo e 60% aos 5 meses de idade).[16-18]
- Mudanças na concentração e ligação de proteínas (afetando o volume de distribuição); recém-nascidos e crianças pequenas têm concentrações plasmáticas de albumina e alfa-1-glicoproteína diminuídas, o que leva a diminuição da ligação às proteínas e maiores concentrações de fármaco ativo não ligado.[16-18]
- Mudanças nas vias de eliminação da droga. Recém-nascidos e lactentes menores que seis meses têm maturação retardada das enzimas hepáticas envolvidas no metabolismo de analgésicos, como opioides e alguns anestésicos locais, aumentando o risco de acúmulo e toxicidade do fármaco.[16-18]

As diferenças relacionadas à idade na farmacologia dos analgésicos são explicadas por uma combinação de fatores farmacocinéticos e farmacodinâmicos que variam com o desenvolvimento.

Analgésicos não opioides

Paracetamol

O paracetamol é o analgésico mais comumente prescrito em pediatria e tem sido usado com segurança em crianças de todas as idades. É normalmente indicado para dor leve a moderada e como antitérmico. Seu mecanismo de ação compreende a inibição da isoenzima COX-3, receptores canabinoides endógenos e vias de óxido nítrico.[19] A dosagem oral típica é de 10 a 15 mg/kg por dose. A dose diária máxima é de 40 mg/kg/dia para bebês prematuros e 75 mg/kg/dia para bebês a termo e crianças. Erros inadvertidos de dosagem levaram a relatos de insuficiência hepática fulminante entre bebês e crianças.[8,19]

Dipirona

A dipirona tem uso proibido nos Estados Unidos, Canadá e Japão, mas é bastante empregada na América do Sul e em alguns países da Europa. Assim como o paracetamol, sua indicação compreende as dores agudas nociceptivas, em lactentes a partir de seis meses de idade, com eficácia analgésica e antitérmica. Seu mecanismo de ação é pouco conhecido, mas parece envolver a via das COX-3 e receptores endocanabinoides. A dose da dipirona é de 20 a 25 mg/kg/dose, independentemente da via de administração (oral, intravenosa, retal).[20]

Anti-inflamatórios não esteroides

Os anti-inflamatórios não esteroides (AINE) são comumente usados para dor leve a moderada e para controle da febre em crianças. O uso de alguns AINE como ibuprofeno, cetorolaco e cetoprofeno em pacientes pós-cirúrgicos demonstrou reduzir o uso de opioides em aproximadamente 30 a 40%.[21,22] O ibuprofeno é o AINE mais estudado e utilizado em crianças para o tratamento da dor aguda, e é o único AINE aprovado para uso em crianças tão jovens quanto seis meses.[20] A incidência de efeitos colaterais é bastante baixa, inclusive quando administrado para alívio da dor pós-operatória. Os riscos de toxicidades renal e hepática aumentam em estados de diminuição do fluxo sanguíneo, como em cirurgias com significativa perda de sangue ou choque (Tabela 3).[23]

Analgésicos opioides

Estudos clínicos e experimentais com opioides demonstram diferenças farmacocinéticas e farmacodinâmicas relacionadas à idade no que tange à analgesia e aos efeitos colaterais em crianças. Os opioides têm ação prolongada em

Tabela 3 Doses de analgésicos não opioides e AINE[8,19-22]

	Pacientes < 60 kg	Pacientes > 60 kg
Paracetamol	10-15 mg/kg a cada 4 h h VO	650-1.000 mg a cada 4 h VO
Dipirona	20-25 mg/kg a cada 6 h VO, IV, VR	500-1.000 mg a cada 6 h VO, IV, VR
Ibuprofeno	6-10 mg/kg a cada 6 ou 8 h VO	400-600 a cada 6 h VO
Cetorolaco	0,3-0,5 mg/kg a cada 6 ou 8 h IV, máx. 5 dias	15-30 mg a cada 6 ou 8 h IV, máx. 5 dias
Cetoprofeno	0,5-1 mg/kg a cada 12 h VO, IV	50-75 mg a cada 12 h VO, IV
Diclofenaco	0,5-1 mg/kg a cada 12 h VO, IV	50-75 mg a cada 12 h VO, IV

IV: intravenoso; VO: via oral; VR: via retal.
Nota: as diretrizes de dosagem listadas aqui se referem a crianças acima de 1 ano de idade. Dose máxima de paracetamol: 75 mg/kg/dia. Outras modificações na dosagem são necessárias para o uso desses agentes em recém-nascidos a termo e pré-termo e em bebês.

neonatos e lactentes, por causa de sistemas enzimáticos hepáticos imaturos, mudanças na capacidade de ligação às proteínas e excreção renal imatura de metabólitos ativos.[24]

Crianças com hipertrofia tonsilar, apneia obstrutiva do sono, condições neurológicas e anormalidades craniofaciais, recém-nascidos e bebês prematuros devem ter especial atenção, pois apresentam risco aumentado de apneia e hipoventilação. Dosagem cuidadosa, monitoramento cardiorrespiratório e observação cuidadosa da amamentação são necessários para neonatos e bebês mais jovens recebendo opioides.[24] Ao prescrever opioides para crianças, deve-se ter preferência pela forma oral ou enteral. A gravidade da dor do paciente não deve levar ao uso automático de opioides intravenosos em vez da forma enteral.[3,24]

Codeína

Indicada para tratar dor leve a moderada, a codeína vem tendo seu uso desencorajado em crianças.[25] A codeína é uma pró-droga inativa, que sofre metabolização no fígado, onde é desmetilada em morfina, responsável pelo seu efeito analgésico.[25,26] Um estudo de crianças submetidas a cirurgia que receberam uma dose bastante grande de codeína demonstrou que cerca de um terço dos indivíduos gerou concentrações sanguíneas indetectáveis de morfina, o que resultaria em ausência de efeito analgésico.[27] Por outro lado, existem genótipos associados ao metabolismo ultrarrápido da codeína em morfina.[27,28] Nesses indivíduos, as doses-padrão de codeína recomendadas podem produzir efeitos indesejáveis, como a apneia. A dosagem padrão é de 0,5 a 1 mg/kg a cada 4 horas. O aumento da dose além dessa faixa parece gerar maior incidência de efeitos colaterais, particularmente náuseas e vômitos.[8] Em doses-padrão, a codeína é um analgésico fraco. Em virtude da incidência relativamente alta da incapacidade prejudicada para desmetilar codeína e maior incidência de efeitos colaterais, outros opioides orais são preferidos.[8]

A partir de 2013, a Food and Drug Administration (FDA) emitiu nova contraindicação para o uso de codeína para tratar a dor ou tosse em menores de 12 anos, bem como um alerta contra seu uso na faixa etária de 12 a 18 anos de adolescentes que têm apneia do sono e/ou são obesos.[29]

Tramadol

O tramadol é um opioide fraco com propriedades opioides e não opioides. Ele exerce seu efeito analgésico por meio dos receptores opioides mu, kappa e delta, além de atuar como um inibidor da recaptação da serotonina e da norepinefrina. No Brasil, seu uso em crianças é aprovado a partir de um ano de idade. A dose é de 0,5 a 1 mg/kg a cada 6 a 8 horas, via oral ou intravenosa. Nos Estados Unidos não é aprovado para menores de 12 anos, porém é amplamente utilizado para dor pós-operatória, bem como na dor aguda em crianças.[30] No geral, a incidência das reações adversas relacionadas ao tramadol em crianças é baixa; as mais graves descritas são depressão respiratória e convulsões.[8,30]

Morfina

A morfina é frequentemente o opioide de primeira linha escolhido para uso parenteral em crianças hospitalizadas. Possui um longo histórico em pediatria, é extensamente estudada em todas as faixas etárias, é acessível e pode ser administrada por via oral, sublingual, intravenosa, subcutânea, retal e neuroaxial.[8]

A meia-vida de eliminação da morfina em crianças maiores e adultos é de aproximadamente 3 a 4 horas. Em recém-nascidos a termo, a meia-vida de eliminação é de aproximadamente 7 horas, e ainda mais longa em bebês prematuros. Isso faz com que a prescrição de morfina em crianças seja realizada respeitando diferentes intervalos, a depender da idade do paciente.[31] Além de respeitar diferentes intervalos de acordo com a idade, a dosagem de morfina em crianças deve ser titulada para o efeito analgésico e individualizada com base na intensidade da dor, condições médicas subjacentes, efeitos colaterais e peso.[8]

Metadona

A metadona é um opioide de longa ação, com eliminação lenta e analgesia prolongada. Sua meia-vida é mais longa que a da morfina, e o início de ação pode levar 1 ou 2 dias, o que envolve a necessidade de titular cuidadosamente a dose. Tem indicação para uso como opioide de duração prolongada.[32]

Analgesia controlada pelo paciente

A analgesia controlada pelo paciente (PCA, do inglês *patient-controlled analgesia*) com opioides intravenosos é uma modalidade comumente usada para o manejo da dor aguda na população pediátrica. Ela permite que os pacientes autoadministrem pequenas doses de opioides em *bolus*, podendo-se oferecer uma infusão contínua quando necessário. Os benefícios do uso de PCA incluem melhores pontuações de dor e satisfação do paciente em comparação com formas não controladas de administração de opioides.[3,33]

Outros fármacos

Clonidina

A clonidina é um agonista alfa-2-adrenérgico usado inicialmente como anti-hipertensivo, mas que cada vez mais vem sendo usado como ansiolítico e analgésico. A clonidina também é usada para controlar os sintomas de abstinência de opioides e benzodiazepínicos.

Administrada por via oral no pré-operatório (4 mg/kg), a clonidina diminui as necessidades anestésicas intraoperatórias e o consumo de opioides no pós-operatório. A clonidina é quase totalmente biodisponível quando administrada por via oral. A dose é de 3 a 5 mcg/kg/dia, divididos a cada 6 a 8 horas, ou em infusão intravenosa contínua.[34]

Dexmedetomedina

A dexmedetomedina é um agonista do receptor alfa-2 de ação central com afinidade pelo receptor oito vezes maior que a da clonidina, e que tem efeito sedativo e analgésico, para uso intravenoso em infusão contínua.[34]

TRATAMENTO DA DOR NEUROPÁTICA EM CRIANÇAS

A dor neuropática pode estar relacionada a lesão traumática ou cirúrgica, e é cada vez mais reconhecida em crianças com câncer (decorrente dos efeitos do tumor, cirurgia, radioterapia ou quimioterapia).[2,35,36]

A incidência de dor neuropática e de síndrome de dor regional complexa (SDRC) em crianças pode chegar a 40% dos encaminhamentos para a clínica de dor crônica pediátrica. A SDRC tem um pico de incidência no início da adolescência e, em contraste com os adultos, há uma preponderância feminina (4 a 6 vezes), e o membro inferior tem 6 a 8 vezes mais probabilidade de estar envolvido que o membro superior. O diagnóstico é baseado na história clínica de dor intensa e limitante com sintomas autonômicos e pelo exame clínico.[2,35]

Existem evidências limitadas para orientar o manejo da dor crônica em crianças. Muitos tratamentos farmacológicos são extrapolados de estudos em adultos, e a seguir serão citadas algumas opções de tratamento em pacientes pediátricos.

Cetamina

A cetamina é cada vez mais usada em crianças internadas, tanto na dor aguda quanto na crônica, e principalmente no período pós-operatório. Sua atividade anti N-metil-D-aspartato (NMDA) atua diminuindo o *wind-up*, a sensibilização central, a hiperalgesia induzida por opioides e a tolerância aos opioides. É razoável considerar o uso de cetamina em crianças, particularmente naquelas com dor de difícil controle ou história de uso crônico de opioides.[37,38]

Anticonvulsivantes

O uso de anticonvulsivantes na dor crônica está bem estabelecido; entretanto, isso não acontece na dor aguda em crianças.

A gabapentina tem sido relacionada à melhora a dor neuropática em crianças. Evidências recentes dão suporte ao uso de gabapentina perioperatória para cirurgia de coluna em crianças, na dose de 15 mg/kg (5 mg/kg 3×/dia por um total de 5 dias), reduzindo a necessidade do uso de opioides e os escores de dor pós-operatória nas primeiras 48 horas após a cirurgia.[39] Alguns especialistas prescrevem apenas uma dose de gabapentina pré-operatória por via oral, naqueles pacientes com histórico de intervenções anteriores ou com dor pré-operatória. Outros medicamentos deste grupo bastante utilizados em pediatria, principalmente para o controle de dor crônica, são a pregabalina, a lamotrigina, o ácido valproico e o topiramato.[8]

SITUAÇÕES CLÍNICAS ESPECIAIS RELACIONADAS À DOR CRÔNICA EM PEDIATRIA

HIV/Aids

Crianças com HIV/Aids sentem dor durante todo o curso da doença. A dor relacionada à doença pode resultar de condições patológicas infecciosas e não infecciosas, e pode ser aguda ou crônica. As dores mais comuns nessas crianças são cefaleia, dor em cavidade oral, abdominal, neuromuscular, torácica, otalgia, odinofagia, mialgia e artralgia. Nas fases precoces da doença, a dor pode ser secundária a infecções oportunistas (pneumonia, meningite, gastroenterite), sendo somática e de natureza transitória. Durante as fases posteriores da doença, a dor somática ainda ocorre, mas surge também a dor neuropática, causada por neuropatia periférica ou mielopatia. O tratamento deve ser multifatorial, com especial atenção para as interações medicamentosas.[8]

Câncer

A dor oncológica em crianças pode estar relacionada à doença, a procedimentos diagnósticos e ao tratamento. A dor relacionada ao tumor muitas vezes ocorre no diagnóstico, particularmente quando a doença reaparece, e quando o câncer é resistente ao tratamento.[8,36]

A dor aguda do câncer pode ser causada pela invasão direta das estruturas anatômicas pelo tumor, resultando em dor por meio de pressão, distensão, inflamação, obstrução e compressão do tecido nervoso. A dor aguda também ocorre em relação a procedimentos investigativos ou terapêuticos, como aspiração de medula óssea e punção lombar.[8,36] Algumas abordagens para analgesia cutânea, como cremes ou adesivos anestésicos locais, são de grande valor. Intervenções cognitivo-comportamentais, como hipnose e outras técnicas de relaxamento, também se mostraram eficazes para a dor durante o procedimento. A sedação consciente ou anestesia geral é normalmente usada para procedimentos mais invasivos com agulha, como biópsias de medula óssea e punções lombares.[8,36]

A dor incidental, de causas não relacionadas ou doença concomitante, também pode ocorrer em crianças com câncer. A compressão metastática da medula espinhal pode ser uma causa de dor aguda nas costas e o tumor cerebral metastático pode causar fortes dores de cabeça pelo aumento da pressão intracraniana. A mucosite após quimioterapia ou radioterapia também é uma causa frequente de dor em crianças com câncer, e é especialmente grave e prolongada após o transplante de medula óssea. Inicialmente, a dor da mucosite é frequentemente tratada com agentes tópicos e com laserterapia. Os opioides são usados para a dor persistente.[8,36]

Os opioides são o tratamento de escolha para a dor do câncer infantil e, sempre que possível, devem ser administrados por via oral. A metadona é um opioide de ação prolongada disponível na formulação elixir. Ao usar metadona na população com câncer, é essencial estar ciente do risco de aumento do intervalo QTc e de interações medicamentosas.[8,36]

No contexto da dor neuropática do câncer, frequentemente prescrevem-se anticonvulsivantes e antidepressivos, em grande parte por extrapolação da prática de adultos.[8,36]

Doença falciforme

Doença falciforme (DF) é uma condição genética caracterizada pela presença de formas anormais da hemoglobina (hemoglobina S) nos eritrócitos, o que faz com que eles se tornem rígidos e em forma de foice. A dor é uma consequência comum dessa doença em decorrência de episódios vaso-oclusivos agudos, bem como dor de fraturas por compressão, necrose avascular, colecistite aguda, sequestro esplênico e acidente vascular cerebral. Em crianças, os episódios vaso-oclusivos são a causa mais comum de dor e podem ocorrer em lactentes a partir dos 6 meses de idade, à medida que diminui a hemoglobina fetal e sua proteção contra crises vaso-oclusivas. Braços, pernas, abdome, tórax e costas são os locais mais comuns de episódios de dor. Em média, os episódios dolorosos persistem por 4 ou 5 dias, embora episódios prolongados possam durar até três semanas. Um dos aspectos mais debilitantes dos episódios vaso-oclusivos é sua natureza imprevisível em termos de frequência, intensidade, locais afetados e duração da dor. Sabe-se que os episódios vaso-oclusivos são desencadeados por vários estados ambientais e psicológicos, como altitudes elevadas, temperaturas extremas, infecção, desidratação, estresse e fadiga. Episódios dolorosos vivenciados por crianças com DF frequentemente interferem nas atividades intelectuais, como ir à escola e fazer o dever de casa; atividades sociais, como participar de atividades com familiares e colegas; e a qualidade e quantidade do sono. O tratamento farmacológico com frequência pode envolver o emprego de opioides além dos analgésicos comuns e hidratação e/ou transfusão.[8,33,40]

A PCA é comumente usada para dor intensa em pacientes hospitalizados com DF, junto com AINE, hidratação, transfusão de glóbulos vermelhos e oxigênio suplementar. *Bolus* de opioides maiores que os normalmente usados podem ser necessários para o tratamento da dor em pacientes com dor extrema ou para aqueles que são tolerantes aos opioides. Frequentemente, infusões basais são necessárias, especialmente à noite. As séries de casos publicadas indicam que, mesmo com parâmetros generosos de PCA, os escores de dor permanecem altos para uma alta porcentagem de pacientes. Dados recentes mostraram resultados promissores para a dosagem subanestésica de cetamina em pacientes com doença falciforme.[8,33]

Crianças com deficiência de desenvolvimento

Crianças com deficiências cognitivas e de desenvolvimento, como paralisia cerebral e distúrbios neurodegenerativos, apresentam desafios únicos na avaliação e controle da dor. Muitas crianças com deficiência experimentam dor diária associada a espasmos musculares, luxação do quadril e outras dores musculoesqueléticas, e são submetidas a procedimentos invasivos dolorosos frequentes, como reparo de escoliose, liberação de tendão e tratamento cirúrgico de refluxo gastroesofágico. As crianças podem ter pouco ou nenhum déficit cognitivo, mas deficiências motoras e de comunicação significativas, tornando a avaliação da dor especialmente difícil.

Frequentemente, os pais e responsáveis são capazes de distinguir sinais comportamentais sutis que indicam dor. A avaliação da dor nessas crianças idealmente deve ser feita com a ferramenta FLACC. Os pacientes devem ser avaliados quanto a causas tratáveis de dor, como fraturas, luxações do quadril, esofagite e constipação. Em alguns casos em que nenhuma causa subjacente pode ser identificada, o tratamento empírico com anticonvulsivantes, antiespasmódicos e relaxantes musculares pode fornecer alívio.[8,41]

CONSIDERAÇÕES FINAIS

A farmacologia dos analgésicos tem recebido amplo estudo em pediatria nas últimas décadas, com evidências que apoiam o tratamento seguro e eficaz da dor aguda em bebês, crianças e adolescentes. O manejo da dor aguda pediátrica, seja por um serviço de dor aguda, seja por outros modelos, pode ser melhorado por abordagens que enfatizam a avaliação sistemática da dor e de outros sintomas, comunicação, educação clínica, esclarecimento de responsabilidades e protocolos para administração de analgésicos, gerenciamento de efeitos colaterais e monitoramento.

Técnicas para anestesia regional neuroaxial e periférica foram desenvolvidas em todas as idades, mas não fazem parte do escopo deste capítulo.

Os analgésicos simples, quando prescritos isoladamente, podem ser insuficientes na eficácia do controle da dor, o que traz a necessidade de combinações de analgésicos e analgesia multimodal em muitas situações. Os opioides podem fornecer boa analgesia em todas as idades, mas com um espectro de efeitos colaterais que requerem monitoração cuidadosa e tratamento, além de fatores de risco relacionados à condição do paciente.

A atual crise de opioides levou a um interesse renovado em estratégias analgésicas poupadoras de opioides. Muitas vezes referidas como controle da dor "multimodal", essas técnicas utilizam analgésicos não opioides para ajudar a reduzir a dose cumulativa de opioides administrada e, assim, reduzir o risco e os efeitos colaterais por eles induzidos, como náusea, vômito, constipação, prurido e depressão respiratória. Os adjuvantes comumente usados incluem analgésicos comuns e AINE, gabapentinoides, antagonistas do receptor NMDA e agonistas alfa-2 adrenérgicos. Além disso, os anestésicos locais, administrados por via intravenosa ou por meio de bloqueios de nervos periféricos e neuroaxiais, além de infusões periféricas ou epidurais contínuas, têm efeitos poupadores de opioides bem documentados. Embora todos esses medicamentos tenham um papel importante na diminuição da necessidade de opioides, essa economia não deve significar omissão de opioides, e quanto mais criteriosa for a avaliação do profissional dedicado ao tratamento da dor pediátrica, melhor será a evolução do pequeno paciente.[42,43]

REFERÊNCIAS BIBLIOGRÁFICAS

1. Fitzgerald M, Walker SM. Infant pain management: a developmental neurobiological approach. Nat Clin Pract Neurol. 2009;5(1):35-50.
2. Walker SM. Pain in children: recent advances and ongoing challenges. Br J Anaesth. 2008;101(1):101-10.
3. Gai N, Naser B, Hanley J, Peliowski A, Hayes J, Aoyama K. A practical guide to acute pain management in children. J Anesth. 2020;34(3):421-33.
4. World Health Organization. WHO guidelines for the pharmacological and radiotherapeutic management of cancer pain in adults and adolescents. Geneva: World Health Organization; 2018.
5. American Society of Anesthesiologists Task Force on Acute Pain Management. Practice guidelines for acute pain management in the perioperative setting: an updated report by the American Society of Anesthesiologists Task Force on Acute Pain Management. Anesthesiology. 2012;116(2):248-73.

6. International Association for the Study of Pain (IASP) [Internet]. IASP Announces Revised Definition of Pain. 16 jul. 2020 [citado em 14 nov. 2023]. Disponível em: https://www.iasp-pain.org/publications/iasp-news/iasp-announces-revised-definition-of-pain/.
7. WHO guidelines on the pharmacological treatment of persisting pain in children with medical illnesses. Geneva: World Health Organization; 2012.
8. von Baeyer CL, Chambers CT, Forsyth SJ, Eisen S, Parker JA. Developmental data supporting simplification of self-report pain scales for preschool-age children. J Pain. 2013;14(10):1116-21.
9. Peterson SJ, Labovsky KL, Weisman SJ. Acute pain management in children. In: Ballantyne JC, Fishman SM, Rathmell JP, editors. Bonica's management of pain. 5. ed. Philadelphia: Wolters Kluwer Health; 2019.
10. Brislin RP, Rose JB. Pediatric acute pain management. Anesthesiol Clin North Am. 2005; 23(4):789-814.
11. Merkel SI, Voepel-Lewis T, Shayevitz JR, Malviya S. The FLACC: a behavioral scale for scoring postoperative pain in young children. Pediatr Nurs. 1997;23(3):293-7.
12. Malviya S, Voepel-Lewis T, Burke C, Merkel S, Tait AR. The revised FLACC observational pain tool: improved reliability and validity for pain assessment in children with cognitive impairment. Paediatr Anaesth. 2006;16(3):258-65.
13. Voepel-Lewis T, Malviya S, Tait AR, Merkel S, Foster R, Krane EJ, Davis PJ. A comparison of the clinical utility of pain assessment tools for children with cognitive impairment. Anesth Analg. 2008;106(1):72-8.
14. Voepel-Lewis T, Merkel S, Tait AR, Trzcinka A, Malviya S. The reliability and validity of the Face, Legs, Activity, Cry, Consolability observational tool as a measure of pain in children with cognitive impairment. Anesth Analg. 2002;95(5):1224-9.
15. Hicks CL, von Baeyer CL, Spafford PA, van Korlaar I, Goodenough B. The Faces Pain Scale-Revised: toward a common metric in pediatric pain measurement. Pain. 2001;93(2):173-83.
16. Alcorn J, McNamara PJ. Ontogeny of hepatic and renal systemic clearance pathways in infants: part I. Clin Pharmacokinet. 2002;41(12):959-98.
17. Anderson BJ, Holford NH. Mechanism-based concepts of size and maturity in pharmacokinetics. Ann Rev Pharmacol Toxicol. 2008;48:303-32.
18. Strassburg CP, Strassburg A, Kneip S, Barut A, Tukey RH, Rodeck B, Manns MP. Developmental aspects of human hepatic drug glucuronidation in young children and adults. Gut. 2002;50(2):259-65.
19. Anderson BJ. Paracetamol (acetaminophen): mechanisms of action. Paediatr Anaesth. 2008;18(10):915-21.
20. Jasiecka A, Maślanka T, Jaroszewski JJ. Pharmacological characteristics of metamizole. Pol J Vet Sci. 2014;17(1):207-14.
21. Cooney MF. Pain management in children: NSAID use in the perioperative and emergency department settings. Paediatr Drugs. 2021;23(4):361-72.
22. Michelet D, Andreu-Gallien J, Bensalah T, Hilly J, Wood C, Nivoche Y, et al. A meta-analysis of the use of nonsteroidal antiinflammatory drugs for pediatric postoperative pain. Anesth Analg. 2012;114(2):393-406.
23. Kokki H, Hendolin H, Maunuksela EL, Vainio J, Nuutinen L. Ibuprofen in the treatment of postoperative pain in small children. A randomized double-blind-placebo controlled parallel group study. Acta Anaesthesiol Scand. 1994;38(5):467-72.
24. Lynn AM, Nespeca MK, Bratton SL, Shen DD. Intravenous morphine in postoperative infants: intermittent bolus dosing versus targeted continuous infusions. Pain. 2000;88(1):89-95.
25. Williams DG, Hatch DJ, Howard RF. Codeine phosphate in paediatric medicine. Br J Anaesth. 2001;86(3):413-21.
26. Sindrup SH, Brosen K. The pharmacogenetics of codeine hypoalgesia. Pharmacogenetics. 1995;5(6):335-46.

27. Kelly LE, Rieder M, van den Anker J, Malkin B, Ross C, Neely MN, Carleton B, et al. More codeine fatalities after tonsillectomy in North American children. Pediatrics. 2012;129(5):e1343-e1347.
28. Kirchheiner J, Schmidt H, Tzvetkov M, Keulen JT, Lötsch J, Roots I, Brockmöller J. Pharmacokinetics of codeine and its metabolite morphine in ultra-rapid metabolizers due to CYP2D6 duplication. Pharmacogenomics J. 2007;7(4):257-65.
29. U.S. Food and Drug Administration. FDA drug safety communication: safety review update of codeine use in children; new boxed warning and contraindication on use after tonsillectomy and/or adenoidectomy [citado em 14 nov. 2023]. Disponível em: https://www.fda.gov/downloads/Drugs/DrugSafety/UCM339116.pdf.
30. Schnabel A, Reichl SU, Meyer-Friessem C, Zahn PK, Pogatzki-Zahn E. Tramadol for postoperative pain treatment in children. Cochrane Database Syst Rev. 2015;(3):CD009574.
31. Choonara I, Lawrence A, Michalkiewicz A, Bowhay A, Ratcliffe J. Morphine metabolism in neonates and infants. Br J Clin Pharmacol. 1992;34(5):434-7.
32. Fredheim OM, Moksnes K, Borchgrevink PC, Kaasa S, Dale O. Clinical pharmacology of methadone for pain. Acta Anaesthesiol Scand. 2008;52(7):879-89.
33. Shapiro BS, Cohen DE, Howe CJ. Patient-controlled analgesia for sickle-cell-related pain. J Pain Symptom Manage. 1993;8(1):22-8.
34. Gaglani A, Gross T. Pediatric pain management. Emerg Med Clin North Am. 2018;36(2):323-34.
35. Chalkiadis GA. Management of chronic pain in children. Med J Aust. 2001;175:476-9.
36. Oakes LL, Anghelescu DL, Windsor KB, Barnhill PD. An institutional quality improvement initiative for pain management for pediatric cancer inpatients. J Pain Symptom Manage. 2008;35(6):656-69.
37. Michelet D, Hilly J, Skhiri A, Abdat R, Diallo T, Brasher C, Dahmani S. Opioid-sparing effect of ketamine in children: a meta-analysis and trial sequential analysis of published studies. Paediatr Drugs. 2016;18(6):421-33.
38. Masaracchia MM, Sites BD, Lee J, Thomas JJ, Fernandez PG. Subanesthetic ketamine infusions for the management of pediatric pain in non-critical care settings: an observational analysis. Acta Anaesthesiol Scand. 2019;63(9):1225-300.
39. Rusy LM, Hainsworth KR, Nelson TJ, Czarnecki ML, Tassone JC, Thometz JG, et al. Gabapentin use in pediatric spinal fusion patients: a randomized, double-blind, controlled trial. Anesth Analg. 2010;110(5):1393-8.
40. Jacob E, Miaskowski C, Savedra M, Beyer JE, Treadwell M, Styles L. Quantification of analgesic use in children with sickle cell disease. Clin J Pain. 2007;23(1):8-14.
41. Hauer JM, Wical BS, Charnas L. Gabapentin successfully manages chronic unexplained irritability in children with severe neurologic impairment. Pediatrics. 2007;119(2):e519-e522.
42. Monitto C, Yaster M, Kost-Byerly S. Pain management. In: Davis PJ, Cladis FP, editors. Smith's anesthesia for infants and children. Philadelphia: Elsevier; 2017. p.423-60.
43. Moore DL. Opioid omission is not opioid sparing. Response to "Surgery-induced opioid dependence: adding fuel to the fire?" Anesth Analg. 2018;126(5):1789-90.

Seção 5

Atualidades

27
Canabinoides

Camila Squarzoni Dale
Victhor Oliveira

INTRODUÇÃO

O uso medicinal da *cannabis* tem se tornado cada vez mais discutido em alguns países. Embora a *cannabis* ainda seja considerada ilegal sob a lei federal de uma série de regiões, mudanças políticas têm sido feitas permitindo seu uso para uma variedade de propósitos médicos, desde dor crônica até náusea associada à quimioterapia.[1]

A *cannabis* contém dois ingredientes ativos principais (canabinoides), delta-9-tetra-hidrocanabinol (THC) e canabidiol (CBD), e a concentração desses ingredientes na planta é a causa dos efeitos associados às suas diferentes cepas. Embora haja uma clara necessidade de mais pesquisas na área, houve vários avanços na ciência básica e estudos clínicos usando *cannabis* ou canabinoides para o tratamento da dor. Atualmente, com base em evidências científicas, existe um consenso sobre os efeitos medicinais da *cannabis* para o tratamento da dor crônica. Acredita-se que esses efeitos sejam principalmente devidos ao THC via ativação ou interações com os receptores canabinoides tipos 1 e 2 (CB1 e CB2).[2]

O canabidiol, que não interage diretamente com o receptor CB1 ou CB2 de maneira significativa, é, portanto, desprovido de efeitos psicotrópicos. De fato, o CBD atua como um modulador alostérico (atua como um agonista) do receptor CB1 e modulando a eficácia e potência do THC. Além disso, o CBD parece atuar como um agonista do receptor 5-TH1A para serotonina. Essas ações do CBD podem desempenhar um papel na eficácia da *cannabis* para tratar a dor. Embora haja muita discussão no Brasil, ainda falta muito para a aprovação de formulações à base de *cannabis* destinados a tratamentos diversos da dor.[3]

QUAL É A EVIDÊNCIA DE *CANNABIS* OU CANABINOIDES PARA A EFICÁCIA DO TRATAMENTO DA DOR?

Há evidências substanciais que apoiam a eficácia da *cannabis* no tratamento da dor crônica em adultos e evidências moderadas de que os canabinoides são eficazes na melhora da qualidade do sono de curto prazo em indivíduos com dores crônicas. Foi bem estabelecido que tanto os canabinoides quanto a *cannabis* apresentam um risco maior de efeitos colaterais de curto prazo, mas foram toleráveis em sua maioria.[2,4]

Os canabinoides são eficazes para todos os tipos de dor?

Em virtude dos diferentes mecanismos fisiopatológicos da dor crônica e aguda e entre os diferentes tipos de dor crônica (periférica, central, metabólica, tóxica, quimioterápica, câncer, amputação etc.), seria surpreendente se os canabinoides fossem eficazes para tratar qualquer tipo de dor. Existem muitas evidências do uso de *cannabis* para o controle de dores com componentes tanto periféricos quanto centrais, como as neuropatias periféricas, neuralgias pós-herpéticas, síndrome de dor regional complexa, lesões medulares, esclerose múltipla, entre outras, mas deve-se lembrar que existem diferenças nos efeitos obtidos quando se usa *cannabis* inalada ou administrada por via oral. Tais diferenças não acontecem apenas por questões farmacocinéticas e farmacodinâmicas, mas também pelo fato de muitas formulações à base de *cannabis* conterem menores concentrações de THC, importante para os efeitos na dor, como já citado.[2,4]

Independentemente da posição (pró ou contra) sobre o uso de *cannabis* para o tratamento da dor crônica, médicos, enfermeiros, farmacêuticos e profissionais da saúde em geral devem ser informados sobre os diferentes aspectos de seu uso e estar preparados para fornecer orientação e apoio profissional para garantir segurança e alívio da dor dos pacientes. A *cannabis* é uma substância com potencial de abuso, e essa possibilidade deve ser lembrada quando um paciente estiver fazendo uso (para fins médicos ou recreativos), sendo ainda necessário levar em consideração que algumas populações de pacientes estarão em maior risco de dependência ou abuso desses medicamentos.[2,4]

Devem-se levar em consideração as características de cada paciente e avaliar os riscos antes de recomendar a *cannabis* ou sua descontinuação. Por exemplo, há evidências substanciais de que alguns grupos de pacientes estão em risco de desenvolver problemas com o uso de *cannabis*, como pode ser o caso dos que consomem regularmente ou exibem comportamentos de oposição, baixo desempenho escolar, comportamentos antissociais, que começaram a consumir álcool ou nicotina em idade jovem ou sofreram abuso sexual na infância. Embora a dependência de álcool ou nicotina por si só não represente um fator de risco para a progressão para o abuso de *cannabis*, evidências indicam que o uso combinado de substâncias de abuso apresenta um fator de risco para o desenvolvimento de seu uso problemático.[2,4]

Há também evidências moderadas sugerindo que pacientes com transtornos depressivos são vulneráveis a desenvolver dependência de *cannabis* ou transtorno por uso. Como a depressão geralmente acompanha a dor crônica, deve-se prestar atenção especial aos pacientes que sofrem de dores crônicas e transtornos depressivos que usam *cannabis*. Pacientes com transtorno de estresse pós-traumático (TEPT) e com histórico de tratamento psiquiátrico também devem ser monitorados para possível abuso de *cannabis*.[2,4]

Com base nas evidências atuais, conclui-se que a *cannabis* é eficaz no tratamento da dor crônica e tem potencial para reduzir o consumo de opioides. A dor crônica afeta cerca de 7% da população mundial adulta, de maneira que existem poucas opções para seu tratamento. Qualquer um dos medicamentos atualmente aprovados tem um efeito muito modesto (aproximadamente 30% de melhora) na dor em apenas uma subpopulação de pacientes crônicos (cerca de metade dos pacientes com dores crônicas ainda é refratária às medicações disponíveis). Além disso, os medicamentos disponíveis produzem uma série de efeitos colaterais que limitam seu uso clínico.[2,4,5]

A ciência moderna e as comunidades de pesquisa biomédica devem implementar novos parâmetros criativos para superar os desafios que a *cannabis* representa, a fim de garantir um tratamento eficaz e seguro da dor do paciente. Mais pesquisas científicas rigorosas são urgentemente necessárias para entender os mecanismos de ação da *cannabis* e desenvolver alternativas terapêuticas mais eficazes com efeitos colaterais reduzidos.[2,4]

EVIDÊNCIAS DOS EFEITOS DA *CANNABIS* MEDICINAL EM PACIENTES COM DOR CRÔNICA NÃO ONCOLÓGICA

Tem havido um interesse substancial na utilização potencial da *cannabis* medicinal em condições de dor crônica não oncológica (DCNO), condição que pode afetar vários aspectos da vida dos pacientes. No cenário da DCNO, novos agentes farmacoterapêuticos, como a *cannabis* medicinal, precisam ser considerados juntamente com as abordagens terapêuticas estabelecidas. Estratégias ativas, que geralmente incorporam uma redução na utilização de medicamentos (principalmente opioides de alto risco), têm lugar comprovado no tratamento da DCNO.[6]

Recomenda-se que haja uma avaliação sociopsicobiomédica abrangente do paciente com DCNO. O uso de medicamentos, incluindo *cannabis* medicinal, não é o componente central da terapia para DCNO; a educação do paciente é um componente crítico dessa terapia, particularmente no que diz respeito às expectativas da terapia medicamentosa, e há necessidade de ensaios de qualidade, tamanho e duração suficientes para avaliar a segurança e a eficácia do uso de *cannabis* medicinal na DCNO.[6]

O conteúdo da Tabela 1 é fruto de estudo realizado pela Australian Government, Department of Health, Therapeutic Goods Administration (2017),[7] envolvendo 102 publicações, no qual se examinou o impacto da *cannabis* medicinal em pacientes com DCNO. O estudo incluiu 26 ensaios controlados randomizados (ERC) paralelos, 23 ECR cruzados e 53 estudos observacionais.

Tabela 1 Resumo dos produtos canabinoides usados em estudos de *cannabis* medicinal em dor crônica não oncológica

Produto canabinoide	Definição	Preparação	Administração	Padronizado
Nabiximols	Extrato de planta inteira com concentração específica: cada mL contém 2,7 mg de THC e 2,5 mg de CBD. Também relatado como Sativex	Líquido	*Spray* oromucoso	Sim
THC: extratos de CBD	Combinação de extratos de THC e CBD. Os estudos foram classificados como THC:CBD se nenhuma concentração ou proporção específica de THC:CBD fosse fornecida	Líquido	*Spray* sublingual	Sim
Dronabinol	Derivado canabinoide sintético que imita o THC. Também referido como Marinol ou THC oral	Cápsula	Oral	Sim
Extrato de THC	A parte canabinoide ativa da planta de *cannabis*. Também relatado como Extrato de *cannabis* ou extrato de *Cannabis sativa*	Líquido ou cápsula	*Spray* sublingual ou oral	Sim
Nabilona	Delta-9 THC sintético	Cápsula	Oral	Sim
Extrato de CBD	Parte canabinoide ativa da *cannabis* que não tem efeitos psicoativos. Também relatado como canabidiol	Líquido	*Spray*	Sim
Cannabis sativa	Qualquer produto de *cannabis* à base de plantas com % de THC variável. Também relatado como *cannabis* herbácea, *cannabis* fumada, Bedrocan (THC alto), Bedrobinal (THC médio) e Bediol (THC baixo)	Folha de ervas	Fumada, vaporizada, comida	Não especificado
Ácido ajulêmico	Derivado canabinoide sintético do metabólito não psicoativo THC 11-nor-9 carboxi-THC. Também relatado como CT-3, AB-III, HU-239, IP-751, CPL 7075 e Resunab	Cápsula	Oral	Sim

Fonte: Turk DC et al., 2011;[6] Gaskin DJ; Richard P, 2012.[8]

As condições caracterizadas pela DCNO são variadas, e a dor é considerada pelos principais pesquisadores como apenas um de uma série de resultados principais que devem ser considerados ensaios de qualquer intervenção. Ao examinar a dor, foi recomendado que não apenas haja uma mudança nos escores de dor, mas também que a redução seja: a) significativa, ou seja, 30%; ou b) substancial, ou seja, redução de 50%.[9]

1. **Intensidade da dor:**
   - 30% de redução da dor.
   - 50% de redução da dor.
   - Alterações nos escores de dor contínua.
2. **Funcionamento físico:**
   - Funcionamento físico geral.
   - Alteração nos problemas de sono.
   - Mudança na qualidade de vida.
3. **Funcionamento emocional:**
   - Funcionamento emocional geral.
   - Mudança nos sintomas depressivos.
   - Mudança nos sintomas de ansiedade.
4. **Efeitos adversos:**
   - Qualquer evento adverso.
   - Eventos adversos graves.
   - Eventos adversos específicos.

A Tabela 2 mostra a chave para a classificação da qualidade da evidência com base no manual de graduação de qualidade da evidência e força de graduação para tomada de decisões em saúde (GRADE). Essas notas refletem a confiança na precisão dos resultados declarados.[10]

Tabela 2 Chave para a classificação da qualidade da evidência com base na qualidade da evidência GRADE

Alto	Muito confiante de que o verdadeiro efeito está próximo ao da estimativa do efeito
Moderado	Moderadamente confiante na estimativa do efeito: é provável que o efeito verdadeiro seja próximo da estimativa, mas existe a possibilidade de que seja substancialmente diferente
Baixo	A confiança na estimativa do efeito é limitada: o verdadeiro efeito pode ser substancialmente diferente da estimativa
Muito baixo	Muito pouca confiança na estimativa do efeito: o efeito verdadeiro provavelmente será substancialmente diferente da estimativa

Fonte: Schünemann H et al., 2013.[10]

RESUMO DAS EVIDÊNCIAS DOS EFEITOS DA *CANNABIS* MEDICINAL EM PACIENTES COM DOR CRÔNICA NÃO ONCOLÓGICA

Qualquer condição associada à dor crônica não oncológica

Uma metanálise de todos os estudos randomizados na DCNO com média de todos os produtos de *cannabis* medicinal indicou que esta era mais provável que o placebo para produzir reduções de 30 e 50% nos escores de dor e mais provável que o placebo para produzir uma redução significativamente maior na intensidade da dor (ver Tabela 3). Nabiximols, nabilona e extrato de THC, quando examinados separadamente, foram muito menos consistentemente superiores ao placebo na produção de uma redução de 30% na dor ou na redução da intensidade média da dor. A falta de consistência para alguns canabinoides individuais provavelmente reflete o pequeno número de ensaios e seus pequenos tamanhos de amostra.[6]

No geral, é confiável dizer que os pacientes com DCNO que recebem *cannabis* medicinal são mais propensos a obter reduções de 30 e 50% na dor e relatar uma redução nas classificações de dor do que os pacientes que receberam placebo. A evidência foi mais forte para os nabiximols, que foi o canabinoide mais provavelmente associado à redução nos escores gerais de dor. Estudos únicos de menor qualidade sugerem que nabilona, *Cannabis sativa*, extratos de THC:CBD e ácido ajulêmico podem ser mais eficazes que o placebo na produção de uma redução de 30% na dor. No entanto, essa evidência é limitada pelo reduzido número de estudos e suas pequenas amostras, o que pode significar que o efeito terapêutico é substancialmente diferente dos efeitos relatados até o momento.[7]

Condições específicas de dor

A Tabela 4 resume as evidências de estudos randomizados para o impacto da *cannabis* medicinal na DCNO sobre a dor, apresentadas separadamente para cada condição do DCNO e cada resultado da dor. Destacaram-se a fibromialgia, a dor neuropática e a artrite, pois são condições comumente discutidas da DCNO, embora se deva notar que a definição de dor neuropática, particularmente nesses estudos, provavelmente não foi uniforme. A dor neuropática (DN) foi definida como a dor causada por uma lesão ou doença do sistema nervoso somatossensorial. Essa definição foi revista em 2019 pela International Association for the Study of Pain (IASP) e, portanto, é possível que estudos feitos antes dessa época incluíssem uma população de sujeitos mais heterogênea.[7]

Os efeitos da *cannabis* medicinal na dor relacionada à esclerose múltipla (EM) foram apresentados separadamente, dado o número de estudos que examinam a dor (neuropática e não neuropática) na EM, de modo que é possível avaliar as evidências.

Tabela 3 Resumo de ensaios randomizados do efeito dos canabinoides sobre a dor crônica não oncológica

Canabinoide usado (estudos)	Resultado	Efeito	Grau de evidência
Nabiximols (13)	30% da redução da dor	Nenhuma evidência significativa de efeito canabinoide	Alto
	50% de redução da dor	Nenhuma evidência significativa de efeito canabinoide	Alto
	Mudanças nos escores de dor	Favorece Nabiximols	Moderado
Dronabinol (5)	30% da redução da dor	Nenhuma evidência significativa de efeito canabinoide	Moderado
	50% de redução da dor	Nenhuma evidência significativa de efeito canabinoide	Baixo
	Mudanças nos escores de dor	Nenhuma evidência significativa de efeito canabinoide	Moderado
Nabilona (4)	30% da redução da dor	Favorece Nabiximols	Muito baixo
	50% de redução da dor	Nenhuma evidência significativa de efeito canabinoide	Muito baixo
	Mudanças nos escores de dor	Nenhuma evidência significativa de efeito canabinoide	Muito baixo
Cannabis sativa (6)	30% da redução da dor	Favorece *cannabis sativa*	Muito baixo
	50% de redução da dor	Sem estudos	–
	Mudanças nos escores de dor	Nenhuma evidência significativa de efeito canabinoide	Muito baixo
Extrato de THC (4)	30% da redução da dor	Sem estudos	–
	50% de redução da dor	Sem estudos	–
	Mudanças nos escores de dor	Favorece o extrato de THC	Moderado
Extrato de THC:CBD (1)	30% da redução da dor	Favorece o extrato de THC:CBD	Moderado
	50% de redução da dor	Sem estudos	–
	Mudanças nos escores de dor	Nenhuma evidência significativa de efeito canabinoide	Baixo
Extrato de CBD (0)	30% da redução da dor	Sem estudos	–
	50% de redução da dor	Sem estudos	–
	Mudanças nos escores de dor	Sem estudos	–
Ácido ajulêmico (1)	30% da redução da dor	Favorece o ácido ajulêmico	Baixo
	50% de redução da dor	Nenhuma evidência significativa de efeito canabinoide	Muito baixo
	Mudanças nos escores de dor	Nenhuma evidência significativa de efeito canabinoide	Muito baixo
Outros canabinoides (34)	30% da redução da dor	Favorece outros canabinoides	Moderado
	50% de redução da dor	Favorece outros canabinoides	Moderado
	Mudanças nos escores de dor	Favorece outros canabinoides	Moderado

Fonte: Turk DC et al., 2011;[6] Gaskin DJ; Richard P, 2012.[8]

Tabela 4 Resumo dos ensaios randomizados do efeito dos canabinoides na dor crônica não oncológica

Condição de DCNO (estudos)	Resultado	Efeito	Grau de evidência
DN (8)	30% na redução da dor	Canabinoide	Moderado
DN relacionada à EM (7)	30% na redução da dor	Canabinoide	Baixo
DN não relacionada à EM (1)	30% na redução da dor	Nenhum efeito canabinoide detectado	Moderado
Fibromialgia (0)	30% na redução da dor	–	–
Artrite (0)	30% na redução da dor	–	–
DCNO mista (2)	30% na redução da dor	Canabinoide	Moderado
DCNO mista relacionada à EM (2)	30% na redução da dor	Canabinoide	Moderado
DCNO mista não relacionada a EM (0)	30% na redução da dor	–	–
DN (6)	50% na redução da dor	Canabinoide	Moderado
DN relacionada à EM (7)	50% na redução da dor	Nenhum efeito canabinoide detectado	Baixo
DN não relacionada à EM (1)	50% na redução da dor	Canabinoide	Baixo
Fibromialgia (0)	50% na redução da dor	–	–
Artrite (0)	50% na redução da dor	–	–
DCNO	50% na redução da dor	–	–
DCNO relacionada à EM	50% na redução da dor	–	–
DCNO não relacionada à EM	50% na redução da dor	–	–
DN (22)	Mudanças nos escores de dor	Canabinoide	Moderado
DN relacionada à EM (6)	Mudanças nos escores de dor	Canabinoide	Moderado
DN relacionada à EM (16)	Mudanças nos escores de dor	Canabinoide	Muito baixo
Fibromialgia (1)	Mudanças nos escores de dor	Nenhum efeito canabinoide detectado	Baixo
Artrite reumatoide (1)	Mudanças nos escores de dor	Nenhum efeito canabinoide detectado	Baixo
DCNO (10)	Mudanças nos escores de dor	Nenhum efeito canabinoide detectado	Baixo

continua

Tabela 4 Resumo dos ensaios randomizados do efeito dos canabinoides na dor crônica não oncológica (*Continuação*)

Condição de DCNO (estudos)	Resultado	Efeito	Grau de evidência
DCNO relacionada à EM	Mudanças nos escores de dor	Nenhum efeito canabinoide detectado	Muito baixo
DCNO não relacionada à EM	Mudanças nos escores de dor	Nenhum efeito canabinoide detectado	Baixo

DCNO: dor cronica não oncológica; DN: dor neuropática; EM: esclerose múltipla.
Fonte: Turk DC et al., 2011;[6] Gaskin DJ; Richard P, 2012.[8]

Foi demonstrado que os pacientes que usaram *cannabis* medicinal para dor neuropática relacionada à EM eram mais propensos a experimentar uma redução de 30% na dor, mas nossa confiança nessa evidência é baixa. Os pacientes que usaram canabinoides para dor relacionada à EM experimentaram uma diminuição em seus escores de dor em comparação àqueles que receberam placebo. Da mesma forma, os pacientes que usaram *cannabis* medicinal para dor neuropática não relacionada à EM tiveram maior probabilidade de experimentar uma redução de 50% na dor e uma redução nos escores de dor em comparação aos pacientes que tomaram placebo. Pacientes com DCNO relacionada à EM que recebem *cannabis* medicinal são um pouco mais propensos a experimentar uma redução de 30% na dor em comparação àqueles que tomam placebo, mas a confiança nesse achado é muito baixa. Não há informações suficientes para fazer uma recomendação sobre o papel da *cannabis* medicinal no tratamento da dor associada a artrite e fibromialgia. No entanto, há um risco substancial de viés nos ensaios revisados, a tolerância não é abordada e o risco de danos com o uso prolongado de *cannabis* medicinal é mal documentado.[7]

Dosagem e outras considerações farmacológicas

Nabiximol foi o primeiro remédio legal feito à base de *cannabis* no mundo. Lançado no Canadá em 2005, foi produzido pela GW Pharmaceuticals e distribuído pela Bayer, apresentado na forma de um *spray* bucal (Tabela 1), fornecendo 2,7 mg de THC e 2,5 mg de CBD por *spray*. Foi mais comumente usado para o tratamento da dor e espasticidade relacionadas à EM[11-22]. Também foi estudado no tratamento de várias condições de dor neuropática que incluíam neuropatia periférica diabética, dor neuropática induzida por quimioterapia e dor neuropática periférica ou central.[23-31] Um RCT administrou nabiximols como tratamento para dor na artrite reumatoide. Outro RCT examinou o benefício terapêutico de nabiximols para espasticidade e dor na esclerose lateral amiotrófica (ELA).[32]

Os pacientes que receberam nabiximols para dor relacionada à EM receberam uma dose diária total variando de 0,81 mg de THC/0,75 mg de CBD, até 129,6 mg de THC/120 mg de CBD por dia (isso equivale a 0,3 a 48 *sprays* por dia). Em ensaios randomizados, as doses diárias totais variaram de 2,7 mg de THC/2,5 mg de CBD e até 129,6 mg de THC/20 mg de CBD por dia (isso equivale a 1 a 48 pulverizações por dia). O tempo de tratamento variou entre 3 e 14 semanas em ensaios clínicos randomizados e 6 a 62 semanas em estudos observacionais.

Os pacientes que receberam nabiximols para dor neuropática não relacionada à EM receberam uma dose diária total variando de 3,51 mg de THC/3,25 mg de CBD, até 130 mg de THC/120 mg de CBD por dia (isso equivale a 1,3 e 48 *sprays* por dia). O tempo de tratamento variou entre 3 e 14 semanas em ensaios clínicos randomizados e 26 a 42 semanas em estudos observacionais. Os pacientes que receberam nabiximols para o tratamento da dor da artrite reumatoide receberam uma dose diária total variando de 2,7 mg de THC/2,5 mg de CBD a 16,2 mg de THC/15 mg de CBD (isso equivale a 1 a 6 *sprays* por dia). A duração do tratamento foi de 5 semanas. Para pacientes que receberam nabiximols para o tratamento da dor e espasticidade associada à esclerose lateral amiotrófica, a dose diária total não foi relatada pelos autores do estudo. A duração do tratamento foi de 6 semanas.

Extrato de THC:CBD

Extratos de THC:CBD foram usados em quatro estudos de uma variedade de condições de DCNO que incluíam dor relacionada à EM,[33] dor associada à doença de Parkinson,[34] dor neuropática mista[35] e DCNO.[36] Os extratos de THC:CBD foram administrados como cápsulas padronizadas ou como *spray* sublingual (ver Tabela 1). Os pacientes que receberam extratos de THC:CBD receberam um *spray* ou cápsula sublingual.

Para pacientes que receberam extratos de THC:CBD para o tratamento de DCNO, a dose diária total variou de 2,5 mg de THC/2,5 mg de CBD a 97,5 mg de THC/97,5 mg de CBD. A duração do tratamento variou entre 4 e 12 semanas. Em um estudo, os pacientes receberam extratos de THC:CBD para o tratamento da dor neuropática, com dose diária total variando de 2,5 de mg THC/2,5 mg de CBD a 120 mg de THC/120 mg de CBD; a duração do tratamento foi de 2 semanas.

Dronabinol

Dronabinol, também conhecido como Marinol ou Syndros, é um composto à base de THC apresentado na forma de uma cápsula oral quando usado para tratar DNCO mista,[37-41] dor neuropática,[42-46] lesão medular[47-49] e fibromialgia.[50,51] Para os pacientes que receberam dronabinol para o tratamento da dor crônica mista não oncológica, a dose diária total variou entre 2,5 e 60 mg. A duração do tratamento variou de 1 dia até 156 semanas em estudos randomizados e de 4 a 6 semanas em estudos observacionais.

Para os pacientes que receberam dronabinol para o tratamento da dor neuropática, a dose diária total variou entre 2,5 e 25 mg. A duração do tratamento variou de 20 dias a 8 semanas em estudos randomizados e entre 8 e 52 semanas para estudos observacionais.

Para os pacientes que receberam dronabinol para tratamento da fibromialgia, a dose diária total variou de 10 a 20 mg, com duração do tratamento de 8 a 12 semanas.[50,51] São ensaios clínicos registrados sem resultados publicados; informações de dosagem devem ser tratadas com cautela.

Extrato de THC

Os extratos de THC eram geralmente produtos padronizados, entregues em uma cápsula oral ou como um *spray* oromucoso quando usados para tratar dor crônica não oncológica mista,[52-55] fibromialgia,[56] dor neuropática central[57] e DCNO neuropática ou mista relacionada à EM. Para o tratamento da dor neuropática ou outra dor relacionada à EM, os pacientes receberam uma dose diária total de extrato de THC variando entre 2,5 e 120 mg. A duração do tratamento variou entre 2 dias e 12 semanas em estudos randomizados e 108 semanas em estudos observacionais.

Para o tratamento de DCNO não relacionada à EM,[33,35,58,59] a dose diária total de extrato de THC em estudos observacionais variou entre 2,5 e 50 mg, e a duração do tratamento variou entre 2 e 20 semanas. Em um estudo para o tratamento da dor neuropática central, a dose diária total de extrato de THC foi de no máximo 129,6 mg; a duração do tratamento foi de 2 semanas. Um estudo usou extrato de THC para o tratamento da fibromialgia associada à dor. A dose diária total variou entre 2,5 e 15mg, e a duração do tratamento foi de 12 semanas.

Nabilona

A nabilona é um canabinoide sintético com formulação oral e indicação para dor. É indicada para tratar a dor causada por fibromialgia,[60-63] DCNO[55,64-69] e dor neuropática periférica, relacionada ao diabetes e à RM.[70-74] A dose diária total de nabilona variou entre 0,25 e 8 mg. Em estudos randomizados, a dose diária total variou entre 0,25 e 1 mg, e a duração do tratamento foi entre 4 e 8 semanas. Em estudos observacionais, a duração do tratamento variou entre 4 e 16 semanas.

Para o tratamento da dor neuropática mista, a dose diária total de nabilona variou entre 0,25 e 4 mg. A duração do tratamento variou entre 4 e 9 semanas em estudos randomizados e foi de 26 semanas em estudos observacionais. Para o tratamento da dor causada por fibromialgia, a dose diária total de nabilona variou entre 0,5 e 2 mg. Em estudos randomizados, a duração do tratamento variou entre 2 e 4 semanas. Um estudo observacional acompanhou os pacientes por 52 semanas.

Extrato de CBD

Os dois estudos observacionais que usaram extratos de CBD para tratar a dor crônica generalizada não relacionada ao câncer forneceram o extrato de CBD como um *spray* sublingual padronizado ou como uma cápsula oral. A dose diária total de extrato de CBD variou entre 25 e 150 mg, e o tratamento durou 12 semanas.[36,75]

Cannabis sativa

A *Cannabis sativa* foi usada em 26 estudos para tratar uma série de condições de dor que incluíam dor neuropática central ou periférica e relacionada ao HIV,[76-82] fibromialgia,[83,84] DCNO relacionada à EM,[85,86] DCNO relacionada à doença de Parkinson[87,88] e DCNO e condições de dor neuropática.[46,89-98] A *C. sativa* foi usada com menos frequência como produto padronizado, mas alguns estudos relataram o uso de produtos padronizados de *cannabis* medicinal. A *C. sativa* foi cultivada e colhida sob a supervisão do Instituto Nacional de Abuso de Drogas dos Estados Unidos.

A *C. sativa* foi administrada principalmente como um cigarro de ervas. Em alguns casos, a *cannabis* foi vaporizada ou administrada por absorção bucal ou ingestão oral. Os intervalos de dosagem foram menos precisos quando a *C. sativa* herbácea foi usada. A dose às vezes foi relatada como o peso do cigarro de *cannabis* ou pelo teor de THC do cigarro.

Para o tratamento da DCNO, a dose diária total de *C. sativa* (quando relatada) variou entre 0,9 e 13,4 g de material vegetal. Em um estudo cruzado, os pacientes receberam 800 mg de material vegetal que continha 4% de THC. A duração do tratamento para esse ensaio foi de 3 dias. Em estudos observacionais, a duração do tratamento variou entre 1 dia e 4 anos.

Para o tratamento da dor neuropática, a dose diária total de *C. sativa* (quando relatada) variou entre 3 e 4 mg de material vegetal contendo entre 1 e 12,5%

de THC. Em estudos randomizados, a duração do tratamento variou entre 1 e 5 dias. Em estudos não randomizados, a duração do tratamento variou entre 1 dia e 6 meses.

Dois estudos observacionais relataram que a dose diária total de *C. sativa* (quando relatada) variou entre 60 e 120 mg para o tratamento da dor associada à fibromialgia. A duração do tratamento variou de 2 meses a vários anos.

Ácido ajulêmico

O ácido ajulêmico (CT-3) foi administrado como uma cápsula oral padronizada em um estudo[99] de dor neuropática mista. A faixa de dosagem foi de 20 a 40 mg, administrados duas vezes por dia. A duração do tratamento foi de uma semana.

EFEITOS ADVERSOS, INTERAÇÕES MEDICAMENTOSAS OU GRUPOS DE PACIENTES PARA OS QUAIS O PRODUTO PODE APRESENTAR RISCOS ESPECÍFICOS

Estudos de efeitos adversos descobriram que os pacientes com DCNO que tomavam *cannabis* medicinal tinham 2,3 vezes mais chances de sofrer um efeito adverso e 2,5 vezes mais chances de um efeito adverso grave em comparação com o placebo. Essas chances foram significativamente influenciadas por estudos únicos de extratos de dronabinol e THC:CBD. Eventos adversos graves foram relatados em um número menor de estudos.[7]

Tabela 5 Efeitos adversos associados aos canabinoides

Canabinoide (n. de estudos)	Efeito	Grau de evidência
Nabiximols (11)	Grupo de canabinoides mais propensos a gerar efeitos adversos	Baixo
Dronabinol (2)	Grupo de canabinoides mais propensos a gerar efeitos adversos	Baixo
Nabilona (2)	Não existe diferença entre grupos	Muito baixo
Cannabis sativa (1)	Não estimável	Baixo
Extrato de THC (2)	Grupo de canabinoides mais propensos a gerar efeitos adversos	Baixo
Extrato de THC:CBD (0)	–	–
Ácido ajulêmico	–	–
Outros canabinoides	Grupo de canabinoides mais propensos a gerar efeitos adversos	Moderado

continua

Tabela 5 Efeitos adversos associados aos canabinoides (*Continuação*)

Canabinoide (n. de estudos)	Efeito	Grau de evidência
Efeitos específicos		
Tontura e vertigem (23)	Grupo de canabinoides mais propensos a gerar efeitos adversos	Baixo
Humor deprimido (6)	Grupo de canabinoides mais propensos a gerar efeitos adversos	Baixo
Problemas cognitivos ou atenção (12)	Grupo de canabinoides mais propensos a gerar efeitos adversos	Muito baixo
Perturbação de pensamentos (6)	Grupo de canabinodes mais propensos a gerar efeitos adversos	Baixo
Náusea (14)	Grupo de canabinoides mais propensos a gerar efeitos adversos	Baixo
Sonolência (19)	Grupo de canabinoides mais propensos a gerar efeitos adversos	Baixo

Fonte: Therapeutic Goods Administration, 2017.[7]

Há pouca evidência para fornecer orientação clínica sobre interações medicamentosas. Se os canabinoides forem usados em conjunto com outras terapias adjuvantes, os médicos e os pacientes devem estar cientes dos eventos adversos comuns associados a seu uso e considerar se esses eventos podem interferir na qualidade de vida além de qualquer redução na dor produzida pelo canabinoide.

Pacientes com dor e seus médicos prescritores devem estar cientes de eventos adversos comuns, como tontura, náusea, sonolência, efeitos sobre o humor, cognição e atenção. Os médicos que consideram a terapia com *cannabis* medicinal para pacientes com DCNO devem considerar os riscos do indivíduo ao usar esses produtos por longos períodos.

REFERÊNCIAS BIBLIOGRÁFICAS

1. Borgelt LM, Franson KL, Nussbaum AM, Wang GS. The pharmacologic and clinical effects of medical cannabis. Pharmacotherapy. 2013;2(2):195-209.
2. Jensen B, Chen J, Furnish T, Wallace M. Medical marijuana and chronic pain: a review of basic science and clinical evidence. Curr Pain Headache Rep. 2015;19(10):50.
3. Russo EB, Burnett A, Hall B, Parker KK. Agonistic properties of cannabidiol at 5-HT1a receptors. Neurochem Res. 2005;30(8):1037-43.
4. Romero-Sandoval EA, Asbill S, Paige CA, Byrd-Glover K. Peripherally Restricted Cannabinoids for the Treatment of Pain. Pharmacotherapy. 2015;35(10):917-25.
5. Pantoja-Ruiz C, Restrepo-Jimenez P, Castañeda-Cardona C, Ferreirós A, Rosselli D. Cannabis and pain: a scoping review. Braz J Anesthesiol. 2022;72(1):142-51.
6. Turk DC, Wilson HD, Cahana A. Treatment of chronic non-cancer pain. Lancet. 2011;377(9784):2226-35.

7. Therapeutic Goods Administration. Guidance for the use of medicinal cannabis in the treatment of chronic non-cancer pain in Australia. Camberra: TGA; 2017.
8. Gaskin DJ, Richard P. The economic costs of pain in the United States. J Pain. 2012;13(8):715-24.
9. Turk DC, Dworkin RH, Allen RR, Bellamy N, Brandenburg N, Carr DB, et al. Core outcome domains for chronic pain clinical trials: IMMPACT recommendations. Pain. 2003;106(3):337-45.
10. Schünemann H, Brożek J, Guyatt G, Oxman A. GRADE handbook. Handbook for grading the quality of evidence and the strength of recommendations using the GRADE approach. The GRADE Working Group, 2013.
11. Collin C, Ehler E, Waberzinek G, Alsindi Z, Davies P, Powell K, et al. A double-blind, randomized, placebo-controlled, parallel-group study of Sativex, in subjects with symptoms of spasticity due to multiple sclerosis. Neurol Res. 2010;32(5):451-9.
12. GW Pharmaceuticals Ltd. A Study to Evaluate the Effects of Cannabis Based Medicine in Patients With Pain of Neurological Origin. ClinicalTrials.gov. [acesso em novembro de 2023]. Disponível em: https://clinicaltrials.gov/study/NCT01606176
13. Rog DJ, Nurmikko TJ, Friede T, Young CA. Randomized, controlled trial of cannabis-based medicine in central pain in multiple sclerosis. Neurology. 2005;65(6):812-9.
14. Wade DT, Makela P, Robson P, House H, Bateman C. Do cannabis-based medicinal extracts have general or specific effects on symptoms in multiple sclerosis? A double-blind, randomized, placebo-controlled study on 160 patients. Mult Scler. 2004;10(4):434-41.
15. Novotna A, Mares J, Ratcliffe S, Novakova I, Vachova M, Zapletalova O, et al. A randomi-zed, double-blind, placebo-controlled, parallel-group, enriched-design study of nabiximols* (Sativex((R))), as add-on therapy, in subjects with refractory spasticity caused by multiple sclerosis. Eur J Neurol. 2011;18(9):1122-31.
16. Centonze D, Mori F, Koch G, Buttari F, Codecà C, Rossi S, et al. Lack of effect of cannabis-based treatment on clinical and laboratory measures in multiple sclerosis. Neurol Sci. 2009;30(6):531-4.
17. Ferrè L, Nuara A, Pavan G, Radaelli M, Moiola L, Rodegher M, et al. Efficacy and safety of nabiximols (Sativex((R))) on multiple sclerosis spasticity in a real-life Italian monocentric study. Neurol Sci. 2016;37(2):235-42.
18. Paolicelli D, Direnzo V, Manni A, D'Onghia M, Tortorella C, Zoccolella S, et al. Long-Term Data of Efficacy, Safety, and Tolerability in a Real-Life Setting of THC/CBD Oromucosal Spray-Treated Multiple Sclerosis Patients. J Clin Pharmacol. 2016;56(7):845-51.
19. Rog DJ, Nurmikko TJ, Young CA. Oromucosal delta9-tetrahydrocannabinol/cannabidiol for neuropathic pain associated with multiple sclerosis: an uncontrolled, open-label, 2-year extension trial. Clin Ther. 2007;29(9):2068-79.
20. Vermersch P, Trojano M. Tetrahydrocannabinol: Cannabidiol oromucosal spray for multiple sclerosis- related resistant spasticity in daily practice. Eur Neurol. 2016;76(5-6):216-26.
21. Wade DT, Makela PM, House H, Bateman C, Robson P. Long-term use of a cannabis-based medicine in the treatment of spasticity and other symptoms in multiple sclerosis. Mult Scler. 2006;12(5):639-45.
22. Langford RM, Mares J, Novotna A, Vachova M, Novakova I, Notcutt W, et al. A double-blind, randomized, placebo-controlled, parallel-group study of THC/CBD oromucosal spray in combination with the existing treatment regimen, in the relief of central neuropathic pain in patients with multiple sclerosis. J Neurol. 2013;260(4):984-97.
23. GW Pharmaceuticals Ltd. A Study of Sativex® for Pain Relief Due to Diabetic Neuropathy. ClinicalTrials.gov. [acesso em novembro de 2023]. Disponível em: https://clinicaltrials.gov/study/NCT00710424
24. Nurmikko TJ, Serpell MG, Hoggart B, Toomey PJ, Morlion BJ, Haines D. Sativex successfully treats neuropathic pain characterised by allodynia: a randomised, double-blind, placebo- controlled clinical trial. Pain. 2007;133(1-3):210-20.

25. Serpell M, Ratcliffe S, Hovorka J, Schofield M, Taylor L, Lauder H. A double-blind, randomized, placebo-controlled, parallel group study of THC/CBD spray in peripheral neuropathic pain treatment. Eur J Pain. 2014;18(7):999-1012.
26. GW Pharmaceuticals Ltd. A Study of Cannabis Based Medicine Extracts and Placebo in Patients With Pain Due to Spinal Cord Injury. ClinicalTrials.gov. [acesso em novembro de 2023]. Disponível em: https://clinicaltrials.gov/study/NCT01606202
27. Selvarajah D, Gandhi R, Emery CJ, Tesfaye S. Randomized placebo-controlled double-blind clinical trial of cannabis-based medicinal product (Sativex) in painful diabetic neuropathy: depression is a major confounding factor. Diabetes Care. 2010;33(1):128-30.
28. Lynch ME, Cesar-Rittenberg P, Hohmann AG. A double-blind, placebo- controlled, crossover pilot trial with extension using an oral mucosal cannabinoid extract for treatment of chemotherapy-induced neuropathic pain. J Pain Symptom Manage. 2014;47(1):166-73.
29. Cimas-Hernando I, Pato-Pato A, Lorenzo-González JR, Rodríguez-Constenla I. [Assessment of the effectiveness and safety of Sativex® in compassionate use]. Rev Neurol. 2015;60(5):202-6.
30. Hoggart B, Ratcliffe S, Ehler E, Simpson KH, Hovorka J, Lejčko J. A multicentre, open-label, follow-on study to assess the long-term maintenance of effect, tolerance and safety of THC/CBD oromucosal spray in the management of neuropathic pain. J Neurol. 2015;262(1):27-40.
31. Ltd., G.P. A Study of Cannabis Based Medicine Extracts and Placebo in Patients With Pain Due to Spinal Cord Injury. ClinicalTrials.gov. [acesso em novembro de 2023]. Disponível em: https://clinicaltrials.gov/study/NCT01606202
32. Riva N, Mora G, Soraru G, Lunetta C, Falzone Y, Marinou K, et al. The canals study: A randomized, double-blind, placebo-controlled, multicentre study to assess the safety and efficacyon spasticity symptoms of a cannabis sativa extract in motor neuron disease patients. Amyotrophic Lateral Sclerosis and Frontotemporal Degeneration. 2016;17:44.
33. Brady CM, DasGupta R, Dalton C, Wiseman OJ, Berkley KJ, Fowler CJ. An open-label pilot study of cannabis-based extracts for bladder dysfunction in advanced multiple sclerosis. Mult Scler. 2004;10(4):425-33.
34. Carroll CB, Bain PG, Teare L, Liu X, Joint C, Wroath C, et al. Cannabis for dyskinesia in Parkinson disease: a randomized double-blind crossover study. Neurology. 2004;63(7):1245-50.
35. Wade DT, Robson P, House H, Makela P, Aram J. A preliminary controlled study to determine whether whole-plant cannabis extracts can improve intractable neurogenic symptoms. Clin Rehabil. 2003;17(1):21-9.
36. Notcutt W, Price M, Miller R, Newport S, Phillips C, Simmons S, et al. Initial experiences with medicinal extracts of cannabis for chronic pain: results from 34 'N of 1' studies. Anaesthesia. 2004;59(5):440-52.
37. Ball S, Vickery J, Hobart J, Wright D, Green C, Shearer J, et al. The Cannabinoid Use in Progressive Inflammatory brain Disease (CUPID) trial: a randomised double-blind placebo-controlled parallel-group multicentre trial and economic evaluation of cannabinoids to slow progression in multiple sclerosis. Health Technol Assess. 2015;19(12):vii-viii, xxv-xxxi, 1-187.
38. Wong BS, Camilleri M, Busciglio I, Carlson P, Szarka LA, Burton D, Zinsmeister AR. Pharmacogenetic trial of a cannabinoid agonist shows reduced fasting colonic motility in patients with nonconstipated irritable bowel syndrome. Gastroenterology. 2011;141:1638-47.e7.
39. Zajicek J, Fox P, Sanders H, Wright D, Vickery J, Nunn A, Thompson A; UK MS Research Group. Cannabinoids for treatment of spasticity and other symptoms related to multiple sclerosis (CAMS study): multicentre randomised placebo-controlled trial. Lancet. 2003;362:1517-26.
40. de Vries M, van Rijckevorsel DCM, Vissers KCP, Wilder-Smith OHG, van Goor H; Pain and Nociception Neuroscience Research Group. Tetrahydrocannabinol Does Not Reduce Pain in Patients With Chronic Abdominal Pain in a Phase 2 Placebo- controlled Study. Clin Gastroenterol Hepatol. 2017;15(7):1079-1086.e4.

41. Narang S, Gibson D, Wasan AD, Ross EL, Michna E, Nedeljkovic SS, et al. Efficacy of dronabinol as an adjuvant treatment for chronic pain patients on opioid therapy. J Pain. 2008;9(3):254-64.
42. Svendsen KB, Jensen TS, Bach FW. Does the cannabinoid dronabinol reduce central pain in multiple sclerosis? Randomised double blind placebo controlled crossover trial. BMJ. 2004;329(7460):253.
43. Attal N, Brasseur L, Guirimand D, Clermond-Gnamien S, Atlami S, Bouhassira D. Are oral cannabinoids safe and effective in refractory neuropathic pain? Eur J Pain. 2004;8(2):173-7.
44. Clermont-Gnamien S, Atlani S, Attal N, Le Mercier F, Guirimand F, Brasseur L. [The therapeutic use of D9-tetrahydrocannabinol (dronabinol) in refractory neuropathic pain]. Presse Med. 2002;31(39 Pt 1):1840-5.
45. Weber J, Schley M, Casutt M, Gerber H, Schuepfer G, Rukwied R, et al. Tetrahydrocannabinol (Delta 9-THC) treatment in chronic central neuropathic pain and fibromyalgia patients: results of a multicenter survey. Anesthesiol Res Pract. 2009;2009:827290.
46. Rudich Z, Stinson J, Jeavons M, Brown SC. Treatment of chronic intractable neuropathic pain with dronabinol: case report of two adolescents. Pain Res Manag. 2003;8:221-4.
47. Hagenbach U, Luz S, Ghafoor N, Berger JM, Grotenhermen F, Brenneisen R, Mäder M. The treatment of spasticity with [Delta] 9-tetrahydrocannabinol in persons with spinal cord injury. Spinal Cord. 2007a;45:551.
48. Hagenbach U, Luz S, Ghafoor N, Berger JM, Grotenhermen F, Brenneisen R, Mäder M. The treatment of spasticity with [Delta] 9-tetrahydrocannabinol in persons with spinal cord injury. Spinal Cord. 2007b;45:551.
49. Rintala DH, Fiess RN, Tan G, Holmes SA, Bruel BM. Effect of dronabinol on central neuropathic pain after spinal cord injury: a pilot study. Am J Phys Med Rehabil. 2010;89(10):840-8.
50. NCT00176163. Supporting effect of dronabinol on behavioral therapy in fibromyalgia and chronic back pain. 2005. [acesso em 29 nov. 2023]. Disponível em: clinicaltrials.gov/ct2/show/NCT00176163.
51. NCT01149018. Efficacy trial of oral tetrahydrocannabinol in patients with fibromyalgia. 2010.
52. Haroutiunian S, Rosen G, Shouval R, Davidson E. Open-label, add-on study of tetrahydrocannabinol for chronic nonmalignant pain. J Pain Palliat Care Pharmacother. 2008;22(3):213-7.
53. Holdcroft A, Smith M, Jacklin A, Hodgson H, Smith B, Newton M. Pain relief with oral cannabinoids in familial Mediterranean fever. Anaesthesia. 1997;52(5):483-6.
54. Maurer M, Henn V, Dittrich A, Hofmann A. Delta-9-tetrahydrocannabinol shows antispastic and analgesic effects in a single case double-blind trial. Eur Arch Psychiatry Clin Neurosci. 1990;240:1-4.
55. Notcutt W, Phillips C, Hughes J, Lacoux P, Vijayakulasingam V, Baldock L. A retrospective description of the use of nabilone in UK clinical practice — extension study (conference poster). Mult Scler. 2014;468.
56. Schley M, Legler A, Skopp G, Schmelz M, Konrad C, Rukwied R. Delta 9-THC based monotherapy in fibromyalgia patients on experimentally induced pain, axon reflex flare, and pain relief. Curr Med Res Opin. 2006;22:1269-76.
57. Berman JS, Symonds C, Birch R. Efficacy of two cannabis based medicinal extracts for relief of central neuropathic pain from brachial plexus avulsion: results of a randomised controlled trial. Pain. 2004;112(3):299-306.
58. Zajicek JP, Hobart JC, Slade A, Barnes D, Mattison PG, MUSEC Research Group. Multiple sclerosis and extract of cannabis: results of the MUSEC trial. J Neurol Neurosurg Psychiatry. 2012;83(11):1125-32.
59. van Amerongen G, Kanhai K, Baakman AC, Heuberger J, Klaassen E, Beumer TL, et al. Effects on Spasticity and Neuropathic Pain of an Oral Formulation of delta9-Tetrahydrocannabinol in Patients With Progressive Multiple Sclerosis. Clin Ther. 2018;40(9):1467-82.

60. Chung SA, Hossain NK, Blackman AS. Can the cannabinoid nabilone help with pain and sleep in fibromyalgia patients? Sleep. 2009a. 32:A325-A326.
61. Chung SA, Hossain NK, Blackman AS. Can the cannabinoid nabilone help with pain and sleep in fibromyalgia patients? Sleep. 2009b. 32:A325-A326.
62. Ware MA, Fitzcharles M-A, Joseph L, Shir Y. The effects of nabilone on sleep in fibromyalgia: results of a randomized controlled trial. Anesth Analg. 2010;110(2):604-10.
63. Skrabek RQ, Galimova L, Ethans K, Perry D. Nabilone for the treatment of pain in fibromyalgia. J Pain. 2008;9(2):164-73.
64. Pinsger M, Schimetta W, Volc D, Hiermann E, Riederer F, Pölz W. Benefits of an add-on treatment with the synthetic cannabinomimetic nabilone on patients with chronic pain--a randomized controlled trial. Wien Klin Wochenschr. 2006b;118(11-12):327-35.
65. Pini LA, Guerzoni S, Cainazzo MM, Ferrari A, Sarchielli P, Tiraferri I, et al. Nabilone for the treatment of medication overuse headache: results of a preliminary double-blind, active-controlled, randomized trial. J Headache Pain. 2012;13:677-84.
66. Wissel J, Haydn T, Müller J, Brenneis C, Berger T, Poewe W, et al. Low dose treatment with the synthetic cannabinoid Nabilone significantly reduces spasticity-related pain. J Neurol. 2006;253(10):1337-41.
67. Cameron CD, Watson D, Robinson J. Use of a synthetic cannabinoid in a correctional population for posttraumatic stress disorder-related insomnia and nightmares, chronic pain, harm reduction, and other indications: a retrospective evaluation. J Clin Psychopharmacol. 2014;34(5):559-64.
68. Martin CN, Illis L, Thom J. Nanilone in the treatment of multiple sclerosis. Lancet. 1995;345(8949):579.
69. Pinsger M, Schimetta W, Volc D, Hiermann E, Riederer F, Pölz W. Benefits of an add-on treatment with the synthetic cannabinomimetic nabilone on patients with chronic pain--a randomized controlled trial. Wien Klin Wochenschr. 2006a;118(11-12):327-35.
70. Bestard JA, Toth CC. An open-label comparison of nabilone and gabapentin as adjuvant therapy or monotherapy in the management of neuropathic pain in patients with peripheral neuropathy. Pain Pract. 2011;11(4):353-68.
71. Turcotte D, Doupe M, Torabi M, Gomori A, Ethans K, Esfahani F, et al. Nabilone as an adjunctive to gabapentin for multiple sclerosis-induced neuropathic pain: a randomized controlled trial. Pain Med. 2015;16:149-59.
72. Frank B, Serpell MG, Hughes J, Matthews JNS, Kapur D. Comparison of analgesic effects and patient tolerability of nabilone and dihydrocodeine for chronic neuropathic pain: Randomised, crossover, double blind study. BMJ. 2008;336(7637):199-201.
73. Toth C, Au S. A prospective identification of neuropathic pain in specific chronic polyneuropathy syndromes and response to pharmacological therapy. Pain. 2008;138(3):657-66.
74. Toth C, Mawani S, Brady S, Chan C, Liu C, Mehina E, et al. An enriched-enrolment, randomized withdrawal, flexible-dose, double-blind, placebo-controlled, parallel assignment efficacy study of nabilone as adjuvant in the treatment of diabetic peripheral neuropathic pain. Pain. 2012;153:2073-82.
75. Palmieri B, Laurino C, Vadalà M. Short-term efficacy of CBD-enriched hemp oil in girls with dysautonomic syndrome after human papillomavirus vaccination. Isr Med Assoc J. 2017;19:79.
76. Abrams DI, Jay CA, Shade SB, Vizoso H, Reda H, Press S, et al. Cannabis in painful HIV-associated sensory neuropathy A randomized placebo-controlled trial. Neurology. 2007;68(7):515-21.
77. Ellis RJ, Toperoff W, Vaida F, van den Brande G, Gonzales J, Gouaux B, et al. Smoked medicinal cannabis for neuropathic pain in HIV: A randomized, crossover clinical trial. Neuropsychopharmacology. 2009;34(3):672-80.
78. Wallace MS, Marcotte TD, Umlauf A, Gouaux B, Atkinson JH. Efficacy of inhaled cannabis on painful diabetic neuropathy. J Pain. 2015;16(7):616-27.
79. Wilsey B, Marcotte T, Deutsch R, Gouaux B, Sakai S, Donaghe H. Low-dose vaporized cannabis significantly improves neuropathic pain. J Pain. 2013;14(2):136-48.

80. Wilsey B, Marcotte T, Tsodikov A, Millman J, Bentley H, Gouaux B. A randomized, placebo-controlled, crossover trial of cannabis cigarettes in neuropathic pain. J Pain. 2008;9(6):506-21.
81. Robinson D, Garti A, Yassin M. Cannabis treatment of diabetic neuropathy: Treatment effect and change in health over a 6 month period. Foot and Ankle Surgery. 2016;22:58.
82. Wilsey B, Marcotte TD, Deutsch R, Zhao H, Prasad H, Phan A. An exploratory human laboratory experiment evaluating vaporized cannabis in the treatment of neuropathic pain from spinal cord injury and disease. J Pain. 2016;17:982-1000.
83. Fiz J, Durán M, Capellà D, Carbonell J, Farré M. Cannabis use in patients with fibromyalgia: effect on symptoms relief and health-related quality of life. PLoS One. 2011;6(4):e18440.
84. Gerardi MC, Batticciotto A, Talotta R, Ditto MC, Atzeni F S-PP. Efficacy of cannabis flos in patients with fibromyalgia: a monocentric observational study. Arthritis Rheumatol. 2016;68:72-4.
85. Corey-Bloom J, Wolfson T, Gamst A, Jin S, Marcotte TD, Bentley H, et al. Smoked cannabis for spasticity in multiple sclerosis: a randomized, placebo-controlled trial. CMAJ. 2012;184(10):1143-50.
86. Martinez-Rodriguez JE, Munteis E, Carreño M, Blanco Y, Roquer J, Abanades S, et al. Cannabis use in Spanish patients with multiple sclerosis: fulfilment of patients' expectations? J Neurol Sci. 2008;273:103-7.
87. Lotan I, Treves TA, Roditi Y, Djaldetti R. Cannabis (medical marijuana) treatment for motor and non– motor symptoms of Parkinson disease: An open-label observational study. Clin Neuropharmacol. 2014;37(2):41-4.
88. Gurevich T, Bar Lev Chleider L, Rosenberg A, Knaani J, Baruch Y, Djaldetti R. Effect of medicalcannabis in Parkinson's disease: Survey of patient experiences. Mov Disord. 2015;1):S88-S9.
89. Degenhardt L, Lintzeris N, Campbell G, Bruno R, Cohen M, Farrell M, et al. Experience of adjunctive cannabis use for chronic non-cancer pain: findings from the Pain and Opioids IN Treatment (POINT) study. Drug Alcohol Depend. 2015:147:144-50.
90. Ware MA, Wang T, Shapiro S, Collet JP; COMPASS study team. Cannabis for the Management of Pain: Assessment of Safety Study (COMPASS). J Pain. 2015;16(12):1233-42.
91. Ware MA, Wang T, Shapiro S, Robinson A, Ducruet T, Huynh T, et al. Smoked cannabis for chronic neuropathic pain: a randomized controlled trial. CMAJ. 2010;182:E694-E701.
92. Aggarwal SK, Carter GT, Sullivan MD, ZumBrunnen C, Morrill R, Mayer JD. Characteristics of patients with chronic pain accessing treatment with medical cannabis in Washington State. J Opioid Manag. 2009;5:257-86.
93. Boehnke KF, Litinas E, Clauw DJ. Medical Cannabis Use Is Associated With Decreased Opiate Medication Use in a Retrospective Cross-Sectional Survey of Patients With Chronic Pain. J Pain. 2016;17(6):739-44.
94. Bonn-Miller MO, Boden MT, Bucossi MM, Babson KA. Self-reported cannabis use characteristics, patterns and helpfulness among medical cannabis users. Am J Drug Alcohol Abuse. 2014;40(1):23-30.
95. Eisenberg E, Ogintz M, Almog S. The pharmacokinetics, efficacy, safety, and ease of use of a novel portable metered-dose cannabis inhaler in patients with chronic neuropathic pain: a phase 1a study. J Pain Palliat Care Pharmacother. 2014;28:216-25.
96. Haroutiunian S, Ratz Y, Rosen G, Ezra Y, Livay R, Davidson E. Evaluation of pain and health--related quality of life (HRQOL) outcomes in chronic pain patients treated with cannabis. Eur J Pain Suppl. 2011;5:277.
97. Haroutounian S, Ratz Y, Ginosar Y, Furmanov K, Saifi F, Meidan R, et al. The Effect of Medicinal Cannabis on Pain and Quality-of- Life Outcomes in Chronic Pain: A Prospective Open-label Study. Clin J Pain. 2016;32(12):1036-43.
98. Ko GD, Bober SL, Mindra S, Moreau JM. Medical cannabis–the Canadian perspective. J Pain Res. 2016:9:735-744.
99. Karst M, Salim K, Burstein S, Conrad I, Hoy L, Schneider U. Analgesic effect of the synthetic cannabinoid ct-3 on chronic neuropathic pain: a randomized controlled trial. JAMA. 2003;290:1757-62.

28 Psicoeducação em dor/programas interdisciplinares

José Luiz Dias Siqueira
Deise Daniele Dick

INTRODUÇÃO

Programas interdisciplinares de reabilitação em dor buscam utilizar diversas estratégias com o objetivo principal de diminuir a incapacidade e aumentar a qualidade de vida de pessoas com dores crônicas. As estratégias de psicoeducação, baseadas na abordagem biopsicossocial, são a base de sustentação desses programas, que contam com recursos associados a diferentes áreas da saúde. Este capítulo tem como objetivo apresentar os principais conceitos relativos aos programas interdisciplinares em dor, discutir suas principais formas de aplicação na prática clínica e, por meio de exemplos ilustrativos de programas reais, apresentar suas principais características.

CASOS CLÍNICOS INICIAIS

Para ilustrar a discussão sobre a atuação dos programas interdisciplinares, serão apresentadas duas histórias. Tratam-se de dois casos clínicos fictícios, mas que representam um compêndio de diferentes histórias reais. São vivências compartilhadas com muita frequência nos consultórios clínicos de profissionais que atuam com pacientes com dores crônicas. Estas são as histórias de Maria e José.

Maria tem 55 anos, é casada e tem três filhos. Ela sente dor generalizada há 10 anos. Já buscou muitos tratamentos. Alguns trazem algum benefício, mas por pouco tempo. Depois, se mostram mais uma decepção.

Ao longo desse processo, já recebeu diferentes diagnósticos. O mais comum deles é fibromialgia, mas há profissionais de saúde que garantem que ela "não tem nada", que a dor dela "é coisa da cabeça" ou que na verdade o que ela sente como dor é "só depressão".

As informações contraditórias quanto a diagnósticos e intervenções têm se transformado em algo exaustivo para Maria. Por vezes, ela pensa em desistir de buscar qualquer tratamento.

Maria deixou de fazer atividade física pois, segundo ela, o movimento costuma piorar o quadro de dor. Ela sempre gostou muito de festas, de estar entre amigos. Ama sua família.

Nos últimos anos, tem sentido cada vez menos prazer em eventos sociais. Na verdade, pouco sai de casa. As amigas a convidam para sair, mas ela está cansada. O que mais a cansa são as perguntas das pessoas a respeito da dor. Ela se sente triste e frustrada a cada vez que tem que explicar que ainda não está melhor. Maria considera que ninguém entende bem o que ela sente.

José tem 32 anos, é solteiro e não tem filhos. Quem o conhece superficialmente imagina que ele vive uma vida extraordinária. José está no emprego que sempre sonhou. Ele dedicou a maior parte do seu tempo durante anos para a empresa e agora finalmente chegou a um cargo bem remunerado e conta com um enorme respeito por parte dos colegas e subordinados. Com isso, as responsabilidades também aumentaram.

José trabalha por longos períodos. O estresse é enorme. Ele reconhece que recentemente tem sido cada vez mais difícil manter a saúde. Ele faz atividade física três vezes por semana, tenta se alimentar bem, mas a dor lombar insiste em atrapalhar sua vida.

José considera que está fazendo tudo o que os profissionais de saúde mandam e não entende por que ainda não está melhor.

Às vezes, pensamentos catastróficos invadem sua mente: "será que isso significa que tenho uma doença grave? Talvez um tumor que nenhum médico descobriu? Talvez mais uma ressonância ou tomografia possa revelar algo?"

José não conta para ninguém sobre a dor no trabalho ou para sua família. Ele teme como as pessoas o verão se souberem que ele não consegue melhorar da dor lombar. Considera que ter dor revela uma fraqueza sua e avalia que, neste momento, ele não pode fraquejar.

REFLEXÃO INICIAL

Ao analisar casos como os de Maria e José, tem-se uma amostra da dificuldade de se conviver com dores constantes. Os casos evidenciam semelhanças e diferenças. Cada história de dor é singular e ao mesmo tempo traz certas associações com a vivência de outras pessoas em condições semelhantes. Independentemente do local da dor ou de suas causas, a experiência dolorosa costuma trazer inúmeros desafios e impactar significativamente a vida.

Uma análise mais superficial dos casos pode nos mostrar sugestões de mudanças que os dois pacientes poderiam empregar em suas vidas para melhorarem suas respectivas condições clínicas. Por exemplo, Maria poderia ficar mais ativa fisicamente. José poderia começar a estabelecer alguns limites, respeitando sua condição física atual. Não é tão fácil quanto parece.

A principal reflexão inicial, então, se refere à dificuldade que o ser humano em geral tem para mudar sua forma de agir. Por que é tão difícil mudar hábitos? Como fazer para auxiliar pessoas com dores crônicas a desenvolverem outra atitude em relação à dor? Os programas interdisciplinares de reabilitação em dor podem ser recursos essenciais para esse objetivo, levando em conta as experiências comuns à maioria das pessoas com dores crônicas, ao mesmo tempo que procuram respeitar suas singularidades.

DEFINIÇÃO E PRINCÍPIOS BÁSICOS

Os programas interdisciplinares não buscam exatamente uma cura para os casos de dor crônica, mas sim oferecer "uma abordagem biopsicossocial integrada ao manejo da dor por um time de profissionais de saúde, com o objetivo de maximizar a habilidade do paciente para manejar a dor e a disfunção associada a ela".[1]

Os programas interdisciplinares em dor crônica se baseiam no modelo biopsicossocial, ou seja, em todas as intervenções leva-se em conta de forma particular a interação complexa entre aspectos fisiológicos, psicológicos e sociais.[2]

De acordo com Stanos,[3] são 10 os princípios que devem guiar as equipes dos programas interdisciplinares:

1. Filosofia, missão e objetivos em comum.
2. Trabalho centrado nos pacientes e seus familiares.
3. Trabalhar juntos por metas em comum.
4. Abordagem integrada, interdependente.
5. Respeito mútuo e comunicação aberta, frequentemente em reuniões de equipe.
6. Comunicação frequente, direta, clara e recíproca entre membros da equipe e fontes de encaminhamento.
7. Esforço de melhora constante de qualidade, como responsabilidade de toda a equipe.
8. Abordagem colaborativa no cuidado, educação, melhora de qualidade e pesquisa.
9. Comunicação efetiva na equipe e com fontes de encaminhamento e demais interessados.
10. Tratamento multimodal.

Dentre tantos princípios e estratégias diferentes, John Loeser, que foi diretor clínico do Center for Pain Relief da Universidade de Washington, considera que o principal fator, ou como ele mesmo diz, "a mágica" da equipe interdisciplinar, é especialmente a interação entre as disciplinas.[4]

A fala de Loeser pode ser entendida à luz da diferença conceitual entre os conceitos de multidisciplinaridade e interdisciplinaridade. A multidisciplinaridade envolve a atuação de diversos profissionais de saúde, porém a integração dos serviços e a comunicação entre diferentes profissionais pode ser limitada, com avaliações, práticas clínicas e objetivos separados. Já a interdisciplinaridade envolve a coordenação dos serviços e a frequente comunicação entre os profissionais.[2]

Outro ponto importante se refere ao objetivo dessas estratégias. Os programas interdisciplinares não buscam exatamente uma cura para os casos de dor crônica, mas sim "uma abordagem biopsicossocial integrada ao manejo da dor por um time de profissionais de saúde, com o objetivo de maximizar a habilidade do paciente para manejar a dor e a disfunção associada a ela".[1]

O QUE OS PROGRAMAS OFERECEM?

Publicações científicas apontam para uma grande diversidade nas estratégias de cada programa. Alguns contemplam prescrição de medicação e procedimentos. Outros se apoiam exclusivamente em estratégias mais ativas, ou seja, em que o paciente aprende ferramentas que poderão ser utilizadas por ele mesmo após o término do programa, como exercícios físicos, meditação, alimentação ou hábitos de sono.

Murphy e Schatman[2] apontam três práticas fundamentais de programas interdisciplinares:

1. Manejo de medicação.
2. Exercício físico gradual.
3. Técnicas cognitivas e comportamentais.

O principal elemento dos programas é seu princípio integrador. Em outras palavras, é independente do conteúdo trabalhado e essencial que os diferentes aspectos estejam integrados em um todo coerente. Os princípios da terapia cognitivo-comportamental devem ser compartilhados por todos da equipe.

As seguintes estratégias costumam ser contempladas em diferentes programas:[3]

- Fisioterapia.
- Terapia ocupacional.
- Psicologia.
- Relaxamento.

- Aconselhamento.
- Reabilitação vocacional.
- Educação de enfermagem.
- Condicionamento aeróbico.

Toda intervenção dos programas tem um caráter fortemente educativo. A proposta é ajudar os pacientes a compreender melhor suas condições e conhecer estratégias que possam ajudar a ter uma vida melhor. Nesse sentido, a psicoeducação é um conceito muito importante.

Nas estratégias de psicoeducação, busca-se oferecer informações sobre a doença ou disfunção, controle de sintomas, medicações, relaxamento e exercícios. Levando em conta tal definição, torna-se necessária uma reflexão: para que compartilhar informações com os pacientes? O compartilhamento de informações só faz sentido se tais informações ajudarem no processo de mudança. Os programas podem favorecer uma nova perspectiva para o paciente. É desejável promover alterações no entendimento do paciente em relação a si mesmo, à sua condição de saúde, ao tratamento.

O mais importante, no entanto, é que os programas promovam mudanças na dimensão comportamental, ou seja, que os pacientes passem a agir de formas diferentes. Busca-se, portanto, auxiliar ações diferentes em relação ao autocuidado, engajamento no tratamento, manejo de medicações, nível de atividade física, enfrentamento, aceitação, assertividade... há muitos caminhos diferentes de mudança. O ideal é que eles apontem para uma vida mais plena e significativa.

UM EXEMPLO DE PROGRAMA INTERDISCIPLINAR

O programa interdisciplinar de dor da Clínica Mayo está ativo desde 1974. Trata-se de um serviço de atenção terciária, ambulatorial, sediado em hospital, cuja equipe é composta por médicos de dor, psicólogos, fisioterapeutas, enfermeiros e farmacêuticos. O programa é considerado intensivo. Dura 3 semanas e compreende uma programação total de 120 horas. Dois dias são destinados à avaliação e 15 dias envolvem o tratamento, que acontece de forma diária das 8 às 17 horas.[3]

NOSSA EXPERIÊNCIA – PROGRAMA REABILITADORES – PROGRAMA INTERDISCIPLINAR DE REABILITAÇÃO PARA PESSOAS COM DOR CRÔNICA

O Programa Reabilitadores é mantido pela disciplina de pós-graduação em Dor do Instituto Israelita de Ensino e Pesquisa Albert Einstein. Atualmente, seus coordenadores são Fabiola Peixoto Minson (médica), José Luiz Dias Siqueira (psicólogo), Deise Daniele Dick (fisioterapeuta) e Jamir Sardá Jr. (psicólogo). O programa é gratuito e aberto para a sociedade em geral.

A primeira edição do programa aconteceu em março de 2016, no formato presencial, na unidade Albert Einstein da Avenida Paulista. Essa unidade foi escolhida por sua localização, que favorece o acesso aos participantes.

As primeiras edições do programa duravam 10 semanas e ofereciam um encontro semanal com 4 horas de duração cada, totalizando 40 horas de programação. Todas as atividades eram conduzidas por ex-alunos da pós-graduação em Dor. Os alunos com a especialização em Dor em andamento participavam como ouvintes.

Em 2020, um novo cenário mundial se desenhou. Em razão da pandemia da Covid-19, adaptações foram necessárias para manter o programa em funcionamento. Os encontros passaram a ser *online* e os profissionais de saúde alunos da pós-graduação passaram a ser os responsáveis por conduzir as atividades, sob a orientação dos coordenadores.

Atualmente, os encontros são realizados à distância. A programação leva 8 semanas e oferece um encontro semanal com duração de uma hora e meia cada, totalizando 12 horas de programação.

Os objetivos do Programa Reabilitadores são: promover a reabilitação funcional de pessoas com dor crônica e incapacidade associada; reduzir o impacto da dor crônica na vida dos participantes; e ampliar seu repertório comportamental para promover qualidade de vida, com maior engajamento em atividades significativas para o indivíduo.

Embora cada edição seja única, pois se procura aproveitar a *expertise* dos integrantes de cada equipe, alguns tópicos devem ser mantidos de forma consistente. Para isso, existem princípios básicos e práticas que devem estar presentes em todas as edições do programa:

- Promover um espaço aberto e sem julgamentos para a troca de experiências pessoais sobre a dor e as respectivas estratégias de enfrentamento.
- Identificar valores e objetivos de cada participante.
- Identificar pensamentos, emoções e ações relacionados à dor.
- Prática de atividade física.
- Prática de *mindfulness*/relaxamento.
- Permitir conversas sobre relações pessoais – família, amigos, trabalho e relacionamento íntimo.
- Estratégias para melhorar o sono.
- Orientações alimentares para uma melhor qualidade de vida.

A equipe

Os profissionais de saúde que são responsáveis pelo acolhimento dos pacientes e pela condução dos encontros pertencem às mais diversas áreas e todos fizeram a pós-graduação em Dor. A cada nova turma da pós-graduação é formada uma equipe, ou seja, a composição dos profissionais de saúde que conduzem o programa depende da diversidade de disciplinas dos alunos da pós-graduação. As equipes têm, no mínimo, três profissionais de saúde de diferentes áreas.

O programa é destinado para pessoas de ambos os sexos, acima de 18 anos, que tenham dor há mais de 3 meses, com fatores psicossociais envolvidos (incapacidade, sofrimento, ansiedade ou depressão), disponibilidade PARA participar de todos os encontros e acesso à internet. Os critérios de exclusão são a necessidade de recursos médicos adicionais, como procedimento cirúrgico, e a presença de psicopatologia grave, como depressão severa, quadro psicótico e deficiência mental.

Triagem e avaliação

A captação dos participantes é feita por *e-mail*. Os interessados devem entrar em contato e manifestar seu desejo em participar. Como resposta ao *e-mail*, é enviado um formulário de entrevista inicial. De posse das entrevistas iniciais, a coordenação faz a triagem para verificar quem se encaixa nos critérios de inclusão do programa.

Assim que a triagem é feita, entra-se em contato com os participantes escolhidos para a realização da avaliação, que é feita por meio de questionários específicos que são aplicados e analisados pela equipe. Ao final do programa, os questionários são aplicados novamente.

A experiência dos participantes

Ao participarem do Programa Reabilitadores durante as 8 semanas, os pacientes relatam a importância do acolhimento para quem sente dor. Também, segundo os depoimentos colhidos ao final do programa, os pacientes identificam melhora na sua qualidade de vida e, em alguns casos, melhora na dor e incapacidade. É importante ressaltar que o objetivo principal do Programa Reabilitadores não é diminuir a dor, mas sim promover a reabilitação funcional, dando ao indivíduo ferramentas para que ele possa se reinserir nos contextos sociais que deseja. A dor pode continuar a existir, mas o impacto que ela tem na vida de quem participa fica diminuído.

CONSIDERAÇÕES FINAIS

Pessoas com dor crônica comumente apresentam aumento da incapacidade física e diminuição na qualidade de vida. Tarefas simples do dia a dia, como caminhar, trabalhar e cuidar de si, tornam-se complexas e demandam mais esforço. Além disso, a busca da melhora focada na diminuição da dor faz com que a pessoa procure por inúmeros profissionais e siga várias recomendações isoladas, o que torna o caminho da reabilitação estressante e improdutivo. Essas situações foram ilustradas nos casos clínicos do início do capítulo.

Diante de tais desafios, o que se pode fazer para facilitar a reabilitação? Pensar em reabilitação como a melhora da incapacidade e da qualidade de vida é um bom começo. Além disso, recomenda-se uma prática interdisciplinar, em que os profissionais de saúde falem a mesma língua, tenham o mesmo objetivo e gerem conexão entre si e com a pessoa com dor.

É nesse sentido que os programas interdisciplinares trabalham. Promovem um ambiente de troca e conexão a fim de gerar mudanças na dimensão comportamental, para assim minimizar o impacto da dor crônica na qualidade de vida de quem sente dor.

Para finalizar, deixamos uma frase de Edgar Morin, que mostra como fenômenos complexos (nos quais incluímos a experiência dolorosa) exigem uma abordagem diferenciada:

> O complexo requer um pensamento que capte relações, inter-relações, implicações mútuas, fenômenos multidimensionais, realidades que são simultaneamente solidárias e conflitivas (como a própria democracia, que é o sistema que se nutre de antagonismos e que, simultaneamente, os regula), que respeite a diversidade, ao mesmo tempo que a unidade, um pensamento organizador que conceba a relação recíproca entre todas as partes.[5]

REFERÊNCIAS BIBLIOGRÁFICAS

1. Gebhart GF, Schmidt RF, Ahmed E, Apkarian AV, Arendt-Nielsen L, Belmonte C, et al. Interdisciplinary pain rehabilitation. In: Encyclopedia of Pain. 2. ed. New York: Springer Publishing Company; 2013.
2. Murphy JL, Schatman ME. Interdisciplinary chronic pain management: overview and lessons from the public sector. In: Fishman SM, Ballantine JC, Rathmel JP. Bonica's pain management. 5. ed. Philadelphia: Wolters Kluwer Health; 2019.
3. Stanos S. Focused review of interdisciplinary pain rehabilitation programs for chronic pain management. Curr Pain Headache Rep. 2012:16(2):147-52.
4. Loeser JD, Butler SH, Chapman RC, Turk DC, editors. Bonica's Management of Pain. 3. ed. Philadelphia: Lippincott Williams & Wilkins Publishers; 2001.
5. Morin E. Educação e complexidade: os sete saberes e outros ensaios. 4. ed. São Paulo: Cortez; 2007.

Índice remissivo